研究生教学用书

药理学研究的
新思路与新靶点

陈晓光　主　编
郭　颖　副主编

编　委　（以姓氏笔画为序）
王　楠　王晓良　叶　菲　申竹芳
朱传江　朱海波　张　丹　张建军
李　燕　杜冠华　陈乃宏　陈晓光
侯　琦　胡卓伟　郭　颖　彭　英
编委单位　中国医学科学院药物研究所

中国协和医科大学出版社

图书在版编目（CIP）数据

药理学研究的新思路与新靶点／陈晓光主编. —北京：中国协和医科大学出版社，2012.8
ISBN 978 - 7 - 81136 - 734 - 8

Ⅰ. ①药… Ⅱ. ①陈… Ⅲ. ①药理学 - 研究 Ⅳ. ①R96

中国版本图书馆 CIP 数据核字（2012）第 157162 号

药理学研究的新思路与新靶点

主　　编：陈晓光
责任编辑：庞红艳

出版发行：**中国协和医科大学出版社**
　　　　　（北京东单三条九号　邮编 100730　电话 65260378）
网　　址：**www. pumcp. com**
经　　销：新华书店总店北京发行所
印　　刷：北京佳艺恒彩印刷有限公司

开　　本：787×1092　　1/16 开
印　　张：18.25
字　　数：400 千字
版　　次：2012 年 9 月第 1 版　　2012 年 9 月第 1 次印刷
印　　数：1—3000
定　　价：45.00 元

ISBN 978 - 7 - 81136 - 734 - 8/R·734

内 容 简 介

  本书从防治重大疾病药物研究的药理学研究最新进展入手，着重介绍了药理学研究中所涉及的表观基因组学、酶、受体、离子通道、蛋白、细胞信号转导通路等相关新靶点，结合疾病发生发展过程中的病理生理机制以及药理学研究特点，较详尽地介绍了作用于心脑血管、神经精神、代谢综合征、抗肿瘤、抗炎免疫、抗病毒等方面药物及治疗性疫苗研究的新思路和新靶点，并从系统生物学的角度，阐述了药物研究的新思路。本书注重科研思维方法的培养，引导学生把握新药研究当前国际发展的前沿领域，使学生对当前药理学研究的新理论和新靶点有一定的了解，为寻找这一领域新的研究课题提供思路，为今后的科学研究奠定良好的基础。该书主要面向医药院校的研究生和从事新药研究的科研人员，既可作为一本教学用书，也可作为一本专业参考书。

前　言

"药理学研究的新思路与新靶点"课程自2006年9月授课以来，经6年的授课实践和学生反馈，已经得到广大学生的认可和欢迎。在2006年开始授课之初，各位授课老师编写教学内容相关的大纲，该大纲受到医药学研究生的好评。由于时间的关系，原预计的一些内容没有来得及完稿，即使已写进书本的内容，随着时间的推移，已经有许多新进展的内容和新靶点及思路需要更新，所以我们有出版一本教材的想法。经与中国协和医科大学出版社协商，不谋而合决定出该书。我们在2006年编写大纲的基础上，邀请近年来活跃在新药研究领域、目前正工作在科研第一线并在某一领域具有一定学术地位和教学经验的中青年学者组成编写班子，制定了编写大纲。

本书定位于全国高等医药院校及研究机构的药学、医学研究生，侧重于科研，同时也兼顾临床医学研究生。按照研究生培养目标要求，突出研究生教学特点，强调应用基础与进展、广度与深度并重，从防治重大疾病药物研究的药理学研究最新进展入手，着重介绍药理学研究中所涉及的表观基因组学、酶、受体、蛋白、细胞信号转导通路等相关新靶点，结合疾病发生发展过程中的病理生理机制以及药理学研究特点，较详尽地介绍了作用于心脑血管、神经精神、代谢综合征、抗肿瘤、抗炎免疫、抗病毒等方面药物及治疗性疫苗研究的新思路和新靶点。本教材注重科研思维方法的培养，引导学生把握新药研究当前国际发展的态势，使学生对当前药理学研究的新理论和新靶点有初步的了解，为寻找这一领域新的研究课题提供思路，为以后的科学研究打下良好的基础。

本书有别于以往的教材，避免成为单纯灌输理论知识的教科书，而是充分体现一种研究思路，教会学生科研思维的方法。因此，每章（节）编写时遵循"概况→现状与进展→存在问题与发展方向这样一个顺序进行，突出研究生教材区别于其他教材的特色，力保全书思路的统一性及整体性。该书编写格式也力求与国际接轨，全书统一建立主题词索引，编出新意，编出特色。

由于编者们的编书经验不足，加之时间较紧，不当之处在所难免，恳请各位老师和同学们在阅读过程中给予批评指正。

在本书成书过程中，得到中国协和医科大学出版社的鼎力支持，中国医学科学院药物研究所的金晶博士、陈勋博士、郭家梅女士承担了大量的辅助工作，在此一并致以诚挚的谢意。

陈晓光

2012 年 5 月于北京

目　录

第一章　绪　　论

第一节　药物靶点研究的历史

　　传统上讲，新药的研究与生命科学的发展密不可分。19 世纪和 20 世纪初叶，药物的来源主要是从天然产物中分离和提取，如在 19 世纪初叶 Sertuner 从阿片中提出吗啡，Pelletier 和 Magendie 从吐根中提取吐根碱，后来又有毛果芸香碱的提纯，以及麦角生物碱、阿司匹林、磺胺类药物、胰岛素、青霉素和激素等。20 世纪初，英国的 Henry H. Dale 因研究麦角的毒素而发现其中阻断交感神经的成分，在研究毒素的作用时发现了拟副交感神经的毒蕈碱，J. N. Langley 从研究阿托品和毛果芸香碱拮抗作用的结果中提出"接受物质（receptive substance）"的概念。而真正提出药物靶点这一概念的是德国细菌学、血液学、免疫学和化学药物治疗学家，诺贝尔奖获得者 Paul Ehrlich，他以发现砷矾钠治疗梅毒著称，该发现被认为是首个以特异病原体为靶点的药物。他首先提出了"药物靶点"的概念，将化学药物治疗通俗比喻为"魔术弹"。后来他系统地研究了上千种有机砷化合物杀死锥虫和螺旋体的作用，并提出了化学治疗（chemotherapy）这一名词，到了 20 世纪 40 年代，青霉素提纯的成功真正实现了他的设想。青霉素的作用是结合青霉素结合蛋白，抑制细菌细胞壁的合成，而哺乳动物细胞一般并无细胞壁，因此毒性很小。根据同样设想，人们开始了针对各个系统疾病相关靶点药物的研究，突出的有抗高血压药和神经系统药物，这些药物的药理学研究代表了这一时代关于神经递质及受体学说的发展。20 世纪 50 年代初期，已经知道神经末梢以释放化学递质传递冲动，并且知道乙酰胆碱和去甲肾上腺素作为神经递质发挥作用。在 20 多年里从乙酰胆碱和去甲肾上腺素结构衍生的合成化合物中筛选出不少新药，可在体内器官和体外组织细胞模拟或阻断神经递质的作用，如各种神经节阻断剂、肾上腺素受体阻断剂等，以及后来和近年发现的噻嗪类利尿药、钙通道阻滞剂、血管紧张素转换酶抑制剂、血管紧张素 II 受体阻断剂和肾素抑制剂等，极大地推动了心脑血管药理学和神经药理学的发展。

　　20 世纪 60 年代以来，医学的发展促进了新药靶点的发现，药物研究的方向也逐渐转向以病因为靶点，如钙通道阻滞剂、非甾体抗炎药、抗病毒药和免疫抑制剂等。肿瘤属于一类多病因和多阶段的进展性疾病，多数很难从单一病因解决。而一些病因较为明确的肿瘤，例如乳头状瘤病毒引起的子宫颈癌、HBV 导致的肝癌、HIV 导致的 NHL 和多发性血管肉瘤等，无论从预防和治疗的角度来考虑，抗病毒治疗仍然是较好的选择。近年来，随着分子生物学技术的提高和从细胞受体和增殖调控的分子水平对肿瘤发病机制的进一步认识，开始了针对细胞受体、关键酶、基因和细胞内信号转导通路中关键结点分子为靶点的治疗，人们称之为"靶向治疗"。这些领域包括具有靶向性的生长因子受体阻断剂、激酶抑制剂，针对某些特定细胞标志物的单克隆抗体，针对某些癌基因和癌的细胞遗传学标志的药物，抗肿瘤血管生成药物，抗肿瘤疫苗，基因治疗等，给肿瘤的治疗带来了新的曙光。

第二节　药物靶点的概念及分类

药物靶点是指药物在体内的作用结合位点，包括基因位点、受体、酶、离子通道、核酸等生物大分子。

现代新药研究与开发的关键首先是寻找、确定和制备药物筛选靶标——分子药物靶标。选择确定新颖、有效的药物靶标是新药开发的关键。目前已经发现的药物作用靶点约有500个。研究表明，蛋白质、核酸、酶、受体等生物大分子不仅是生命的基础物质，有些也是药物的作用靶点。现有药物中，以受体为作用靶点的药物超过50%，是最主要和最重要的作用靶点；以酶为作用靶点的药物占20%之多，特别是酶抑制剂，在临床用药中具有特殊地位，以离子通道为作用靶点的药物约占6%；以核酸为作用靶点的药物仅占3%，其余近20%药物的作用靶点尚待研究发现。

合理化药物设计（rational drug design）可以依据生命科学研究中所揭示的包括酶、受体、离子通道、核酸等潜在的药物作用靶位，或其内源性配体以及天然底物的化学结构特征来设计药物分子，以发现选择性作用于靶点的新药。

大多数药物通过与器官、组织、细胞上的靶点作用，影响和改变人体的功能，产生药理效应。由于药物结构类型的千差万别，因而呈现诸多作用靶点。有些药物只能作用在单一靶点，有些药物可以作用在多个靶点。

一、以受体为靶点的药物

受体是一类介导细胞信号转导的功能性蛋白质，可以识别某种微量化学物质并与之结合，通过信息放大系统，触发后续的生理或药理效应。

以受体作为靶点的药物习惯上称为分子激动药或拮抗药。激动药按其活性大小可分为完全激动药和部分激动药，例如吗啡为阿片受体 μ 完全激动药，而丁丙诺啡则为阿片受体 μ 部分激动药。拮抗药分为竞争性拮抗药和非竞争性拮抗药，竞争性拮抗药与激动药同时应用时，能与激动药竞争与受体的结合，降低激动药与受体的亲和力，但不降低内在活性；非竞争性拮抗药与激动药同时应用时，既降低激动药与受体的亲和力，又降低内在活性。如阿托品为竞争性 M 型乙酰胆碱受体拮抗药，而酚苄明则为非竞争性肾上腺素 α 受体拮抗药。

受体的类型主要包括：①G 蛋白偶联受体，是鸟苷酸结合调节蛋白的简称，大多数受体属于此种类型。许多神经递质和激素受体需要 G 蛋白介导细胞作用，如 M 型乙酰胆碱、肾上腺素、多巴胺、5-羟色胺、嘌呤类、阿片类、前列腺素、多肽激素等；②门控离子通道型受体，存在于快速反应细胞膜上，受体激动时导致离子通道开放，细胞膜去极化或超极化，引起兴奋或抑制。N 型乙酰胆碱、γ-氨基丁酸（gamma-amino butyrie acid，GABA）、天门冬氨酸等属于此类受体；③酪氨酸激酶受体，如表皮细胞生长因子、血管内皮细胞生长因子、血小板衍生的生长因子和一些淋巴因子受体等；④细胞内受体，如甾体激素、甲状腺素等。

二、以酶为靶点的药物

酶是由活细胞合成的对特异底物高效催化的蛋白质，是体内生化反应的重要催化剂。由于酶参与一些疾病的发生发展过程，在酶催化下产生一些病理反应介质或调控因子，因此成为一类重要的药物作用靶点。此类药物多为酶抑制剂，全球销量排名前 20 位的药物，有 50% 是酶抑制剂。酶抑制剂一般对靶酶具有高度的亲和力和特异性。酶抑制剂种类繁多，药理效应各异。

三、以离子通道为靶点的药物

离子通道是细胞膜上的蛋白质小孔，属于跨膜的生物大分子，具有离子泵的作用，可选择性地允许某种离子出入。离子经过通道内流或外流跨膜转运，产生和传输信息，成为生命活动的重要过程，以此调节多种生理功能。现有药物主要以 K^+、Na^+、Ca^{2+}、Cl^- 等的离子通道作为靶点。

以 K^+ 通道作为靶点的药物，主要为 K^+-ATP 通道激活剂和拮抗剂。激活剂亦称 K^+ 通道开放药，如抗高血压药中的血管扩张剂尼可地尔、吡那地尔、色满卡林等，作用机制是 K^+ 通道的开放，致使 K^+ 外流增加，导致细胞膜超极化，阻止 Ca^{2+} 内流，促进 Na^+-Ca^{2+} 交换，导致 Ca^{2+} 外流，增加钙储池中的膜结合 Ca^{2+}，最终使细胞内的 Ca^{2+} 量降低，血管平滑肌松弛，外周阻力减少，血压下降。拮抗剂亦称 K^+ 通道阻滞药，如抗心律失常药胺碘酮、索他洛尔、N-乙酰普鲁卡因酰胺、氯非铵、多非利特、溴苄胺、司美利特等，作用机制是抑制 K^+ 外流，延长心肌动作电位时程和有效不应期。此外治疗 2 型糖尿病的磺酰脲类药物，如甲苯磺丁脲和格列本脲也属于 K^+ 通道阻滞剂。

以 Na^+ 通道作为靶点的药物，主要为 I 类抗心律失常药，作用机制是阻滞 Na^+ 内流，抑制心脏细胞动作电位振幅及超射幅度，使其传导减慢，有效不应期延长。按阻滞 Na^+ 通道程度的不同，Na^+ 通道阻滞剂分为 A、B、C 三个亚类。A 类中度阻滞 Na^+，对 Na^+ 通道的活性中度抑制（30%），减慢传导，延长复极，代表药有奎尼丁、普鲁卡因胺；B 类轻度阻滞 Na^+，对 Na^+ 通道活性轻度抑制（10%），传导微减或不变，加速复极，代表药有利多卡因、苯妥英钠；C 类重度阻滞 Na^+，对 Na^+ 通道的活性重度抑制（50%），明显减慢传导，对复极影响较小，代表药有氟卡尼、普罗帕酮。

以 Ca^{2+} 通道作为靶点的药物，临床上称为 Ca^{2+} 通道阻滞剂或钙拮抗药，是发现最早、研究最深的以离子通道为靶点的药物，作用机制是抑制细胞外 Ca^{2+} 跨膜内流而产生药理效应。根据世界卫生组织（World Health OrganiZation，WHO）的建议，将此药分为选择性 Ca^{2+} 通道阻滞剂和非选择性 Ca^{2+} 通道阻滞剂。选择性 Ca^{2+} 通道阻滞剂包括：I 类苯烷胺类，如维拉帕米、噻帕米、加洛帕米等；II 类二氢吡啶类，如硝苯地平、尼莫地平、尼伐地平、拉西地平、尼卡地平、尼群地平、氨氯地平等；III 类苯噻氮䓬类，如地尔硫䓬、二氯呋利等。非选择性 Ca^{2+} 通道阻滞剂包括：IV 类二苯哌嗪类，如桂利嗪、氟桂利嗪等；V

类普尼拉明类，如普尼拉明；Ⅵ类其他类，如哌克昔林。

以 Cl⁻ 通道作为靶点的药物，这类药是近年来研究发现的苯二氮䓬类药物，如地西泮、氟西泮、氯氮䓬、三唑仑、咪达唑仑、溴替唑仑、氟硝西泮等，属于 γ-氨基丁酸（GABA）调控的 Cl⁻ 通道启剂。当 GABA 受体被 GABA 激活时，Cl⁻ 通道开放，Cl⁻ 内流，细胞内 Cl⁻ 增加，产生超极化而引起抑制效应，导致镇静、催眠等药理作用。

四、以核酸为靶点的药物

核酸包括 DNA 和 RNA，是指导蛋白质合成和控制细胞分裂的生命物质。干扰或阻断细菌、病毒和肿瘤细胞增殖的基础物质核酸的合成，就能有效地杀灭或抑制细菌、病毒和肿瘤细胞。以核酸作为靶点的药物主要包括一些抗生素、抗病毒药、喹诺酮类抗菌药、抗肿瘤药等。

作用于 RNA 靶点的药物：包括利福霉素类抗生素，作用机制是影响 RNA 的合成；抗肿瘤药阿糖胞苷、氟尿嘧啶、放线菌素 D、柔红霉素、多柔比星等，作用机制是抑制 RNA 的合成。

作用于 DNA 靶点的药物：包括喹诺酮类抗菌药，作用机制是阻断 DNA 的合成；抗病毒药阿昔洛韦、阿糖腺苷、齐多夫定等，作用机制是干扰 DNA 的合成；抗肿瘤药氮芥、环磷酰胺、塞替派、甲氨蝶呤、羟基脲、丝裂霉素、博来霉素、白消安（马利兰）、顺铂、喜树碱等，作用机制是破坏 DNA 的结构和功能。

第三节 药物靶点在新药研究中的作用

新药的研发，涉及多个学科和领域。近年来，随着分子生物学、药物化学、分子药理学、计算化学等学科的发展，新药的研发已经从最初的以经验性为主向理论指导下进行药物分子设计方向发展。其研究开发的程序一般为，首先选定药物作用的靶点，生物靶点的选定是研制药物的起始点。分子生物学上发现的一些新颖的重要的酶、受体或离子通道等都将成为研制独特作用机制的药物的新靶点。

寻找新的药物作用靶点是新药创制的前提。一个新的药物靶点的发现预示着可找到作用机制和化学结构全新的药物，揭示疾病的发病机制及提供防治各种疾病的新的治疗方法。随着生命科学的发展以及分子生物技术的进步而引出的新的药物靶向策略，逐渐取代了以往传统式的药物设计和化学修饰模式，采用某一被认为与某种疾病相关的生物分子为靶点进行化合物设计合成和筛选的方法，以期获得选择性高、特异性强、副作用小的药物。药物作用新机制和新靶点研究的突破，往往会推动创新药物研究产生划时代的飞跃。

药物的作用靶点不仅为揭示药物的作用机制提供了重要信息和入门途径，而且对新药的开发研制、建立筛选模型、发现先导化合物，也具有十分重要的意义。如第一个上市的 H_2 受体阻断剂西咪替丁，在极短的时间内就成为治疗胃肠溃疡的首选药物；第一个用于临床的羟甲基戊二酸单酰辅酶 A 还原酶抑制剂洛伐他汀，对杂合子家族性高胆固醇血症、多基因性高胆固醇血症、糖尿病或肾病综合征等各种原因引起的高胆固醇均有良好的疗效。

第一个作用于 Bcr-Abl 酪氨酸激酶抑制剂伊马替尼，单药用于慢性粒细胞白血病 98% 患者给药后 3 周内获临床血液学的完全缓解，5 个月观察，缓解率 53%，其中完全缓解（complete response，CR）10%。急性期患者，55% 有效。用于晚期、转移性胃肠道基质瘤均有效，总有效率为 88%，c-kit 表达阳性的患者有效率 54%，另有 34% 的患者为稳定。上述实例表明，药物的作用靶点一旦被人们认识和掌握，就能获取新药研发的着眼点和切入点。

虽然药物的作用靶点已成为合理药物设计的重要依托，但是人体的构成和功能非常复杂，受到多种因素的调控，存在许多天然屏障和各种平衡，对某一特定功能，在某些情况下会有几种酶、受体、离子通道或其他生物大分子参与，兼有扩增系统和反馈抑制等制约。另外，药物与靶点结合发挥作用，还要经过吸收、转运、分布、代谢和排泄等药代动力学过程。因此要掌握药物作用靶点的规律，并成功用于新药开发，仍然面临着极大的挑战。

第四节 药物靶点研究的思路与方法

疾病特异性蛋白的发现，为药物设计提供了丰富的靶点。通过比较药物作用前后蛋白质谱的差异，可从中发现有效的药物作用靶点或相关疾病的分子标志物。据粗略估计，有 5000~10 000 个药物潜在靶点，而已开发成功的靶点仅有 500 个左右。研究表明，90% 的药物潜在靶点为蛋白质。新的药物靶点可能来源于：

1. 新基因靶点 利用计算机从表达序列标志数据库和基因序列数据库中寻找新的药物靶点，采用经典的克隆方法确认。

2. 转录水平的靶点 采用 RNA 干扰技术、基因芯片技术筛选鉴别诸如核酸、反义寡核苷酸、小干扰 RNA 等反映 mRNA 表达水平的基因靶点。

3. 蛋白分子靶点 采用发光辅助激光灭活技术、双向凝胶电泳和蛋白质微阵列技术可发现包括抗体和胞内抗体、寡聚核苷酸适配子、多肽以及蛋白质在内的分子靶点。

从基因组中拉网式搜寻，发现靶基因，确定靶基因氨基酸序列和靶蛋白的三维结构。

生物芯片在药物靶点发现与药物作用机制研究中可发挥重要的作用，采用模式生物细胞进行实验，条件容易控制，对模式生物基因表达的研究将启发人们发现和确认新的药物作用靶点。目前，已有多种模式生物（如酵母）的基因组计划已经完成。酿酒酵母（saccharomyces cerevisiae）就是一种可用来进行药物筛选的较为理想的模式生物。它是真核生物而且基因组已全部测序，细胞繁殖快，易于培养，与哺乳动物细胞有许多共同的生化机制。现在已经发现，在酵母细胞中存在许多与人类疾病相关的基因。如人类 Werner 综合征表现出早熟的特征，其细胞的生活周期变短。人类与此疾病相关的基因与酵母中编码 DNA 解旋酶的 SGS1 基因极为相似。Botstein 等得到了 SGS1 基因突变的酵母菌株，此突变菌株生活周期变短，细胞的表型特征与患有 Werner 综合征的细胞相似。已有一些研究小组根据公布的酵母基因组序列，用 PCR 方法扩增了酵母 6000 多个开放阅读框（open reading frame，ORF）片段，制成 DNA 芯片，在整个基因组的范围内对酵母的基因表达进行检测。

药物与细胞相互作用，将引起细胞外部形态及内部正常代谢过程的一系列变化。其内部生理活动的变化可集中表现在其基因表达的变化上。通过测定分析药物对细胞的基因表达的影响，可推测药物的作用机制，评价药物活性及毒性，进而确证药物靶点或者发现新的药物靶点。通过 DNA 芯片测定药物诱导的细胞基因表达变化来进行药物筛选与研究，对那些用常规方法很难追踪监测的药物或需要很长时间才能得到药物临床实验结果的情况，显得尤为有用。通过监测阳性药物处理前后组织细胞基因表达变化情况可以获得许多十分有价值的信息。首先，经药物处理后表达明显改变的基因往往与发病过程及药物作用途径密切相关，很可能是药物作用的靶点或继发事件，可作为进一步药物筛选的靶点或对已有的靶点进行验证；其次，药物处理后基因表达的改变对药物作用机制研究有一定的提示作用。

理论上讲，药物作用诱导的细胞基因表达变化应与缺失编码该药物作用靶点的基因引起的基因表达变化相似。如果突变基因所编码的蛋白质参与的生物途径受药物的影响，则药物诱导该变种的基因表达变化与药物诱导野生株基因表达变化将不同。用这种策略不仅可以确证药物作用靶，还可以发现未曾引起人们注意的作用靶，并可从这些被忽略掉的靶中推测药物的毒副作用。

随着生命科学各个领域不断取得突破性的进展，各种关键技术已在新药研究开发的各个领域得到广泛应用，特别是后基因组时代的功能基因组学、药物蛋白组学给新药研究开发带来了更大的发展空间。随着对各种功能基因在人体生理生化及疾病发生发展过程中所起作用的不断认识，越来越多的研究利用功能基因寻找药物作用的新靶点，进而发现新作用机制的新药，再通过转基因动物模型的建立，使得动物疾病模型与实际发病机制更为接近，更加有利于提高新药发现的概率。

（陈晓光）

第二章 细胞膜离子通道活性与细胞凋亡 通路的药理学机制

离子通道（ion channels）是一类跨膜糖蛋白，它们聚集起来并镶嵌在细胞膜上形成亲水性孔道。细胞膜对无机离子的跨膜运输有被动运输（顺离子浓度梯度）和主动运输（逆离子浓度梯度）两种方式，被动运输的通路即称为离子通道。离子通道是神经、肌肉、腺体等许多组织细胞膜上的基本兴奋单位，它们能产生和传导电信号，与多种生命活动过程密切相关（如程序性细胞死亡）。近年来研究发现，除具有重要的生理功能外，离子通道还参与心脑血管、神经退行性疾病和肿瘤的发生。

离子通道依据其活化的方式不同，可分两类：一类是电压活化的通道，即通道的开放受膜电位的控制，如 Na^+、Ca^{2+}、Cl^- 和一些类型的 K^+ 通道；另一类是受体或配体活化的通道，即通过化合物与膜上受体相互作用而激活的通道，如乙酰胆碱（acetyl choline，ACh）受体通道、氨基酸受体通道、Ca^{2+} 活化的 K^+ 通道等。近年来研究发现，离子通道除可以直接影响细胞功能，还可调节细胞的凋亡过程及许多疾病的病理过程，并成为潜在的药物靶点。本章将在介绍离子通道和细胞凋亡的基础上，深入阐述离子通道在脑缺血、老年性痴呆和肿瘤发病机制中的作用。

第一节 细胞膜离子通道与细胞凋亡

凋亡（apoptosis），即程序性细胞死亡，在正常情况下可促进组织细胞发育和保持动态平衡，但是在某些化学、物理、环境或遗传学方面的损伤因素作用下可介导病理性细胞死亡，这种病理性调控在某些疾病状态下尤为突出，如癌症、自身免疫性疾病和神经退行性病变如阿尔茨海默病（Alzheimer disease，AD）等。凋亡主要的生化改变是蛋白水解酶 caspase 的激活。Caspase 的激活主要有两条途径。一条是外在通路（即死亡受体通路），CD95、肿瘤坏死因子（tumor necrosis factor，TNF-α）和 Fas 配体等激活死亡受体，使邻近细胞膜的 caspase 8 和/或 caspase 1 被激活，继而 procaspase 3 被分解产生活性因子 caspase 3。第二条通路是内在通路（即线粒体死亡通路），线粒体是细胞生命活动控制中心，它不仅是细胞呼吸链和氧化磷酸化的中心，而且是细胞凋亡调控中心。实验表明了细胞色素 C（CytC）从线粒体释放是细胞凋亡的关键步骤。释放到细胞质的 CytC 与凋亡相关因子 1（Apaf-1）结合，使其形成多聚体，并促使 caspase 9 与其结合形成凋亡小体，caspase 9 被激活，被激活的 caspase 9 能激活其他的 caspase 如 caspase 3 等，从而诱导细胞凋亡。此外，线粒体还释放凋亡诱导因子，如 AIF，参与激活 caspase。最初凋亡是通过形态学特征定义的，包括胞体缩小（apoptotic volume decrease，AVD），核浓缩，染色质边缘化，DNA 片段化及凋亡小体的形成。AVD 一般分两个阶段，早期细胞体积缩小，发生在 CytC 释放和 caspase 激活之前，主要通过细胞膜上的离子通道和转运体调节；后期体积缩小与 DNA 片段化和细胞核破坏同时发生。Caspase 的增加促进后期 AVD 形成。早期和后期 AVD 虽然可能是不同的机制介导，但都有膜离子通道和转运体的参与，引起相应的细胞内离子稳态的改变。

Bcl-2 家族参与凋亡的调控，这一家族有众多成员，如 Bcl-2、Bcl-w、Bcl-xl、Bax、Bak、Bad、Bim 等，它们分别既有抗凋亡作用，也有促凋亡的作用。多数成员间有两个结构同源区域，在介导成员之间的二聚体化过程中起重要作用。Bcl-2 成员之间的二聚体化是成员之间功能实现或功能调节的重要形式。Bcl-2 生理功能是阻遏细胞凋亡，延长细胞寿命。Bcl-2 可以定位于线粒体、内质网以及核膜上，通过阻止线粒体细胞色素 C 的释放而发挥抗凋亡作用。此外，Bcl-2 具有保护细胞的功能。最近几年，凋亡的离子方面的调控逐渐引起人们的注意，认为凋亡不仅可由基因调控，也受细胞内的离子稳态调节，尤其钾离子通道在凋亡中发挥重要作用。

一、钾离子稳态与细胞凋亡

钾通道（potassium channel）主要有五类：①电压门控钾通道（K_v 家族）；②钙激活钾通道（K_{Ca} 家族）；③内向整流钾通道（K_{ir} 家族）；④ATP 敏感钾通道（K_{ATP} 家族）；⑤双孔钾通道（K2P 家族）。K^+ 是细胞内的主要离子（大约 140mmol/L），而 Na^+、Ca^{2+} 和 Cl^- 浓度比 K^+ 低得多，因此细胞内 $[K^+]_i$ 和相应的水分子的运动是胞质容积的主要决定因素。在早期研究中，由于缺乏 K^+ 损失和凋亡相联系的证据，只是观察到损伤因素可促进 K^+ 损失进而刺激细胞成熟和致炎因子白细胞介素 1β（IL-1β）的释放。IL-1β，后来命名为 caspase-1，是凋亡信号家族的一员。在人外周血单核细胞，Na^+、Ca^{2+} 内流不会引起 IL-1β 的激活，但是缬氨霉素和尼日利亚菌素引起 $[K^+]_i$ 减少后却可激活 IL-1β。而高钾或钾通道阻滞剂（TEA 或 4AP）可阻断 IL-1β 的激活。说明胞内 K^+ 的减少对于激活 IL-1β 的翻译后修饰是必要的。同时也说明 K^+ 和 Ca^{2+} 一样，是多种酶的调控剂，能影响蛋白质的结构并且改变蛋白酶和核酸酶的活性。最近研究也证实 K^+ 刺激 IL-1β 的活化是由不依赖 Ca^{2+} 的磷脂酶 A2 介导的。

Cidlowski 实验室证实 K^+ 剂量依赖地抑制 caspase 3 酶原的体外激活，而正常浓度的 K^+（约 140mmol/L）能够完全抑制 caspase 和内切酶的激活。当 $[K^+]_i$ 从正常（140mmol/L）减至 56mmol/L 时，可检测到 DNA 的片段化，可被 KCl 抑制（K_i 约为 70mmol/L）。

细胞内 K^+ 耗竭是凋亡的触发剂还是凋亡的结果，目前仍然是争论的焦点。许多类型的细胞由缬氨霉素诱导凋亡后，破坏 K^+ 稳态足以引起凋亡。而且细胞膜上过表达钾通道后也可以诱导或促进凋亡的发生。然而，其他的研究却认为如要激活 caspase 家族的蛋白酶及核小体切割酶，还需要其他因素的参与。在低钾的缓冲液中，caspase 3 酶原不能被激活；将无活性的核酸酶放在缺 K^+ 的缓冲液中，也不足以引起 DNA 降解。而当细胞处于低张且低钾溶液时也不发生凋亡。在无细胞的凋亡体系中，生理浓度的 K^+（100～140mmol/L）可抑制 HeLa 细胞核的染色质凝集和 DNA 的片段化，此时细胞核所处的环境是苍术苷（atractyloside）处理的线粒体上清液，而且线粒体已经发生通透性改变和 Cyt C 释放。KCl 对凋亡的抑制作用是剂量依赖性的，ED_{50} 约为 80mmol/L。虽然低 K^+ 本身不能激活内切酶，但是线粒体上清液却可促进其激活此酶。因此，虽然 K^+ 耗竭对于凋亡来说是必要的，可能也是广泛存在的，但是在某些情况下，也需要一些凋亡激活信号，和低 K^+ 共同启动死亡程序（图 2-1-1）。

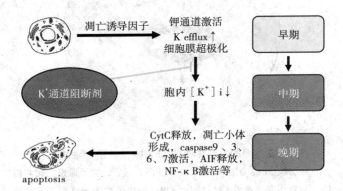

图 2-1-1　凋亡诱导因子引发过多的 K^+ 过度外流，导致细胞内 K^+ 枯竭

生理浓度的细胞内 K^+ 作为一种凋亡抑制因子发挥效应。作为多种类型细胞凋亡的共同事件，细胞 K^+ 的大量丢失可能是激活凋亡级联的信号，继而引发包括蛋白酶裂解，细胞色素 C 释放和内切酶活化等凋亡等关键环节。特异性 K^+ 通道阻滞剂能抑制细胞凋亡

二、钙离子稳态与细胞凋亡

细胞内游离钙含量仅占细胞内钙总量的 0.1%，但能调控多种细胞功能。细胞外 Ca^{2+} 浓度较细胞内高 2 万倍。由细胞膜电压或受体钙通道调控进入细胞内，经肌质网/内质网上的 Ca^{2+} ATP 酶泵入网中贮存，需要时由三磷酸肌醇（IP_3）及雷诺丁（RyR）受体调控释放至细胞内，而细胞膜上 Ca^{2+} ATP 酶将细胞内 Ca^{2+} 泵出细胞外，使 Ca^{2+} 保持稳态。细胞内 Ca^{2+} 超载在凋亡的发生过程中自始至终起一定的作用，纠正细胞内 Ca^{2+} 代谢紊乱，能调控细胞凋亡。在细胞凋亡时，凋亡信号通过内质网的 IP_3 受体释放 Ca^{2+}，这些 Ca^{2+} 能迅速移至邻近的线粒体，被其膜上的钙蛋白摄取，并促通透性转换孔（PTP）开放。使细胞色素 C 及凋亡蛋白酶激活因子 1（apoptotic protein-activating factor-1，Apaf-1）释放，引发级联反应，激活 caspase 9，再激活 caspase 3，从而分解蛋白，致细胞凋亡。同时凋亡信号也直接作用于线粒体，使 PTP 开放，释放出的 CytC 又能与内质网 IP_3 受体结合，进一步加强 Ca^{2+} 从内质网中释放，形成正反馈。而且在凋亡后期级联反应产生的 caspase 3 也能作用于 IP_3 受体，形成另一个正反馈，双重正反馈导致细胞内 Ca^{2+} 持续和急剧升高，使促凋亡作用得以放大。另外，在脑缺血和其他神经退行性疾病时，脑内过量的兴奋性氨基酸，如谷氨酸等可引起钙离子内流增加和细胞内钙升高，也可通过线粒体引起凋亡通路激活，导致神经

元的凋亡（图 2-1-2）。NMDA 受体阻断剂和钙通道阻滞剂可减少钙离子内流，抑制凋亡。

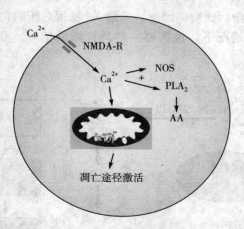

图 2-1-2　NMDA 受体调节 Ca^{2+} 内流并诱导细胞凋亡

在脑缺血时，脑内 NMDA 水平升高。其后，离子通道活化和内 Ca^{2+} 释放引起细胞内 Ca^{2+} 浓度增加，钙离子增多最终引发凋亡途径。PLA$_2$：phospholipase A$_2$；AA：arachidonic acid；NMDA：N-methyl D-aspartate；NOS：nitric oxide synthase

三、钠离子稳态与细胞凋亡

Na^+-H^+ 交换子（NHE）是一种在许多哺乳动物细胞中均有表达的蛋白质，包括 9 个亚型 NHE1 ~ 9。其中 NHE 1 的主要生理功能是通过 Na^+-H^+ 交换调节细胞内 pH（pHi），同时调节细胞容量。NHE 1 在酸化环境中被激活后，加速了细胞内 H^+ 和细胞外的 Na^+ 交换，高浓度的 Na^+ 可以刺激 Na^+-Ca^{2+} 交换蛋白的转运，从而导致细胞胞质内 Ca^{2+} 或者线粒体内 Ca^{2+} 浓度超载。Ca^{2+} 的超载能够引起线粒体的损伤，直接表现为线粒体膜电位下降，从而使细胞陷入能量缺乏的恶性循环中，导致细胞的凋亡坏死。

在肿瘤、高血压及糖尿病等疾病中，已发现 NHE 1 亚型的 mRNA 表达水平显著增高。用核磁共振波谱等技术证明肿瘤细胞内 pH 值为中性或偏碱性。这主要是由于细胞膜上的 NHE mRNA 表达增加，从而使肿瘤细胞进行强大的 Na^+-H^+ 交换，将大部分 H^+ 泵出细胞外，形成肿瘤细胞组织间液的酸性环境，保持肿瘤细胞内 pH 值为中性或偏碱性，从而使肿瘤细胞免遭凋亡。

细胞内酸化作为细胞凋亡过程中的一种细胞内信号变化，其促进细胞凋亡并与细胞凋亡过程密切相关。NHE 功能正常可防止细胞内 pH 值降低，阻止细胞发生病理性改变，对抗细胞凋亡，通过激活 NHE 增强其活性，调整细胞内 pH 值，细胞内碱化等手段可抑制神经元的凋亡，这为 AD 治疗提供了新思路。

四、氯离子稳态与细胞凋亡

容积敏感性氯离子通道普遍存在于哺乳动物细胞，对维持细胞容积的动态平衡，调节细胞的电活动，以及对细胞内 pH 值、细胞增殖与分化、细胞的凋亡等多种生物学功能发挥重要的作用。

维持恒定的细胞体积对于细胞的正常功能十分重要。细胞在低渗环境中通过快速改变其细胞内外的渗透压引起水的被动流入，然后通过激活一系列通道或转运体使胞内的渗透物，如 K^+、Cl^- 和有机渗透物等从细胞中"流失"并带动水的外流，最终使细胞恢复其原来的体积大小。这种细胞肿胀后发生的容积减小即我们通常所说的调节性容积回缩（regulatory volume decrease，RVD）。容积敏感性氯离子通道是细胞容积及渗透压调节的主要参与者，当细胞处于低渗环境中肿胀的细胞激活容积敏感性氯离子通道开放，从而使胞内大量离子及水分外流，细胞调节性容积回缩，恢复到肿胀前某个调定点的水平，但和最初静息细胞容积并不一定完全一致。细胞肿胀激活容积敏感性氯离子通道，同时也可激活其他氯离子通道参与细胞容积的调节。

细胞皱缩是细胞凋亡的一个普遍且重要的特征，它发生在两个不同的阶段，即第一阶段在凋亡小体形成前和第二阶段伴随着凋亡小体的形成而发生。其中发生在细胞凋亡早期的细胞容积减少称为 AVD。在正常张力情况下细胞发生皱缩称为凋亡性容积回缩，这可能是细胞凋亡的较早起始事件。在药物诱发凋亡的 HeLa 细胞和 U937 细胞中发现，与正常细胞组相比激活容积敏感性氯离子通道诱导的细胞 RVD 时程明显加快，而且两组的 RVD 均可被容积敏感性氯离子通道阻滞剂所阻断，提示凋亡可能使容积敏感性氯离子通道的激活程度加大。进一步研究发现，容积敏感性氯离子通道阻滞剂也可阻断诱导的 AVD，将启动凋亡的细胞从细胞凋亡中挽救回来，且 AVD 的诱导发生与细胞 RVD 的加快相关。

容积敏感性氯离子通道在细胞凋亡的早期重要事件 AVD 过程中发挥着至关重要的作用。AVD 作为细胞凋亡早期的重要事件，发生在细胞色素 C 释放、caspase 3 激活、DNA laddering 等细胞凋亡事件之前。当在细胞凋亡过程中加入氯离子通道阻滞剂时，AVD 及其后的细胞凋亡事件被抑制，细胞的凋亡被阻止，而加入广谱 caspase 抑制剂却不能阻止 AVD 的发生。由此可见，AVD 事件决定着细胞凋亡事件的成功与否。尽管目前关于 AVD 的发生机制尚不清楚，但已有报道证实 AVD 的发生主要与钾离子通道和容积敏感性氯离子通道的激活有关。

第二节 脑缺血引起的神经元凋亡

在急性缺血性脑血管病的缺血与再灌注这两个阶段，细胞经历了从缺氧到复氧的过程，其所处环境发生了巨大的变化，如细胞内外各种离子浓度的失衡、各种生物活性物质的产生以及代谢产物的堆积等。因此，细胞膜离子通道的开闭也随之发生变化。缺血后能量代谢紊乱，细胞内 ATP 合成下降，突触间隙的谷氨酸剧增，谷氨酸作用 NMDA 受体引起受体依赖性钙通道开放，钙内流增加导致神经细胞内钙超载。谷氨酸还可经非 NMDA 途径使钠通道开放，引起钠内流增加，随即引起氯和水内流，导致神经细胞急性渗透性肿胀，最终引起神经元的凋亡和坏死。因此。缺血和再灌注导致的离子通道异常开闭与神经元内外的离子平衡紊乱，是脑缺血性疾病的重要发病机制。脑缺血促发了两条凋亡信号通路：内源性通路和外源性通路（图 2-2-1）。

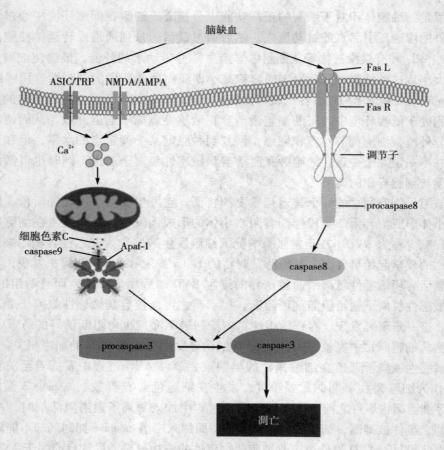

图 2-2-1　脑缺血后的凋亡信号级联

凋亡可以被细胞内途径引发，脑缺血通过激活 NMDA、AMPA、ASICs 使胞质钙离子浓度升高，增高的细胞内钙引起线粒体损伤并释放细胞色素 C，进而导致下游 caspase 级联活化。另外，细胞外途径也能引发凋亡。细胞外的 Fas 配体和 Fas 死亡受体结合，Fas 受体通过调节子激活 caspase8，活化的 caspase8 直接激活 caspase3，启动 caspase3 依赖的细胞死亡。ASIC：acid -sensing ion channels；TRP：transient receptor potential；AMPA：D，L-α-amino-3-hydroxy-5-methyl-isoxazolpropionic acid；Apaf-1：apoptotic protein-activating factor-1

一、细胞凋亡的内源性机制

（一）通道介导的缺血后 Ca^{2+} 内流

脑卒中的发生限制了氧和葡萄糖的运输，减少了维持神经元离子梯度所需的能量。脑缺血后能量迅速枯竭导致神经元膜电位的去极化，电压依赖性的钙通道被激活，兴奋性氨基酸被释放到细胞外。随后细胞内 Ca^{2+} 的积累被认为引发了一系列的细胞质和核的活动，包括触发了细胞凋亡的内在通路。

缺血性脑卒中过程中，大多数离子通道是谷氨酸激活的受体调控的阳离子通道。谷氨酸结合到离子型的 NMDA 和 AMPA 受体进一步引起细胞内的 Ca^{2+} 内流的增加。神经元上主要有两种类型的 NMDA 受体 NR2A 和 NR2B，有实验显示选择性地抑制 NR2B 受体可以防止NMDA 诱导的程序性细胞死亡而抑制 NR2A 受体不仅不能阻止抑制反而明显增加了 NMDA诱导的凋亡。这些结果表明激活 NMDA 受体中的 NR2A 受体可能触发细胞的促存活机制，以对抗 NR2B 受体激活引起的促凋亡效应。因此，针对谷氨酸受体的药物临床试验结果都不太乐观的原因可能是 NMDA-NR2A 受体的不充分抑制。

NMDA 受体抑制剂和 L 型钙通道阻滞剂在临床试验中结果令人失望，近来认为酸敏感的离子通道（acid-sensing ion channels，ASICs）和瞬时受体电位通道（transient receptor potential，TRP）可能与脑卒中后神经元凋亡关联较大。ASICs 是配体门控的阳离子通道，对Na^+ 和 Ca^{2+} 具有通透性，主要对酸性刺激作出反应。脑缺血过程中伴随着严重的酸中毒，所以这些通道在脑缺血诱发的凋亡中至关重要。ASIC 的主要亚单位 ASIC1a（对 Ca^{2+} 通透）以及 ASIC2a 被认为在脑缺血中发挥重要作用。前侧脑室注射 ASIC1a 抑制剂阿米洛利和psalmotoxin 1 或者敲除 ASIC1a 基因都能对脑缺血产生脑保护作用。越来越多的证据表明TRP 蛋白可能在缺血性脑卒中发挥直接作用，特别是在 Ca^{2+} 介导的神经元死亡中。其中TRPM2 和 TRPM7 主要影响脑缺血后迟发性神经元死亡。这些通道通过增加细胞内 Ca^{2+} 的浓度可能有助于激活脑缺血后的凋亡蛋白。相反，最近报道表明 TRPC3 和 TRPC6 可参与促进神经元生存。TRPC 通道在脑缺血后的作用有待进一步研究。

（二） Ca^{2+} 增加对线粒体和促凋亡蛋白释放的影响

线粒体在缺血性脑损伤中起重要作用，直接参与凋亡的形成。线粒体主要通过释放凋亡因子到细胞质来影响神经元凋亡。Ca^{2+} 增加激活钙调蛋白或者通过外源途径激活 caspase-8 导致 Bcl-2 相互作用域（Bid）裂解为其截断的活性形式 tBid。Bid 是促凋亡蛋白 Bcl-2 家族的一个胞内成员，在细胞收到死亡信号的时候易位到线粒体。最近有研究表明 Bid 是神经元缺血性细胞死亡过程中一个关键的介质，清除缺血的脑组织里的 Bid 或者敲除 Bid 基因均可减小脑梗死体积。tBid 主要针对线粒体外膜并且诱发其他一些促凋亡蛋白如 Bad、Bax、Bak 和 Bcl-xs 的构象改变。凋亡蛋白诱导从膜间隙释放凋亡因子的机制还不清楚，但认为可能是通过开放线粒体通透转变孔。另外，有证据表明 Bax 蛋白可以形成足够大的脂质体通道，以便通过细胞色素 C。

（三）钾离子通道介导的神经元凋亡

细胞内钾离子浓度改变与凋亡的发生在上节中已经叙述。在一些神经系统疾病中，如急性脑缺血，老年性痴呆等神经退行性疾病，脑内谷氨酸水平增加，导致脑损伤，已是学术界广泛接受的事实。谷氨酸引起的神经性毒除了大家熟知的 Ca^{2+} 相关毒性以外，K^+ 外流也是一个重要的方面。谷氨酸毒性早期就可发生细胞 K^+ 外流增加，这种状况持续发生，则导致细胞内低 K^+，触发凋亡。如较早使用钾通道阻滞剂，则可有效地防止细胞凋亡。因而，选择性的钾通道阻滞剂有可能成为脑缺血损伤的预防或治疗药物（图 2-2-2）。

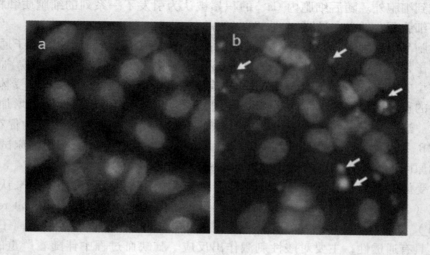

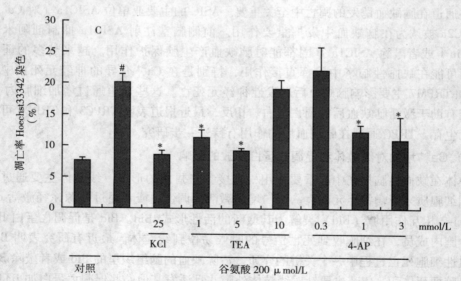

图 2-2-2　钾通道阻滞剂抑制 NMDA 调节的细胞凋亡

NMDA 诱导的细胞凋亡可以被 KCl、TEA 和 4-AP 抑制。a：正常对照组；b：谷氨酸诱导神经细胞凋亡；c：钾通道阻滞剂抑制谷氨酸诱导的细胞凋亡；#：与对照相比 $P < 0.05$；*：与谷氨酸 $200\mu mol/L$ 组相比，$P < 0.05$；箭头所指为凋亡的细胞

（四）活性氧自由基与脑缺血后的神经元凋亡

生理条件下的活性氧自由基（reactive oxygen species，ROS）如超氧阴离子（O_2^-）、过氧化氢（H_2O_2）和羟自由基（OH^-）生成量很低，主要在信号通路和代谢通路中发挥作用。细胞内的 ROS 包括黄嘌呤氧化酶，线粒体电子传递链，花生四烯酸和 NADPH 氧化酶。ROS 的水平是由内源性抗氧化剂控制，如超氧化物歧化酶（SOD），谷胱甘肽过氧化酶，谷胱甘肽和过氧化氢酶。

ROS 含量升高是脑缺血后组织损伤的主要原因，脑缺血后 ROS 过度生成、抗氧化酶失活、抗氧化剂消耗增加。ROS 可直接参与破坏细胞蛋白、脂质和 DNA，或者间接破坏细胞信号和基因调节。线粒体是参与缺血诱导的凋亡的 ROS 的主要来源。脑缺血后线粒体通过一系列刺激产生 ROS，包括自身缺氧，兴奋性毒性（谷氨酸），Ca^{2+} 超载。因此 ROS 造成的损伤与细胞内离子浓度改变，及多种离子通道的活性密切相关。再灌注后 O_2^- 的生成量最多，缺血后再灌注也引起线粒体 ROS 的过度生成。线粒体 ROS 影响线粒体向细胞质释放细胞色素 C 和一些凋亡蛋白，ROS 诱导的细胞凋亡通路意味着一个潜在的脑缺血治疗靶点。

二、细胞凋亡的外源性机制

细胞凋亡的外源性机制涉及细胞膜上死亡受体的参与，因此也被称为"死亡受体途径"。细胞表面死亡受体属于肿瘤坏死因子受体（TNFR）超家族，包括 TNFR-1，Fas 和 p75[NTR]。转录因子 forkhead 家族成员 forkhead1 可以刺激靶基因的表达，例如与 caspase 3 活化的外源性受体途径相关的 Fas 配体（FasL）。FasL 通过结合 Fas 受体，触发补充胞质适配蛋白 Fas 相关的死亡结构域（FADD）来启动凋亡。FADD 的 N 末端含有一个"死亡效应结构域"，通过与此结构域的相互作用结合到 caspase 8 前体。FasL-Fas-FADD-procaspase 8 这个复合体被称为死亡诱导的信号复合体（DISC），并在数秒钟内和 Fas 受体组装在一起。这个信号复合体催化 caspase 8 前体水解产生 caspase 8。Casepase 8 一旦被活化就从 DISC 复合体释放到胞质，通过直接或是线粒体依赖的机制启动下游 caspase 3 的裂解，Caspase 3 可裂解很多蛋白底物，包括多聚 ADP 核糖聚合酶（PARP）。Caspase 3 裂解后 PARP 失活导致 DNA 损伤及随后的细胞凋亡。另一方面 PARP 的过度活化引起烟酰胺腺嘌呤二核苷酸和 ATP 的衰竭，最终导致细胞能量耗竭和细胞坏死。因此，基因缺失或是药物失活 PARP 可以减少 MCAO 后的脑梗死体积。

脑缺血触发了外源性的凋亡信号级联。大鼠脑缺血后期 Fas，FasL 和 TNF 相关的凋亡诱导的配体表达上调，该上调在脑缺血后 12 小时可观察到并在 24～48 小时内达到高峰，与神经元凋亡的时间一致。更重要的是，MCAO 后异常表达 FasL 的小鼠以及敲除 TNF 的小鼠梗死体积均减少。值得注意的是，缺乏上述两种细胞因子的杂交小鼠脑卒中后 24 小时小鼠梗死体积减小 93%。在给予 Fas 和 TNF 中和抗体处理的野生型小鼠中也观察到相似的保护作用。这些结果证实了死亡受体在脑缺血后细胞死亡中的重要作用。

第三节　老年性痴呆与神经凋亡

阿尔茨海默病（Alzheimer disease，AD）又称为早老性痴呆。是一种进行性发展的致死性神经退行性疾病，主要影响 65 岁以上的 5% ～ 10% 人口的记忆和认知功能，临床表现为认知和记忆功能不断恶化，日常生活能力进行性减退，并有各种神经精神症状和行为障碍。AD 以老年斑（senile plaques，SPs）形成、神经原纤维缠结（neurofibrillary tangle，NFT）和神经元丢失为主要特征。老年斑形成的始动因素是 β 淀粉样蛋白（β amyloid protein，Aβ）的沉积，后者被认为是目前已知的 AD 病理机制的核心。

一、钾离子通道与 AD 神经元凋亡

钾通道是分类最复杂的离子通道，其中电压依赖性钾通道在调节神经元兴奋性及维持神经元正常生理功能中起关键作用。电生理研究发现认知训练可以降低海马的电压依赖性钾电流，如瞬间外向钾电流和钙激活钾电流等。长时程增强（long-term potentiation，LTP）是一种与学习记忆密切相关的突触可塑性的细胞模型，是学习记忆的基础，TEA、apamin等钾通道阻滞剂可以易化海马 CA1 区电诱导的 LTP 而增强突触可塑性和学习记忆能力。行为学实验证据也表明多种钾通道亚型与学习记忆密切相关。研究发现，TEA、apamin、charybdotoxin 等可以改善钾通道开放剂 minoxidil、pinacidil 和 cromakalim 引起的小鼠学习记忆障碍；4-AP、3，4-DAP、apamin 等可以改善东莨菪碱或电惊厥导致的痴呆小鼠学习记忆障碍；小电导钙激活钾通道选择性阻断剂 apamin 可以改善正常以及记忆障碍大鼠的学习记忆能力。Linopirdine 是一种认知能力增强剂，可以增加外源性刺激导致的一系列神经递质（特别是乙酰胆碱）的释放，改善正常、老年以及痴呆大鼠的认知功能，其诱导神经递质释放增加的作用与其抑制 M 型钾电流有关。上述研究结果提示钾通道在调节学习记忆过程中起重要作用，调控中枢神经元钾电流可以影响认知功能。

Aβ 具有神经元毒性作用，许多研究均已证实由 Aβ 诱发的神经元死亡涉及凋亡过程，而且在此方面的研究进步很大，如 Aβ 可诱发自由基的产生，钙离子平衡的紊乱，诱发 tau 蛋白磷酸化，进而导致微管结合能力丧失等。大量研究表明，包括 Aβ 在内的许多损伤因素诱发的神经元死亡均伴随外向钾电流，尤其是延迟整流钾电流增大。同时 JNK 信号转导途径在 AD 的发病过程中参与了早期老年斑的形成，造成弥散性 Aβ 沉积。而在 Aβ 大量沉积后，这一信号途径又参与了 Aβ 诱导的神经元凋亡过程。

作者实验室的研究证实钾通道活性的变化对神经元凋亡过程有重要的影响。用 Aβ 和谷氨酸作为诱导剂，研究了钾离子通道在神经元凋亡中的作用，发现大鼠大脑皮层神经元与 Aβ 孵育 24 小时后细胞的存活率约为 75%，而 48 小时后则为 70% 以下，此时细胞凋亡的发生率为 20%，而在温孵中加入钾通道阻滞剂 TEA（5μmol/L），在各时间段均可明显提高细胞的生存率，且在 48 小时细胞凋亡的发生较单纯 Aβ 组减少 50%。空白对照及 TEA 对照组几乎无凋亡发生。电生理研究进一步发现，细胞与 Aβ 温孵后的前 12 小时细胞膜钾离子通道活性明显增加达 40% 以上，随后进入平台期，而细胞的程序性死亡则从温孵后 12 ～ 24 小时快速增加，并持续发生，说明在细胞凋亡启动前，首先出现钾通道活性增加（图 2-3-1）。进一步的生化药理学研究发现，细胞与 Aβ 温孵后，促凋亡蛋白 Bax 的表达升高，抑凋亡蛋白 Bcl-2 的表达明显降低。在有 TEA 存在的情况下，Bax 的表达降低，与空白对照组相当，而 Bcl-2 的表达则明显升高，同时 TEA 还可显著抑制 Aβ 引起的细胞色素 C 的释放。此外，

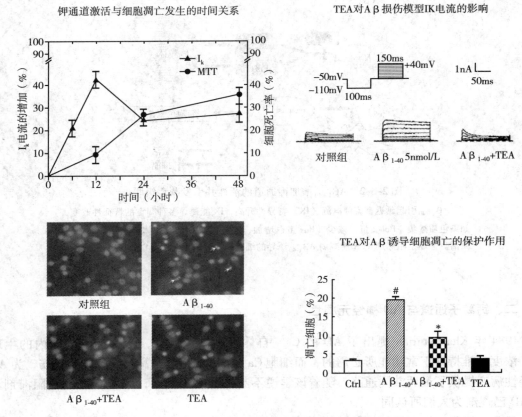

图 2-3-1 Aβ$_{1-40}$诱导的钾通道激活早于细胞凋亡的发生

Aβ$_{1-40}$能引起钾通道电流增加，钾通道阻滞剂 TEA 能抑制 K$^+$ 电流并减少细胞凋亡。#：与对照组相比 $P < 0.05$；* ：与 AB$_{1-40}$组相比 $P < 0.05$；箭头所指为凋亡的细胞

在谷氨酸引起的细胞凋亡的研究中发现，200μmol/L 的谷氨酸预温孵可引起大鼠海马细胞凋亡达 20%，5μmol/L TEA 可显著抑制细胞的凋亡。电生理研究也证实，在谷氨酸温孵后 2~3 小时，细胞膜钾通道活性显著增加，6 小时达高峰，而凋亡的发生则从 12 小时后明显增加，TEA 可明显抑制增加的钾通道活性，同时减少细胞的坏死和程序性死亡的发生。这些结果提示在 Aβ 和谷氨酸诱发的神经元凋亡中，均有钾通道活性增加，且早于凋亡的发生。钾通道阻滞剂 TEA 可通过抑制钾通道活性，阻断凋亡信号通路，减少细胞凋亡的发生。因此，钾通道可能成为防治 AD 的新靶点，特异性的钾通道阻滞剂可能成为潜在的防治 AD 的有效药物（图 2-3-2）。

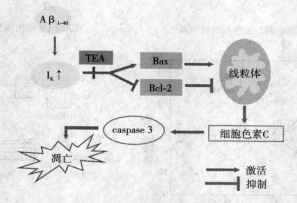

图 2-3-2   Aβ$_{1-40}$增加钾通道的活性并引发凋亡级联

Aβ$_{1-40}$引起延迟整流钾电流（IK）特异性升高，IK 能诱导多种凋亡的特征性改变，
如染色质浓集、Bcl-2 蛋白减少、Bax 蛋白增加、细胞色素 C 从线粒体释放和 caspase 3
激活。钾通道阻滞剂 TEA 能减弱 Aβ$_{1-40}$诱导的细胞死亡并阻止上述凋亡诱导因子的改变

二、钙离子通道与 AD 神经元凋亡

1984 年 Khachaturian 提出了 AD 的 Ca^{2+} 自体平衡失调假说，认为神经细胞内的生理 Ca^{2+} 浓度是维持其正常功能所必需的，而细胞 Ca^{2+} 浓度的持续升高会导致细胞损伤，为 AD 神经性病变提供了最后共同通路。随着该学说不断被证实和发展，应用 Ca^{2+} 通道阻滞剂治疗 AD 已逐渐为人们所认同。

目前，细胞内钙离子的超载被认为是 Aβ 毒性的重要途径。Aβ 毒性作用的机制是促进自由基的形成，在外源性 Ca^{2+} 存在的条件下，Aβ 可以在双层膜上形成 Ca^{2+} 通道，从而破坏细胞内的 Ca^{2+} 稳态。此外，Aβ 可以使毒蕈碱受体与 G 蛋白脱偶联，导致磷脂酰肌醇的积聚和内钙的释放。自由基清除剂通过降低 $[Ca^{2+}]$ i 的浓度而降低 Aβ 的毒性，而氧化作用又可促进 Aβ 的聚合，在载脂蛋白 E4 的作用下 Aβ 可发生淀粉样沉积。同时，钙稳态的破坏会影响淀粉样蛋白前体蛋白（amyloid precursor protein，APP）的水解，减少可溶性 APP（sAPP）的形成，加速 APP 水解，产生更多的 Aβ，形成恶性循环，从而导致 AD 的发生。

NFT 的核心是异常磷酸化的微管相关蛋白 tau，高度异常磷酸化的 tau 蛋白自聚形成双股螺旋丝（paired helical filaments，PHF），PHF 螺旋形成 NFTs。微管运动影响细胞 Ca^{2+} 稳态并使神经元死亡，由于异常磷酸化的 tau 蛋白降低微管的聚集能力，因而使离子通道功能和神经元的兴奋性受到影响。研究发现，在染色体 17（FTDP-17）神经元过度表达 Tau 突变基因，可使胞质 Ca^{2+} 浓度增加，细胞进入程序化死亡而导致细胞凋亡；反之，钙-钙调蛋白依赖性蛋白激酶 II-α（CaMK II-α）的活性水平使神经元内 NFT 增加，并且使神经元细胞骨架发生改变。又由于脑细胞内的 Ca^{2+} 浓度的持续增加激活 tau 蛋白激酶（TPK），使 tau 蛋白高度磷酸化，促进 NFTs 的形成。

谷氨酸受体中的 N-甲基-D-天冬氨酸（NMDA）受体在兴奋性毒性损伤中发挥关键作用。NMDA 的神经毒性与其所致神经细胞内游离钙离子水平的异常持续增高有关，它导致细胞膜对 Ca^{2+} 通透性增高，并能激发氧自由基生成。Glu 参与 AD 发病的机制可能为：Glu 的快速兴奋作用，引起去极化，Cl^-、Na^+ 及水内流，导致细胞渗透性溶解；因去极化激活膜电位依赖式 GluR，使大量 Ca^{2+} 内流，细胞内 Ca^{2+} 超载，激活磷酸肌醇环路，破坏细胞的超微结构，使神经元退变，死亡。同时，目前在标准的临床诊断基础上，对 AD 进行 NMDA 受体靶向治疗，也取得了比较明显的效果。

AD 患者脑内自由基产生增加、局部释放 H_2O_2 增加，能诱导 CaMK Ⅱ-α 的表达增加，使得神经元内钙平衡紊乱；同时，神经元内钙动力学的改变也可能导致神经元内 CaMK Ⅱ-α 免疫反应性增加，形成恶性循环。因此 AD 患者病程中，自由基产生可以诱导 CaMK Ⅱ-α 的表达增加，使得细胞内钙超载，引起神经元的损害，导致 AD 的发生。此外，缺氧时产生自由基增多可引起钙超载，进而引起痴呆的发病率增高。

三、钠离子通道与 AD 神经元凋亡

有充分证据表明 AD 患者神经元缺失与细胞膜上 Na^+/H^+ 交换体的抑制有关，其抑制了 G_2/M 转变、细胞周期蛋白 B1 表达和激酶的作用，而 pH 值降低与细胞膜上 Na^+/H^+ 交换体功能抑制有关；同时研究表明神经变性疾病发生时细胞内 pH 值降低，NHE 功能下降，细胞凋亡增加。细胞在缺血缺氧的情况下，生长因子的不足可能使细胞膜上的 NHE 不能完全激活或完全受抑制，导致细胞内酸化，从而启动细胞凋亡机制引起 AD 患者大脑神经元丢失。

Ibarreta 等利用 AD 患者的淋巴母细胞实验证明，α-IgM 诱导的细胞内酸化在 AD 更为明显，表明 AD 患者的淋巴母细胞对酸负荷后细胞内 H^+ 缓冲能力和质子外流率都降低。而 Urcelay 等研究证明，AD 患者淋巴母细胞细胞膜上 NHE 的激活可以促进淋巴母细胞的增殖，这种效应与表面受体介导的钙调蛋白信号途径有关，可以被 NHE 抑制剂所抑制。以上研究结果表明，细胞内的 pH 值在 AD 的病理生理进程中可能起着重要作用。

第四节　肿瘤细胞凋亡与离子通道相关的研究

近年来研究发现离子通道在非兴奋性组织起源的肿瘤高表达，而在相同起源的正常组织低表达或不表达。在肿瘤发生发展过程中，离子通道表达和活性也发生了改变，这种异常表达和活性改变又与肿瘤细胞增殖和凋亡密切相关。因此发现离子通道在肿瘤形成、发展和转移过程中的作用，不仅有利于阐明肿瘤发病机制，而且可能为肿瘤预防和治疗提供新靶点。

一、钾离子通道与肿瘤细胞凋亡

钾离子通道的主要作用之一是维持细胞静息膜电位。钾离子是细胞内的主要阳离子之一，因此钾通道对调节细胞体积也有重要的作用。有些钾通道由于参与细胞增殖和凋亡的

过程，其在各类癌症中的作用已经被确认。凋亡前增加的钾离子外流对细胞造成的主要的影响包括：①细胞膜去极化以及随之而来的钙离子超载；②细胞皱缩（凋亡体积减小，AVD 过程）；③细胞内前因子凋亡的激活。细胞内钾离子浓度的降低能够促进细胞死亡早期一些相关因子的激活，包括 pro caspase 3 的蛋白酶解激活和核酸内切酶功能的增强。在 HeLa 细胞和 A2780 细胞中，阻断大电导钙激活的钾通道（BK 通道）能够促进肿瘤细胞凋亡，并使细胞周期停留在 G_1 期，其信号转导通路与凋亡蛋白 p53 表达的增加及其分子伴侣热休克蛋白表达的降低有关。BK 特异性的抑制剂 NS1619 能够时间和剂量依赖性（$IC_{50} = 31.1\mu mol/L$，作用 48 小时）地诱导 A2780 细胞的凋亡，并且与 p53、p21 和 Bax 的表达有关。以上结果提示钾离子通道活性及调节与癌细胞的增殖有关（图 2-4-1）。

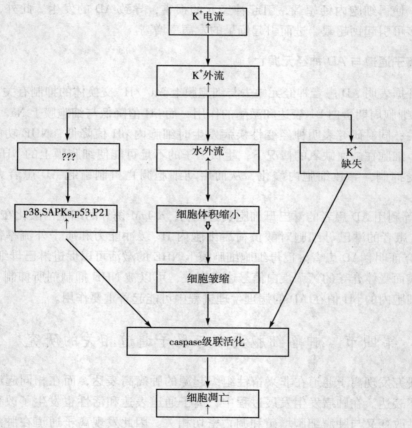

图 2-4-1　钾通道活化参与癌细胞增殖的调节

钾通道活化能增加钾离子外流，从而诱发肿瘤细胞中的水外流，引起细胞萎缩，并引发
细胞凋亡。钾离子通道的异常激活也可以调节 p21、p38 和 p53 等蛋白的表达

　　有些人类癌症细胞上有较高的线粒体膜电位并且表达较低的 Kv1.5。在胃癌细胞 SGC7901 中阻断 Kv1.5 通道已被证实能提高细胞对化疗药（阿霉素、顺铂、长春新碱、氟

尿嘧啶）导致的细胞凋亡的抵抗性。另外，降低 TWIK 和 TASK-3 通道的活性也能够增加神经胶质瘤细胞的生存率。然而考虑钾通道的影响时应该同时考虑到钾通道通过细胞膜电位以及相关的钙离子内流引起的钙离子依赖的凋亡的间接作用。例如，钾通道阻滞剂 4-AP 对人肝肿瘤细胞 HepG2 的凋亡的作用机制就是如此。另外，TASK-3 的表达在抗凋亡作用中影响也不能被忽视。

KChAP 的实验结果进一步验证了钾离子外流在凋亡中的作用。KChAP 是一种钾离子的调节蛋白，以分子伴侣的作用方式增加钾通道的表达。在 LNCaP 细胞中过表达 KChAP 能够减少由 AVD 导致的平均细胞体积并且促进细胞凋亡。而且，由于 KChAP 能促进肿瘤细胞的凋亡，在 LNCaP 和 DU-145 中在 19 天中重复过量表达 KChAP，再移植给裸鼠，能显著抑制肿瘤的大小。KChAP 的凋亡前作用的机制包括能直接与钾通道作用然后增加钾通道的表面表达。KChAP 在 LNCaP 中的过表达能通过激活 p53 促使细胞停留在 G_0/G_1 期。然而，由于 DU-145 细胞能表达突变的 p53，而 KChAP 能在 DU-145 细胞上产生类似诱导凋亡的作用，说明 p53 在 KChAP 的作用中可能是无功能的转录因子，因此 KChAP 对 p53 的激活作用被排除了。

钾通道通过调节细胞膜电位和与之相关的钙离子内流在肿瘤细胞的凋亡中起重要的作用。然而，关于每种类型的钾通道在癌症和凋亡中的作用，以及其作为诊断的标志物和治疗的靶点的研究尚需深入进行。

二、电压依赖的钠通道与肿瘤细胞凋亡

与其他离子通道相比，目前对钠通道在癌症的发生发展过程中所起的作用还知之甚少。尽管在电压依赖的钠通道（voltage-gated sodium channels，VGSCs）的功能、蛋白质和 mRNA 表达在几种上皮细胞癌症中已经被研究过，VGSCs 在癌症细胞的增殖、迁移和入侵中的作用也有研究，但是在凋亡中的作用仍然不是很明确。

通过实时定量 PCR 的方法分析发现，在 Jurkat 细胞系中，Na（V）1.2、Na（V）1.6 和 Na（V）1.7 有显著的表达。然而，用河豚毒素阻断 VGSCs 后，除了间皮瘤细胞的迁移速率显著降低外，由暴露在 UV 中导致的细胞生存率、增殖与凋亡的过程均未受影响。

以上数据也可被其他的实验间接证明。例如，一些与激素响应有关的癌症如前列腺癌的发病过程中，雄性激素不敏感的阶段就伴随着新类型的抗凋亡细胞的出现。雄性激素不敏感的肿瘤与恶性神经分泌细胞的增加应该被重视。完全分化的、不增殖且抗凋亡的神经元样的神经分泌细胞是前列腺上皮细胞的正常组成之一，他们分泌的因子能够调节前列腺在分泌中的发育与功能情况。前列腺神经分泌细胞能够表达很多类似神经元上的离子通道，例如 TTX 敏感的 VGSCs，L 型和 N 型钙通道等，也能产生动作电位。他们的抗凋亡特性也与一般的抗凋亡蛋白 Bcl-2 无关，但是与新的细胞生存蛋白 survivin 和 clusterin 有关。不论是与细胞膜电位相关还是与其他的机制有关，VGSCs 在癌症相关中的凋亡中的作用机制应该进行进一步的研究。

三、氯离子通道与肿瘤细胞凋亡

通过体积调控的阳离子通道（VRACs）激活的氯离子通道（$I_{Cl,swell}$）是细胞在低渗条件

下（RVD）维持体积的机制之一。细胞体积的改变与凋亡密切相关。有许多证据证明抗凋亡蛋白 Bcl-2 和 RVD 容量的增加与 $I_{Cl,swell}$ 有关。

乳腺癌细胞转染了钙敏感的氯通道 1 或 2（mCLCA1 或 mCLCA2）后，与对照组相比，肿瘤集落的形成降低，表明钙敏感的氯通道（CLCA）的表达对肿瘤细胞的生存来说是有害的。另外，过表达 mCLCA2 通道的乳腺上皮细胞在血清剥夺的情况下的凋亡率是对照组的两倍，并且多核聚集体形成频率比正常组要低，表明 mCLCA2 可以促进细胞凋亡或者老化。

Bcl-2 的过表达能提高 RVD 的容量。肾癌细胞株 Madin-Darby canine kidney 细胞（MDCK）的各类克隆中，低渗压力诱导外向整流的 Cl^- 电流能被过表达的 Bcl-2 显著上调。在不同的 MDCK 克隆中这个通道的有许多相似的特性，如对氯通道抑制剂的敏感程度、阴离子通透性以及更加去极化电位下时间依赖的失活等。并且，在人子宫颈癌细胞 HT-3 细胞株中用抗体中和内源性的 BCL-2 蛋白后能阻断正常的 RVD 响应以及肿胀激活的氯通道的激活。

mtCLIC/CLIC4 是由 p53 和 TNF-α 调节的细胞质和线粒体膜蛋白，是细胞内氯离子通道家族的一种。mtCLIC 与线粒体内膜相关。DNA 损伤或者过表达 p53 能上调 mtCLIC 并诱导凋亡。通过转染过表达线粒体 mtCLIC 后会降低线粒体膜电位，释放细胞色素 C 到胞质中，激活 caspase 并且诱导凋亡。以上研究表明 mtCLIC 与 Bax，Noxa，p53AIP1 和 PUMA 一样，参与了线粒体上应激诱导的死亡途径。同样，在人类骨肉瘤细胞 SaOS 和 U2OS 中，CLCl-4 反义核苷酸诱导能增加 TNF-α 介导的凋亡而不改变 TNF-α 诱导的 NF-κB 的活性。此外，在表达四环素调节的 CLIC4-反义核苷酸的肿瘤组织 SP1 细胞中发现 CLIC 蛋白表达的减少能显著抑制肿瘤的生长，并且诱导肿瘤细胞凋亡。

有研究表明，在具有顺铂抗性的人表皮癌细胞系 KCP-4 中，没有体积敏感外向整流（VSOR）的氯通道的活性。研究发现用组蛋白去乙酰化酶的抑制剂曲古菌素（TSA），能部分恢复氯通道的功能。同时用 TSA 和顺铂处理细胞，能增加 caspase-3 的活性。这些作用能被同时给予的 VSOR 的阻断剂所阻断。以上研究表明 VSOR 通道参与 KCP-4 细胞对顺铂抗性作用。类似的研究结果也在 A549 细胞、HepG2 细胞上得到验证。

四、电压门控钙离子通道

早在 20 世纪 80 年代，电压门控的钙离子通道（VGCC）在调控细胞增殖和凋亡中的作用就已经开展研究了。在大鼠腹侧前列腺上皮细胞中用 VGCC 的阻断剂硝苯地平和维拉帕米，可以显著降低凋亡细胞的百分比。因此，推测钙离子通道阻滞剂可以通过抑制钙信号介导的凋亡而增加前列腺癌的风险。但目前尚未在肿瘤上皮细胞中检测到电压依赖的钙电流。此外，有研究表明，有一小部分未分化的 LNCaP 细胞有 T 型钙通道的钙电流，用膜通透性的 cAMP 的类似物长期处理或者激素剥夺的培养基培养能显著增加 LNCaP 细胞在神经内分泌分化过程中的钙电流的密度。RT-PCR 实验 LNCaP 细胞中有 Cav3.2 的 mRNA 表达，并且在 NE 的分化过程中大量增加。但是，关于钙通道在肿瘤中的作用的研究尚未深入，其是否能够增加抗凋亡细胞的抗凋亡特性也不清楚。

越来越多的证据表明，不同凋亡刺激可能都通过离子通道的开放和闭合来精细调控细胞凋亡的进行。但是各种离子通道如何激活或抑制这些凋亡调节因子的分子机制现在仍然不清楚。今后，随着对凋亡过程的认识不断加深，将有助于我们更加明确离子通道信号在细胞凋亡过程中的确切作用，这将不仅为凋亡研究带来突破性进展，而且为脑血管病、神经退行性疾病和肿瘤的治疗提供新的思路与靶点。

（王晓良）

参 考 文 献

1. Griffiths JR. Are cancer cells acidic? Br J Cancer. 1991；64（3）：425 - 417.

2. 何伟，王军，李辉. 容积敏感性氯离子通道在肿瘤细胞凋亡和耐药形成过程中的作用. 中国肺癌杂志，2009，12（11）：1210 - 1212.

3. Palotás A，Kálmán J，Palotás M，et al. Long-term exposition of cells to beta-amyloid results in decreased intracellular calcium concentration. Neurochem Int. 2003，42：543 - 547.

4. Atkinson I，Boyle JP，Pearson HA，et al. Chronic hypoxia inhibits Na^+/Ca^{2+} exchanger expression in cortical astrocytes. Neuroreport. 2006，17：64 9 - 652.

5. 周晓辉，徐明明. 神经细胞内钙超载与阿尔茨海默病关系的研究进展. 中华老年医学杂志，2007，26（11）：878 - 880.

6. Urcelay E，Ibarreta D，Parrilla R，et al. Enhanced proliferation of lymphoblasts from patients with Alzheimer dementia associated with calmodulin-dependent activation of the Na^+/H^+ exchanger. Neurobiol Dis. 2001，8（2）：289 - 298.

7. Broughton BR，Reutens DC，Sobey CG. Apoptotic mechanisms after cerebral ischemia. Stroke. 2009，40（5）：331 - 339.

8. Taylor RC，Cullen SP，Martin SJ. Apoptosis：controlled demolition at the cellular level. Nat Rev Mol Cell Biol. 2008，9：231 - 241.

9. Yuming Zhao，Lina Sun，Hongyi Zhou，et al. Voltage-dependent potassium channels are involved in glutamate-induced apoptosis of rat hippocampal neurons. Neuroscience Lett. 2006，398：22 - 27.

10. Xianghua Xu，Yaping Pan，Xiaoliang Wang. Alterations in the expression of lipid and mechano-gated two-pore domain potassium channel genes in rat brain following chronic cerebral ischemia. Molecular Brain Research. 2004，120（2）：205 - 209.

11. ZHANG Wei，JIN Hong-Wei，WANG Xiao-Liang. Effects of presenilins and β-amyloid precursor protein on the delayed rectifier potassium channels in the cultured rat hippocampal neurons. Acta Pharmacol Sini. 2004，25（2）：181 - 185.

12. Yu HB，Li ZB，Zhang HX，et al. Role of potassium channels in Abeta（1-40）-activated apoptotic pathway in cultured cortical neurons. J Neurosci Res. 2006，84（7）：1475 - 1484.

13. Shen QJ，Zhao YM，Cao DX，et al. Contribution of Kv channel subunits to glutamate-induced apoptosis in cultured rat hippocampal neurons. J Neurosci Res. 2009，87（14）：3153 - 3160.

14. Han X，Wang F，Yao W，et al. Heat shock proteins and P53 play a critical role in K^+ channel-mediated tumor cell proliferation and apoptosis. Apoptosis. 2007，12：1837 - 1846.

15. Lee EL，Shimizu T，Ise T，et al. Impaired activity of volume-sensitive Cl⁻ channel is involved in cisplatin resistance of cancer cells. J Cell Physiol. 2007，211：513 - 521.

第三章 系统生物学与药物研究新思路

分子生物学技术的飞速发展，极大地促进了从分子水平对生物系统的深入了解，也积累了丰富的有关生命系统分子、细胞相关的大量信息，各种"构成元件"的信息，尤其是单个基因和蛋白质的结构和功能信息。但生物体是一个复杂的开放系统，生物系统的特性是整体大于部分之和，对生命系统各"构成元件"的描述并不能真正预测整体的行为特点和规律。为了更好的解读生命科学研究中所积累的海量信息，深入对复杂生物系统及其动态变化的了解，整合各种研究手段及各层次生物信息的系统生物学近年来备受关注。

第一节 系统生物学与药物发现

一、概述

系统生物学（system biology）是研究一个生物系统中所有组成成分（如基因、mRNA、蛋白质等）的构成，以及特定条件下这些组分间相互关系的学科。与传统的分子生物学研究不同，系统生物学不是孤立的研究生物过程中的单个组分，而着重于将所研究的生物过程作为一个相互关联的有机整体来定量研究。广义地讲，生命系统包括不同水平与层次范围的系统，可以是参与某一特定功能的一组蛋白质分子及其所构成的相互作用网络，如参与血压调节的各种分子及其构成的网络系统，也可以是细胞、器官、个体、人群甚至可以是指整个生态系统。

"系统"的概念是一个早已被人们探讨的概念，但在新的条件下提出并受到极大的重视，则是生命科学迅速发展的必然结果。DNA 自动测序技术、微阵列分析技术、色谱技术的发展，在分子水平上对大量基因和蛋白质等生命系统"构成元件"的了解与积累，基因组学、转录组学、蛋白质组学、代谢组学、生物信息学等新兴学科的飞速发展为现代系统生物学提供了信息基础与技术平台。系统生物学旨在整合有关系统各构成元件及动力学知识，不断地、逐步地逼近对人体系统和疾病及其演变过程的整体理解。系统生物学的最终目标是建立生命系统的理想模拟模型，从而真正地了解并预测生命系统的行为规律，实现人类疾病的有效预防与个体化治疗。

二、系统生物学研究的现状

系统生物学的研究范围非常广泛，主要涉及系统成分与结构的确认、系统行为的分析、系统控制规律的归纳和系统的设计。现阶段系统生物学的研究方向主要有转录组、蛋白质组和代谢组学研究，遗传和代谢调控网络研究，发育和结构系统生物学研究，超细胞系统生物学，计算生物学，虚拟细胞，系统生物学通用语言及相关分析软件平台的研究等。所采用的模式生物和模式细胞主要有嗜盐菌、酵母、海胆、果蝇、鼠干细胞等。所联系的疾病主要有传染病如艾滋病、自身免疫性疾病和炎症、糖尿病、心脏病、肿瘤等。

　　系统生物学研究的大体思路与流程是：由数据分析与假设驱动开始，综合以往基因、生化等水平的研究建立初始模型，改变条件影响系统，如利用基因（如突变或过表达）、药理或环境操纵等手段干扰模型的各个途径的组成成分并同时全面收集系统各元素的动态信息，包括基因表达、蛋白质表达和相互作用、代谢途径等的变化，通过整合数据，分析比较调整模型，再实验，再调整，直到所建立模型的反应与实验中所得到的数据与信息基本相符。在此基础上提出模型未能预测的新假设并反复试验，从而得到更多更丰富的信息，以求能真实地模拟并预测生命系统在各种环境条件变化时的动态反应。

　　系统生物学的主要特点是整合，这种整合包括系统内不同性质的构成要素的整合研究和从基因到细胞、器官、组织甚至是个体的各个层次的研究的整合，更包括究思路和方法的整合。而这种以干涉为手段，以信息为基础的对生物系统的综合研究，为我们更为全面地解读生物体的功能结构和动力学特征提供了全新的视角。

三、系统生物学与药物发现

　　20世纪80年代基于分子靶点的化合物筛选的成功，加上分子生物学及人类基因组学研究的进展，以特定分子靶点为导向的药物发现模式成为近30年内药物发现的主流模式。组合化学和高通量筛选技术的发展，进一步推动了这种新药发现模式的快速发展。这种基于特定分子靶点的药物发现模式确实取得了可观的成就，尤其是在基于已经确证的可成药分子靶点（drugable targets）的新化合物的筛选方面有其独特的优势。然而，当我们将目光从已知药物所作用的确切靶点分子的筛选转向那些尚未成药的新靶点分子的筛选时，以靶点为导向的药物方法显现出了其明显的不足。也正是这些不足，业界曾经寄予厚望的基于特定靶点的基因到药物的模式并没有带给我们所预期的成功。

　　人类健康与医疗市场的迫切需求以及医药产业的健康发展对全新作用机制药物的开发提出了挑战，科学与技术的发展则为寻求新的更为合理的新药发现手段提供了可能。系统生物学的兴起为从不同的水平层次全面了解复杂生物系统的结构和功能以及疾病病理生理的复杂演变过程提供了新的视角，而其在药物研发方面的应用则为以生物学反应为导向的药物发现模式提供了新的推动力。系统生物学的发展与成熟将在现有分子靶点新用途的识别与发现、新的分子靶点的识别与鉴定、复杂信号转导网络及药物作用机制的解释、药物毒性反应的早期识别与规避等方面给药物发现与研究带来积极而深远的影响。

　　系统生物学理论与方法的引入，在一定程度上，可能促使我们对药物作用靶点的概念有新的理解，对当前药物发现领域普遍认同的"单一药物，单一靶点，一个独立适应证"的观念提出挑战。药物作用的靶点将不再局限于某一单一的特定分子，某些靶分子的组合或者某些信息通路也可能被视为药物作用的靶点，在功能关联或信息通路上与疾病有关的基因、蛋白质或多者的结合也可视为药物的作用靶点。

第二节　系统生物学在药物研究中的作用

一、系统生物学在药物研究中的作用

系统生物学在药物发现中的具体应用主要包括系统生物学理论与思路在药物发现过程中的指导作用以及系统生物学研究成果在新药发现中的应用。例如，基于对炎症与免疫过程中生物系统反应复杂性的认识，Kunkel 等设计了一个整合多种生理和疾病状态以及多种病理环境的复杂细胞系统。该系统涵盖了哮喘、自身免疫性疾病和关节炎、移植免疫反应以及心血管疾病相关的炎症反应中的多条主要信息传导通路，并采用生物学多重活性图谱（BioMAP）对不同干扰条件下系统分子反应进行分析。结果表明同一作用机制的化合物表现出相似的功能图谱，作用于同一分子而缺乏靶点特异性的化合物其功能特性也有所不同。作者认为复杂细胞系统中的 BioMAP 分析有助于快速鉴别新分子的作用通路和作用机制，能在药物发现的早期阶段有效整合人体生物学和病理生理学知识，从而提高药物发现与开发的效率。Keith 等人认为以细胞为基础的表型分析是现阶段较为可行的多靶点组合筛选方法之一。表型分析不要求预先对具体靶点功能和联系的具体知识，而且能在相对自然的环境下测试潜在靶点相关的生物功能并对化合物活性进行筛选。同时，系统生物学所采用的组合手段在新药发现中的应用可能发现那些单一干涉方法容易漏失的疾病相关靶点和作用机制。

系统生物学的目标是在全面了解生物系统构成元件、结构与动力学特性的基础上建立不同层次系统（如细胞、器官、人体）的仿真模拟模型。这些模型的建立将有助于预测与评价各种干扰条件或疾病状态下机体的动力学变化特征，从而为药物的发现与评价提供有力的手段。多种信号通路，甚至某些组织与器官的生物学仿真模拟模型的建立及其在药物研究中的应用已有报道。例如，整合大量生物信息，在反复模拟与实验的基础上，所构建的包含了主要心肌细胞类型的心脏细胞模型有助于对有多重活性的药物的筛选，也有助于预测与评估药物对心脏的毒性作用。不同类型的心脏细胞模型组合已在心脏电和机械活动以及心脏血流和冠脉循环的模拟中得到应用。进而，多种心脏细胞模型的有机组合将可能构建整个心脏的模拟模型，从而大大提高我们在心脏疾病防治与药物发现方面的能力。

二、系统生物学在 ADME/Tox 研究中的应用

据统计，临床失败或上市后撤回的药物中，大部分是由于药物代谢或毒性方面的原因。为降低或避免人体试验中非预期的风险，提高新药研发的成功率，降低新药开发成本，在新药研发早期预测或确定候选化合物的药代动力学和毒理学（ADME/Tox）特性显得尤为重要。世界各地科学家均在努力寻找与建立在药物研发早期预测与评价 ADME/Tox 的方法和关键技术。

计算机、离体实验、体内实验方法以及高通量的毒理基因组、代谢组学、蛋白质组学和药物基因组学理论与方法在 ADME/Tox 研究中得到长足发展与广泛应用。但传统的实验

手段与聚焦于生物体内某一大类组分的"组学"方法在预测与确定外源性物质或其代谢物的复杂生物系统反应时存在明显的不足。综合多种内容的数据库、数据挖掘和预测性模型算法、可视化工具和高通量的"组学"分析方法而形成的系统 ADME/Tox 方法，将有助于在系统语境下全面了解化合物的药代动力学和毒理学特性，有助于预测和揭示未知化合物的代谢与毒理特性，从而有助于在全面综合考虑的基础上做出后续开发的选择，提高药物研发的成功率。

Coen 等有机整合代谢组学与转录组学方法，研究对乙酰氨基酚对小鼠肝脏的毒性作用。利用基因芯片对肝组织基因表达谱进行分析，同时采用 NMR 对肝组织、组织提取液和血浆中的代谢组分进行分析。代谢组学研究的数据表明：肝组织提取液中糖和糖原减少、丙氨酸和乳酸盐增加，血浆中糖、醋酸盐、丙酮酸及乳酸盐则增加，提示糖酵解增加。这一结果与脂质和能量代谢相关基因的表达谱改变相一致，提示对乙酰氨基酚对小鼠肝脏的毒性影响在基因和代谢层面上存在高度统一性。这些技术平台的综合应用为了解药物毒性反应结果及毒性过程中的细胞反应提供了新的视角。GeneGo 公司开发的系统 ADME/Tox 技术平台 MetaDrug™ 整合了信号通路为中心的数据库、各种组学为基础的模型和配体为基础的 QSAR 模型，能综合来自毒理基因组和代谢组的各种预测结果并获得交叉验证，有望为药物研发早期阶段评价候选化合物的代谢与毒理特性提供有力支持。

外源性和内源性化合物代谢和毒性特征数据的积累以及检测方法的快速发展，大大提高了在药物研发早期预测新化合物 ADME/Tox 的可能性与准确性，而各种代谢与毒理模型、高通量检测方法与平台以及系统生物学理论与方法的综合运用，必将为药物研发早期阶段 ADME/Tox 的全面、准确评价带来新的突破。

三、系统生物学与中医药研究

从某种意义上说，系统生物学在中医药理论中有很好的基础。讲求天人合一，强调整体是中医药理论的主要特征之一。受此影响，中医中药在治病用药过程中强调整体平衡，重视环境对人体机能的影响，讲究"辨证施治""异病同治，同病异治"，而不局限于某一种症状、体征，也不局限于某种单一的组织、细胞和具体的某个分子。中药作为一个复合体系，常常同时作用于多个靶点，涉及多种基因和细胞，从整体上调节人体的平衡和内环境的稳定，而不仅仅是通过某一单独的靶点或信号途径发挥作用。

讲究配伍的中药复方成分非常复杂，即使是单味中药，往往也含有多种成分，因此"单一靶点，单一化合物"的研究模式与方法往往难以解读中药作用机制。基于分子间相互作用复杂网络，注重整体的系统生物学将大大提高我们对中药作用机制的解读能力，为中药现代化提供重要的理论基础。整合系统生物学和中医药研究，有望帮助我们更好地诠释中医药多靶点、平衡调理、标本兼治的作用机制。代谢组学、高通量分析技术及其在系统生物学理论指导下的综合运用将促进对中药提取物中某些成分间相互作用及其活性的研究，也为发现不同成分间的协同作用，甚至新的作用靶点和新的作用模式提供了可能。系统生物学指导下的代谢组学研究将在传统中药与现代分子药理学之间架起一座桥梁，为中药现代化研究提供一种新的思路与方法。

系统生物学继承了分子生物学和基因研究的成果，在功能基因组学、蛋白质组学、代谢组学数据资料综合分析的基础上表述系统的特性。因此系统生物学虽然也提出了自上而下的研究方法，但更主要采用的是一种自下而上的研究策略。而中医药所强调的"系统"更多的是从整体出发去探讨各个部分的变化，直接研究系统整体层次的变化规律，更多采用的是自上而下的研究思路与方法。中医药研究的主要着眼点在于系统的整体变化及其调控，这与强调分子间及信号通路之间具体的相互作用的系统生物学构成了良好的融合与互补。因此系统生物学的发展将为中西医药学的全面融合提供新的契机。

四、药物研究与系统生物学研究进展

作为一门新兴学科，系统生物学依然面临各种各样的挑战。处于发展初期的系统生物学目前大多只是针对某些特定的生物学层次或特定的生物学问题的研究，但其动态的整体性的理论框架与目的追求将为包括医药研究在内的整个生命科学研究与发展带来巨大动力。

根据系统生物学理论和观点，逐渐形成了一批新的学科，如系统药理学（system pharmacology）、系统病理学（system pathology）等新的学科，对生命科学的发展产生了积极的影响。特别值得讨论的是在系统生物学的影响下，人们经过对药物作用的机制和特点进行研究发现，在新药研究中长期追求的高选择性高活性的单靶点药物指导下，研究难度越来越大，不良反应也充分暴露，使人们不得不重新思考药物研究的策略。经过对已经在临床上使用的药物进行分析和评价，发现具有良好治疗作用的药物并不是作用于一个靶点或简单的几个靶点，而是通过多个靶点和多途径发挥着治疗作用，其中作用的靶点和信号通路形成了一个复杂的网络，药物正是通过这个网络发挥着治疗疾病的作用。由此产生了一门新的学科，网络药理学（network pharmacology）。需要认识到，尽管在理论上提出了系统生物学的概念，在药物研究中提出了网络药理学概念，但这些理论应用到实际药物研发的过程中还需要一个长期的研究和认识过程。

尽管这些新学科的形成反映了科学发展的现状和需求，但是由于对其研究的时间有限，对其内容的认识还需要不断完善，这些新学科还仅仅是一种研究有关问题的思路，对其理论和技术方法的研究将仍然是长期艰巨的任务，随着时间的延长和研究内容的丰富，这些新的学科也还会不断发生变化，也可能被其他学科所取代。但在一定时期内，这些新学科的出现，仍具有重要的意义。

系统生物学作为生命科学发展过程中的一种新的对生物学的认识方法，将对生命科学的发展产生积极的影响，有力推动生命科学的发展。药学科学是直接关系到人类健康的综合学科，新药研究是与生命科学密切相关的学科，尽管药学学科可以独立发展，但生命科学的进步必然会对药学科学发展产生重要的促进作用，在药物研究中引入系统生物学等新的概念，对新药的研究和药学发展，尤其是药理学的发展，将产生深远而重要的影响。

（杜冠华）

参 考 文 献

1. Weston AD, Hood L. Systems biology, proteomics, and the future of health care: toward predictive, prevent-

ative, and personalized medicine. J Proteome Res. 2004, 3 (2):179 – l96.

2. Hood L, Perlmutter RM. The impact of systems approaches on biological problems in drug discovery. Nat Biotech. 2004, 22 (10):1215 – 1217.

3. Butcher EC. Can cell systems biology rescue drug discovery? Nat Rev Drug Discov. 2005, 4 (6):461 – 467.

4. Blair RH, Trichler DL, Gaille DP. Mathematical and statistical modeling in cancer systems biology. Front Physiol. 2012, 3:227.

5. Mei H, Xia T, Feng G, et al. Opportunities in systems biology to discover mechanisms and repurpose drugs for CNS diseases. Drug Discov Today. 2012, 29. [Epub ahead of print]

6. Friend SH. How molecular profiling could revolutionize drug discovery. Nat Rev Drug Discov. 2005, 4 (4):345 – 50.

7. Simon Frantz. Drug discovery: playing dirty. Nature. 2005, 437 (7061):942 – 943.

8. Aksenova SV, Churcha B, Dhimana A, et al. An integrated approach for inference and mechanistic modeling for advancing drug development. FEBS Letters. 2005, 579 (8):1878 – 1883.

9. Sachs K, Perez O, Pe'er D, et al. Causal protein-signaling networks derived from multiparameter single-cell data. Science. 2005, 308 (5721):523 – 529.

10. Fang Y, Offenhaeusser A. ADMET Biosensors: up-to-date issues and strategies. Med Sci Monit. 2004, 10 (12):MT127 – 132.

11. Ekins S, Nikolsky Y, Nikolskaya T. Techniques: Application of systems biology to absorption, distribution, metabolism, excretion and toxicity. Trends Pharmaco Sci. 2005, 26 (4):202 – 209.

12. Verpoorte R, Choi YH, Kim HK. Ethnopharmacology and systems biology: A perfect holistic match. J Ethnopharmaco. 2005, 100 (1-2):53 – 56.

13. Wang M, Lamers RJ, Korthout HA, et al. Metabolomics in the context of systems biology: bridging traditional Chinese medicine and molecular pharmacology. Phytotherapy Research. 2005, 19 (3):173 – 182.

14. Chan K. Chinese medicinal materials and their interface with western medical concepts. Journal of Ethnopharmacology. 2005, 96 (1-2):1 – 18.

15. Aderem A. Systems biology: its practice and challenges. Cell. 2005, 121 (4):511 – 513.

16. Zhao S, Iyengar R. Systems pharmacology: network analysis to identify multiscale mechanisms of drug action. Annu Rev Pharmacol Toxicol. 2012, 52:505 – 521.

17. Sivakumar KC, Dhanesh SB, Shobana S, et al. A systems biology approach to model neural stem cell regulation by notch, shh, wnt, and EGF signaling pathways. OMICS. 2011, 15 (10):729 – 737.

18. Pezzino S, Paratore S, Cavallaro S. Systems biology of apoptosis and survival: implications for drug development. Curr Pharm Des. 2011, 17 (3):190 – 203.

19. Yan Q. Immunoinformatics and systems biology methods for personalized medicine. Methods Mol Biol. 2010, 662:203 – 220.

第四章   P-gp 与药物的相互作用及 P-gp 抑制剂的研究

P-糖蛋白（P-glycoprotein，P-gp）是体内重要的外排型膜转运蛋白，是 ATP 结合盒（ATP-binding cassette，ABC）转运蛋白超家族成员之一，主要分布于脑、肝脏、肾、小肠及肿瘤细胞中。P-gp 的外排作用可限制药物从血液循环摄入脑、胎盘、睾丸等细胞内，同时也可促进肠上皮细胞、肝细胞和肾小管细胞中药物转运至邻近腔隙，从而加快药物从上述组织的消除，影响药物的吸收、分布、代谢及排泄过程。P-gp 在参与药物体内处置的同时也有可能被某些药物抑制或诱导从而引起体内非代谢原因的药物相互作用。P-gp 的抑制（如维拉帕米、奎尼丁、环孢素 A、他克莫司等）常导致药物的清除率降低及生物利用度增加，从而使药物疗效增强，但同时也可能带来潜在的毒性反应。P-gp 的诱导（如利福平、苯巴比妥、地塞米松及克霉唑等）则多引起药物的清除率增加及（或）生物利用度减少，血药浓度或靶器官药物浓度降低，从而使疗效减弱。随着 P-gp 结构、功能以及作用机制的深入研究，P-gp 抑制剂已作为重要的靶点用于研发提高多药耐药肿瘤细胞对化疗药物的敏感性，增加肿瘤细胞的药物浓度，从而逆转肿瘤的多药耐药（multidrug resistance，MDR）。此外，抑制剂也可用于提高合用药物的生物利用度及改善药物的靶向器官分布，如 P-gp 抑制剂可以增加 HIV 蛋白酶抑制剂的生物利用度，抑制 HIV 作用或生存场所的 P-gp（如脑、睾丸、胎盘及淋巴细胞等），从而提高药物疗效。目前，P-gp 抑制剂的研究虽取得一定进展但仍有其局限性（如适当的选择性和减少不良反应等），仍需继续寻找高效、低毒的新型 P-gp 抑制剂以增强药物疗效，降低毒副反应。

第一节   P-gp 的结构及功能

一、P-gp 的结构及特性

1976 年 Juliano 和 Ling 在具有多药耐药性表型的中国仓鼠卵巢细胞中发现一种与耐药程度呈正相关的高分子糖蛋白，命名为 P-糖蛋白。P-gp 是由 MDR 基因编码的一种 ATP 依赖性膜蛋白，含有 1280 个氨基酸，分子量约 170kD。P-gp 由两个同源的对称结构部分组成，每个同源结构部分含有一个核苷酸结合区（nucleotide binding domains，NBD）和一个跨膜区（membrane spanning domain，MSD）。P-gp 的每个跨膜区和核苷酸结合区各自包括 6 个疏水的跨膜部位和一个位于胞质内的亲水 ATP 结合位点，跨膜区作为膜通道有利于药物转运，而 ATP 结合点与能量供应有关。每两个相邻的跨膜部位通过肽襻连接相对形成一个环状结构，整个分子具有六对跨膜 α 螺旋，12 次横跨质膜，在 N 端第一个跨膜环的细胞外侧发生糖基化（图 4-1-1）。

采用定位突变及抗体标记法研究表明，一个 ATP 结合部位中的赖氨酸及半胱氨酸残基分别被甲硫氨酸（蛋氨酸）与丙氨酸取代时则该结合区失去功能；另一个具有正常结构的 ATP 结合区虽能与 ATP 结合，却不能使 ATP 水解，可见两个对称同源部分的相互作用构成了单一功能的转运子。细胞内的肽襻连接对于这两个同源部分的相互作用也是必不可少的，其缺损可导致 ATP 酶和转运蛋白功能丧失。

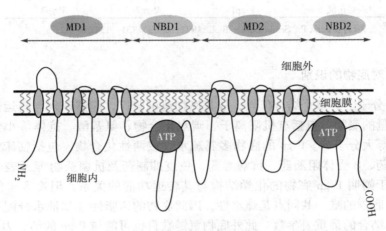

图 4-1-1　P-gp 结构示意图

MD：membrane domain，跨膜区；NBD：nucleotide binding domain，核苷酸结合区；ATP：adenosine triphosphate，三磷酸腺苷。引自：Li Y，et al. Curr Med chem. 2010，17（8）：786 – 800.

P-gp 的编码基因 MDR 具有种属差异及遗传多态性，已知人体内存有两个 MDR 基因即 MDR1 和 MDR2（又称 MDR3）。MDR1 主要编码引起多药耐药的 P-gp，而 MDR2 主要编码参与细胞中卵磷脂转运的 P-gp。人 MDR1 基因的外显子 26（C3435T）、外显子 21（G2677T/A）及外显子 12（C1236T）有单核苷酸多态性（single nucleotide polymorphism，SNP），而且这些 SNP 的等位基因频率有种族差异，目前已发现 MDR1 基因有 29 种 SNPs。由于 MDR1 基因多态性所致 P-gp 表达的差异可导致药代动力学的个体差异并影响药物的治疗效果。啮齿类动物体内发现三个 MDR 基因，分别是 mdr1a（mdr1），mdr1b（mdr3）和 mdr2。前两种编码参与药物转运的 P-gp，而后一种编码参与卵磷脂转运的 P-gp。CF-1 基因变异小鼠 mdr1a 缺陷的研究表明，如在外显子（Exon）23 与内含子（Intron）的接头区插入一段异常 DNA，可导致异常 mRNA 剪接（splicing）以及在 RNA 加工处理过程中外显子 23 的丢失（表 4-1-1）。

P-gp 除了在肿瘤细胞过度表达引起多药耐药外，也在人体正常组织广泛分布，包括肝（胆小管），肾（近曲小管），胰（胰小导管细胞），小肠，结肠（柱状黏膜细胞）和肾上腺的上皮细胞黏膜侧等，在一些生理屏障，如血 - 脑屏障，血 - 睾屏障的毛细血管内皮细胞中也有 P-gp 表达。上述体内组织分布特点说明，P-gp 是体内生理屏障的重要组成部分并发挥泵出作用，阻碍有害分子进入上述特定部位。同时，P-gp 利用 ATP 提供能量，可将有害分子主动转运到胆管、肠道和尿道而排出体外，发挥其抵抗外来毒性物质侵袭的作用。

表 4-1-1　不同种属 P-gp 编码基因 MDR 的表达类型

种属	药物转运		磷脂转运
人	MDR1		MDR2
小鼠	mdr1a	mdr1b	mdr2
大鼠	mdr1a	mdr1b	mdr2
仓鼠	P-gp1	P-gp2	P-gp3

引自：Borst P. Semin Cancer Biol. 1997, 8 (3):131 – 134

二、P-gp 对底物的识别

由于 P-gp 分子上有多个结合位点，故其底物范围较广，能够识别与转运众多不同化学结构和分子质量的底物，包括有机阳离子、碳水化合物、氨基酸、抗体等小分子化合物和多聚糖及蛋白等大分子等。P-gp 的底物多属疏水性或两性化合物，包括临床常用药物如抗癌药、强心苷药、β 受体阻断药、抗病毒药、免疫抑制药及抗菌药物等（表 4-1-2）。以往多项研究致力于阐明 P-gp 底物的化学结构与其转运功能的关系，但迄今未能得出明确结论。由于 P-gp 底物的唯一共同点是疏水性，因此底物的亲脂性（如油水分配系数）可能是决定其与 P-gp 结合的最重要参数。此外底物氢键数目也可能与 P-gp 的结合力有关，亲脂性高或者氢键数目多的药物可能是 P-gp 的底物。

表 4-1-2　P-gp 的底物药物

药物类别	药　　物
抗肿瘤药物	放线菌素 D（actinomycin D），柔红霉素（daunorubicin），多西他赛（docetaxel），多柔比星（doxorubicin），依托泊苷（etoposide），伊马替尼（imatinib），伊立替康（irinotecan），丝裂霉素 C（mitomycin C），米托蒽醌（mitoxantrone），紫杉醇（paclitaxel），替尼泊苷（teniposide），托泊替康（topotecan），长春新碱（vincristine），长春碱（vinblastine）
抗高血压药	塞利洛尔（celiprolol），地尔硫䓬（diltiazem），氯沙坦（losartan），他林洛尔（talinolol）
抗心律失常药	地高辛（digoxin），奎尼丁（quinidine），维拉帕米（verapamil）
抗抑郁药	阿米替林（amitriptyline）
抗菌药	多西环素（doxycycline），红霉素（erythromycin），伊曲康唑（itraconazole），酮康唑（ketoconazole），levofloxacin，利福平（rifampin），司氟沙星（sparfloxacin），四环素（tetracycline）
HIV 蛋白酶抑制剂	安泼那韦（amprenavir），茚地那韦（indinavir），奈非那韦（nelfinavir），利托那韦（ritonavir），沙奎哪位（saquinavir）
抗癫痫药	苯巴比妥（phenobarbital），苯妥英（phenytoin）
止吐药	多潘立酮（domperidon），昂丹司琼（ondansetron）
H2 受体阻断药	西咪替丁（cimetidine），雷尼替丁（ranitidine）
免疫抑制剂	环孢素（cyclosporine），西罗莫司（sirolimus），他克莫司（tacrolimus），伐司扑达（valspodar）
安定药	氯丙嗪（chloropromazine），吩噻嗪（phenothiazine）
类固醇激素药	醛甾酮（aldosterone），皮质醇（cortisol），地塞米松（dexamethasone），甲泼尼龙（methylprednisolone）
阿片类药物	洛哌丁胺（loperamide），吗啡（morphine），喷他佐辛（pentazocine）
其他	伊维菌素（ivermectin），特非那定（terfenadine），维库溴铵（vecuronium）

引自：Zhou SF. Xenobiotica. 2008, 38 (7 – 8):802 – 832

第二节　P-gp 对药代动力学的影响

P-gp 是 ABC 转运蛋白超家族中最受关注、研究也最为深入的一种药物外排转运蛋白。由于 P-gp 广泛分布于肠、肝、肾、脑、胎盘、肾上腺皮质、睾丸、卵巢、淋巴等部位，因此其分布特点和逆向转运功能在药物吸收、分布、代谢及排泄过程中起到重要作用。P-gp 作为外排泵不仅可促进肠上皮细胞、肝细胞和肾小管细胞中药物转运至邻近腔隙，加快药物从上述组织的消除，同时还可限制药物从血液循环摄入脑、胎盘等细胞内，影响药物分布。P-gp 外排作用的改变可影响药物体内达峰浓度、表观清除率及药时曲线下面积，从而改变疗效或出现毒副反应。由此可见，P-gp 的转运功能可直接影响药物的药代动力学特征、药效、安全性及药物作用的靶向性。

一、P-gp 对药物吸收的影响

药物吸收是指药物从给药部位进入血液循环的过程，人体内药物吸收的主要部位是小肠。小肠上皮细胞膜富含参与药物吸收和转运的 P-gp，其含量沿胃肠道呈纵向增加，即在胃壁中最低，空肠中等，结肠壁中最高。P-gp 参与底物药物的肠道吸收时表现出明显的剂量和部位依赖性。低剂量时，P-gp 的外排作用对药物经小肠上皮的渗透性影响很大，可导致药物吸收不完全；相反在高剂量下，P-gp 介导的外排转运达到饱和，使药物吸收受 P-gp 介导的外排影响相对较小。他利洛尔大鼠小肠 single-pass 灌流模型研究表明，灌流液中药物浓度为 0.025mmol/L 时，P-gp 介导的药物渗透系数约为被动转运渗透系数的 3 倍；当药物浓度升至 0.5mmol/L 时，P-gp 介导的药物渗透系数与被动转运渗透系数相比可忽略不计，提示他利洛尔的肠道吸收呈现出浓度依赖性。他利洛尔在浓度为 0.025mmol/L 时，吸收能力沿肠道下降，而 P-gp 介导的渗透系数按空肠、回肠和结肠顺序递增，这与肠道低端 P-gp mRNA 的表达渐增是一致的。Sababi 等通过大鼠肠道灌流模型也证明，P-gp 底物地高辛通过肠道的吸收速率有部位依赖性，在十二指肠和空肠吸收最高，在结肠最低，与 P-gp 的分布规律一致。了解肠道不同部位 P-gp 介导的外排作用对药物吸收影响的大小可为改良制剂启迪思路，同时对新药开发也具有一定的指导意义。鉴于 P-gp 在胃肠道中的分布特征，为了提高口服药物的生物利用度，药物的给药剂型设计应尽量延长药物在小肠的停留时间，缩短在结肠的滞留时间，使药物的吸收最大化。

mdr1a 和 mdr1b 基因敲除小鼠模型是研究 P-gp 生理功能的体内理想模型。P-gp 在口服药物吸收过程的作用可通过 mdr1a/mdr1b 基因敲除小鼠获得直接证明。mdr1a（−/−）小鼠静脉注射及口服紫杉醇后，其血浆药时曲线下面积（area under curve，AUC）相对于 mdr1a（+/+）小鼠分别增加 2 倍和 6 倍，生物利用度为 35%，而 mdr1a（+/+）小鼠的生物利用度仅为 11%，提示 mdr1a（−/−）小鼠静脉注射紫杉醇后 AUC 的增加是由于药物清除率的降低，而口服后 AUC 增加则源于药物清除率的降低及肠腔吸收程度的增加。由此可见，P-gp 将药物泵回至肠腔从而限制药物的吸收是降低口服药物生物利用度的重要因素之一。

二、P-gp 对药物分布的影响

P-gp 广泛分布于血－脑屏障（blood-brain barrier，BBB）、胎盘屏障、血－睾屏障等毛细血管的内皮细胞，这些屏障对阻止药物进入脑内、胎盘、睾丸等部位起着十分关键的作用。血脑屏障中 P-gp 的外排作用对于防止有毒物入侵脑组织，主动外排细胞毒物与脑代谢物，维持中枢神经系统的生理稳态具有重要意义。以往研究报道，多巴胺受体阻断剂多潘立酮是 P-gp 底物，正常情况下进入脑组织的浓度很低。注射 P-gp 抑制剂维拉帕米后，多潘立酮脑内浓度可增加 42.6 倍。P-gp 抑制剂 PSC833 可使 CsA 的脑/血浓度比增加 5 倍。在大鼠原位灌注模型中 PSC833 还可使秋水仙碱和长春碱的脑组织浓度分别增加 8 倍和 9 倍。mdr1a（−/−）小鼠与 mdr1a（＋/＋）小鼠口服［^{3}H］依维菌素（ivermectin）后，mdr1a（−/−）小鼠脑放射活性比 mdr1a（＋/＋）小鼠脑放射活性高 87 倍。静脉注射［^{3}H］地高辛，mdr1a/1b（−/−）双敲除小鼠的脑内放射性活性也显著高于正常小鼠。显然，存在于 BBB 的 P-gp 能将药物泵回到血管腔内而使脑内药物浓度明显减少。在药物使用过程中可以根据需要，利用 P-gp 的外排功能减轻中枢神经毒性，或利用 P-gp 抑制剂来阻断 P-gp 的外排作用从而增加药物的脑靶向分布以提高药物的疗效。

三、P-gp 对药物代谢的影响

细胞色素 P3A4（CYP3A4）是 CYP450 的主要同工酶之一，可参与约 50% 临床药物的体内代谢。肠道和肝脏除富含 P-gp 外，也存在大量 CYP3A4。研究表明，P-gp 和 CYP3A4 有着相近的染色体位置，即表达 P-gp 的 MDR 基因位于染色体 7q21.1，而表达 CYP3A4 的基因位于染色体 7q21.3-7q22.1。不仅如此，P-gp 和 CYP3A4 也有着相似的组织分布，肝脏 P-gp 主要表达于肝胆小管管腔的上皮细胞，而 CYP3A4 则主要分布于肝小叶中心细胞；在肠道两者都表达于空肠的肠绒毛顶侧、结肠的黏膜成熟上皮细胞。P-gp 与 CYP3A4 空间上的接近和底物重叠性利于发生协同作用，能更大程度降低药物吸收入血液。药物吸收进入肠细胞后，一些药物被 CYP3A4 代谢，未被代谢的药物可能在 P-gP 作用下外排到肠道，而肠道的药物分子又可能重新吸收入肠细胞，重复循环，最终使得药物分子接触 CYP3A4 的机会大大增加，促进了药物的肠首过代谢，从而降低生物利用度。可见 P-gp 和 CYP3A4 的联合作用在口服药物肠道首过效应中发挥重要的作用。肝脏和肾脏中的 P-gp 定位在肝细胞及肾小管细胞排泄药物的细胞膜上，提示药物在被肝、肾细胞摄取、细胞内分布及代谢后才能与 P-gp 接触，所以 P-gp 对肝、肾的药物代谢影响较小。

四、P-gp 对药物排泄的影响

药物排泄是指药物进入体内以后，以原形或代谢产物的形式排出体外。位于胆小管和肾近曲小管上皮细胞刷状缘上的 P-gp 对药物经尿液和胆汁排泄起着重要的调节作用。药物首先通过被动扩散或主动转运的方式进入肝细胞，随之被动扩散至胆小管膜，由膜上的 P-gp 将药物泵入胆汁并排出。当药物横跨肾小管上皮细胞的基底外侧膜时，可被主动转运蛋白转运至肾小管细胞腔膜面的刷状缘膜上，刷状缘膜上的 P-gp 能将其排至尿中。研究表明，阿霉素、地高辛、柔红霉素、长春碱在 mdr1a（－/－）基因敲除小鼠中的胆汁外排要比 mdr1a（＋/＋）小鼠低，说明这些药物可经胆汁排泄，且排泄过程受 P-gp 调控。P-gp抑制剂可使其底物的排泄减少，如红霉素通过抑制 P-gp 从而使美拉加群的胆汁排泄减少，利托那韦与克拉霉素通过抑制 P-gp 从而使地高辛的肾脏清除率显著降低。P-gp 诱导剂可上调 P-gp 的表达从而增加 P-gp 底物的排泄，如利福平可诱导肝脏 P-gp 的表达，使地高辛的胆汁清除增加，同样吩噻嗪可诱导肝脏 P-gp，促进奥曲肽与长春新碱的胆汁排泄。P-gp 的外排功能在底物药物的胆汁和尿液排泄过程中发挥重要作用，从而影响到药物的血药浓度及疗效。

五、P-gp 介导的药物相互作用

药物对 CYP450 的抑制和诱导是导致临床药物相互作用的重要因素。由于 P-gp 的自身特性以及与 CYP 底物的相似性，药物对 P-gp 的诱导/抑制也可改变药物的体内生物利用度，引起药效和毒性的改变。虽然 P-gp 介导的药物相互作用在量上（以血浆 AUC 为指标）没有 CYP 酶介导的药物相互作用重要，但其潜在的危险必须充分注意，因为 P-gp 的抑制作用对组织分布（如脑、胎盘）的影响比对血浆药物浓度影响更大。

基于 P-gp 抑制的药物相互作用常导致药物的清除率减少和/或生物利用度的增加，其结果虽可增强药物疗效，但同时也应注意毒性增加的可能。如临床应用的咯哌丁胺是 P-gp的底物，单用时因脑中 P-gp 的泵出作用，不出现神经毒性作用。当该药与 P-gp 抑制剂合用时，因脑内浓度明显升高导致严重呼吸抑制。临床研究还表明，P-gp 抑制剂维拉帕米对 P-gp 的抑制作用呈明显的剂量依赖性，从而使地高辛血浆药物浓度随维拉帕米抑制剂量的增加而增加。当地高辛与奎尼丁、硝苯地平、胺碘酮、伊曲康唑等 P-gp 抑制药合用时，由于地高辛吸收增加及肾、胆汁排泄减少，从而使地高辛的血药浓度增加50%～300%，出现具有临床意义的药物相互作用。

对 P-gp 诱导的药物相互作用则导致被诱导药物的清除率增加和生物利用度降低，从而降低药物的疗效。如经利福平预处理的十二指肠 P-gp 含量可升高3.5 倍。地高辛与利福平合用后，Cmax 和 AUC 均明显下降。由于利福平对 CYP3A4 及 P-gp 具有双重诱导，而环孢素又是 CYP3A4 及 P-gp 的双底物药物，合用利福平后环孢素的血浆清除率由 0.3L/（h·kg）增加到 0.42L/（h·kg），口服生物利用度从 27% 降低为 10%。由于 CYP3A4 和 P-gp有重叠的底物特异性以及对这两个蛋白抑制和诱导作用的类似性，许多药物 - 药物相互作用均可能由 P-gp 及 CYP3A4 共调控。

第三节　药物与 P-gp 相互作用的研究方法

鉴于 P-gp 在药代动力学中的重要作用及可能介导非代谢原因的药物相互作用，所以 P-gp 对药物的转运研究及药物对 P-gp 的调控在新药研发的开始阶段就引起极大关注。如果候选药物是 P-gp 的底物，P-gp 的转运功能会影响到药物的体内处置，联合用药时则可能会受到 P-gp 抑制剂或诱导剂的影响，改变其药代动力学特征，从而改变疗效；如果候选药物是

P-gp 抑制剂，在联合用药时，因为影响了 P-gp 功能可能引起 P-gp 介导的药物相互作用。因此，评价候选药物与 P-gp 的相互作用为预测其临床潜在的药物相互作用及合理用药提供科学依据。药物与 P-gp 相互作用的研究方法目前广泛采用 Caco-2 及 P-gp 高表达细胞系、在体原位灌流模型及 mdr 基因敲除小鼠模型等。

一、细胞模型法

Caco-2 细胞或 P-gp 高表达细胞系（如 MDR1-MDCK，MDR1-LLC-Pk1 细胞等）单层细胞模型是研究候选药物是否为 P-gp 底物或抑制剂广泛使用的方法，可比较在 P-gp 抑制剂存在或不存在的情况下，候选药物从基侧到顶侧（B-A）透过细胞的速率与从顶侧到基侧（A-B）透过细胞速率的比值，观察比值的变化即可初步判断化合物的透膜过程是否有 P-gp 参与。候选药物是否为 P-gp 抑制剂及其与 P-gp 亲和力的大小可在候选药物存在或不存在的情况下，测定 P-gp 底物（如罗丹明-123、地高辛等）从基侧到顶侧（B-A）透过细胞的速率与从顶侧到基侧（A-B）透过细胞速率的比值，根据比值的变化即可初步判断化合物是否为 P-gp 抑制剂；作用强度可通过测定候选药物抑制半数细胞所需药物浓度即 IC_{50} 评价。候选药物对 P-gp 作用的特异性可通过竞争抑制法评价，竞争抑制法是在待测化合物与某种已知 P-gp 特异性抑制剂共同存在的条件下观察底物的转运，与特异性抑制剂单独存在时底物转运相比较，即可判断待测化合物与已知 P-gp 抑制剂对底物转运的抑制是否有竞争或协同现象，同时可初步评价其对 P-gp 作用的特异性。关于候选药物是否为 P-gp 底物或抑制剂，以及是否需要进行体内实验研究，美国 FDA 给出评价流程图，如图 4-3-1 和图 4-3-2 所示。细胞模型在药物研究的应用已证明，Taxanes 仅为 P-gp 的底物，第 3 代 P-gp 抑制剂如 LY335979 则特异性抑制 P-gp。因此，利用上述已知 P-gp 底物与 P-gp 抑制剂设计合理的竞争抑制转运模型，即可研究 P-gp 抑制剂对各种候选药物外排作用的特异性。

二、在体灌流模型

与体外细胞或离体模型相比，在体原位灌流模型保证了体内神经以及内分泌系统的完整性，同时也保留了血液及淋巴液的供应，提高了在体灌流模型的科学性。研究药物与 P-gp 相互作用的在体原位灌流模型包括肠道、肝脏及脑灌流模型等。

（一）肠道在体灌流模型

目前，国内外普遍采用的肠道在体灌流模型是肠道单向灌流模型（single-pass intestinal perfusion，SPIP），该模型以较低的流速（0.2~0.3ml/min）对某一肠段进行单向灌流，在 P-gp 特异性抑制存在或不存在的情况下，根据进出口灌流液中药物浓度的变化考察药物在该肠段的吸收及 P-gp 对药物吸收的影响，与口服给药后药物接触肠道的环境较为接近，吸收速率也较稳定。在肠道单向灌流模型中同时还可进行肠系膜静脉和颈总动脉插管，在 P-gp 和/或 CYP3A4 特异性抑制存在或不存在的情况下，收集血液以测定血中药物及其代谢物，评价 P-gp 与 CYP3A4 对药物肠道吸收及代谢的联合作用。

（二）肝脏在体灌流模型

肝脏在体灌流模型是研究药物肝脏代谢及胆汁排泄的重要模型。通过肝门静脉和胆管

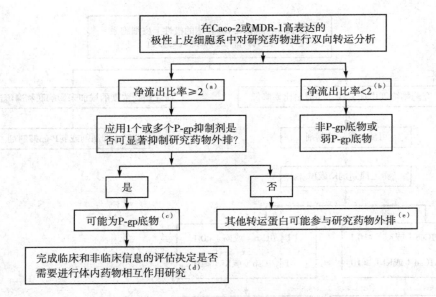

图 4-3-1　评价研究药物是否为 P-gp 底物及是否需要进行体内实验的流程图

（a）一个可接受的体系产生的探针底物净流出比率应与文献报道值相似。研究药物的净流出比率≥2 可作为阳性指标，需要进一步评价。如果使用的细胞体系早先经验认为比率为 2，无显著差别，净流出比率大于 2 的截点或参照阳性对照的比值可用于避免假阳性；（b）流出比率明显降低（＞50%）或达到一致；（c）建立体外数据的临床相关性时需要附加更多数据。尤其是转运蛋白介入的途径对药物的总体清除率的相对作用是判断抑制剂是否对新结构分子（new molecular entity，NME）处置有重要影响的主要决定因素；（d）抑制剂的选择基于合用的可能性和/或对 P-gp 的抑制强度。P-gp 强抑制剂（如伊曲康唑，维拉帕米）可提供最灵敏的评价，通常应该首先选用。如果药物也是 CYP3A 的底物，应该选择 CYP3A 和 P-gp 的共同抑制剂；（e）基于化合物类型的现有知识，需要进一步研究确定哪一个转运蛋白介入其转运。可能还需要确定药物是否为 BCRP 底物。上述相似的判断模式可用于 BCRP 底物的确定。但是临床研究将与此不同。

插管，以 2ml/min 的流速对肝脏进行循环灌流，于灌流后不同时间收集灌流液和胆汁，在 P-gp 特异性抑制存在或不存在的情况下，根据灌流液和胆汁中药物浓度的变化考察药物在肝脏的代谢及 P-gp 介入的胆汁排泄。

（三）脑在体灌流模型

脑在体灌流模型是研究药物脑内分布的重要模型。对于作用于中枢神经系统的药物，脑内药物浓度直接影响药物作用强度和持续时间以及毒副反应的发生。P-gp 可通过外排作用防止外源物进入脑内的自身防护机制，可减轻中枢毒性药物不良反应的发生，但同时也影响中枢药物到达靶组织。脑在体灌流模型通过双侧颈总动脉远心端插管，以 2ml/min 的流速对脑进行循环灌流，在 P-gp 特异性抑制存在或不存在的情况下，于不同时间收集灌流液，根据灌流液中药物浓度的变化考察 P-gp 对候选药物脑内分布的影响。

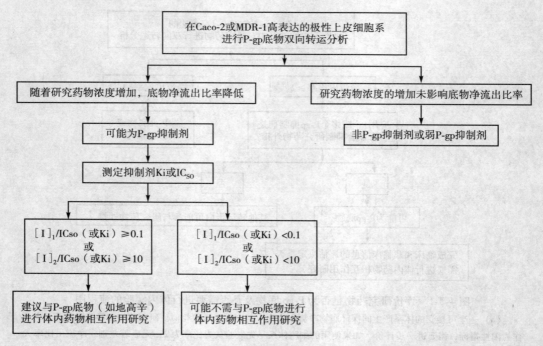

图 4-3-2 评价研究药物是否为 P-gp 抑制剂及是否需要进行体内实验的流程图

[I]₁ 代表服用临床推荐最高剂量后平均稳态时总的（游离的和结合的）Cmax。或者，也可以使用非结合的门静脉浓度，可能更适用肝脏摄入的计算：[I] in，max，u = fu * （Cmax + ka × Dose × Fa/Qh）。由于药物与蛋白高度结合，fu 值小于 0. 01 或不能准确测定，因此假设 fu = 0. 01，以保守错误而避免假阴性预测。[I]₂ = 抑制剂的剂量（按摩尔数）/250ml（如果 IC₅₀ 以摩尔单位计算）。对于 IC₅₀ 测定，基于探针底物的单向转运分析（如 B 到 A）也应考虑。

三、基因敲除动物模型法

靶向破坏小鼠的 mdr 基因，可得到 mdr 基因敲除小鼠 [mdr knockout mice，mdr（-/-）mice] 模型。小鼠体内 mdr1a、mdr1b 基因分别编码 2 种 P-gp，且功能与人 MDR1 基因编码的 P-gp 类似。小鼠 mdr1a 与 mdr1b 基因编码的 P-gp 在各组织中的表达不同，如脑与小肠中仅存在 mdr1a 编码的 P-gp，而肝、肾中同时存在这 2 种编码的 P-gp。选择性敲除 mdr1a 和/或 mdr1b 基因的小鼠体内缺乏或者无某种 P-gp 表达，而其他跨膜蛋白转运系统与酶系统均表达正常，因此该模型更适用于 P-gp 底物、抑制剂的筛选及研究 P-gp 抑制的特异性，也是研究 P-gp 抑制剂的最佳体内实验方法。P-gp 抑制剂可提高正常小鼠体内 P-gp 底物药物的口服生物利用度，而对其在 mdr1a （-/-） 小鼠体内的动力学过程无影响。因此，mdr1a （-/-） 小鼠是研究 P-gp 抑制及其对药动学过程影响的最佳、最符合体内真实环境的实验动物模型，更易于研究化合物对除 P-gp 之外的其他转运蛋白的抑制能力及其在化合物的整体抑制能力中的比例。

CF-1 基因变异小鼠体内缺乏 mdr 基因，无 P-gp 表达，与上述 mdr 敲除小鼠一样可作为研究 P-gp 功能的体内动物模型。目前，有报道该动物模型用于研究 P-gp 介导的脑啡肽类物质体内分布。

新药开发阶段评价候选药物与 P-gp 相互作用有助于开发出更安全、有效的药物，避免 P-gp 介导的临床药物－药物相互作用。

第四节　P-gp 抑制剂研究进展

肿瘤细胞多药耐药是化疗失败的重要原因。鉴于多药耐药肿瘤细胞多有 P-gp 高表达，而某些 P-gp 抑制剂可恢复多药耐药肿瘤细胞对化疗药物的敏感性，因此将 P-gp 抑制剂与抗肿瘤药合用以克服多药耐药成为肿瘤治疗的新探索。

此外，P-gp 抑制剂与抗 HIV 药物合用时，可通过对 P-gp 的抑制作用提高 HIV 蛋白酶抑制剂 HIV-PI 生物利用度，同时便于药物向淋巴细胞以外的组织器官分布，如大脑、睾丸及胎盘，以便使抗 HIV 药物达到最佳治疗效果。

已知临床某些常用药物既是 P-gp 的底物又是其抑制剂，通过抑制 P-gp 的外排作用，达到逆转肿瘤多药耐药的作用。目前研究认为可能的抑制作用机制归纳如下。

一、抑制 P-gp 的功能

（一）竞争性、非竞争性或变构性抑制 P-gp 结合位点

已知多数 P-gp 抑制剂可通过竞争性/非竞争性抑制或变构机制阻滞 P-gp 底物的结合位点，抑制其转运功能。已知 P-gp 分子上存在 ATP 结合部位、底物转运部位和活性调节部位。不同抑制剂可作用于底物转运部位和活性调节部位两者之一或同时作用于两者而发挥作用。大多数抑制剂如维拉帕米、环孢素 A、长春新碱等本身就是 P-gp 底物，为 P-gp 底物转运部位的竞争性配体，可被 P-gp 泵到细胞外。蛋白激酶抑制剂 PKC412 可能作用于活性调节部位，使 P-gp 构型改变，非竞争性抑制 P-gp 的外排作用。三氟拉嗪可同时作用于底物转运部位及活性调节部位，从而抑制 P-gp 的药物外排作用。但由于 P-gp 可能具有多个结合位点，底物与抑制剂的构效关系目前尚未明了。

（二）影响 ATP 水解

如前所述，P-gp 上 ATP 的结合和水解所提供的能量是药物转运必需的条件。槲皮素可能通过影响 ATP 酶活性从而抑制 P-gp 活性，而钒酸盐则通过与 ATP 结合区相互作用从而抑制 ATP 水解。迄今为止，尚未发现与 ATP 结合位点特异性作用而干扰 ATP 酶催化过程的 P-gp 抑制剂，因此对 ATP 结合及水解机制的深入研究可能会发现更加高效、特异的 P-gp 抑制剂。

（三）影响膜脂质的完整性

体外实验证明，某些药用辅料如表面活性剂可破坏细胞膜亲脂性，使 P-gp 的二级结构与三级结构发生可逆变化从而抑制其功能。但其有效性仅得到体外实验数据的支持，尚缺

乏体内实验方法的评价。此外，吗丙嗪能显著降低膜脂流动性，对化疗药物起到增效作用；郁金（莪术）的有效成分榄香烯、头花千金藤碱等均可修饰磷脂膜结构，并进一步诱发 P-gp 功能及分子排列的改变而发挥 P-gp 抑制作用。

二、抑制 P-gp 的表达

在 P-gp 表达的过程中，mdrl 基因首先转录为 mRNA，经修饰后翻译为具有活性功能的 P-gp。在此过程中 mRNA 是关键环节，P-gp 抑制剂可通过阻断该环节而减少 P-gp 的生成。中药丹参、川芎嗪、丹皮酚等可降低 P-gp 的表达，增加肿瘤细胞内化疗药物浓度而逆转肿瘤多药耐药性。

此外，有些药物可通过影响细胞内 Ca^{2+} 浓度而影响 mdrl 基因转录，如中药川芎、丹参、赤芍、大黄、桃仁、补骨脂、人参等具有钙离子通道阻滞作用，其成分具有 Ca^{2+} 通道阻滞剂活性，能影响细胞内 Ca^{2+} 浓度，进而影响 P-gp mRNA 的表达，发挥逆转耐药作用。

P-gp 介导的多药耐药研究迄今已达 20 多年之久，许多药物已被证实具有抑制 P-gp 的作用，如钙离子通道阻滞剂维拉帕米、激素黄体酮、蛋白激酶 C（PKC）抑制剂利托那韦、免疫抑制剂环孢素 A、抗生素克拉霉素、表面活性剂吐温 80 等。通过对 P-gp 的作用机制及构效关系的研究，新型 P-gp 抑制剂被不断推出，迄今已发展到第三代。

（一）第一代 P-gp 抑制剂

第一代 P-gp 抑制剂多为本身具有药理学活性的化合物，包括钙离子通道阻滞剂维拉帕米，免疫抑制剂环孢素 A，抗高血压药利血平、奎尼丁、育亨宾和抗雌激素类药他莫昔芬、托瑞米芬。其中具有代表性的是维拉帕米和环孢素 A。第一代 P-gp 抑制剂在体外实验中，可以逆转甚至完全逆转 MDR。但在体内试验中，由于这些化合物自身的剂量限制性毒性，不能达到体外有效逆转 MDR 所需要的浓度。第一代 P-gp 抑制剂大多通过竞争性抑制 P-gp 的外排作用发挥功效，因此，要保证细胞毒药物在细胞内维持有效的药物浓度需保证抑制剂在血清中的高浓度。此外，由于上述药物多缺乏对 P-gp 的特异性，带来较多的严重副作用，如维拉帕米的心脏毒性，环孢素 A 的肾毒性和免疫抑制作用等，从而限制了第一代 P-gp 抑制剂作为逆转剂的临床应用。

（二）第二代 P-gp 抑制剂

第二代 P-gp 抑制剂主要是通过对第一代 P-gp 抑制剂进行结构改造而得，缺乏第一代化合物的药理学活性但是对 P-gp 拥有更高的亲和力。主要包括右维拉帕米（dexverapamil）、右尼古地平（dexniguldipine）、伐司朴达（valspodar，PSC 833）、比立考达（biricodar，VX-710）等。其中比较具有代表性的是伐司朴达和比立考达。伐司朴达是环孢素 D 的衍生物，对 P-gp 的抑制作用是环孢素 A 的 10～20 倍。体内研究发现，伐司朴达与剂量为 $25mg/m^2$ 的多柔比星合用可中等程度地延长多柔比星的半衰期和血浆清除率，且不增加多柔比星的毒副作用。Bates 等用伐司朴达与长春碱合用治疗肾癌患者，在取得有效逆转 MDR 的情况下，患者对长春碱的最大耐受剂量要减少为单独应用时的 47%。I 期临床试验表明，伐司朴达可使紫杉醇的体内半衰期延长 49%，主要副作用是紫杉醇引起的中性粒细胞减少症，且是剂量依赖性的，对多柔比星则无药代动力学影响。

　　虽然第 2 代 P-gp 抑制剂具有低毒性的优点，但是也存在明显的缺陷，主要体现在以下两方面：①部分 2 代 P-gp 抑制剂是 CYP3A4 的底物，能够竞争性抑制经该酶代谢的细胞毒药物的体内代谢，使其血药浓度升高而产生毒性反应。因为这些药物间的相互作用相当复杂，临床上难以确定安全的给药剂量，从而限制了第 2 代 P-gp 抑制剂作为逆转剂的应用；②部分 2 代 P-gp 抑制剂在抑制 P-gp 的同时，也可与其他转运蛋白结合，特别是 ABC 转运蛋白家族中位于肝、肾及胃肠道中可清除异物的蛋白，从而影响这些转运蛋白对正常组织细胞的保护作用，导致毒副反应发生。

（三）第三代 P-gp 抑制剂

　　构效关系和组织化学方法促进了第三代 P-gp 抑制剂的发展，提高多药耐药肿瘤的治疗效果和抑制 P-gp 的高度特异性，在有效浓度内不影响其他细胞膜转运蛋白的功能，从而对细胞的功能影响达到最低。目前第三代 P-gp 抑制剂主要包括 Tariquidar（XR9576）、Zosuquidar（LY335979）、S9788、ONT-093（OC144-093）、Laniquidar（R101933）和 Elacridar（GF120918）等。Tariquidar 和 Zosuquidar 是其中的代表性药物。

　　Tariquidar 本身不是 P-gp 的底物，与 P-gp ATP 结合位点的结合具有特异性强（Km = 5.1nmol/L）、非竞争性抑制特点，通过抑制 ATP 酶活性起作用。Tariquidar 抑制 P-gp 的能力和时间明显超过第 1 代和第 2 代 P-gp 抑制剂。体外实验表明，在共培养细胞中，当 tariquidar 从培养基中移出后，细胞中 P-gp 的转运功能被阻断 22h，阻断时间是环孢素 A 的 22 倍。临床研究表明，单次服用 tariquidar 对 P-gp 的抑制作用可持续 48h，并且和化疗药物之间未见明显的药代动力学相互作用。Tariquidar 在实体肿瘤患者中可提高肿瘤细胞对多柔比星、紫杉醇、长春新碱的敏感性，减少细胞毒药物的使用剂量。

　　Zosuquidar（LY335979）是高效、高选择性的 P-gp 抑制药，不是 P-gp 底物，且与 CYP3A4 的亲和力较低，在抑制 P-gp 的浓度下不抑制 MRP。体外实验研究表明，在 50 ~ 100nmol/L 浓度时就能够逆转由 P-gp 介导的 MDR。临床前研究表明，zosuquidar 能增加 MDR 细胞系的敏感性，延长由 P-gp 高表达的白细胞-P338/ADR-荷瘤小鼠的存活期，且不良反应较小。同时，Zosuquidar 的使用不会改变多柔比星、依托泊苷和紫杉醇等化疗药物的药代动力学特征。

　　第三代 P-gp 抑制剂的优点在于其不影响 CYP3A4 的代谢，在体内与细胞毒药物合用时不影响细胞毒药物的代谢，也不会改变其血浆药代动力学，并且具有 P-gp 特异性，对其他 ABC 家族转运蛋白没有明显抑制作用，从而减少副作用的发生。第三代 P-gp 抑制剂的进一步研究目标是提高癌症患者的长期存活率，目前虽未实现但仍在继续。

（四）中药 P-gp 抑制剂

　　由于中药产品低毒且源自天然植物，逐渐成为补充和替代治疗药物中的热点。在治疗肿瘤过程中，联合应用 P-gp 的中药抑制剂，对抗肿瘤治疗过程中产生的多药耐药，已成为临床用药的参考方案。中药可以通过多种途径抑制 P-gp 的表达和功能，从而逆转 MDR。许多中药成分既可以从转录和翻译水平抑制 P-gp 的表达，还可以通过与抗肿瘤药物竞争 P-gp 的药物或 ATP 结合位点，或通过对肿瘤细胞膜或 Ca^{2+} 浓度的影响而抑制 P-gp 的功能。

　　粉防己碱（tetrandrine）是千金藤属防己科植物粉防己根中的主要活性成分，临床用于治疗高血压、心律失常、矽肺等。据研究报道，粉防己碱在体外具有极强的逆转 MDR 的作用，其逆转活性是维拉帕米的 10 倍，当浓度 >0. 125μmol/L 时能完全逆转 MCF-7/ADR 和 KBV200 细胞对多柔比星、长春新碱和紫杉醇的耐药性。此外，裸鼠体内以 MCF-7/ADR 和 KBV200 两个细胞株移植的肿瘤模型中，粉防己碱也具有显著的体内逆转活性。药代动力学研究表明，NIH 小鼠单次腹腔注射粉防己碱（30mg/kg）后，96h 之内其血药浓度均高于体外有效抑制浓度，并且粉防己碱的使用不干扰多柔比星在小鼠体内的血浆药代动力学。

　　槲皮素是一种黄酮类化合物，存在于鱼腥草、羽叶千里光、凉山杜鹃等多种植物中，可以通过抑制热休克蛋白活性降低 P-gp 的表达，从而逆转 P-gp 介导的 MDR。补骨脂提取物 R3 可以使 MCF-7/ADR 细胞的耐药效应逆转，且与维拉帕米有协同作用。免疫细胞化学分析显示，R3 可完全抑制 P-gp 的表达并呈时间依赖性，48h 后 MCF-7/ADR 细胞 P-gp 表达完全消失。蝙蝠葛根中的蝙蝠葛碱和蝙蝠葛苏林碱，具有双苄基异喹啉结构，能阻滞 Ca^{2+} 通道，与抗肿瘤药物竞争性结合 P-gp，发挥逆转 MDR 的作用。

　　MDR 虽然是多因素综合作用的结果，但 P-pg 是其中最重要因素之一。一般认为，理想的 P-pg 抑制剂应具备以下几点：①在纳摩尔水平即可拮抗 P-gp 介导的 MDR；②无非特异性细胞毒性；③可与 P-gp 特异性结合，作用时间长且可逆；④不影响其他药物的药代动力学，生物利用度高。随着研究的不断深入，将会有更多的特异性高、疗效好、副作用少的新型 P-gp 抑制剂进入临床，从而减少化疗药物的耐药性，提高肿瘤患者的生存率。

（李　燕　扈金萍）

参 考 文 献

1. Li Y, Yuan H, Yang K, et al. The structure and functions of P-glycoprotein. Curr Med Chem. 2010，17（8）：786 – 800.

2. Borst P. Multidrug resistant proteins. Semin Canler Biol. 1997，8（3）：131 – 134.

3. Ambudkar SV, Kimchi-Sarfaty C, Sauna ZE, et al. P-glycoprotein：from genomics to mechanism. Oncogene. 2003，22（47）：7468 – 7485.

4. Stouch TR, Gudmundsson O. Progress in understanding the structure-activity relationships of P-glycoprotein. Adv Drug Deliv Rev. 2002，54（3）：315 – 328.

5. Loo TW, Clarke DM. Recent progress in understanding the mechanism of P-glycoprotein-mediated drug efflux. J Membr Biol. 2005，206（3）：173 – 185.

6. Padowski JM, Pollack GM. Pharmacokinetic and pharmacodynamic implications of P-glycoprotein modulation. Methods Mol Biol. 2010，596：359 – 384.

7. Schinkel AH, Wagenaar E, van Deemter L, et al. Absence of the mdr1a P-Glycoprotein in mice affects tissue distribution and pharmacokinetics of dexamethasone, digoxin, and cyclosporin A. J Clin Invest. 1995，96（4）：1698 – 1705.

8. Linnet K, Ejsing TB. A review on the impact of P-glycoprotein on the penetration of drugs into the brain. Focus on psychotropic drugs. Eur Neuropsychopharmacol. 2008，18（3）：157 – 169.

9. Zhou SF. Structure, function and regulation of P-glycoprotein and its clinical relevance in drug disposition. Xenobiotica. 2008，38（7-8）：802 – 832.

10. Marchetti S, Mazzanti R, Beijnen JH, et al. Concise review: Clinical relevance of drug-drug and herb-drug interactions mediated by the ABC transporter ABCB1 (MDR1, P-glycoprotein). Oncologist. 2007, 12 (8): 927 – 941.

11. Akhtar N, Ahad A, Khar RK, et al. The emerging role of P-glycoprotein inhibitors in drug delivery: a patent review. Expert Opin Ther Pat. 2011, 21 (4): 561 – 576.

12. Ozben T. Mechanisms and strategies to overcome multiple drug resistance in cancer. FEBS Lett. 2006, 580 (12): 2903 – 2909.

13. Palmeira A, Sousa E, Vasconcelos MH, et al. Three Decades of P-gp Inhibitors: Skimming Through Several Generations and Scaffolds. Curr Med Chem. 2012, 19 (13): 1946 – 2025.

14. Shukla S, Wu CP, Ambudkar SV. Development of inhibitors of ATP-binding cassette drug transporters: present status and challenges. Expert Opin Drug Metab Toxicol. 2008, 4 (2): 205 – 223.

15. Fox E, Bates SE. Tariquidar (XR9576): a P-glycoprotein drug efflux pump inhibitor. Expert Rev Anticancer Ther. 2007, 7 (4): 447 – 459.

16. Zhu X, Sui M, Fan W. In vitro and in vivo characterizations of tetrandrine on the reversal of P-glycoprotein-mediated drug resistance to paclitaxel. Anticancer Res. 2005, 25 (3B): 1953 – 1962.

第五章　抗糖尿病药物研究的新思路和新靶点

糖尿病（diabetes mellitus，DM）是一种由遗传因素和环境因素共同作用而导致的慢性全身性代谢性内分泌疾病，其患病人数随着人类生活水平的提高、人口老龄化、生活方式的改变而迅速增加，成为影响人类健康和生活质量的重大疾病之一，尤其是中国已成为世界糖尿病患病人数最多且发病率增长速度最快的国家。目前国际上对糖尿病的分型包括 4 类：①1 型糖尿病（type 1 diabetes mellitus，T1DM）：胰岛 β 细胞破坏，胰岛素绝对缺乏，包括免疫介导和特发性两类；②2 型糖尿病（type 2 diabetes mellitus，T2DM）：胰岛素抵抗为主伴胰岛素相对缺乏，或胰岛素分泌缺陷为主伴胰岛素抵抗；③其他特异性糖尿病：多种特殊原因造成的低血糖，如遗传、外伤、内分泌疾病及药物所致糖尿病；④妊娠期糖尿病。总之，糖尿病的发病原因和机制极其复杂，其规范治疗与并发症的发生以及疾病预后休戚相关。目前糖尿病的治疗强调早期治疗、长期治疗、综合治疗、治疗措施个体化的原则，其中药物治疗在患者整体治疗中是必不可缺少的。

传统的抗糖尿病药物包括胰岛素和口服降糖药物，如磺酰脲类、双胍类、α-葡萄糖苷酶抑制剂和胰岛素增敏剂。目前虽然它们在糖尿病治疗中占据主导地位，但仍然具有各自的局限性。因此，在抗糖尿病研究中寻找新的抗糖尿病靶点，开发新型抗糖尿病药物也迫在眉睫。本章重点介绍抗糖尿病药物研究的新思路和新靶点。

第一节　抗糖尿病药物研究概况

糖尿病是由多种病因引起的以慢性高血糖为特征的代谢性疾病，主要是由于胰岛素分泌或作用缺陷，或者两者同时存在而引起的糖、脂肪、蛋白质代谢紊乱，可以累及循环、消化、神经、泌尿等众多系统及器官组织，同时伴有高血压、心脏病、肾病、眼病、炎症反应等多种并发症，属于代谢综合征。

先前的研究对外周组织胰岛素抵抗的认识主要集中于肌肉、肝脏和胰岛 β 细胞，认为这三种组织细胞对胰岛素反应性降低导致的糖代谢紊乱是 2 型糖尿病发生发展的核心病理学特征。随着对疾病的深入研究，发现胰岛 β 细胞功能损伤比过去认为的要发生得更早和更严重。糖尿病患者在出现糖耐量受损（impaired glucose tolerance，IGT）的早期阶段，便已损失 80% 以上的胰岛 β 细胞功能。除了肌肉、肝脏和胰岛 β 细胞的胰岛素抵抗外，脂肪细胞脂肪分解加强、胃肠道内分泌细胞分泌肠降糖素（incretin）的功能缺陷或抵抗、胰岛 α 细胞分泌胰高血糖素的抑制性调控受损造成的高胰高血糖素血症、肾脏的糖重吸收能力过度增强，以及中枢神经系统发生的胰岛素抵抗等均在 2 型糖尿病的发生发展中扮演重要角色，统称为 2 型糖尿病的"八恶因"。

一个多世纪以来，糖尿病药物治疗的主要目的是控制血糖，改善胰岛素敏感性。口服药物主要有以下几类：一是磺酰脲类（sulfonylureas，SUs）促胰岛素分泌剂，代表药物格列本脲（优降糖，glibenclamide）；二是双胍类（biguanides），代表药物二甲双胍（metformin）；三是噻唑烷二酮类（thiazolidinediones，TZDs）胰岛素增敏剂，代表药物罗格列酮（文迪雅，rosiglitazone）；四是 α-葡萄糖苷酶抑制剂（α-glucosidase inhibitor），代表药物阿卡波糖（拜糖平，acarbose）；在以上药物治疗疗效不佳的 T2DM 或者诊断为 T1DM 的患者，需要使用胰岛素（insulin）。临床上普遍采用以上药物控制血糖，使血糖水平达到或接近正常水平，糖化血红蛋白（glycated hemoglobin）HbA1c < 7% 的理想目标。

传统抗糖尿病靶点药物在治疗中的继发性失效或不可避免的副作用问题，是促成药物研究不断探索新靶点、研发新药物的动力。对糖尿病发病机制的深入认识，将有助于该病正确治疗方案的提出和治疗策略的更加完善。首先，糖尿病的治疗目标应该是多个指标的同时改善和缓解，而不仅仅是血糖水平的降低；其次，对于 IGT 患者，应该尽早开始针对胰岛 β 细胞功能的保护性治疗，以减缓 β 细胞功能的继续损伤。不仅如此，在糖尿病药物研究和新药开发方面，对糖尿病发病机制的深入认识也将带来深刻变革。对现有药物的有效性和安全性进行再次评价，强调抗糖尿病药物在有效控制血糖的同时，应该将低血糖反应、胃肠道副作用以及肝肾毒性降至最低，并考察药物对心血管并发症、肾脏功能、糖尿病性白内障等的影响。另外，药物耐受性的研究提示，抗糖尿病药物研发需要新的治疗靶点，或者改变已有药物的给药途径、剂型，或者从耐药性发生的原因着手，优化药物分子结构，改变药物体内代谢特征等。

第二节 抗糖尿病药物研究新思路

一、糖尿病疾病网络的研究

（一）胰岛素信号通路调节糖脂代谢

1. **近端胰岛素信号通路（proximal insulin signaling pathway）** 在正常个体中，在进食和饥饿两种不同状态下，对血糖稳态施加影响后，机体血糖也能严格控制在 4~7mmol/L，这主要归功于小肠摄取葡萄糖、肝脏生成葡萄糖以及外周组织摄取利用葡萄糖之间存在的平衡调节。而胰岛素主要通过胰岛素信号通路转导调节细胞葡萄糖摄取、葡萄糖利用、糖原生成、脂肪及蛋白合成等生物学效应，达到降低血糖、促进脂肪储存的生理功能。传统的胰岛素信号通路构成包括胰岛素、胰岛素受体、胰岛素受体底物以及胰岛素信号通路调控的下游分子等。

（1）**胰岛素受体（insulin receptor，IR）**：由胰岛 β 细胞分泌的胰岛素，通过识别和结合靶细胞膜受体发挥其生理功能。胰岛素受体属于受体酪氨酸激酶（receptor tyrosine kinases）家族成员，包括胰岛素样生长因子-1 受体（insulin-like growth factor-1 receptor，IGF-1R）以及胰岛素受体相关受体（insulin receptor-related receptor，IRR）。这类受体是由四个蛋白亚基结合形成的四聚体蛋白结构，即两个 α 亚基和两个 β 亚基。α 亚基抑制 β 亚基的酪氨酸激酶活性，当胰岛素结合 α 亚基，将导致蛋白构象改变而激活 β 亚基及其自身酪氨酸磷酸化，继而激活下游通路。

（2）胰岛素受体底物（insulin-receptor substrates，IRS）：目前发现的胰岛素受体底物有 IRS 蛋白家族，如 IRS1（胰岛素受体底物 1，insulin-receptor substrate-1），IRS2（胰岛素受体底物 2，insulin-receptor substrate-2），以及 Gab-1（生长因子受体结合蛋白 2 关联结合蛋白 1，GRB-2-associated binder-1），p60（p60 蛋白，p60 protein），Cb1（大麻素受体 1，cannabinoid receptor type 1），APS（adapter protein containing a PH and SH2 domain），Shc（src homology 2 domain-containing）等。这些底物蛋白酪氨酸磷酸化，可以作为 SH2（Src-homology-2）结构域蛋白的停靠位点，结合和富集细胞内信号通路蛋白，启动胰岛素刺激的磷酸化级联反应（insulin stimulated phosphorylation cascades）。

（3）胰岛素受体信号通路的抑制：除了酪氨酸磷酸化调节外，胰岛素受体以及胰岛素底物还受到丝氨酸磷酸化调节。不同于酪氨酸磷酸化对胰岛素受体信号通路的激活作用，丝氨酸磷酸化通过降低酪氨酸磷酸化水平而抑制胰岛素受体信号通路。这种磷酸化抑制作用可以作为胰岛素信号通路的一种负反馈调节，以及和其他细胞内信号通路的交叉作用（cross-talk）。参与这种作用的蛋白分子包括 PI3K（phosphatidylinositol 3-kinase，磷脂酰肌醇 3-激酶），Akt（蛋白激酶 B，protein kinase B），GSK-3（glycogen synthase kinase-3，糖原合成酶激酶-3），mTOR（mammalian target of rapamycin，哺乳动物的雷帕霉素靶蛋白），PKC（protein kinase C，蛋白激酶 C），IκB（inhibitory protein of NF-κB，NF-κB 抑制蛋白）等。胰岛素作用还可以被蛋白酪氨酸磷酸酶（protein tyrosine phosphatases，PTPases）抑制，该酶能够催化胰岛素受体及受体底物的酪氨酸位点迅速去磷酸化，从而抑制胰岛素信号的下游转导。在生理状态下，这些抑制作用或负反馈调节保证了信号通路级联反应的正常效应范围；而病理状态下，这些酶或蛋白的结构改变或功能异常将导致信号转导通路的失活，即胰岛素抵抗的发生机制。

2. 远端调控

（1）调节糖原合成：胰岛素通过增加糖转运和糖原合成促进细胞内糖原累积。胰岛素信号通路激活后，一方面促进葡萄糖转运蛋白（glucose transporter，GLUT）转位（translocation）到细胞膜，增加细胞摄取葡萄糖。另一方面，抑制激酶 PKA（protein kinase A，蛋白激酶 A）或者 GSK-3，以及激活蛋白磷酸酶 PPI，降低糖原合成酶的磷酸化水平，从而增加糖原合成。

（2）调节糖异生：胰岛素通过抑制糖异生（gluconeogenesis）和糖原分解（glycogenolysis）抑制肝细胞生成和释放葡萄糖，这是胰岛素在肝脏糖代谢的直接作用。在脂肪组织，尤其是内脏脂肪组织，胰岛素也可以通过调节游离脂肪酸生成这种非直接的作用影响脂肪细胞的糖代谢。由于内脏脂肪相对于皮下脂肪对胰岛素的敏感性弱，进食刺激的胰岛素分泌对内脏脂肪的脂解作用抑制程度较小，因此，进入门脉系统的游离脂肪酸可以刺激肝脏糖异生。胰岛素信号通路通过调节酶的磷酸化和去磷酸化水平影响一系列代谢酶的活性，并通过影响肝脏表达的酶水平调节糖异生和糖原分解。胰岛素还可以通过抑制磷酸羧化酶（phosphoenolpyruvate carboxylase），即糖异生的限速酶，以及果糖-1, 6-二磷酸酶（fructose-

1,6-bisphosphatase）和葡萄糖-6-磷酸酶（glucose-6-phosphatase）的基因转录水平，增加葡萄糖激酶（glucokinase）和丙酮酸激酶（pyruvate kinase）等糖酵解关键酶的基因转录水平，从而调节肝细胞糖原分解和葡萄糖生成。

（3）调节脂肪合成及分解：胰岛素可以促进脂肪合成，抑制脂肪分解。研究表明，胰岛素调节脂肪合成及分解主要通过调节转录因子，即一种类固醇调节元件结合蛋白（steroid regulatory element-binding protein，SREB）的基因转录水平。在脂肪细胞，胰岛素主要表现为促进脂肪储存，增加糖摄取和激活脂肪合成相关酶，如丙酮酸脱氢酶（pyruvate dehydrogenase）、脂肪酸合成酶（fatty acid synthase）和乙酰辅酶 A 羧化酶（acetyl-CoA carboxylase）。胰岛素通过 PKA 调节的磷酸化水平改变这些酶的磷酸化程度而影响其活性。此外，胰岛素还可以通过降低细胞内 cAMP（cyclic adenosine monophosphate，环磷酸腺苷）水平，激活 cAMP 特异的磷酸二酯酶而抑制脂肪分解。

（二）组织胰岛素抵抗特征及关键分子

1. 脂肪因子（adipokines）　脂肪细胞不仅是糖脂代谢、能量储存的主要组织，也是重要的内分泌组织，能够分泌一些激素、细胞因子等，统称为脂肪因子。这些肽或蛋白调节和影响机体细胞物质代谢及能量代谢过程。肿瘤坏死因子（tumour necrosis factor-α，TNF-α）在肥胖个体的脂肪细胞中表达增加，与 IRS-1 丝氨酸磷酸化引起的受体激酶活性降低和机体胰岛素抵抗有关。瘦素（leptin）是另一种由脂肪细胞分泌的重要激素，其作用于中枢神经系统，可以抑制食欲及增加能量消耗，但在肥胖和胰岛素抵抗个体，瘦素分泌相对缺陷或者处于瘦素抵抗状态；而在瘦素基因缺陷（ob/ob）和瘦素受体突变（db/db）个体中将导致先天性糖尿病。脂联素（adiponectin）同样由脂肪细胞分泌，其生理作用是调节脂肪酸氧化和能量消耗过程，包括降低血中游离脂肪酸和肌肉、肝脏中的甘油三酯，协同胰岛素在肝脏抑制糖异生的作用，大规模的流行病调查确认了一个位于脂联素基因附近的糖尿病易感基因，可能是脂联素基因调控序列。

2. "肠 - 胰腺内分泌轴"调节的胰岛素作用　早期研究发现通过胃肠道吸收葡萄糖比静脉注射葡萄糖更能诱导胰岛素的分泌和作用，这最终导致了肠促胰岛素（incretin）作用的发现。事实上 incretin 主要包括两种激素，即 GLP-1（glucagon-like peptide-1）和 GIP（gastrointestinal inhibitory peptide）。GLP-1 由肠上皮 L 细胞分泌，GIP 由肠 K 细胞分泌，可以作用于胰岛 β 细胞，参与糖刺激的胰岛素分泌（glucose stimulated insulin secretion，GSIS），同时抑制胰岛 α 细胞分泌胰高血糖素（glucagon）。incretin 调节胰岛素和胰高血糖素的作用是机体在进食后调节血糖稳定的重要途径。在糖尿病个体中 incretin 的分泌和作用发生缺陷。

3. 肾脏的葡萄糖重吸收作用　正常生理水平下，肾脏每天过滤约 162 克葡萄糖，其中约 90% 被 SGLT2（钠、葡萄糖共转运蛋白 2，sodium glucose cotransporter 2）重吸收后，供组织细胞利用。而在糖尿病个体中，SGLT2 的表达及活性明显升高，导致葡萄糖重吸收增加，从而加重高血糖病理状态。

4. 中枢胰岛素抵抗　除了外周组织存在胰岛素抵抗外，糖尿病个体的中枢神经系统也是胰岛素抵抗的受累组织和病理因素之一，表现为对胰岛素、瘦素、GLP-1 等激素作用不敏感以及神经递质紊乱（neurotransmitter dysfunction），而后者将通过神经内分泌作用进一步影响外周组织的糖脂代谢调节。

通过对糖尿病疾病网络及机体胰岛素抵抗相关病理机制的深入研究，对其中关键信号通路的节点或者分子靶点的病理作用采取药物干预，可能成为糖尿病的潜在治疗措施。

二、抗糖尿病药物研究新思路

（一）多靶点药物

1. 多靶点药物的可行性研究　如前所述，糖尿病为多病因引起的复杂疾病，在其发生发展过程中存在多种代谢紊乱和多组织器官的病变，单一用药很难达到满意疗效。从现代疾病网络学说的角度，糖尿病的发生涉及疾病网络中多通路、多环节及多靶点的生物学结构及功能异常。不仅如此，目前单一靶点药物的继发性失效问题也使这种联合治疗势在必行。

另一方面，对现有药物的作用机制进行深入研究，发现某些药物可以通过作用于两个以上独立分子靶点，提示多靶点药物实现的可能性。同时随着药物研发技术手段的不断发展，使针对多个靶点的药物设计成为可能。

2. 多靶点药物研发的新思路

（1）联合用药和中药复方：在临床中，随着疾病进程的发展和并发症的发生，多数糖尿病患者均需要联合应用多种抗糖尿病药物。在药物研发中，也已经在现有抗糖尿病药物的基础上开发了几个或几类已知抗糖尿病药物的混合配方，尤其是治疗糖尿病的传统中药，多种药材的组方或有效部位的复方是经过实践检验的经典药物联合治疗模式。目前，采用多个已上市的单一靶点药物联合治疗一种复杂疾病或者临床上出现的综合征，已经广泛应用。

（2）先导物的设计及构效关系研究：通过对某些物质的结构及活性研究，研究者在丰富经验的指导下，大胆设想，设计出针对两个以上分子靶点的化学结构，然后在计算机辅助的药物设计及分子对接等工具帮助下，化学合成一系列以某个结构为核心，含有多种取代基的化合物；接着，经过多个抗糖尿病靶点相关活性的筛选，确立具有两个和/或以上抗糖尿病靶点作用的先导物，最后进入双/多靶点药物研发的下一阶段（临床前研究）。这是目前多靶点抗糖尿病药物研发与跨学科合作研究的常见模式。事实上，通过这种思路最终得到的是真正意义上的多靶点药物，但从药物研发的过程考虑，单一结构的化合物实现多靶点作用，同时需要考虑药物的安全性及副作用问题，研发的困难很大。

3. 实例

（1）药物联合治疗：糖尿病的一线用药二甲双胍通过作用于靶点 AMP 激活的蛋白酶（AMP-activated protein kinase，AMPK）抑制肝糖原合成并促进外周组织摄取葡萄糖，从而有效控制血糖。但在使用二甲双胍没有达到理想血糖控制效果的患者中可以采用联合用药的治疗方式，如与二甲双胍配伍促胰岛素分泌剂格列苯脲，后者可以增加胰岛素的分泌；或者二甲双胍配伍 PPARγ（过氧化物酶体增殖激活受体 γ，peroxisome proliferative activated receptor-γ）激动剂吡咯列酮，后者可以增加外周组织的胰岛素敏感性。又如西他列汀与二甲双胍的配伍，这种由默克公司生产的复方片剂于2007年被FDA批准上市，规格为每片含西他列汀/二甲双胍 50 mg/1000 mg，商品名 Janumet，用于治疗2型糖尿病。这种药物含有西他列汀和盐酸二甲双胍两种成分，可以解决2型糖尿病患者的3个关键病症，即胰岛素缺乏、胰岛素抵抗和葡萄糖利用障碍，从而有效降低患者的血糖水平。与单独服用盐酸二甲双胍药物相比，Janumet 可以更有效降低2型糖尿病患者体重增加和发生低血糖的风险。这些联合用药包含了作用于多种组织、改善糖代谢稳态的活性成分，在机体水平整合了多靶点的作用。

（2）PPARα/β/γ双激动剂或三激动剂：PPARγ激动剂作为一类胰岛素增敏剂广泛运用于2型糖尿病患者的治疗，但具有促进脂肪分化、增加体重、水钠潴留等副作用。分子生物学研究发现 PPAR 属于是核受体超家族的成员，有 PPARα、β、γ 等几种亚型，彼此之间具有结构的类似性，其天然配体都是体内一些脂类。由于 PPARα 激活可以促进脂肪分解，所以临床上常用 PPARα 激动剂作为调血脂药物，如贝特类（fibrate）。PPARβ 与 PPARα 的作用类似，但分布的靶组织更为广泛。由于这几类受体与配体的结合具有相似性，提示药物研发可以在药物分子结构上进行药效团改造和优化，设计 PPARα/γ 双激动剂，或者 PPARα/β/γ 三激动剂，使药物作用同时激活多靶点，在脂肪合成和分解这对矛盾上发挥阻断作用。初步的动物实验和临床试验研究发现，PPARα/γ 双激动剂或 PPARα/β/γ 三激动剂在明确改善胰岛素抵抗和血脂异常的同时，能够明显减轻单纯 PPARγ 激动剂增加体重的副作用，同时预防糖尿病心血管并发症的发生。目前临床前和临床实验研究提示，PPARα/γ 双激动剂或 α/β/γ 三激动剂确能改善胰岛素抵抗，改善血脂异常，但是由于尚缺少药物安全性和毒性实验依据，这类化合物的应用前景还有待讨论。尽管如此，药物研发仍然期望此类药物可以在达到降血糖的同时，发挥调节血脂的作用，从而针对性治疗肥胖、胰岛素抵抗和代谢综合征。

（3）GPR119 激活剂及 DPP-Ⅳ 抑制剂双靶点药物：GPR119 为 G 蛋白偶联受体（G protein-coupled receptors，GPRs）家族成员，主要表达于胰腺、小肠、结肠和脂肪组织，该受体激活可以促进肠上皮细胞分泌 GLP-1，刺激高血糖依赖的胰岛素分泌；可以通过增加胰岛 β 细胞内的 cAMP 水平而缓解其损伤进程；在脂肪细胞中则可能有调节脂质代谢的效果。而二肽基肽酶-Ⅳ（dipeptidyl peptidase Ⅳ，DPP-Ⅳ）在体内分布广泛，血中的 DPP-Ⅳ 是体内 GLP-1 分泌后迅速失活的关键降解酶。若该酶活性受到抑制，则可以大大延长 GLP-1 的半衰期，并维持其抗糖尿病作用。目前针对这两个靶点分别有药物或先导物处于不同研究阶段，其中浙江贝达制药公司设计并合成的新结构化合物，结构上包括 GPR119 激活的活性基团以及 DPP-Ⅳ 抑制的活性基团，在体内体外药效研究中显示出良好的抗糖尿病作用，目前已申请国际专利（international publication number：WO2012/006955 A1）。

（二）传统靶点的机制研究新突破

1. **从 PPARγ 激动剂到 PPARγ 调节剂**　PPARγ 受体激动剂类抗糖尿病药物，以罗格列酮为代表，是抗糖尿病的一线用药。过去的研究认为，此类药物通过激活 PPARγ，调控其靶基因转录水平实现药物的作用，因此，寻找具有转录激活活性的受体激动剂（receptor agonist）是该类药物研发的基本思路，并建立基于转录激活方法的高通量药物筛选。以罗格列酮为代表的 TZD 类药物正是通过这种确切靶点筛选出的经典抗糖尿病药物，并在上市以来获得了良好的糖尿病治疗效果，但随着广泛的临床运用，这类药物的副作用也显现出来，如增加体重、钠水潴留、心血管事件等，使得该靶点是否能继续作为糖尿病的首选治疗而受到质疑。随着对 PPARγ 信号通路的深入研究，发现 cdk5（cyclin-dependent kinase 5）可以使 PPARγ 蛋白 273 位丝氨酸位点磷酸化，使 PPARγ 调节糖脂代谢的相关功能失活，而通过抑制 cdk5，降低 PPARγ 蛋白 273 位丝氨酸位点磷酸化水平，可以激活 PPARγ 调节糖脂代谢的相关功能，而不会引起与 TZD 类药物类似的副作用，目前已有通过影响 cdk5 对 PPARγ 磷酸化作用的化合物报道。

也有研究发现，NcoR1（nuclear receptor corepressor，核受体共阻遏蛋白）蛋白作为与 PPARγ 结合的结构蛋白，可以通过空间阻碍配体与 PPARγ 结合的方式，以及影响 PPARγ 蛋白 273 位丝氨酸位点磷酸化的作用，抑制 PPARγ 的活性。因此，通过抑制 NcoR1 蛋白与 PPARγ 结合的思路，也可能成为新型 PPARγ 调节剂研发的一种路径。

2. 从 GLP 类似物到 GLP 受体激动剂和 GLP 活性调节剂　胰高血糖素样肽（GLP-1）为哺乳动物肠 L 细胞在餐后分泌的活性肽，作用于其细胞受体 GLPR（glucagon-like peptide-1 receptor，胰高血糖素样肽受体）后发挥一系列的生理功能，包括促进胰岛 β 细胞分泌胰岛素，通过中枢抑制食欲，抑制胃肠排空等。由于其在血液中被二肽酶 DPP-Ⅳ 迅速降解，新药研究一直致力于寻找 GLP-1 的类似物，或者通过蛋白结构改造使其耐受 DPP-Ⅳ 等酶的降解，延迟血中 GLP-1 的清除。另外，通过对体内 GLP-1 活性调节的研究，作用于 GLP-1 代谢调节不同阶段的药物新靶点也被研究者们看好，例如胰岛细胞上的 GLP-1 受体，由于 GLP-1 通过识别结合受体发挥促胰岛素分泌，调节胰岛细胞功能的生理作用，所以开发小分子 GLPR 激动剂，也可以发挥类似 GLP-1 的作用，且可以克服 GLP-1 肽类药物不能口服给药的不足。再者，DPP-Ⅳ 是体内 GLP-1 降解的关键酶，体内 GLP-1 从肠道细胞分泌入血后 1~2 min 即被血中的 DPP-Ⅳ 降解失活，因此，为延长内源性 GLP-1 的半衰期，开发 DPP-Ⅳ 抑制剂的思路也被关注，目前已有多种 DPP-Ⅳ 抑制剂上市。最新的研究提出，GPR119 为肠道 L 细胞膜受体，其被激活后可以促进 GLP-1 的释放，故 GPR119 激动剂也成为很有前景的抗糖尿病药物新靶点。

因此，对糖尿病发病机制的深入研究，将有助于完善和丰富对传统抗糖尿病靶点的认识，不仅可以为糖尿病治疗提出新思路，还可以对已知药物进一步改进和优化，使治疗药物更加有效，安全。

第三节　抗糖尿病药物新靶点及新药研发动态

一、新型促胰岛素分泌剂

（一）GLP 类药物

GLP-1 是目前研究发现具有改善胰岛细胞功能，促进胰岛细胞增殖/抑制胰岛细胞凋亡作用的活性肽，如前所述，以 GLP-1 为靶点的药物包括 GLP-1 类似物和 GLPR 激动剂。这些类型的靶点均有处于不同研究阶段的药物，例如世界第一个获得临床批准的 GLP-1 类药物 exendin-4（商品名 Byetta，Amylin/Eli Lilly 公司）以及稍后上市的长效 GLP-1 类药物 liraglutide（Victoza；NovoNordisk 公司）。

对 GLP-1 类似物的研发主要集中在以 GLP-1 骨架为基础的修饰和活性维持上，包括对 DPP-Ⅳ 酶、血浆内切酶位点的封闭和保护，以及偶联血浆蛋白延长 GLP-1 半衰期的设计等，通过补充外源 GLP-1 弥补糖尿病个体 GLP-1 分泌不足或者作用缺陷。另一思路是开发小分子 GLPR 激动剂，通过对小分子的高通量筛选，研究者对具有潜在 GLPR 激动作用的小分子化合物进行了体内及体外降糖活性检测，对这一药物研发思路进行了有益的尝试。

（二）DPP-Ⅳ 抑制剂

DPP-Ⅳ 抑制剂具有增加 GLP-1 活性，改善糖脂代谢，减少 β 细胞凋亡和促进 β 细胞增殖作用。Merck 公司研发的 sitagliptin（商品名：Januvia）于 2006 年 10 月获美国 FDA 批准上市，成为第一个上市的 DPP-Ⅳ 抑制剂。Novartis 研发的 vildagliptin（商品名：Galvus）是第一个进入Ⅲ期临床研究的 DPP-Ⅳ 抑制剂，于 2008 年 2 月在欧洲上市。BMS/Astra Zeneca 联合开发的 saxagliptin（商品名：Onglyza）于 2009 年 7 月获美国 FDA 批准上市。alogliptin（商品名：Nesina）由 Takeda 公司研发，2010 年获批在日本上市。linagliptin（商品名：Trajenta）由 Boehringer Lngelheim 研发，于 2011 年 5 月获 FDA 批准上市。其他一些机构和公司的 DPP-Ⅳ 抑制剂也在研发中。

由于体内 DPP 酶家族成员的多样性，除 DPP-Ⅳ 外，还有与之结构相似、功能相似的 DPP-2，DPP-8，DPP-9 等，而这些酶在体内也具有重要的生理功能，如参与细胞免疫等。因此，目前研发 DPP-Ⅳ 抑制剂不得不考虑的问题是 DPP 酶的选择性，从药物研发的安全角度出发，寻找高选择性的 DPP-Ⅳ 抑制剂。

（三）G 蛋白偶联受体家族

G 蛋白偶联受体家族是目前受到广泛关注的药物靶点，其中 GPR119 在胰岛 β 细胞及肠 L 细胞均有表达，该受体激活不仅能促进胰岛 β 细胞糖刺激的胰岛素分泌（glucose stimulated insulin secretion，GSIS），改善胰岛细胞功能，还可以促进肠 L 细胞分泌 GLP-1，目前已有 GPR119 激动剂在临床研究阶段，如 GlaxoSmithKline 公司的 GSK-1292263，OSI/Prosidion 公司的 PSN-821，Ortho-McNeil/Arena 的 APD-597，以及 Metabolex 公司与 Sanofi-Aventis 公司合作开发的 MBX-2982。除 GPR119 外，其他 G 蛋白偶联受体，如 GPR40 也受到关注，但这类新靶点药物是否能在临床上取得满意的治疗成绩，尚需要时间的检验。

（四）葡萄糖激酶激活剂

葡萄糖激酶（glucose kinase，GK）是糖酵解第一步反应的酶，也是该反应的限速酶之一，能够催化 ATP（adenosine triphosphate，腺嘌呤核苷三磷酸）依赖的葡萄糖磷酸化，主要存在于肝细胞和胰岛 β 细胞中。激活 GK 可以促进肝脏葡萄糖代谢和胰岛 β 细胞胰岛素分泌，有效控制体内的血糖平衡。GK 活性受葡萄糖调节蛋白（GKRP）等多种蛋白和激素的调节。目前开发 GK 激动剂也是抗糖尿病药物研发的热点。罗氏公司研究者通过高通量筛选发现的 RO-28-1675，可以增加 GK 对葡萄糖的亲和力和最大反应速率，短期用于多种动物模型，发现其降血糖作用具有良好的量效关系。阿斯利康公司报道的 GK 激活剂能增加 GK 对葡萄糖的亲和力，但不影响最大反应速率。此外，万有制药发现的化合物，以及礼来公司报道的 LY2121260 以及 OSI 制药研发的 PSN-GK1 都能够刺激胰岛 β 细胞的胰岛素分泌和肝细胞的葡萄糖代谢。

GK 分布较为广泛，除肝脏、胰腺外，中枢、胃肠道也有分布，过去开发 GK 激活剂主要强调促进肝脏葡萄糖利用和刺激胰岛 β 细胞胰岛素分泌，但在其他 GK 的靶组织，激活剂的潜在作用尚需要研究，且 GK 激活剂刺激胰岛素分泌的作用是否有加重胰岛细胞损伤的副作用也需要进一步证实，最近有研究者提出选择性肝脏 GK 激活剂的研发设想。

二、改善糖代谢

（一）抑制肝脏葡萄糖生成

在糖尿病个体中，胰高血糖素分泌存在异常，表现为肝脏糖异生及糖原分解增加。因此，胰高血糖素受体阻断剂（glucagon receptor antagonist）也可能用于治疗糖尿病，目前报道的该类药物包括 Novo Nordisc 公司研发的 NNC-25-2504 以及 Merck 公司研发的 N-aryl-2-acylindole 类胰高血糖素受体抑制剂。

肝脏糖原磷酸化酶（glycogen phosphorylas）负责肝脏糖原分解的第一步反应。肝脏糖原磷酸化酶抑制剂（glycogen phosphorylase inhibitor）通过抑制肝脏糖原分解成葡萄糖而具有潜在的糖尿病治疗作用。其他如葡萄糖-6-磷酸酶抑制剂（glucose-6-phosphorylase inhibitor）和果糖-1,6-二磷酸酶抑制剂（frucotose-1,6-bisphosphorylase inhibitor）。

（二）促进葡萄糖利用

GK 激活剂在肝脏能够促进细胞内葡萄糖代谢、促进肝细胞葡萄糖摄取以促进葡萄糖利用，其作用与促进细胞内葡萄糖转运蛋白（GLUT）从细胞内转位到细胞膜有关。除了 GK 激动剂以外，PPAR 激动剂也具有促进细胞内葡萄糖转运蛋白（GLUT）转位，从而促进靶细胞摄取葡萄糖的作用。AMPK 激活剂也具有促进葡萄糖利用和细胞能量消耗的作用。

（三）抑制糖吸收/重吸收

钠－葡萄糖共转运蛋白 2（sodium glucose cotransporter-2，SGLT-2）分布在肾脏近曲小管上皮细胞，负责肾脏中约 90% 葡萄糖的重吸收，抑制 SGLT-2 可以促进糖尿病患者尿糖的排出，因此，SGLT-2 抑制剂被认为是一种新型的具有独特作用机制的抗糖尿病药物。而 SGLT1 主要分布于小肠上皮细胞，负责食物中糖的吸收转运。研究者从不同的目标出发，研究 SGLT1/2 选择性抑制剂或 SGLT 非选择性抑制剂。目前该类化合物大多是根据天然产物根皮苷 phlorizin 进行结构改造获得，如 O-芳基糖苷类 SGLT 抑制剂，如 T-1095，sergliflozin 和 remogliflozin 等，这些化合物由于具有较好的体外抑制活性和促进尿糖排出的作用而进入了临床研究，但是又由于代谢稳定性和选择性的问题而终止开发。而另一类结构改造的 C-芳基糖苷类抑制剂比 O-芳基糖苷类抑制剂在生物利用度和代谢稳定性等方面具有明显的优势，如 Dapagliflozin 目前已完成临床 III 期实验，2011 年 3 月美国 FDA 已经接受了其新药申请。

三、胰岛素信号通路的激活

如前所述，糖尿病个体存在组织细胞对胰岛素反应低下，其原因之一是受胰岛素调控的胰岛素信号通路失活。针对胰岛素信号通路的关键调控因子，可以开发抗糖尿病新药。如 PTP1B（protein pyrosine phosphatase 1B，蛋白质酪氨酸磷酸酶 1B）抑制剂，目前在研究阶段的该类药物有 Abbott 公司研发的 A364504，Novo Nordisk 公司和 Ontogen 公司研发的 NNC-52-1246 和 NNC-52-0956，AstraZeneca 公司的 1，2，5-thiadiazolidin-3-one 1，1，diox-ide 衍生物（WO/2004/050646），以及 Tobacco 公司的噻唑及噁唑衍生物（thiazole and ox-azole derivatives）等。

随着网络药理学的兴起，对糖尿病疾病网络的深入研究，不断揭示新的、潜在的药物靶点，如 11β-HSD-1（11β-hydroxysteroid dehydrogenase type 1）抑制剂，GSK3 抑制剂等，都是目前受到关注的抗糖尿病新靶点。相信在未来，这些新靶点导向的抗糖尿病新药将丰富糖尿病治疗的药物选择。

（环　奕　申竹芳）

参 考 文 献

1. Ralph A. DeFronzo. From the Triumvirate to the Ominous Octet：A New Paradigm for the Treatment of Type 2 Diabetes Mellitus. Diabetes，58：773 – 795.

2. Saltiel AR，Kahn CR. Insulin signalling and the regulation of glucose and lipid metabolism. Nature. 2001，414：799 – 806.

3. Chalmers J，Hunter JE，Robertson SJ，et al. Effects of early use of pioglitazone in combination with metformin in patients with newly diagnosed type 2 diabetes. Curr Med Res Opin. 2007，23（8）：1775 – 1781.

4. Derosa G. Pioglitazone plus glimepiride：a promising alternative in metabolic control. Int J Clin Pract Suppl. 2007，（153）：28 – 36.

5. Scheen AJ，Tan MH，Betteridge DJ，et al，PROactive investigators. Long-term glycaemic control with metformin-sulphonylurea-pioglitazone triple therapy in PROactive（PROactive 17）. Diabet Med. 2009，26（10）：1033 – 1039.

6. Reifel-Miller A，Otto K，Hawkins E，et al. A peroxisome proliferator-activated receptor alpha/gamma dual agonist with a unique in vitro profile and potent glucose and lipid effects in rodent models of type 2 diabetes and dyslipidemia. Mol Endocrinol. 2005，19（6）：1593 – 1605.

7. Choi，J. H. et al. Anti-diabetic drugs inhibit obesity-linked phosphorylation of PPARc by Cdk5. Nature. 2010，466，451 – 456.

8. Choi JH，Banks AS，Kamenecka TM，et al. Antidiabetic actions of a non-agonist PPARγ ligand blocking Cdk5-mediated phosphorylation. Nature. 2011，477（7365）：477 – 481.

9. Pingping Li，WuQiang Fan，Jianfeng Xu，et al. Adipocyte NCoR Knockout Decreases PPARγ Phosphorylation and Enhances PPARγ Activity and Insulin Sensitivity. Cell. 2011，147，815 – 826.

10. Chen D，Liao J，Li N，et al. A nonpeptidic agonist of glucagon-like peptide 1 receptors with efficacy in diabetic db/db mice. Proc Natl Acad Sci U S A. 2006，104（3）：943 – 948.

11. Ahrén B. Islet G protein-coupled receptors as potential targets for treatment of type 2 diabetes. Nat Rev Drug

Discov. 2009, 8 (5):369 – 385.

12. Joseph Grimsby, Ramakanth Sarabu, Wendy L. Corbett, etc. Allosteric Activators of Glucokinase: Potential Role in Diabetes Therapy. Science. 2003, 301:370 – 373.

13. Katy J. Brocklehurst, Victoria A. Payne, Rick A. Davies, et al. Stimulation of Hepatocyte Glucose Metabolism by Novel Small Molecule Glucokinase Activators. Diabetes. 2004, 53:535 – 541.

14. Visinoni S, Khalid NF, Joannides CN, et al. The role of liver fructose-1,6-bisphosphatase in regulating appetite and adiposity. Diabetes. 2012, 61 (5):1122 – 1132

15. Dixit M, Saeed U, Kumar A, et al. Synthesis, molecular docking and PTP1B inhibitory activity of functionalized 4,5-dihydronaphthofurans and dibenzofurans. Med Chem. 2008, 4 (1):18 – 24.

第六章　抗代谢综合征药物研究的新思路

代谢综合征是以肥胖、胰岛素抵抗、血脂紊乱、葡萄糖耐量受损、高血压等病症为主要特征的综合征，是一种慢性低度全身性炎症反应。代谢综合征通常从胰岛素抵抗和腹型肥胖开始，随着病程的发展，逐渐出现脂毒性、糖毒性。胰岛素抵抗是代谢综合征的病理生理基础，炎症因子是胰岛素抵抗的致病介质，PTP1b 是胰岛素增敏剂潜在的作用靶点。机体能量代谢失衡是肥胖症的主要致病因素，GFAT 和 AMPK 是体内重要的能量感受器。脂肪组织既是能量储存的中心，又是内分泌器官，能以旁分泌、自分泌和远距分泌脂肪细胞因子参与脂肪细胞分化、脂质代谢和炎症反应的调控。高浓度 FFA 是代谢综合征多种病症共同的诱因。脂毒性主要累及的部位为肝脏、肌肉、胰腺。非酒精性脂肪肝病（NAFLD）是代谢综合征在肝脏的表现，肝细胞内的脂质堆积是其初始病因，氧化应激、脂质过氧化、促炎症因子、线粒体功能障碍和肝脏微循环障碍等是促使其发展的主要原因。骨骼肌是机体主要的能量代谢场所，也是最大的内分泌器官。骨骼肌分泌的肌肉细胞因子即可以调节骨骼肌自身的生长和糖脂代谢，也可以进入血液循环，从而调节骨、脂肪脂质、肝脏、胰腺以及血管的生长和功能。代谢综合征发生发展的关键问题是能量储存和代谢的失衡，体内能量代谢的主要场所是脂肪、肝脏和骨骼肌组织。

第一节　代谢综合征

一、概况

代谢综合征（metabolic syndrome）是以肥胖、胰岛素抵抗、血脂紊乱、葡萄糖耐量受损、高血压等病症为主要特征的综合征，是一种涉及心血管疾病发病危险因素的复合性疾病，是遗传因素和环境因素共同作用的结果，预示着 2 型糖尿病和严重的心血管疾病。

临床代谢综合征发生发展通常是从腹型肥胖和胰岛素抵抗开始，此阶段除了体重超重或肥胖症外，一般无明显临床病症。随着时间的推移，会出现一些边缘性的变化，主要是血脂异常、脂肪肝等脂代谢紊乱；随着病程的进一步发展，逐渐出现糖耐量低减等糖代谢紊乱病症，较早时期胰岛发生代偿性病理变化，可以维持血糖水平正常；随着病变的不断加重，血糖水平逐渐升高，形成 2 型糖尿病以及之后的糖尿病并发症。其中，胰岛素抵抗贯穿代谢综合征的整个发生发展过程（图 6-1-1）。高浓度的循环游离脂肪酸或高含量的细胞内脂的损害作用称为脂毒性（lipid toxity），其主要累及的部位为肝脏、肌肉、胰腺。由持续高血糖直接损伤 β 细胞，加重体内胰岛素抵抗，称之为糖毒性（glucose toxicity）。代谢综合征发生发展的关键问题是能量储存和代谢的失衡，体内能量储存和代谢的主要场所

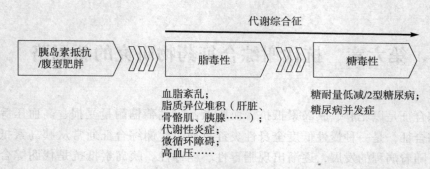

图 6-1-1　代谢综合征的发生发展规律

是脂肪组织、肝脏和骨骼肌。

代谢综合征的发病率因地区和生活方式的不同而不同，但总的趋势是发病率日趋增高、发病年龄日趋年轻化。目前，欧美等发达国家代谢综合征的平均发病率已超过 30% 。在我国，随着生活水平的提高，代谢综合征的患病率迅速增加，大城市更为严重，成年人的发病率已超过 10% ，其中，肥胖者的代谢综合征患病率接近 30% 。

人们从 20 世纪 20 年代开始认识代谢综合征，历经几十年的研究，逐渐加深了对代谢综合征的病症及其相互关系的了解。1999 年世界卫生组织（WHO）制订了"代谢综合征的工作定义"。2004 年中华医学会糖尿病学分会（Chinese Diabetes Society，CDS）根据我国的具体情况提出了中国人代谢综合征诊断的建议。2005 年国际糖尿病联盟（International Diabetes Federation，IDF）颁布了全球统一的代谢综合征诊断标准，即在患有中心性肥胖的人群中，如果合并血脂紊乱、高血压、高血糖/糖耐量低减中至少 2 项病症的患者，即可诊断为代谢综合征（表 6-1-1）。常见的代谢综合征的临床症状为向心性肥胖、高胰岛素血症、致动脉粥样硬化性血脂异常（包括高游离脂肪酸血症、高甘油三酯血症、高胆固醇血症、血清 HDL-C 水平降低、血清 LDL-C 水平升高）、非酒精性脂肪肝、高血压、糖耐量低减、2 型糖尿病以及慢性代谢性炎症状态、高尿酸血症、微量白蛋白尿、白内障等糖尿病并发症。

二、发病机制及药物治疗

代谢综合征的药物治疗主要还是对症治疗，缺乏根治的方法。针对代谢综合征的病因和病理生理特征，兼顾机体的遗传多态性和对药物反应的多态性，治疗的副作用小且容易控制，是选择治疗代谢综合征药物的基本原则。由于代谢综合征是慢性全身性疾病，在研发抗代谢综合征新药中尤其需要注重安全低毒、药效的网络调节和综合平衡，可通过基因筛查而进行个性化治疗。

表 6-1-1 代谢综合征的诊断标准

指标	WHO（1999 年）	CDS（2004 年）	IDF（2005 年）
初选人群	高血糖及 IR 人群	全人群	全人群
组成成分数	初选人群 + 至少 2 项	≥3 项	中心性肥胖 + 至少 2 项
肥胖	BMI >30 kg/m²	BMI≥25 kg/m²	WC（cm）
	WHR>0.9（男）/ >0.85（女）		美国 >102（男）/ >88（女）
			欧洲 >94（男）/ >80（女）
			亚洲 >90（男）/ >80（女）
血脂紊乱			
TG（mmol/L）	≥1.70	≥1.70	≥1.70，或已接受治疗
HDL-C（mmol/L）	<0.9（男）/ <1.0（女）	<0.9（男）/ <1.0（女）	<1.03（男）/ <1.3（女），或已接受治疗
高血压（mmHg）	≥140/90，或已接受治疗	≥140/90 或已接受治疗	SBP≥130，或 DBP≥85，或已接受治疗
高血糖	≥6.1	≥6.1，或 2hPG≥7.8，或已接受治疗	≥5.6，或已接受治疗
FBG（mmol/L）			
2hPG（mmol/L）	≥7.8	–	FBG≥5.6，强烈推荐进行 OGTT
微量白蛋白尿		–	–
白蛋白（μg/min）	≥20		
白蛋白/肌酐（mg/g）	≥30		

TG：甘油三酯；HDL-C：高密度脂蛋白 – 胆固醇；FBG：空腹血糖水平；2hPG：餐后 2 小时血糖水平；OGTT：口服葡萄糖耐量试验；BMI：体重指数；WHR：腰臀围比；WC：腰围；WHO：世界卫生组织；CDS：中华医学会糖尿病学分会；IDF：国际糖尿病联盟

（一）节俭基因学说

代谢综合征是社会环境因素和遗传因素引起肥胖和胰岛素抵抗，相应的代谢紊乱引发心血管疾病等一系列病症。代谢综合征的发病机制不详，能够被大多数人所接受的是节俭基因假说（thrifty genotype hypothesis），即人类在环境恶劣、食品匮乏的情况下，携带"节俭基因"能够使人们把食物中的能量通过脂肪储存起来，以备不时之需，有利于能量的储存使人类得以生存；但在生活富裕后，该基因继续将体内多余的能量转变为体脂储存，或者过量地表达"节俭基因"，使脂肪过多积聚，导致了肥胖尤其是腹型肥胖，从而诱发胰岛素抵抗等一系列代谢异常。

已知的节俭基因包括表达 leptin（瘦素）的 LEP 基因、表达 leptin 受体的 LEPR 基因、表达黑皮质素 4 受体的 MC4R 基因、表达阿片黑皮质素前体的 POMC 基因、表达 β_{1-3} 肾上腺素受体的 β_{1-3} AR 基因、表达脂肪酸结合蛋白 2 的 FABP2 基因、表达激素敏感脂酶的 HSL 基因、表达脂蛋白脂酶 LPL 基因、表达肝脂酶 HL 基因、表达解偶联蛋白 UCPs 基因、表达过氧化物酶增殖物激活受体 PPARs 的基因、表达糖原合成酶 1 的 GYS1 基因等，上述基因均可能成为基因治疗代谢综合征的潜在靶点。

（二）胰岛素抵抗

胰岛素抵抗（insulin resistance）是指机体对胰岛素的敏感性和/或反应性降低，即正常或高于正常浓度的胰岛素只能起到低于正常的生物效应，或者需要超常量的胰岛素才能引起正常量反应的一种状态，常伴有高胰岛素血症或高胰岛素原血症。胰岛素抵抗是肥胖症等代谢综合征共同的病理生理基础。

脂肪酸过高是胰岛素抵抗的主要诱因之一。当脂肪组织释放的脂肪酸过多时，自由脂肪酸进入肝脏、肌肉、胰腺等非脂肪组织。脂肪酸的氧化减弱，非氧化代谢途径增强，导致脂肪酸在非脂肪细胞内再酯化生成神经酰胺、长链脂肪酸脂酰辅酶 A 等脂肪酸中间体，形成脂质的异位堆积，从而使组织对胰岛素的敏感性降低。

由于胰岛素增敏剂能增强机体对胰岛素敏感性，促进胰岛素充分利用，刺激体内葡萄糖的吸收和代谢，从而起到控制血糖的作用，被广泛应用于 2 型糖尿病的治疗。过氧化物酶增殖体激活受体 γ（PPARγ）被证实是胰岛素增敏剂的有效作用靶点。已上市的胰岛素增敏剂主要是针对该靶点的噻唑烷二酮类衍生物，如罗格列酮、匹格列酮等，上市后很快成为临床治疗 2 型糖尿病的一线用药。但随后的循证医学实验结果表明，PPARγ 激动剂因增加体重、水肿等副作用，增加了患者发生心血管疾病的风险。因此，先后被美国 FDA、欧盟 EMA、中国 SFDA 限制使用。

体内药物靶点的通用作用模式是信号蛋白质与其特异受体结合，后者通过激酶作用发生磷酸化，产生一系列信号级联反应，从而引起相应的生物功能；磷酸化的信号蛋白须通过磷酸酯酶去磷酸化，而恢复信号蛋白的静息状态。这个过程是需要消耗能量的。在胰岛素信号通路中，胰岛素与胰岛素受体（insulin receptor，IR）细胞膜外部分结合，使胰岛素受体的膜内部分磷酸化而被激活，激活的胰岛素受体 p-IR，可以通过磷酸化激活 $IRS_{1/2}$（胰岛素受体底物$_{1/2}$，insulin receptor substrate$_{1/2}$），形成 $p\text{-}IRS_{1/2}$ 而被激活，进而发生一系列的信号级联反应，从而发挥调节体内糖、脂、蛋白三大能量代谢、基因表达、抗凋亡等生物效应。磷酸化的信号蛋白 p-IR、$p\text{-}IRS_{1/2}$ 等须经蛋白酪氨酸磷酸酯酶 1B（protein tyrosine phosphatase 1B，PTP1B）作用而去磷酸化，从而终止信号的进一步传递，恢复信号蛋白的静息状态。同样，在瘦素信号通路中，瘦素与瘦素受体 ObR 的细胞膜外部分结合，使 ObR 蛋白细胞膜内部分发生酪氨酸磷酸化形成 p-ObR 而被激活，后者进一步激活 JAK_2（phosphorylation of janus kinase 2），进而经 STAT3 信号蛋白发生一系列的信号级联反应，从而发挥调节脂肪酸代谢的作用。可见 PTP1B 在胰岛素信号通路和瘦素信号通路中均起着重要的负调控作用，被认为是胰岛素增敏剂和治疗肥胖症、糖尿病及其并发症等代谢综合征药物的潜在的作用靶点（图 6-1-2）。

蛋白酪氨酸磷酸酯酶（protein tyrosine phosphatase，PTPase）是一类能够使磷酸化蛋白的酪氨酸脱去磷酸的酶，是一个结构多样性的大家族。根据结构和功能上的不同，PTPase 大家族至少可以被划分为 4 个亚族，即经典的酪氨酸特异性 PTPase（tyrosine specificity PTPs）、双特异性磷酸酯酶（dual-specificity phosphatases，DSPs）、CDC25 磷酸酯酶（cell division cycle 25）、相对分子质量低的 PTPase（low molecular weight PTPs，LMW-PTPs）。每

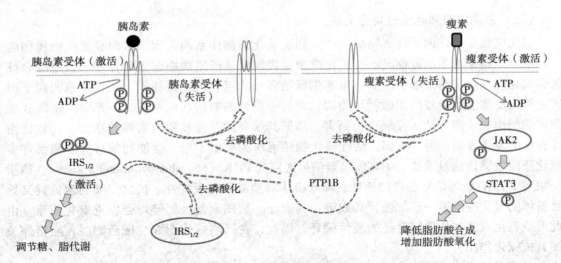

图 6-1-2　PTP1B 在胰岛素信号通路和瘦素信号转导通路中的负调控作用

IRS$_{1/2}$：insulin receptor substrate$_{1/2}$，胰岛素底物$_{1/2}$；PTP1B：protein tyrosine phosphatase 1B，酪氨酸磷酸酯酶 1B

个亚族的磷酸酯酶又有许多结构和功能各异的蛋白亚型。其中，经典的酪氨酸特异性磷酸酯酶，根据其在细胞中的位置又可以进一步分为受体型 PTPase 和非受体型（或胞内型）PTPase 两大类。受体型 PTPase，如 PTPRF（protein tyrosine phosphates receptor-type F，酪氨酸磷酸酶 F）、LAR（leucocyte antigen-related PTPase，白细胞抗原相关 PTP）、CD45、PTP-α 等，有一个跨膜区和可变的胞外区，胞内结构一般都有两个结构域，一个是活性催化区，另一个是活性调节区；大部分受体型的胞外区都包含免疫球蛋白类结构域和纤连蛋白类结构域。非受体型 PTPase，如 PTP-1B、SHP-1（SH1-containing PTP）、SHP-2（SH2-containing PTP）、LYP（lymphoid protein tyrosine phosphatase）等，通常都含有与特异性蛋白质相结合的序列，但具有显著的结构差异，其催化活性区通常是具有保守活性位点半胱氨酸残基的结构域。双特异性磷酸酯酶 DSPs 是指同时含有丝氨酸/苏氨酸和酪氨酸的活性的磷酸酶，如 VHR（vaccinia H1-related PTP，痘苗病毒 H 相关磷酸酯酶）、MKP1（mitogen-activated protein kinase phosphatase 1，丝裂素活化蛋白激酶磷酸酶-1）、MTMR2（myotubularin-related phosphatase 2，肌管素相关磷酸酶 2）等。已知的 CDC25 磷酸酯酶包括三种亚型：CDC25A，CDC25B，CDC25C，主要功能是激活细胞 CDK（cylin-dependent kinase），推动细胞周期的进行。LMW-PTP 的生理作用是与 MKP-1 共同参与生长因子受体和 MAPK 的信号通路的调节。此外，还发现只在低等生物中存在的酪氨酸磷酸酶，如 TbPTP1、TCPTP 等。PTP-1B 位于细胞胞质内的内质网上，属于非受体型经典的酪氨酸特异性磷酸酯酶。其化学结构与 TCPTP 最为接近，有 72% 氨基酸序列相同。因此，在研究以 PTP1B 为作用靶点的药物时，相对于 PTPase 其他亚型，对 PTP1B 的特异选择性尤为重要，直接关系到该药的药效和毒副作用。

（三）氧化应激和代谢性炎症反应

氧化应激是指体内活性氧物质的产生和抗氧化防御体系间失衡，从而导致组织损伤的一种状态。越来越多的证据显示，氧化应激在代谢综合征发病中起重要作用，代谢综合征患者氧化应激水平明显增高。氧自由基生成增多可加速一氧化氮耗竭，通过超氧阴离子损害血管内皮功能，导致组织微循环障碍，以及一系列的糖脂代谢紊乱。一方面，胰岛 β 细胞膜的结构和功能可被活性氧化物损害，降低其胰岛素存储和胰岛素释放功能，导致代谢综合征的发生发展；另一方面，活性氧化物还可作为类似于第二信使的信号分子激活许多氧化还原敏感性信号通路，损害胰岛素信号通路的 PI3K （phosphatidylinositol 3-kinase，磷脂酰肌醇 3 激酶）等信号蛋白的活性，降低机体对胰岛素的反应性。反之，胰岛素抵抗又导致机体的氧化应激进一步加重，高血糖、高血压、脂质紊乱、肥胖均会促进氧化应激，由此形成氧化应激和代谢综合征的恶性循环。因此，在研制抗代谢综合征药物时，应格外关注其抗氧化作用。

炎症是指机体对异物所致损伤的一种反应，炎症反应是趋化因子和细胞因子等炎症介质与炎症细胞的相互作用，有利于损伤的减轻和修复。现代研究认为，代谢综合征是一种慢性低度全身性炎症反应 （low-grade systemic inflammation），也叫代谢性炎症 （metaflammation），是由摄入营养物和/或代谢过剩触发的炎症反应。代谢性炎症没有红、肿、热、痛及功能障碍等经典的炎症反应症状，但涉及炎症反应的分子和信号传导通路，表现为炎症细胞因子产生异常和炎症信号通路的激活。炎症因子是胰岛素抵抗的致病介质。血清中的炎症标志物，如 CRP （C-reactive protein）、TNF-α、IL-6，均与胰岛素抵抗呈正相关。脂肪细胞分泌的多种脂肪细胞因子，如 TNF-α、IL-6、PAl-1、脂联素、抵抗素和游离脂肪酸等，均可引起或参与炎症反应。葡萄糖是一种强效的前炎性分子，长期慢性高热能饮食和急性的血糖升高状态，均可促进活性氧的生成，提高血清 IL-6、TNF-α 和 IL-18 等炎症因子水平。胰岛素具有抗炎作用，可抑制 TNF-α、IL-6、IL-1、IL-2 等炎症因子的生成，促进 IL-4 和 IL-10 等炎症因子的生成，降低巨噬细胞移动抑制因子水平。高胰岛素血症可能是机体抵抗代谢性炎症的一种防御性反应。血清 CRP 等炎症因子水平，可能在一定程度上预示着代谢综合征的发展状态；而血清 leptin、adiponectin、ghrelin 等代谢相关因子水平，则在一定程度上反映了机体的代谢性炎症状态。

第二节 肥 胖 症

一、概况

肥胖是指因机体内脂肪细胞数目增多或体积增大，脂肪堆积过多或分布异常，导致体重增加的一种病理状态。肥胖症是一种慢性代谢性疾病，包括肥胖本身及其相关的高血压、糖尿病、高血脂、心脑血管疾病等对健康的损害。肥胖症已成为世界性疾病，糖尿病、高血压和心脑血管疾病乃至肿瘤等肥胖相关病症的发病率和死亡率在显著增加。在过去的 20

年中，成人肥胖症的发病率增加了约 3 倍；城市单纯性儿童肥胖症的发病率增长速度更为惊人，其平均年增长率约为 9%。儿童肥胖对免疫功能、性发育等造成不利影响。据统计单纯性肥胖小儿有 80% 将过渡到成人肥胖症，是成人心血管疾病、内分泌疾病的重要危险因素之一。肥胖症已成为危害全球人类健康的重要问题。

　　肥胖症的诊断标准因人种不同而略有差异。比较简单的评价肥胖程度的方法是以理想体重为标准进行推算的。正常成年人的理想体重（kg）是以身高（cm）减去 105。实际体重超过其理想体重的 10% 即被视为超重，超过 20% 即可诊断为肥胖症。成年人的肥胖度（%）是指实际体重与理想体重的差值所占理想体重的百分比。肥胖度在 20%~30% 之间者为轻度肥胖；肥胖度在 30%~50% 之间者为中度肥胖；肥胖度大于 50% 者为重度肥胖。WHO 推荐的应用最广泛的衡量超重或肥胖的指标是体重指数 BMI（body mass index），其计算方法是体重（kg）与身高（m）平方的比值。肥胖的诊断标准与人种有关。WHO 对亚洲成年人的肥胖诊断标准（2000 年）是 BMI 小于 $18.5~kg/m^2$ 者为体重过低，在 $18.5~22.9~kg/m^2$ 者为正常体重，在 $23.0~24.9~kg/m^2$ 者为超重，在 $25.0~29.9~kg/m^2$ 者为轻度肥胖，在 $30.0~39.9~kg/m^2$ 者为肥胖，大于 $40.0~kg/m^2$ 者为重度肥胖。2003 年中国肥胖工作组颁布了中国成年人的肥胖诊断标准，即中国成年人 BMI 小于 $18.5~kg/m^2$ 者为体重过低，在 $18.5~23.9~kg/m^2$ 者为体重正常，在 $24.0~27.9~kg/m^2$ 者为超重，大于 28.0 者即可诊断为肥胖。临床上常用 BMI、腰围（waist circumference，WC）和腰臀围比（waist to hip ratio，WHR）评价腹型肥胖程度，比较敏感的临界点是 $BMI=26~kg/m^2$，$WC=90~cm$，$WHR=0.93$。腹型肥胖的诊断与人种和性别有关，美国人男性 $WC \geqslant 102~cm$、女性 $WC \geqslant 88~cm$ 者可诊断为腹型肥胖症患者；欧洲人则男性 $WC \geqslant 94~cm$、女性 $WC \geqslant 80~cm$ 者即可诊断为腹型肥胖症患者；亚太人（中国）腹型肥胖症的诊断标准为男性 $WC \geqslant 90~cm$、女性 $WC \geqslant 80~cm$。

　　常见的成年人肥胖相关疾病有高血压、前糖尿病、2 型糖尿病、心血管疾病、关节炎、血脂紊乱、非酒精性脂肪肝病、呼吸–睡眠综合征等病症等。肥胖的程度与肥胖相关疾病的发病风险正相关，BMI 大于 $35.0~kg/m^2$ 的肥胖者，其 2 型糖尿病的发病率大于 93%。除了体内脂肪过多堆积外，脂肪的分布与肥胖相关疾病发生发展密切相关。腹型肥胖与代谢综合征的发病风险密切相关，随着腰围的增加，高血压、高甘油三酯血症、糖尿病的发病率明显增加。减重治疗主要包括行为矫正、平衡饮食、运动疗法、药物治疗和外科手术等。药物治疗是肥胖长期治疗策略不可分割的部分，但应权衡患者持续肥胖的危险性与药物治疗的危险性，综合考虑药物的疗效和可能的不良反应。

二、能量失衡

　　肥胖症是神经内分泌、饮食、行为等多种环境因素和遗传因素共同作用的结果。肥胖症的病理生理机制是能量摄入超过消耗，过多的热量以甘油三酯的形式储存在脂肪细胞内，导致脂肪组织量增加。肥胖症与长期不合理的饮食结构和不良的饮食行为密切相关。95% 的肥胖儿喜食甜食、油炸食品等含高热能的食物。体重是一种能量的稳态，即能量摄入，经代谢后以产热和运动的形式进行能量消费的平衡。当能量摄入大于消费时，能量则以脂肪的形式储存起来，体重随即增加；反之亦然。当体重因过度能量储存而增加到一定程度以后，即称为肥胖。维持能量代谢的稳态和体重的主要因素是脑的中枢神经调节、胃肠道的摄食和营养吸收、肌肉组织的生热作用和运动，以及脂肪组织的脂肪储存/代谢，机体通过能量感受器启动和调节各能量代谢环节，使机体能量的代谢维持一种动态平衡（图6-2-1）。

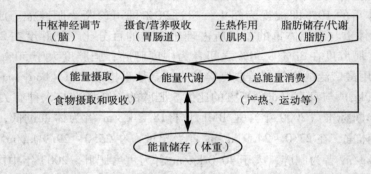

图 6-2-1　维持能量代谢稳态的主要途径

（一）能量感受器 AMPK

腺苷酸活化蛋白激酶（5'-AMP-activated protein kinase，AMPK）广泛存在于真核生物的细胞中，属于代谢敏感性丝/苏氨酸蛋白激酶家族，是调节多种代谢过程的重要信号分子，对于糖脂代谢尤有积极的调节作用。AMPK 是一个异源三聚体，包含三个亚单位（α、β、γ）。其中，α 亚基是催化亚基，其 N 端是起催化作用的核心部位，含有一个典型的丝/苏氨酸蛋白激酶的催化区域，包括 172 位点在内的数个位点均可被磷酸化，对于 AMPK 活性起着重要的调节作用，C 端则主要负责联系 β 和 γ 亚单位。β 亚单位则好似一个支架，可把 α 和 γ 亚单位连接起来。

AMPK 是一种高度保守的蛋白激酶，是细胞内重要的能量代谢感受器。AMPK 的活性主要受 AMP/ATP 调节。当体内 AMP/ATP 比值升高时，AMPK 发生磷酸化，并进一步激活其下游的调节脂代谢、糖代谢、蛋白质合成等多种信号通路，减少 ATP 消耗和增加 ATP 生成，促进分解代谢；反之，当 AMP/ATP 比值降低时，AMPK 则上调促进合成代谢的多种信号通路，增加 ATP 消耗和减少 ATP 生成。AMP 通过结合 AMPK 的 γ 亚单位引起其构象改变，直接增加酶的活性，同时拮抗蛋白磷酸酶的去磷酸化作用。因此，AMP 是调节 AMPK 的关键。此外，AMPK 还可以被腺苷类似物 5-氨基-4-甲酰胺咪唑核糖核苷酸（AICAR）、钙调蛋白依赖蛋白激酶激酶（CaMKK）、瘦素、脂联素、胰岛素等其他途径所调控。

AMPK 可以调控多种能量代谢途径，包括增加肌肉、脂肪等组织对葡萄糖的摄入与代谢、减少肝脏葡萄糖的产生和输出、减少脂肪酸和胆固醇的合成、增加脂肪酸的氧化、改善胰岛 β 细胞功能、减轻胰岛素抵抗等，并通过中枢神经系统调节机体对食物的摄入。现代研究已经发现多种 AMPK 下游的能量代谢相关的信号通路，如 AMPK 可通过靶点 HSL （hormone sensitive lipase，激素敏感性脂肪酶）调节脂肪分解，通过靶点 HNG-CoA 还原酶调节胆固醇合成，通过靶点 LPL（脂蛋白脂肪酶）、CD36 调节脂肪酸的摄取，通过靶点 SREBP-1C（sterol regulatory element-binding protein 1C，固醇调节元件结合蛋白 1C）、ACC1（acetyl-CoA carboxylase 1，乙酰辅酶 A 羧化酶 1）调节脂肪酸合成，通过靶点 ACC2、CPT-1（carnitine O-palmitoyl transferase 1，肉毒碱脂酰转移酶 1）调节脂肪酸氧化，通过靶点 G6Pase（glucose-6-phosphatase）调节糖异生，通过靶点 PFK2（6-phosphofructokinase 2，6-磷酸果糖激酶 2）调节糖酵解，通过调节靶点 GLUT（glucose transporter，葡萄糖转运蛋白）在细胞内的位移而影响葡萄糖转运，通过靶点 GSK-3（glucogen synthetase kinase 3，糖原合成酶激酶 3）、GS（glucogen synthelase，糖原合成酶）调节糖原合成。可见，AMPK 在机体能量代谢过程中起着承上启下的作用，是一种非常重要的能量感受器。

（二）能量感受器 GFAT

己糖胺途径（hexosamine biosysthese pathway，HBP）是体内葡萄糖代谢的支路之一，在其限速酶谷氨酰胺：6-磷酸果糖氨基转移酶（glutamine：fructose amidotransferase，GFAT）的催化作用下，将葡萄糖代谢过程中的 6-磷酸果糖转化成 6-磷酸葡萄糖胺，后者则进一步乙酰化成 N-乙酰葡萄糖胺，最终生成二磷酸尿嘌呤-N-乙酰葡萄糖胺（图 6-2-2）。HBP 是机体正常的葡萄糖代谢途径之一，在全身各种组织中广泛存在。正常情况下有 1%～3% 的葡萄糖经 HBP 代谢。GFAT 的活性及 UDP-Glc-NAc 的含量可以反映出 HBP 的流量。HBP 流量因细胞外葡萄糖水平过高而增加，被认为是机体的能量感受器，与胰岛素抵抗和糖尿病及其并发症密切相关。

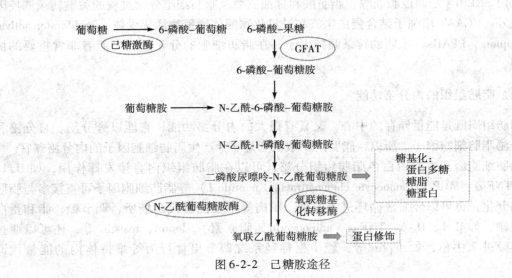

图 6-2-2　己糖胺途径

GFAT 过表达的转基因小鼠，显示明显的高胰岛素血症、高瘦素血症、低脂联素血症、糖耐量低减和脂肪组织的胰岛素抵抗。与野生型正常对照组比较，虽然其体重并没有明显增加，但附睾脂肪重量明显增加；其脂肪细胞的体积明显增大，但脂肪细胞数量无明显变化；脂肪组织的脂肪合成和脂肪酸氧化增加。此病理生理特征与临床代谢综合征中期的胰岛素抵抗、脂毒性和糖耐量受损等疾病标准类似。

己糖胺途径的终末产物二磷酸尿嘌呤-N-乙酰葡萄糖胺是体内蛋白糖基化的必需底物，可形成唾液酸、神经节苷脂、糖蛋白、糖脂和蛋白多糖等调节物质。二磷酸尿嘌呤-N-乙酰葡萄糖胺可以被氧联糖基化转移酶（O-link N-acetyl glucosamine transferase，OGT）催化脱掉UDP，以氧联乙酰葡萄糖胺的形式对胞质和核蛋白的丝氨酸/苏氨酸残基进行可逆修饰。氧联糖基化主要在胞质和胞核中进行，由两个关键酶进行可逆调节，即 OGT 催化氧联糖基化、N-乙酰葡萄糖胺酶（O-link N-acetylglucosaminidas，O-GlcNAcase）催化蛋白去糖基化，对机体的许多蛋白进行可逆的氧联糖基化修饰，以维持体内蛋白糖基化的稳态。现代研究发现，体内绝大多数与胰岛素抵抗和糖尿病相关的代谢异常，如高血糖、高脂血症、高胰岛素血症等，均与 HBP 流量增加及 O-GlcNAc 水平升高密切相关。己糖胺途径的过分活跃，与过饱信号、胰岛素抵抗、能量感受的基因表达、瘦素的生物合成等密切相关。

（三）脂肪细胞的分化

脂肪细胞起源于中胚层的多能干细胞，经逐步分化、发育而形成的终末细胞系。脂肪的生长不仅包括脂肪数目和体积的增加，还包括从前脂肪细胞向成熟脂肪细胞的转变。如3T3-L1 前脂细胞，必须经胰岛素、地塞米松、3-异丁基-1-甲基黄嘌呤诱导，才能转化成3T3-L1 脂肪细胞，出现脂质的大量生成和聚集。脂肪细胞分化的过程是一个由多种转录因子共同调控的复杂过程，Wnt 信号通路是调控细胞生长和分化的关键途径；固醇调节元件结合蛋白 SREBPs 是调控胆固醇、脂肪酸和甘油三酯及脂肪细胞分化过程的关键转录调控因子；此外，CCAAT 增强子结合蛋白家族和过氧化物酶体增殖物活化受体（proliferator activated receptors，PPARs）家族的转录调控因子，在脂肪细胞的分化过程中起着非常重要的协调作用。

三、脂肪组织的内分泌功能

脂肪组织既是能量储存的中心，又具有强大的内分泌功能，它能以旁分泌、自分泌和远距分泌脂肪细胞因子。所以，脂肪组织被认为是一个产生脂肪细胞因子的内分泌器官。

脂肪细胞因子主要由白色脂肪组织分泌，可以在脂肪组织内直接发挥作用，如 IL-1、IL-6、TNF-α、MCP-1（monocyte chemoattractant peptide 1）等脂肪细胞因子可直接参与脂肪细胞的分化；也可以经血液循环进入肝脏、肌肉等主要能量代谢场所，调节糖、脂和蛋白质的代谢，如 IL-1、IL-6、TNF-α、adiponectin（脂联素）、leptin、resistin 等；还可以通过血脑屏障进入中枢，如 leptin 等，经中枢神经系统调节摄食行为等维持体内的能量代谢平衡。

脂联素是脂肪细胞特异性分泌的蛋白，正常情况下其血浆含量非常丰富。在肥胖、心血管疾病、T2DM、血脂异常等与胰岛素抵抗或高胰岛素血症相关的代谢异常情况下，脂联素血浆水平明显下降。血浆脂联素浓度在正常人、糖耐量异常者及 2 型糖尿病患者间有显著差别，逐渐降低；与空腹胰岛素水平及餐后2h 血糖呈显著负相关，与体脂百分比、腰臀围比等肥胖相关指标呈显著负相关；而与胰岛素敏感指数呈正相关；其中空腹胰岛素水平、胰岛素抵抗指数、腰臀围比可作为脂联素的独立影响因素。胰岛素增敏剂噻唑烷二酮类药物可以剂量和时间依赖方式强化胰岛素抵抗及肥胖动物模型中脂联素 mRNA 的表达以及脂联素的分泌，并可逆转 TNF-α 对脂肪细胞中脂联素表达的抑制作用。PPARγ 基因突变所致的严重胰岛素抵抗患者中，脂联素水平则仅为正常情况下的 1/5，提示脂肪细胞中的脂联素表达和循环中的脂联素水平可能是 PPARγ 介导的强化胰岛素敏感性的机制之一，脂联素可能是体内 PPARγ 激活的生物标志物。

脂肪细胞分泌脂联素、IL-10、IL-8、IL-6、MCP-1、resistin、TNF-α、IP-10 等炎症因子，和血管紧张素原、PAI-1、NO 等血管活性分子，这些脂肪细胞因子导致了全身慢性低度性炎症反应和氧化应激，成为胰岛素抵抗、2 型糖尿病、高血压、血脂紊乱等代谢综合征病症的联系纽带。脂肪细胞因子与氧化应激、代谢性炎症存在明显的相关性，因此，脂肪细胞因子可以作为研制肥胖相关代谢综合征的治疗药物的切入点。

在肥胖时脂肪细胞分泌的自由脂肪酸（free fatty acid，FFA）增加，高浓度的 FFA 随血液循环进入胰腺、肝脏、骨骼肌和心肌等场所，导致器官的脂质异位堆积和代谢性炎症，造成其功能甚至病理损伤。高浓度 FFA 还可使肝糖输出增加，肝细胞内 FFA 氧化增加导致糖异生底物增多，糖异生增强，从而产生肝脏的血糖代谢紊乱和胰岛素抵抗。高浓度 FFA 使肌肉组织中肌细胞内外过量的脂质沉积，导致肌细胞对胰岛素介导的葡萄糖摄取、转运及磷酸化发生障碍。高浓度 FFA 也可以在血管壁沉积，导致血管内皮细胞损伤，从而引起微循环障碍和大血管损伤，增加心血管疾病的发病风险。可见，高浓度 FFA 是代谢综合征多种病症共同的诱因。

脂肪组织的增生需要充足的血液供应。肥胖者的脂肪细胞体积迅速增大，脂肪组织血管相对稀少，使脂肪细胞处于相对缺氧状态，缺氧使脂肪细胞释放促炎因子以扩张血管、增加血流量和促进血管新生；此外，肥胖时脂肪组织的低度性炎症反应和氧化应激导致巨噬细胞和白细胞的侵入。脂肪细胞和这些炎症细胞分泌促血管生成因子，如 VEGFA（vascular endothelial growth factor A）、TNF（tumour necrosis factor）、IL-6、IL-8 和 chemokines 等，它们通过多种机制促进血管新生。这样，就形成了肥胖者脂肪细胞增殖的恶性循环。因此，调控脂肪组织血管新生，可能是研制治疗肥胖症药物的新途径。

四、肥胖症的药物治疗

肥胖症是遗传因素和神经内分泌、饮食、行为等多种环境因素共同作用的结果。医学界在动物实验中认为肥胖与基因有关；肥胖小儿往往有家族发病史，如果双亲均肥胖，其子女肥胖的发生率可高达 70%~80%；双亲之一肥胖，其子女有 40%~50% 发生肥胖。环境因素主要是指社会经济、教育水平、行为方式等。肥胖症与长期不合理的饮食和不良的饮食行为密切相关。因此，针对肥胖症应结合肥胖相关基因的多态性，进行能量摄入－消耗的个性化治疗。对肥胖症进行药物治疗是非常复杂的，主要治疗目的是降低能量的摄入和增加能量的消耗，一般分为中枢食欲抑制药、胃肠道营养吸收抑制药、影响外周组织的能量代谢，以及脂肪储存等几个环节，每个环节均涉及多个因子、极其复杂的作用机制。

（一）作用于中枢神经系统的减重药物

抑制食欲药物的主要作用是兴奋位于下丘脑腹内侧核的饱食中枢，抑制位于下丘脑腹外侧核的摄食中枢，通过饥饿和饱食反馈控制机制，从而影响摄食行为，降低食物的摄入量，以达到减轻体重的目的。值得注意的是，此类药物由于易发生各种精神或心血管的不良反应，应限制其使用范围。

经典的食欲抑制药主要是通过中枢茶酚胺类和/或 5-羟色胺神经递质，作用位于下丘脑的饱食中枢，从而抑制食欲，减少食物的摄入量，减轻体重。

近年来的研究表明，瘦素、TNF-α 及脂联素等生物肽类物质，参与调节机体代谢。人的 OB 基因只在脂肪组织中表达分泌性蛋白瘦素。瘦素是由 OB 基因编码、在脂肪组织合成分泌性蛋白，经血液循环到达脑及外周组织发挥其生物效应。人的瘦素受体基因 LEPR 编码 6 种瘦素受体，即 LEPRa、LEPRb、LEPRc、LEPRd、LEPRe、和 LEPRf。瘦素受体一般包含 3 个区域，即细胞外区域、跨膜区域和细胞内区域。瘦素受体各个亚型均含有 1 个约为 816 个氨基酸残基的细胞外区域，而其跨膜区域与细胞内区域变异性较大。其中，瘦素受体 LEPRb 广泛分布于下丘脑，是瘦素各种受体中唯一具有信号转导作用的跨膜蛋白，在下丘脑产生的生理效应之一是诱发下丘脑神经细胞前阿片黑皮素 POMC 基因编码的前激素原（pro-hormone）表达加强。该蛋白质在前转变素酶 1（pro-hormone convertase 1，PC1）的作用下分解成促肾上腺皮质激素（adrenocorticotropic hormone，ACTH）和 α-促黑素激素（α-melaocyte-stimulating hormone，α-MSH），后者在下丘脑与黑皮素 4 受体（melanocortin 4 receptor，MC4R）结合。人 MC4R 基因主要在下丘脑神经细胞中表达，是瘦素介导的食欲调节途径中最末端的基因，其编码的 α-MSH 受体与 α-MSH 结合后，可产生包括调节食欲在内的生理效应。正常情况下，由瘦素介导的食欲与体重调节过程是：当身体脂肪含量增加时，瘦素合成分泌增多；瘦素与其受体结合生成瘦素-Rb，后者在下丘脑诱发神经细胞 POMC 基因表达加强；POMC 的强表达导致其分解产物 α-MSH 的浓度升高；α-MSH 进而与其受体 MC4R 结合，产生抑制食欲的生理效应。食欲被抑制导致身体脂肪含量减少，瘦素合成分泌下降，通过减少与 LEPR 的结合而导致下丘脑神经细胞 POMC 表达下降；POMC 分泌下降导致 α-MSH 浓度降低，进而由于 MC4R 不被结合增加而产生食欲升高的生理效应。瘦素受体的表达可能受到脂肪、亮氨酸水平等营养因素和雌激素、胰岛素等激素的调节。当饥饿时，血胰岛素和葡萄糖水平下降，此时脂肪细胞分泌的瘦素水平也降低，经一系列的级联反应，导致能量摄入的增加和消耗的减少。瘦素参与饱感信号向大脑中枢的传递，对控制机体能量摄入起到至关重要作用。

增食因子（orexin）是一种主要由下丘脑神经元产生的新型神经肽，有 orexin A 和 orexin B 两种亚型，在与摄食有关的下丘脑外侧区和下丘脑内侧区均有 orexin 的受体表达。其生物效应与瘦素相反，主要是促进摄食、调节睡眠觉醒、内分泌和饮水行为等。Orexin 神经元发出的纤维与弓状核的神经肽 Y 神经元、产生 α-MSH 的神经元间均有联系，可刺激 NPY 释放，共同增加摄食。瘦素受体免疫活性神经元与 orexin 受体免疫活性神经元在下丘脑的分布非常一致，瘦素与 orexin 在下丘脑的作用可以被对方相互抑制，提示瘦素和 orexin 可能在下丘脑水平相互作用，调节食欲。因此，orexin 也是被关注的治疗肥胖的靶点之一。

生长素促分泌素（ghrelin）是含 28 个氨基酸残基的具有多种生理功能的脑肠肽，是与瘦素生物作用相反的外周激素/信号，参与体内代谢的调节，能增加摄食和脂肪存积，为生长激素促分泌素受体（growth hormone secretagogue receptor，GHS-R）的内源性配体。Ghre-lin 由胃黏膜分泌，在外周可增加胃酸分泌和增强胃动力，促进了摄食的增加和食欲的增强；在下丘脑室旁核、弓状核、腹正中核、背侧核、穹隆区及第三脑室等中枢神经部位反应性神经元内的 ghrelin，可通过突触传递作用支配下丘脑分泌神经肽 Y，起到刺激食欲和调节能量代谢的作用。

胰高血糖素样肽 1（glucagon-like peptide 1，GLP-1）是在小肠 L 细胞由胰高血糖素原去掉几个氨基酸而来，与胰高血糖素同源。GLP-1 也作用于前脑和下丘脑的不同区域的非儿茶酚胺类神经元，通过 NPY 介导的信号传导途径，发生饱食感，从而减少食物的摄入。静脉注射 GLP-1 受体抑制剂，可明显增加大鼠的摄食量和体重。此外，GLP-1 在胰腺可增加葡萄糖依赖的胰岛素分泌、抑制胰高血糖素的分泌和使胰岛 β 细胞增殖。在胃肠道 GLP-1 可延缓餐后胃排空，从而延缓肠道葡萄糖的吸收。GLP-1 分别在中枢神经系统和消化系统，通过影响葡萄糖的摄取和葡萄糖的代谢而控制血糖，已成为治疗肥胖症和糖尿病的药物作用靶点。由于 GLP-1 在体内的半衰期只有几分钟，极易被 DPP Ⅳ（dipeptidyl peptidase Ⅳ）降解失活。因此，DPP Ⅳ 也是人们关注的药物靶点之一。

缩胆囊肽（cholecystokinin，CCK）是一种胃肠肽，由小肠黏膜合成 CCK-33 和 CCK-8 两种形式。CCK-33，广泛分布于十二指肠、空肠等肠道各个部位，CCK-8 主要存在于大脑。CCK 有 2 种受体，CCK A 存在于小肠，CCK B 存在于大脑。存在于大脑的 CCK-8 和 CCK B 受体结合后，可能通过加强多巴胺和 GABA 的作用而影响摄食。CCK 可减少机体蛋白质和脂肪诱导的食物摄入，延缓胃的排空。也有实验证明，CCK 是通过自主神经传入信号系统影响摄食。

神经肽 Y（neuropeptide Y，NPY）是由下丘脑合成的 36 个氨基酸的小肽，在中枢和外周神经系统分布很广，是最有效的摄食刺激因子之一，其合成受胰岛素、瘦素和饥饿状态的影响。下丘脑有 2 种表达 NPY 的神经元，一种是同时表达 NPY 和瘦素受体基因的神经元；另一种是只表达 NPY 而不表达瘦素受体基因的神经元。两种神经元功能不同，当较长时间饥饿时，表达 NPY 和瘦素受体基因的神经元数量明显增加，瘦素受体基因的表达也增加；而只表达 NPY 神经元数量增加不多。目前发现 NPY 有 5 种受体 Y1、Y2、Y4、Y5 和 Y6，均为 G 蛋白偶联受体超家族成员，介导 NPY 发生生物效应。NPY 是广泛分布在下丘脑的神经调节物资，是瘦素在下丘脑的一种中介物。在下丘脑连续给予 NPY 可导致摄食量和体重增加，降低棕色脂肪组织的产热代谢，导致高胰岛素血症，高糖皮质激素血症，降低血浆雄激素水平，引起骨骼肌的胰岛素抵抗。因此，NPY 是饮食和体重调节的关键因子之一，已成为被关注的减重药的靶点之一。

选择性大麻素受体 1（canna-binoid receptor 1，CB1）阻断剂，能够通过抑制食欲并增加外周脂肪组织脂联素 mRNA 的表达来改善肥胖相关的胰岛素抵抗等，被认为是具有良好临床应用前景的减重药物。

此外，中枢兴奋剂可通过兴奋中枢神经系统，刺激脂肪氧化，增加能量消耗，从而减轻体重，如麻黄碱、咖啡因等。

（二）促进脂质代谢的减重药物

脂肪组织内的脂质堆积主要是甘油三酯的堆积。循环中的脂肪酸 FFA 经 FABP（fatty acid binding protein）、CD36 转运进入脂肪细胞，在乙酰辅酶 A 合成酶（acetyl-CoA synthetase，ACS）作用下生成甘油三酯。循环中的葡萄糖经 GLUT4 转运进入脂肪细胞后，氧化生成丙酮酸、3-磷酸甘油，3-磷酸甘油在 3-磷酸甘油脱氢酶（glycerol-3-phosphate dehydrogenase，GPDH）作用下，生成甘油三酯；丙酮酸可转化为乙酰辅酶 A，后者经脂肪酸合成酶（fatty acid synthase，FAS）作用生成脂肪酸，进而生成甘油三酯。此外，细胞内的甘油也可以在甘油激酶（glycerol kinase，GyK）的作用下生成 3-磷酸甘油，进而生成甘油三酯。

过氧化物酶增殖因子激活受体（peroxisome proliferator-activated receptor，PPAR），PPAR 属于核受体超家族成员，为配体激活转录因子，早于 20 世纪 90 年代就被发现，迄今为止至少发现三种亚型，即 PPARα、PPARβ/δ、PPARγ。所有的 PPAR 均需同另一个核转录因子（视黄酸 X 受体，retinoid acid X receptor，RXR），形成异质二聚体（heterodimer）才具有活性。PPAR/RXR 异质二聚体结合某些特定基因启动子中一个特殊的 DNA 序列称为 PPRE（peroxisome proliferators response element，过氧化物增殖因子效应要素）。PPAR 对基因表达调控可以表现为正负两种形式，并具有组织特异性。其中，PPARα 主要分布于肝脏、心脏、棕色脂肪等富含线粒体、脂肪酸 β 氧化活跃的组织，具有广泛的调脂作用。PPARα 激动剂贝特类药物，可通过调控肝脏脂质代谢和转运的关键酶的基因表达，如增加脂蛋白脂酶、激活 Apo 1、促进脂肪酸氧化，包括促进肉碱酯酰转移酶的表达，促进脂酰辅酶 A 合成酶的合成，和降低丙二酰辅酶 A 脱羧酶的含量和活性，从而降低血甘油三酯、FFA、VLDL 水平。

解偶联蛋白（uncoupling proteins，UCPs）是哺乳动物特有的、存在于脂肪细胞线粒体膜上的蛋白质，作为线粒体内膜的质子载体，可以将内膜外侧的 H^+ 运回内侧，降低了物质氧化过程中 H^+ 形成的膜两侧电化学梯度，使氧化过程与 ADP 磷酸化过程脱偶联，ATP 生成减少，能量消耗和产热增多，体重下降，促进机体尤其是脂肪细胞中的能量消耗。即 UCPs 能使氧化磷酸化产生的质子流改道离开线粒体的三磷酸腺苷合成，因而把能量变作热消耗掉，而不利用它们或储存起来。UCPs 属于线粒体阴离子载体蛋白家族，现发现 4 种亚型。UCP1 主要存在于棕色脂肪组织；UCP2 在多种组织均有表达，基因定位与胰高血糖素和肥胖相关；UCP3 主要在骨骼肌中表达；UCP4 主要在脑组织中表达。UCP 功能受几种因子调节，嘌呤核苷酸与 UCP 的 C 端结合，抑制解偶联活性。FFA 是 H^+ 转运的辅助因子，能促进 UCP 的功能。pH 也有调节作用，核苷酸与 UCP 的结合力随 pH 升高而下降。去甲肾上腺素与 β_3 肾上腺素受体结合，可以精确调节 UCP 的表达和前脂肪细胞分化为脂肪细胞。

去甲肾上腺素在棕色脂肪组织中的主要作用包括促进产热、热因子的分化和细胞的分化。交感神经系统的活动和 β 肾上腺素受体（β adrenalin receptor，β-AR）的兴奋，在脂肪组织可促进脂肪分解，刺激脂肪酸的氧化和磷酸化，产生热量，使体重下降。β-AR B adrenalin receptor，激动剂经 cAMP 激活 PKA（蛋白激酶 A，protein kinase A）。后者使 CREB（cAMP regulatory element binding protein）磷酸化形成 P-CREB；激活的 CREB 直接诱导

PGC-1（peroxisome proliferator-activated receptor gamma coactivator-1）的表达；PGC-1 可上调解偶联蛋白 1UCP1 的基因表达。PKA 还可激活激素敏感脂酶 HSL，使 FFA 含量增加，从而增强 UCP1 蛋白活性。PGC-1 还可与 NRF-1（nuclear respiratory factor-1）形成复合体，从而加强线粒体的生物效应。总之，β-AR 激动剂可通过多种途径增加棕色脂肪组织的生热作用，增加脂肪动员分解，并降低脂肪储存，从而增加产热、促进能量的消耗，使体重减轻。β-AR 有 $β_1$-AR、$β_2$-AR、$β_3$-AR 三种亚型。其中 $β_3$-AR 的生物效应最高，主要分布在棕色脂肪组织。近年来研究表明，肾上腺素能受体 $β_3$（$β_3$-AR）基因变异与肥胖和胰岛素抵抗相关，$β_3$-AR 基因第 64 位密码子点突变可致机体脂肪分解下降，生热作用减弱，而成为腹型肥胖、胰岛素抵抗、2 型糖尿病的病因之一。欧洲一项针对正常血压或高血压青少年的研究结果显示，$β_3$-AR 基因的 Arg64 携带者腰臀围比显著高于 Try64 纯合子，其血压升高与肥胖程度相关，$β_3$-AR 基因变异可能导致腹型肥胖。

甲状腺素、雄激素等激素可通过促进基础能量代谢率而减轻体重。

（三）抑制过度营养吸收的减重药物

脂肪酶抑制剂可通过影响肠道脂肪酶的活性，抑制肠道内脂肪分解为小的可吸收的成分，从而抑制脂肪的吸收，调整血脂谱。

α-葡萄糖苷酶抑制剂通过影响小肠黏膜细胞的 α-葡萄糖苷酶活性，抑制双糖和多糖分解为葡萄糖，从而延缓碳水化合物的吸收，减少短时间内热量的大量摄入，减轻体重。该类药物直接作用于肠道黏膜的脂肪酶、α-葡萄糖苷酶，最大的优点是不作用于神经系统，不进入血液，不抑制食欲。但容易发生胃肠道反应。

第三节　非酒精性脂肪肝病

一、概况

非酒精性脂肪肝病（non-alcoholic fatty liver disease，NAFLD）是一种与胰岛素抵抗和遗传易感性密切相关的代谢应激性肝损伤，是发生在肝脏的脂质异位堆积，被认为是代谢综合征在肝脏的表现，与胰岛素抵抗具有共同的遗传背景。

NAFLD 的病理学改变与酒精性肝病（alcoholic liver disease，ALD）相似。但患者无过量饮酒史，疾病谱包括非酒精性单纯性脂肪肝（non-alcoholic simple fatty liver，NAFL）、非酒精性脂肪性肝炎（non-alcoholic steatohepatitis，NASH）及其相关肝硬化和肝细胞性肝癌。通常由单纯性脂肪肝开始，逐步发展形成脂肪性肝炎、肝纤维化、肝硬化，甚至肝癌的一系列疾病，经常伴随有肥胖、胰岛素抵抗以及 2 型糖尿病的发生。

全球流行病学调查研究表明，NAFLD 的发病率日趋增加，成人的 NAFLD 发病率为 20%～33%；2 型糖尿病患者的 NAFLD 患病率为 28%～55%；肥胖症患者的 NAFLD 患病率超过 90%，其中单纯性脂肪肝患病率为 60%～90%、NASH 患病率超过 20%。近年来，我国的 NAFLD 发病率明显上升，已成为仅次于病毒性肝炎的第二大肝病。其中，2 型糖尿病患者从单纯性脂肪肝发展到 NASH 的风险是正常人群的 2.6 倍。发病人群范围也从成年人向未成年人扩展。高发病率的 NAFLD 严重影响了人类的生活健康，给社会造成沉重的经济负担。

中华医学会肝脏病学分会脂肪肝和酒精肝病学组建议，诊断 NAFLD，应在脂肪肝的前提下，排除长期饮酒、病毒性肝炎、药物性肝病、全胃肠外营养、肝豆状核变性、自身免疫性肝病等可致脂肪肝的特定疾病。

诊断脂肪肝的权威的指标是肝脏的组织病理学诊断。正常肝脏由呈多角棱柱体的肝小叶组成，肝小叶是由肝细胞、毛细胆管、血窦和窦间隙所组成。小叶的中轴贯穿一条中央静脉，肝细胞以中央静脉为中心呈放射状排列，形成肝细胞索。肝小叶之间以结构组织分隔，并有肝门管的分支分布其间。一个经典肝小叶的横断面一般可包含 6 个肝腺泡。肝腺泡是以汇管终末分支为轴的实质团块，一般呈卵圆形，它是从门管区的小叶间动脉、小叶间静脉、小叶间胆管各发出的一支终管道为中轴，两端以中央静脉为界。肝腺泡被认为是肝脏最小的功能单位，有 3 个代谢区：1 区是指最接近门脉终末支中轴的肝细胞；2 区是 1 区和 3 区的过渡区；3 区是距门脉终末支最远的边缘部分，即肝静脉终末支周围区。NAFLD 的病理特征为肝腺泡 3 区大泡性或以大泡为主的混合性肝细胞脂肪变性，伴或不伴肝细胞气球样变、小叶内混合性炎症细胞浸润和窦周纤维化。NAFLD 的病理改变可根据其脂质堆积程度、炎症反应程度、纤维化程度分别进行半定量打分，例如①肝细胞脂肪变性：< 5%，0 分；5%~33%，1 分；34%~66%，2 分；>66%，3 分；②小叶内炎症（200 倍镜下计数坏死灶）：无，0 分；<2 个，1 分；2~4 个，2 分；>4 个，3 分；③肝细胞气球样变：无，0 分；少见，1 分；多见，2 分；④肝纤维化：无纤维化，0 分；肝腺泡 3 区窦周纤维化，或门静脉周围纤维化，1 分；肝腺泡 3 区窦周纤维化合并门静脉周围纤维化，2 分；桥接纤维化，3 分。综合各项的半定量打分，并进行统计学分析，以评价 NAFLD 的病理改变程度。在肝脏病理标本难得的情况下，也可以用 B 超等影像学资料替代病理学分析。

二、NAFLD 的发病机制及药物治疗

目前，国内外临床上均没有成熟的 NAFLD 治疗方法，多采用辅助性的对症治疗策略。大多数 NAFLD 是可以恢复的疾病，关键是能够早期诊断、早期治疗，包括通过加强健康教育、生活方式干预、科学减肥等综合治疗措施，药物治疗主要是调节血脂异常、降血糖、合理降压、改善微循环等对症治疗。尤其是控制在仅有脂质堆积和/或炎症的 NASH 阶段以前，NAFLD 的治疗效果还是很明显的。

（一）"二次打击"学说

NAFLD 发病机制不详，被广为接受的是"二次打击"学说。该学说认为"第一次打击"是由肝脏中脂质堆积造成的，胰岛素抵抗是引起脂肪肝的关键致病因子，胰岛素抵抗引起了血清中游离脂肪酸 FFA 水平的升高。随之，肝脏中游离脂肪酸水平的升高和脂质的从头合成增加，超过了 FFA 的 β 氧化能力和极低密度脂蛋白的输出水平，就会导致肝脏的脂肪变性；脂肪变性后的肝细胞，比正常肝细胞更容易受到氧化应激等"第二次打击"的损伤，导致肝细胞的一系列损伤，包括炎症、凋亡、纤维化和癌变。因此，"第一次打击"即与胰岛素抵抗密切相关的肝细胞内的脂质堆积，成为预防和治疗 NAFLD 的首要环节。在

NAFLD 发展中启动"第二次打击"的主要因子包括氧化应激、脂质过氧化、促炎症因子、线粒体功能障碍和肝脏微循环障碍等；此外，由脂肪细胞分泌的脂肪因子，如瘦素、脂联素、抵抗素等，在 NAFLD 的发生发展过程中发挥着重要作用。

（二）肝脏的微循环障碍

发生脂肪变性的肝组织，肝窦变狭窄，肝脏微循环灌注不足，肝门静脉氧化应激强度明显升高。如果脂肪肝进一步恶化，将会由简单的脂肪肝转化为脂肪性肝炎甚至纤维化，这种转变的一个显著的标志就是肝窦内皮细胞的窗孔减少，同时伴随着基底膜的出现以及胶原蛋白在窦周间隙的沉积。也可能会伴随着肝窦内皮白细胞黏附的发生，如果白细胞浸润到肝脏实质中就会导致局部肝炎的发生。胶原蛋白在窦周间隙的沉积使肝窦腔更加狭窄和扭曲，从而减慢肝脏微循环的血流速度。由于肝脏微血管炎症的发生，白细胞便会在停留在狭窄的肝窦上或是黏附在内皮细胞上。脂肪肝的微循环改变有可能发生在肝脏组织细胞的脂质堆积和氧化应激之后，与肝脏的脂肪变性形成恶性循环，可加速 NAFLD 的发展。

（三）肝脏的脂质堆积

肝脏的脂质代谢途径主要包括脂肪摄取（lipid input）、脂肪的从头合成（De novo lipogenesis）、脂肪氧化分解（lipid oxidation）和脂肪分泌（lipid export）四种途径。脂质摄取主要是血液循环中脂肪酸经肝细胞膜上的脂肪酸结合蛋白（FABP）转运进入肝细胞。脂肪的从头合成是指体内葡萄糖、果糖等非脂物质经核转录因子 SREBP-1、ACC1、FAS 等作用从头合成脂肪酸、甘油三酯的过程。肝脏的脂肪氧化分解包括线粒体、过氧化物酶体和微粒体的脂肪氧化分解。脂质分泌是肝细胞内的脂肪酸、甘油三酯等脂质在微粒体甘油三酯转移蛋白、胆固醇转移蛋白等作用下形成极低密度脂蛋白并分泌到血液循环。

FFA 经肝脏代谢后导致血葡萄糖、甘油三酯、低密度脂蛋白、极低密度脂蛋白升高，促进炎症反应和氧化应激，诱导促进巨噬细胞浸润。巨噬细胞的激活将导致炎症相关基因如诱导型一氧化氮合酶（inducible nitric oxide synthase，iNOS）和环氧合酶的表达，同时分泌促炎细胞因子，诱导炎症的发生，后者进一步通过 NF-κB 和 κB 激酶抑制因子等信号转导通路影响 IR 的发生，正是这些细胞因子和趋化因子水平增加导致了全身慢性低度炎症。

肝脏也是胆固醇代谢的主要场所。脂酰辅酶 A：胆固醇酰基转移酶（acyl-CoA：cholesterol acyltransferase，ACAT）位于细胞内质网上，催化长链脂肪酰辅酶 A 和胆固醇共价结合形成胆固醇酯。从而促进食物中胆固醇吸收，参与肝中脂蛋白装配和分泌，维持细胞内胆固醇代谢平衡。

总之，NAFLD 主要与肝脂代谢相关。肝脏的脂肪摄入增加，脂肪从头合成和脂质转化增加、脂肪氧化和分泌减少等单一项作用或多项共同作用，均可导致肝组织的脂肪含量增加，即形成脂肪肝。之后，在氧化应激、炎症等刺激下，进一步发展成 NASH，最后发展成肝纤维化和肝硬化。对 NAFLD 的治疗应及早逆转脂质堆积、改善微循环，避免 NASH 进一步发展成难以逆转的肝纤维化、肝硬化。

第四节　骨骼肌组织与代谢综合征

一、骨骼肌的内分泌功能

近年来的研究发现，骨骼肌不仅是接受神经和体液调节的运动器官，也是一种重要的内分泌器官，能够表达、合成和分泌多种生物信号分子。鉴于全身骨骼的重量约占人体体重的40%，所以，骨骼肌是人体最大的分泌器官。骨骼肌分泌的活性物质以旁分泌和/或自分泌方式调节骨骼肌的生长、代谢和运动功能；甚至以血液循环内分泌的方式调节机体远隔器官组织的功能。骨骼肌生成和分泌的活性物质在运动系统疾病和心血管病、2 型糖尿病、肿瘤、骨质疏松等全身性疾病的发病中具有重要的作用。这些骨骼肌因子具有一定的对抗脂肪组织分泌的促炎因子和脂肪细胞因子诱导全代谢综合征的作用，从而形成了机体能量代谢的平衡。

（一）对骨骼肌自身的调节作用

生理剂量的 IL-6 对机体糖代谢的影响不显著。骨骼肌收缩时，肌糖原含量下降诱导了 IL-6 表达上调，而 IL-6 的表达上调可促进肌肉的胰岛素诱导的葡萄糖摄取。机体70% 以上的胰岛素诱导的糖摄取在骨骼肌完成，因此骨骼肌摄取糖的能力直接影响到机体对胰岛素的反应性。骨骼肌对糖的摄取受多种因素调节，除了骨骼肌分泌的因子 IL-6 表达上调以外，胰岛素、糖皮质激素等也可促进肌葡萄糖的摄取。此外，IL-6 还可抑制 TNF-α，改善骨骼肌的胰岛素抵抗。可见，骨骼肌的内分泌作用，对运动时骨骼肌自身的糖摄取有着重要的调节作用。

骨骼肌源的 IL-6 还是一种强大的促脂肪分解因子。骨骼肌源的细胞因子 IL-6、BDNF（brain-derived neurotrophic factor）通过激活 AMPK 途径而增加骨骼肌的脂肪酸 β 氧化，从而增加了骨骼肌的能源脂肪酸的利用。而骨骼肌合成和分泌的血管紧张素 Ⅱ（angiotensin Ⅱ，Ang Ⅱ）则具有抑制脂肪分解的作用。

肌肉抑制素（myostatin）是骨骼肌特异分泌的肌肉增长的负调节因子。在艾滋病、肿瘤等状况时，其表达和水平均升高，而在运动诱导的骨骼肌肥大时，肌肉抑制素的表达则显著下调。Myostatin 也可以被肝细胞分泌的 follistatin 所抑制。同时，骨骼肌还合成和分泌 LIF、IL-4、IL-6、IL-7、IL-15 以及 Ang Ⅱ 等促进肌肉增生的肌肉因子，具有促进骨骼肌肥大、增殖和增强肌力的作用。骨骼肌自身分泌的这些促肌肉增殖因子与 myostatin 的平衡决定了骨骼肌生长状态。此外，IL-8 还具有促进血管再生（angiogenesisi）的作用。

运动促进骨骼肌释放胰岛素样生长因子 1（insulin-like growth factors，IGF-1）。肌源性 IGF-1 可通过 Akt/mTOR（雷帕霉素靶蛋白）通路和 CaN-NFAT（钙调神经磷酸酶-T-淋巴细胞核因子）通路促进肌肉的生长，是体内重要的调节肌肉生长的细胞因子。

（二）对其他组织的调节作用

骨骼肌还可以分泌许多肌肉细胞因子进入血液循环，从而调节骨、脂肪脂质、肝脏、胰腺以及血管的生长和功能。骨骼肌分泌的 IGF-1、FGF-2（fibroblast growth factor 2）可促进骨的生长。骨骼肌分泌的 follistatin-related protein 1 可直接作用于血管内皮，改善血管内皮的功能，促进血管再生。骨骼肌分泌的 IL-6 具有改善全身糖脂代谢的作用，其作用于胰腺可加强 GLP-1 介导的胰岛素分泌功能；作用于肝脏、脂肪，可增加 AMPK 介导的脂质氧化和胰岛素介导的葡萄糖摄取。骨骼肌分泌的 irisin、BDNF 进入脂肪细胞，促进脂质的氧化分解。

成纤维细胞生长因子家族（fibroblast growth factors，FGFs）是一类由高度同源性氨基酸序列编码的多肽，现已发现 23 种亚型，分别具有调节内分泌、刺激新生血管形成、促进胚胎组织发育分化、促进细胞有丝分裂组织再生、参与创伤愈合等多种生理作用。其中，FGF21 由 210 个氨基酸组成，在疏水端具有一个大约 30 个氨基酸形成的信号肽序列。内源性 FGF21 基因表达水平受 PPARα 与 PPARγ 的影响。FGF21 具有独立的类胰岛素作用，可改善葡萄糖代谢，控制血糖水平；与脂肪的利用、消耗及转运有密切关系，是参与脂肪代谢的关键因子。FGF21 主要由骨骼肌、肝脏和脂肪分泌。

脂蛋白脂酶（lipoprotein lipase，LPL）是 TG 降解的限速酶，催化与蛋白质相联的 TG 的水解作用，使动物机体内甘油三酯降解为甘油和游离脂肪酸。脂肪在体内主要以 TG 的形式沉积，其运输是在血液中进行的，除游离脂肪酸是与血浆清蛋白结合形成可溶性复合物运输外，其余都是以脂蛋白的形式运输。LPL 是脂质代谢和转运中的关键酶，参与各种脂蛋白的代谢并对其进行调控，其活性的高低与体内脂肪蓄积程度正相关。此外，LPL 也调节肌肉和脂肪 TG 的分配，也是决定脂肪细胞大小的重要因素。骨骼肌细胞、脂肪细胞、心肌细胞和巨噬细胞等组织细胞均能够合成与分泌 LPL。

二、骨骼肌的脂质异位堆积

骨骼肌的脂质按其分布的部位分为筋膜下脂肪、肌间隙脂肪和肌细胞内脂质。骨骼肌脂质分布与含量异常，即骨骼肌异位脂肪的过多沉积（主要是沉积于肌间隙与肌细胞内的脂肪），被认为是发生胰岛素抵抗的关键因素之一。

FFA 是经脂肪转运蛋白通过肌肉细胞膜进入肌肉细胞的。已知的脂肪转运蛋白有 3 种FABPpm、FAT/CD36、FATP。当肌肉收缩时 FAT/CD36 蛋白从细胞内池急剧地向肌膜运动。肌肉细胞内的脂肪酸跨线粒体膜的运转是通过 CPT 复合物实现的。CPT 复合物由 CPT-1、CPTT 和 CPT-2 组成，在辅助长链脂肪酸通过线粒体膜进行 β 氧化过程中起着重要的调节作用。CPT-1 催化长链脂肪酸 β 氧化是主要的限速步骤，CPT-1 位于线粒体外膜，催化长链脂酰 CoA 转移到肉碱上形成酰基肉碱，酰基肉碱穿过线粒体内膜进入线粒体基质，酯酰CoA 在线粒体基质中重新再合成，并进入 β 氧化。CPT-1 有 3 种亚型：主要在肝脏表达的CPT-1α、主要在骨骼肌表达的 CPT-1β、主要在脑表达的 CPT-1γ。骨骼肌细胞内的脂肪酸，转变为长链酯酰 CoA，通过 CPT-1β 转运进入线粒体，进入 β 氧化供能，使脂肪能成为骨骼肌利用的能源。CPT-1β 的活性受脂肪酸氧化的第一步中间产物丙二酰-CoA 的抑制。

骨骼肌脂肪酸摄入过多和线粒体氧化减少，可能是骨骼肌脂肪堆积的主要原因。过多的脂肪酸酯化后储存于骨骼肌或动员一些小分子干预正常的细胞信号转导，尤其是对胰岛素介导的信号转导的影响可能导致糖代谢紊乱。

全身葡萄糖代谢的主要场所是骨骼肌。在基础状态下全身葡萄糖利用的 20% 由骨骼肌完成；高胰岛素刺激下全身葡萄糖利用的 75% 由骨骼肌完成。胰岛素和肌肉收缩是调节骨骼肌糖代谢的主要生理因素，且两者的作用有协同性。骨骼肌是胰岛素刺激葡萄糖摄取的主要靶组织。肌肉收缩使 ATP 降低，组织 AMP 浓度升高，AMP/ATP 比值升高，激活 AMPK。肌肉收缩增加细胞内钙离子浓度，激活钙调磷酸酶和钙调蛋白激酶。运动可以分别激活 AMPK、钙调蛋白激酶、一氧化氮（NO）等信号途径，从而增加 GLUT4 从细胞内到细胞膜的转位，增加糖的利用。运动提高骨骼肌对胰岛素的敏感性，促进肌细胞对葡萄糖的运输，增加糖的吸收和利用，调节血糖平衡。而在胰岛素抵抗状态下，骨骼肌葡萄糖摄取能力显著降低。

骨骼肌中脂肪的代谢受其糖酵解水平的控制。肌肉中糖酵解速率增加相关的某些信号导致了脂肪利用的减少，有氧运动强度增大时，糖利用增加，同时会伴随着脂肪利用下降。生长素在骨骼肌能促进甘油三酯的分解，瘦素促进骨骼肌脂肪酸氧化，骨骼肌源的 IL-6 促进骨骼肌脂肪分解。反之，TNF-α、Ang II 对骨骼肌脂肪的异位沉积具有促进作用。可见，在骨骼肌存在一个调节骨骼肌脂质代谢的平衡体系，纠正和维持这个体系的动态平衡，可能会成为治疗代谢综合征的新途径。

（叶　菲）

参 考 文 献

1. Bente K. Pedersen, Mark A. Febbraio. Muscles, exercise and obesity: skeletal muscle as a secretory organ. Nature reviews Endocrinology. advance online publication 3 April 2012; doi: 10. 1038/nrendo. 2012. 49.

2. Donald A. McClain, Mark Hazel, Glendon Parker, et al. Adipocytes with increased hexosamine flux exhibit insulin resistance, increased glucose uptake, and increased synthesis and storage of lipid. Am J Physiol Endocrinol Metab. 2005, 288: E973 – E979.

3. Gerald W. Hart, Michael P. Housley, Chad Slawson. Cycling of O-linked β-N-acetylglucosamine on nucleocytoplasmic proteins. Nature. 2007, 446 (26): 2017 – 2022.

4. Jung Sub Lim, Michele Mietus-Snyder, Annie Valente, et al. The role of fructose in the pathogenesis of NAFLD and the metabolic syndrome. Nat Rev Gastroenterol Hepatol. 2010, 7: 251 – 264.

5. Harmeet Malhi, Gregory J. Gores. Molecular Mechanisms of Lipotoxicity in Nonalcoholic Fatty Liver Disease. Semin Liver Dis. 2008, 28 (4): 360 – 369.

6. Parvez Hossain, Bisher Kawar, Meguid El Nahas. Obesity and Diabetes in the Developing World-A Growing Challenge. N Engl J Med. 2007, 356: 213 – 215.

7. Theodore O. Johnson, Jacques Ermolieff, Michael R. Jirousek. Protein tyrosine phosphatase1b inhibitors for diabetes. Nature Reviews, 2002, 1: 696 – 709.

8. Undurti N Das. Metabolic syndrome is a low-grade systemic inflammatory condition. Expert Rev Endocrinol Metab. 2010, 5 (4): 577 – 592.

9. Yihai Cao. Adipose tissue angiogenesis as a therapeutic target for obesity and metabolic diseases. Nature Review Drug Discovery. 2010, 9: 107 – 115.

10. 纪立农. 国际糖尿病联盟代谢综合征全球共识定义解读. 中华糖尿病杂志. 2005, 13: 175 – 177.

11. 李娟，叶菲. 非酒精性脂肪肝病发病机制的研究进展. 国际药学研究杂志. 2011，38（5）：341－343.

12. 刘耕陶 主编. 当代药理学. 第二版. 北京：中国协和医科大学出版社，2008，893－908.

13. 袁虎，吴国亭. AMP 活化蛋白激酶研究进展. 国际内分泌代谢杂志. 2010，30（增刊）：25－28.

14. 中华医学会肝脏病学分会脂肪肝和酒精肝病学组. 非酒精性脂肪性肝病诊疗指南. 胃肠病学. 2010，15（11）：676－680.

15. 朱惠娟，金自孟. 减重药物的现状及进展. 中国医学科学院学报. 2010，33：243－247.

第七章 基于蛋白酪氨酸激酶受体及细胞内信号 转导通路为靶点的抗肿瘤新药研究

许多肿瘤中可见到不同的蛋白酪氨酸激酶受体高表达，如上皮细胞来源的肿瘤中常见表皮生长因子受体家族受体的高表达，脑胶质瘤中常见血小板衍生的生长因子受体家族受体的高表达，血液细胞肿瘤中常见胰岛素样生长因子受体家族受体的高表达等。这些受体的高表达或生长因子的过度表达均可导致受体的过度激活，从而导致其下游信号途径的激活，最终导致细胞的转化、异常增殖和抗凋亡，与肿瘤的发生、发展密切相关。已有的研究表明，超过50%的原癌基因和癌基因产物都具有酪氨酸蛋白激酶活性，它们的异常表达将导致细胞增殖调节发生紊乱，进而导致肿瘤发生。此外，酪氨酸蛋白激酶的异常表达还与肿瘤的侵袭和转移、肿瘤新生血管生成、肿瘤耐药等密切相关。因此，以蛋白酪氨酸激酶及细胞内信号转导通路为靶点进行药物研发已成为国际上抗肿瘤药物研究的热点。

第一节 蛋白酪氨酸激酶

蛋白酪氨酸激酶（protein tyrosine kinase，PTK）是一组催化蛋白质酪氨酸残基磷酸化酶，通过底物蛋白中酪氨酸残基磷酸化，从而激活各种底物酶，通过一系列反应影响细胞的生长、增殖和分化。蛋白酪氨酸激酶功能的失调则会引起生物体内一系列疾病。目前至少已有近60种分属20个家族的受体酪氨酸激酶被识别。所有受体酪氨酸激酶都属于 I 型膜蛋白，其分子具有相似的拓扑结构：糖基化的胞外配体结合区，疏水的单次跨膜区，以及胞外的酪氨酸激酶催化结构域及调控序列。PTK 可分为受体型及非受体型两种。

一、受体型 PTK

具 PTK 活性的生长因子受体是一类重要的受体，它们在调节细胞的生长和分化中起非常重要的作用。近年来在研究生长因子受体信号转导方面已取得相当进展。生长因子受体的特点是当配体与受体结合后，受体自身的酪氨酸残基被磷酸化，而这些磷酸化的酪氨酸残基为胞质内信号分子提供高度选择性结合位点。这些信号分子介导细胞对生长因子的多种生理效应。

（一）生长因子受体的类型

大多数细胞生长因子受体都含有酪氨酸蛋白激酶的肽链序列，因此这类受体通称为酪氨酸蛋白激酶受体（图7-1-1）。这些受体具有极为相似的结构，细胞外的一段糖基化肽链，是与配体结合的部位，中间是疏水性的跨膜区，胞内的一段为具有酪氨酸蛋白激酶活性的膜内区。根据肽链序列的相似性和其他一些结构上的特点，这些受体被分成几个家族。第

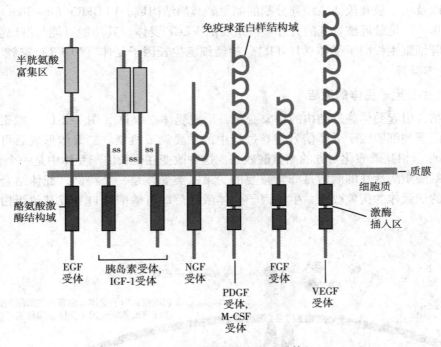

图 7-1-1 酪氨酸蛋白激酶受体

EGF：epiderma growth factor，表皮细胞生成因子；IGF-1：insulin-like growth factor-1，胰岛素样生长因子-1；NGF：nerve growth factor，神经生长因子；PDGF：platelet-derived growth factor，血小板衍生的生长因子；M-CSF：macrophage colony stimulating factor，巨噬细胞集落刺激因子；FGF：fibroblast growth factor，成纤维细胞生长因子；VEGF：vescular endothelial growth factor，血管内皮细胞生长因子

一类以表皮生长因子受体（EGFR）家族为代表，包括 EGFR（ErbB-1）、Her2-neu（ErbB-2）、Her3（ErbB-3）和 Her4（ErbB-4），其结构特点为单一肽链，胞外区有两个半胱氨酸富集区，EGFR 高表达的肿瘤细胞侵袭性强、易转移、疗效差、预后不佳。第二类以胰岛素受体家族为代表，包括胰岛素受体、胰岛素样生长因子受体（IGFR）、胰岛素相关受体（IRR）等，这类受体以二硫键将亚单位结合成四聚体 α2β2，α 亚单位的胞外区均有一个半胱氨酸富集区，而 β 亚单位的胞内区含有同 EGFR 同样的 PTK 功能区，这类受体在血液病细胞中常见高表达。第三类以血小板衍生的生长因子受体（PDGFR）家族为代表，包括 PDGFR-α、PDGFR-β、CSF1R、c-kit 等，胞外结构中含有 5 个免疫球蛋白重复序列，在头颈部肿瘤和血液病细胞中呈高表达。第四类以成纤维细胞生长因子受体（FGFR）家族为代表，包括 FGFR1-4 和角化细胞生长因子等，胞外结构含 3 个免疫球蛋白重复序列，它们在血管生成中起重要作用。第三、四类受体的胞内 PTK 区被一段亲水序列插入所分隔。第五类为血管内皮细胞生长因子受体（VEGFR），包括 VEGFR1、VEGFR2 和 VEGFR3，在血管

生成过程中起关键作用，均具有相似的结构特征——胞外有 7 个免疫球蛋白样结构域，一个跨膜区以及一个被几段插入序列分割的酪氨酸激酶结构域。VEGFR3（fms-like tyrosine kinase 4，Flk-4）是最近被发现的另外一类重要的 VEGF 受体，其功能可能与淋巴生成相关。此外还有肝细胞生长因子受体（HGFR）、神经细胞生长因子受体（NGFR）家族、fibronectin Ⅲ型受体类等。

（二）生长因子受体的激活

配体结合引起受体胞外结构的构象变化，形成受体二聚体（图 7-2-1）。二聚体形成是许多生长因子和细胞因子受体信号传导过程中的重要调节机制。二聚体形成后可激活自身的 PTK 活性，相互磷酸化对方的酪氨酸残基。这种改变在生长因子受体中是一个普遍现象，对受体酪氨酸激酶活性的激活是非常重要的。第二类受体是一个特例，配体结合可引起二硫键连结的四聚体的构象改变。生长因子受体激活后即可磷酸化自身或其他蛋白的酪氨酸残基。

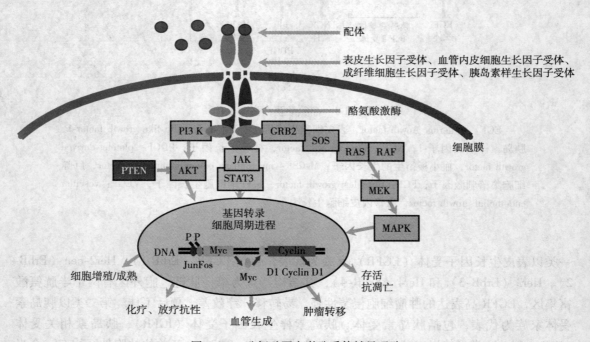

图 7-2-1　酪氨酸蛋白激酶受体转导通路

PTEN：phosphate and tension homology deleted on chromsome ten；PI3K：phosphoinositide 3-kinase，磷脂酰肌醇 3-激酶；AKT：protein kinase B，蛋白激酶 B；JAK：Janus kinase，Janus 激酶；STAT3：signal transducer and activator of transcription 3；GRB2：human growth factor receptov bound protein 2，生长因子受体联结蛋白 2；SOS：son of sevenless；RAS：rat sarcoma oncogene；RAF：rapidly accelerated fibrosarcoma；MEK：mitogen extracellular kinase，细胞外促有丝分裂蛋白；MAPK：mitogen-activated protein kinase，丝裂原活化的蛋白激酶

受体的 PTK 活性区在所有生长因子受体中都是相当保守的，均有一个 Gly-X-Gly-X-X-Gly-X 区，起部分 ATP 结合位点的作用。如果取代 ATP 结合区中的 Lys 将会使受体 PTK 活性丧失。例如去除 PTK 活性的 EGFR 不能刺激 Ca^{2+} 内流、磷酸肌醇产生、Na^+/H^+ 交换、某些基因的表达、S6 核糖体蛋白磷酸化、DNA 合成以及细胞转化等，说明受体的 PTK 活性与受体控制生理效应的信号传递密切相关，并且是通过 PTK 磷酸化底物所介导的。受体的 C 末端位于胞质内，是异质性最明显的部分，含有一些可被自身磷酸化的酪氨酸残基。在各种类型的生长因子受体中，酪氨酸残基是相对保守的，生长因子受体的自身磷酸化，起着一种分子开关的作用，提供结合位点。胞质中其他蛋白分子通过一段特殊结构（如 SH2 区、SH3 区和 PH 区）选择性地与生长因子受体结合，这种结合是特异性的，而且是高亲和力的。

（三）SH2、SH3 和 PH 结构

SH2 是 Src 同源区（Src homology）的简称，约 100 个氨基酸，已发现胞质中许多与信号传递有关的蛋白分子均含有这种结构，能与含磷酸化酪氨酸的蛋白质发生不同亲和力的结合。含 SH2 结构的蛋白一部分本身具有酶活性如 ras-GAP、PLC 等，另一部分不具有酶活性但起换能器的作用，将其他蛋白分子偶联于生长因子受体，如 GRB2/SEM5、PI3K 等。后一类蛋白通常含有多个 SH2 和/或 SH3 区结构。SH2 区中 FLVRES 序列是与 RTK 识别和结合的关键序列。另外紧邻磷酸化的酪氨酸的 C 末端的三个氨基酸残基是决定 SH2 特异识别的关键。通常含 SH2 区的蛋白还具有另一约 50 个氨基酸的 SH3 区结构。SH3 区在介导蛋白质定位方面起重要作用，可能与调控 ras 等小 G 蛋白的功能有关。去除 Src 蛋白中的 SH3 区可激活 Src 的转化活性，提示 SH3 具有负性调节的功能。目前认为，SH2 和 SH3 区在蛋白–蛋白相互作用中扮演重要的角色。PH 区约 100 个氨基酸长，存在于许多信号蛋白及细胞骨架蛋白结构中。尽管它的存在提示 PH 区在蛋白–蛋白相互作用中可能起重要作用，但其确切功能目前尚不清楚。

据近年的研究表明，大部分生长因子受体（包括一些细胞因子受体）被激活时，均以生长因子受体的模式发挥作用，即：生长因子结合受体–受体二聚体化–受体自身酪氨酸残基磷酸化–与含 SH2 结构（或同时含 SH3 结构）的胞质蛋白结合–激活下游信号分子。

二、非受体型 PTK

非受体型酪氨酸激酶家族主要有九大家族：SRC、ABL、JAK、CSK、FAK、FEK、FRK、TEC、SYK。它们在信号转导过程中起着重要的作用，近年来发现 32 个胞质内的蛋白酪氨酸激酶近一半与人类肿瘤密切相关。

以 SRC 家族为代表，还有许多正在发现的蛋白。

近年研究发现，许多细胞因子的受体其胞内部分缺少 PTK 特征结构，因此本身并无 PTK 的活性，但在其激活过程中，可引起许多胞质蛋白包括受体本身的酪氨酸残基被磷酸化，并以此方式传导信号。由此而发现胞质内存在一些非受体型 PTK，其中 JAK 家族激酶即为其中重要一员。JAK 家族至少包括 3 个成员，JAK1、JAK2 和 Tyk2。JAK 蛋白结构中具有 7 段高度保守区域（JH），JH1 是激酶区，位于 C 末端。紧挨 JH1 的 JH2 区为激酶相关

区，其结构与激酶区相似，但功能不详。此外 JAK 蛋白结构中无明显 SH2、SH3 和跨膜区。

ABL 家族中的 c-Abl 蛋白是有酪氨酸激酶活性的复合物，含有 Sh3、SH2、PTK、DNA 结合域、肌动蛋白结合结构域等，有抑制细胞生长的作用。费城染色体（Philadelphia chromosome，Ph）是迄今发现的首例染色体异常与特殊类型的白血病密切相关。Bcr-Abl 融合蛋白在慢性髓样白血病（CML）患者体内普遍表达。Bcr-Abl 融合蛋白对 CML 的恶性转化起到关键性的作用。与 Abl 蛋白酪氨酸激酶相比，P210 Bcr-Abl 的激酶活性大大增强，主要是自身磷酸化水平显著提高。

第二节　酪氨酸蛋白激酶受体转导通路

配体如 EGF、VEGF、FGF、IGF 等与受体结合促发受体的同源或异源二聚体的形成，从而激活下游的信号分子。酪氨酸蛋白激酶受体激活的主要信号途径是 Ras→MAPK、PI3K/AKT 和 STAT 信号途径。配体与受体结合，激活受体使其酪氨酸蛋白激酶发生自身磷酸化，磷酸化的受体才能与下游的接头蛋白如 Grb2 的 SH2 结构域结合，Grb2 的 SH3 结构域与下游的 G 蛋白交换因子（如 SOS）结合，SOS 与 Ras 结合，将 Ras 从胞质中召集至胞膜，从而使 Ras 激活。Ras 激活 Raf，依次激活 MEKK、MEK、MAPK 等。另外，磷酸化的受体能与 PLCγ 结合，依次激活 PI3K、AKT 等信号途径；受体酪氨酸蛋白激酶还可以通过 Ras 偶联激活 PI3K/AKT 信号途径。磷酸化的受体激活 JAK→STAT3 信号途径。MAPK 激活的动力学对于细胞增殖和分化是很关键的，PI3K/AKT 信号途径的激活促进细胞的生存、抵抗细胞凋亡。

VEGF-R2 的活化是通过配体刺激的受体二聚化启动的。VEGF 与 VEGF-R2 结合后，引起 VEGF-R2 二聚化，胞内区自身磷酸化，将信号传至胞内。在 VEGF-R2 的胞内区有 6 个磷酸化位点：Tyr951 和 Tyr996 位于激酶插入区；Tyr1054 和 Tyr1059 位于激酶区；Tyr1175 和 Tyr1214 位于 C 端区。在以上几个磷酸化位点中，多数位点的功能还不明确，Tyr951 可能与下游的 VEGF 相关蛋白的内 SH2 结构域相关；Tyr1175 则是 PLC-γ 的结合位点。活化的 VEGF-R2 进一步引起下游一系列与细胞增殖、迁移、逃避凋亡相关的蛋白质的磷酸化。原代内皮细胞在受到 VEGF 刺激后，许多信号转导分子被激活或修饰。它们包括 PI3K、PLC-γ、Src 家族酪氨酸激酶、Ras GAP、Nck、FAK、Akt/PKB、PKC、Rat-1、MEK、ERK 和 p38 MAPK。目前已知，ERK1/2 与 P3IK 信号转导通路在 VEGF-VEGF-R 信号传导中发挥关键的作用。磷酸化的 VEGF-R2 通过激活 MAPK 通路而促进内皮细胞有丝分裂已被许多学者证实。有实验证明，VEGF-R2 并不像其他酪氨酸激酶，如成纤维细胞生长因子受体（fibroblast growth factorreceptor，FGFR）、血小板源性生长因子受体（platelet-derived growth faetor receptor，PDGFR）是通过 Ras-MAPK 旁路，而是通过蛋白磷酯酶 C（PLC-γ）-蛋白激酶 C（protein kinase C，PKC）-Raf-MEK-MAPK 旁路促进内皮细胞增殖的。

第三节 基于酪氨酸蛋白激酶及其受体为靶点的抗肿瘤新药研究

蛋白酪氨酸激酶是一类具有酪氨酸激酶活性的蛋白质，主要分布在细胞膜，可分为受体型和非受体型，其功能都是催化 ATP 的磷酸基团转移到下游蛋白的酪氨酸（Tyr）残基，使其发生磷酸化。蛋白酪氨酸激酶是一个庞大的体系，目前已经发现了 100 多种酪氨酸激酶，分属 20 多个受体酪氨酸激酶家族和 10 个非受体酪氨酸激酶家族。蛋白酪氨酸激酶在细胞信号转导通路中占据十分重要的地位，调节细胞的生长、分化等一系列生理生化过程。酪氨酸激酶的功能与肿瘤的发生发展密切相关，有超过 50% 的原癌基因和癌基因产物都是酪氨酸激酶，其异常表达通常会导致细胞增殖调节发生紊乱，致使肿瘤发生与发展。此外，酪氨酸激酶的异常表达还与肿瘤的侵袭转移、肿瘤新生血管生成以及肿瘤的化疗耐药密切相关。

基于近年来在基因组学、分子生物学以及细胞生物学等学科取得的重大进展，越来越多的酪氨酸激酶被认为有望成为抗肿瘤分子靶点。目前有超过 20 个分属不同家族的受体和非受体酪氨酸激酶被作为靶标进行抗肿瘤药物筛选，包括表皮生长因子受体（epidermal growth factor receptor，EGFR）、血管内皮细胞生长因子受体（vascular endothelial growth factor receptor，VEGFR）、血小板衍生生长因子受体（platelet-derived growth factor receptor，PDGFR）、成纤维细胞生长因子受体（fibroblast growth factor receptor，FGFR）、胰岛素受体（insulin receptor，InsR）、Abl、Src 等。

一、单靶点酪氨酸激酶抑制剂

首个上市的小分子酪氨酸激酶抑制剂，也是首个抗肿瘤治疗的小分子靶向药物是特异靶向 Bcr-Abl 的 gleevec（甲磺酸伊马替尼，imatinib；商品名：Gleevec，格列卫），这是一个具有"里程碑"意义的分子靶向抗肿瘤药物，由诺华（Norvatis）公司研制，于 2001 年批准上市，已先后被美国 FDA（Food and Drug Administration）批准用于慢性髓细胞性白血病（chronic myelogenous leukemia，CML）和胃肠道基质细胞瘤（gastrointestinal stroma tumors，GIST）的治疗。在所有 CML 患者中，有约 95% 患者体内有一种异常的"费城染色体"，它由 9 号和 22 号染色体长臂末端易位形成，表达 BCR-ABL 融合蛋白，其翻译产物酪氨酸激酶 p210 活性异常高。Gleevec 能特异地与费城染色体融合基因产物 BCR-ABL 的三磷酸腺苷（ATP）位点结合，对慢性髓细胞性白血病（CML，Ph$^+$）近期疗效很好，可使 98% 的 CML 患者获得血液学缓解，但因其不能清除 CML 肿瘤干细胞，因此停止治疗后肿瘤常常复发；另外，Gleevec 对急性淋巴细胞性白血病（ALL，Ph$^+$）和胃肠道基质细胞瘤（GIST）也有较好的疗效。

吉非替尼（gefitinib，商品名：Iressa，易瑞沙）是首个上市的用于实体肿瘤治疗的口服小分子 EGFR 酪氨酸激酶抑制剂。由阿斯利康公司（Astra Zeneca）研制，于 2003 年被美国 FDA 批准治疗对标准含铂类和紫杉醇方案耐药的非小细胞肺癌（non-small cell lung cancer，

NSCLC），它明显抑制 EGFR 跨膜细胞表面受体上酪氨酸激酶的自身磷酸化，抑制细胞增殖，促进凋亡，也能抑制肿瘤新生血管的形成。研究表明，其对亚洲非吸烟女性肺腺癌疗效更好，也可用于其他肿瘤，如结直肠癌、头颈部癌、前列腺癌等治疗。吉非替尼耐受性较好，常见不良反应有恶心、腹泻、厌食、痤疮样皮疹等，还可引起间质性肺炎，发生率在 1% 左右，约 1/3 为致命性，以往接受放、化疗者更易发生。

厄洛替尼（erlotinib，商品名：Tarceva，特罗凯）也是一种新型的低分子量的喹唑啉类 EGFR 酪氨酸激酶抑制剂，由罗氏公司（Roche）研制，2004 年上市，其作用机制与吉非替尼基本相同，选择性抑制 EGFR 酪氨酸激酶活性及细胞内磷酸化过程，从而抑制下游信号转导通路，抑制血管生成、细胞增殖作用，阻断肿瘤细胞生长。厄洛替尼可显著延长 NSCLC 患者生存期，单药治疗可使患者平均生存期延长 2 个月左右，是第一个能延长晚期 NSCLC 生存期的 EGFR 靶向药物。此外，厄洛替尼也可用于胰腺癌、原发性脑胶质瘤和其他脑肿瘤的治疗。其主要不良反应为皮疹，且皮疹可以预示厄洛替尼有效性持续的时间。

二、双靶点酪氨酸激酶抑制剂

拉帕替尼（lapatinib，商品名：Tykerb）是葛兰素史克公司（GlaxoSmithKline）研发的针对 ErbB1（EGFR）和 ErbB2（Her2）的双靶点酪氨酸激酶抑制剂，于 2007 年 FDA 批准上市，与抗癌药物卡培他滨联合用于晚期 Her2 阳性乳腺癌的治疗，常见的不良反应为皮疹和腹泻。

Gleevec 在临床应用中遇到的最大问题是容易产生耐药，而由百时美施贵宝公司（Bristol-Myers Squibb）研发的第二代靶向 Abl 和 Src 激酶的双重抑制剂达沙替尼（dasatinib）对大部分 gleevec 耐药的肿瘤都有效。达沙替尼（dasatinib，商品名：Sprycel）于 2006 年 6 月由 FDA 批准上市，其与 ABL 的结合方式与 gleevec 不同，对构象的要求并不严格，对除 T315I 突变株的其他 gleevec 耐药突变细胞株都有活性。另外，dasatinib 还可以与 Src 家族激酶结合从而抑制其活性，用于治疗对其他治疗耐药或不能耐受的成人慢性髓细胞白血病和费城染色体阳性的急性淋巴母细胞白血病的二线用药。

三、多靶点酪氨酸激酶抑制剂

除了上述几个较有代表性的小分子酪氨酸激酶抑制剂外，从 1998 年至今，已有众多小分子酪氨酸激酶抑制剂先后上市，100 多个药物正在进行临床研究，展现了良好的治疗前景。但临床实践表明，单一靶点和双靶点的小分子类药物治疗范围较窄，且易产生耐药性。因此，分子靶向抗肿瘤药物治疗又提出另一个挑战性概念：多靶点酪氨酸激酶抑制（multiple targeted tyrosine kinase inhibition）的策略。多靶点药物可以通过抑制多个信号通路或一条通路中的多个分子而达到协同治疗，克服耐药的双重作用。迄今为止，这一概念已经获得了令人信服的临床证据。

舒尼替尼（sunitinib，商品名：Sutent，索坦）是辉瑞公司（Pfizer）开发的同时靶向 VEGFR、PDGFR、c-KIT、FLT3 和 RET 等多种酪氨酸激酶的小分子抑制剂。于 2006 年被 FDA 批准用于肾癌和 gleevec 耐药的进展期胃肠道基质细胞瘤治疗。常见的不良反应为全身反应（如乏力、虚弱）、胃肠道反应（如恶心、消化不良、腹泻或口腔黏膜炎）、血液学反应（中性粒细胞减少、血小板减少）以及皮肤反应（如皮炎、皮肤脱色或毛发褪色）。此外，研究也发现，Sutent 对有酪氨酸激酶突变的血液系统肿瘤患者也有较好的疗效，与 RAD001（rapamycin 类似物）联用，可增强 Sutent 抑制白血病细胞复制的作用，有望用于白血病及淋巴瘤的治疗。

　　索拉非尼（sorafenib，商品名：Nexavar）是德国拜耳公司（Bayer）开发的一种新型小分子口服多靶点激酶抑制剂，于 2005 年被 FDA 快速批准用于晚期肾癌的治疗，2006 年 9 月在中国上市，2008 年 5 月中国 SFDA（State Food and Drug Administration）批准用于晚期肝癌的治疗。这是美国 FDA 10 年来批准的第一个治疗肾癌的药物。它一方面能够通过抑制 RAF/MEK/ERK 信号传导通路直接抑制肿瘤生长；另一方面能够通过抑制 VEGFR 和 PDG-FR 而阻断肿瘤新生血管的形成，间接地抑制肿瘤细胞的生长。索拉非尼最常见的不良反应包括手足综合征、疲乏、腹泻、皮疹、高血压、脱发、瘙痒和恶心、食欲不振。此外，临床研究初步结果表明，索拉非尼对黑色素瘤、非小细胞肺癌（NSCLC）等实体瘤有潜在的抗肿瘤效应。目前索拉非尼治疗黑色素瘤的Ⅲ期临床试验正在进行之中。在我国已批准用于晚期肾癌和肝癌的治疗。

　　范得他尼（vandetanib，zactima，ZD6474）是阿斯利康公司（AstraZeneca）研制的另一种同时抑制 EGFR、VEGFR、RET 小分子酪氨酸激酶抑制剂，也可选择性地抑制其他的酪氨酸激酶，以及丝氨酸/苏氨酸激酶，于 2006 年被美国 FDA 批准用于甲状腺癌的治疗。Ⅰ期临床研究显示剂量限制性毒性为腹泻、高血压和皮疹。常见的毒副作用是腹泻、皮疹、恶心、呕吐以及无症状的 QT 间期延长。另外，研究表明，其对非小细胞肺癌、晚期乳腺癌、晚期多发性骨髓瘤也有较好的疗效。

　　帕唑替尼（pazopanib，votrient）由葛兰素史克公司（Glaxo Smith Kline）研发，2009 年获 FDA 批准用于晚期肾癌治疗的一种小分子多靶点酪氨酸激酶抑制剂。它能够抑制包括 VEGFR、PDGFR 和 KIT 在内的多种酪氨酸激酶。不良反应主要包括腹泻、恶心、呕吐、高血压以及发色改变等，严重的可以引起致死性肝毒性，故治疗前及治疗期间应监测肝功能。

　　阿西替尼（axitinib）是辉瑞公司（Pfizer）研发的一种口服选择性 VEGFR1/2/3 和 PDGFRβ 抑制剂。临床前实验显示，其抑制酪氨酸激酶作用是可逆的。Ⅰ期临床研究显示，其不良反应有高血压和口腔炎、腹泻、恶心和疲乏。Ⅱ期临床研究提示其对转移性肾细胞癌患者有效，对常规化疗耐药的晚期肾癌患者有效。最近报道 axitinib 对各型甲状腺癌（包括乳头状癌、滤泡癌和髓样癌）的效果明显，其用于甲状腺癌和胰腺癌的开发研究现已进入Ⅲ期临床。

　　二磷酸莫替沙尼（motesanib diphosphate，AMG706）是由美国安进公司（Amgen）研发的口服酪氨酸激酶抑制剂，可以竞争性抑制 VEGFR1、VEGFR2 和 VEGFR3，而且也能抑制 PDGFR、Kit 等受体。在体内能抑制 VEGF 诱导的细胞增生和血管通透性增加，抑制肿瘤血管生成并诱导肿瘤消退。Ⅰ期临床研究显示，对晚期恶性实体瘤具有良好的抗肿瘤血管生成作用。单药治疗甲状腺癌和联合治疗非小细胞肺癌、乳腺癌、结肠癌的Ⅱ期临床研究正在进行中。由此可见，多靶点药物不但提高了治疗效果，也降低了毒副作用，简化了治疗程序。可以预见，多靶点联合阻断信号转导将成为未来酪氨酸激酶抑制剂研发的主要方向。

第四节　靶向细胞内信号转导系统的小分子药物

细胞的活性受外部信号调控，外部信号转导到细胞内部引起细胞内的一系列反应，这一过程称为信号转导。生长因子等胞外信号与其特异受体结合产生的刺激通过多条信号通路向细胞内传导，构成了细胞内纷繁复杂的信号转导系统，共同调控着细胞的增殖与分化。当这些转导通路中关键蛋白发生异常调节，就可能会导致细胞出现恶性增殖与转化，导致肿瘤发生。因此，针对细胞信号转导系统的靶向药物研发深受人们的关注。其中，由磷酯酰肌醇 3-激酶（PI3K）及其下游的蛋白激酶 B（PKB/Akt）、雷帕霉素靶体蛋白（mTOR）组成的 PI3K-AKT-mTOR 通路，丝苏氨酸蛋白激酶 Ras 和丝裂原活化蛋白激酶（MAPK）三级级联激酶组成的 Ras-MAPK 通路，以及下游信号转导与转录激活因子 STAT 家族与肿瘤发生发展密切相关，已经成为了抗肿瘤研究的重要靶点。

PI3K（磷酯酰肌醇 3-激酶）-AKT（蛋白激酶 B）-mTOR（雷帕霉素靶体蛋白）信号通路调控着众多与肿瘤发生发展密切相关的细胞生物学过程，包括细胞转录、翻译、代谢、凋亡、血管形成以及细胞周期调控等。大量研究表明，PI3K-AKT-mTOR 在许多人类肿瘤都存在着异常调节，该通路中某些基因缺失或突变所导致的功能异常，会导致细胞出现恶性增殖与转化，从而导致肿瘤发生。因此，PI3K-AKT-mTOR 信号通路已经成为一个很有希望的抗肿瘤治疗靶点。许多小分子抑制剂，如靶向 PI3K 催化亚基 p110 的 wortmannin（沃曼青霉素）、LY294002、IC484068 和天然来源的 PI3K 抑制剂鱼藤素（deguelin）；抑制 Akt 激活所必需的丝/苏氨酸激酶 PDK 的 straurosporine、UCN-01 和 Akt 的抑制剂 perifosine；以及特异靶向 mTOR 的抑制剂雷帕霉素及其类似物等已经分别进入了各期临床研究。迄今为止，FDA 已批准上市了两个针对该通路的小分子抑制剂。这两个药物均属于 mTOR 抑制剂。替西罗莫司（temsirolimus，torisel）是 2007 年 5 月由 FDA 批准的第一个特异性 mTOR 抑制剂，由辉瑞公司研发，用于肾癌治疗。依维莫司（everolimus，afinitor）是由诺华公司研制的于 2009 年 3 月 FDA 批准上市的 mTOR 抑制剂，用于采用其他抗癌药物治疗之后病情仍持续恶化的晚期肾癌。FDA 相关部门表示，afinitor 为那些采用 sunitinib 或 sorafenib 治疗后失败的患者提供了一种全新的治疗选择，像 afinitor 这样具有靶向作用的药物也可以让患者在病情无恶化的情况下延长存活时间。

Ras-MAPK 通路由一组级联活化的丝/苏氨酸蛋白激酶组成，广泛存在于各种细胞中，对细胞周期的运行及基因的表达调控具有重要作用。研究发现，大约 30% 的人类肿瘤都存在 Ras 基因的突变及 Ras 蛋白表达增高的现象，Ras-MAPK 通路的异常激活与肿瘤的发生发展密切相关。其中，Ras 作为 MAPK 通路的分子开关，可被多种酪氨酸激酶受体激活，引发下游的信号级联。Raf 是该级联反应的第一个下游分子，又叫 MAPKK，其磷酸化进一步启动 MAPK 的三级级联，活化下游的 MEK，ERK，JNK/SAPK 以及 p38 等激酶，促进细胞的增殖，抑制凋亡。近年来，Ras-MAPK 信号通路受到了基础研究与药物研发工作者们的广泛关注，针对该通路中关键激酶的抑制剂研究非常活跃。目前，针对 Ras 上、下游不同分子已经涌现出了多个小分子化合物。针对 Ras 上游的调控网络，目前的研究主要包括上文已经介绍过的酪氨酸激酶抑制剂以及 Grb2-SH2 抑制剂等。因为 Ras 蛋白的生物学功能依赖于翻译后修饰，Ras 必须经过法尼基修饰才能正确定位到细胞膜内侧从而获得生物活性，因此，能够抑制 Ras 蛋白的正常位移的法尼基蛋白转移酶抑制剂成为了人们关注的热点。其中，R115777（tipifarnib）、SCH 66366（lonafarnib）以及 BMS-214662 等小分子法尼基蛋白转移酶抑制剂已经进入了临床研究阶段。另外，靶向 Ras 下游蛋白 MEK 的 PD0325901 和 ARRY-142886 以及靶向 p38、ERK 等激酶的各种小分子抑制剂也已进入了各期临床研究阶段。

STAT（signal transducer and activator of transcription）家族蛋白是一组存在于细胞质，可以被不同的生长因子受体激活的蛋白，负责将上游的信号传递到细胞核，通过诱导靶基因转录表达引起不同的生物效应，并保持信号在细胞内传递的内在特异性。目前，在哺乳动物细胞中已发现了 7 个结构和功能相似的 STAT 家族成员，而在这些 STAT 蛋白中，STAT3 与肿瘤的关系较为密切，也被认为是该家族中最有希望的抗肿瘤靶点。研究表明，多种人类恶性肿瘤中均可以检测到 STAT3 的过表达，其持续激活能够促进肿瘤血管生长、抑制细胞凋亡、诱导肿瘤免疫逃逸，还能够增加细胞周期调控分子 cyclin D1 和 c-myc 的转录活性，并发现 STAT3 的小分子抑制剂或反义寡核苷酸可以逆转恶性肿瘤的表型，增加耐药肿瘤对化学药物的敏感性。目前靶向 STAT 家族的小分子抑制剂的抗肿瘤药物研发已经受到了很大程度上的重视。

随着对肿瘤发病机制认识的不断深入，越来越多的细胞信号转导蛋白引起了人们的关注，科学家们也随之发现了一些与肿瘤发生发展密切相关的新靶点，如极光激酶（aurora kinase，aurora）、肽脯酰胺顺反异构酶（protein interaction with NIMA1，Pin1）及热休克蛋白 90（heat shock protein，HSP90）等。

极光激酶是由极光 A（aurora A）、极光 B（aurora B）和极光 C（aurora C）这三个亚家族组成的负责调控细胞有丝分裂的一类重要的丝氨酸/苏氨酸激酶。在细胞有丝分裂中，极光激酶参与了中心体成熟分离、染色体固缩、中心体分离、纺锤体组装和维持、染色体分离以及胞质分裂等多个事件，而这些事件正是细胞生长、存活的关键步骤，若它们发生错误，就会导致基因的不稳定，成为肿瘤发生的诱因，因此自 aurora 发现以来就一直受到广泛关注。

研究表明，不同组织来源的肿瘤细胞中存在着极光激酶家族三成员的突变以及一定程度上的过表达，导致中心体复制异常，非整倍体细胞出现，从而形成肿瘤。因此，针对极光激酶抑制剂的研发，已成为了研究的热点。目前已经发现一些靶向极光激酶的小分子化合物具有显著地抑制肿瘤生长作用，代表药物如勃林格殷格翰（Boehringer Ingelheim Corporate）公司开发的 hesperadin，是一类极光 B 的小分子抑制剂，对极光 B 的抑制作用 IC_{50} 为 250nmol/L，已进入 I 期临床研究。由阿斯利康公司（Astra Zeneca）开发的 ZM447439，为极光 A 和极光 B 的双重抑制剂，对极光 A 和极光 B 的抑制作用 IC_{50} 为 100nmol/L，也已进入 I 期临床研究。后来随着 Vertex 公司的 VX-680 的发现，人们找到了具有更好的治疗作用的极光激酶抑制剂，其对极光激酶各家族成员都有抑制作用，IC_{50} 在 5nmol/L 水平。VX-680

能特异地与极光激酶的 ATP 位点结合，从而抑制其活性。在体外 VX-680 可有效地阻断多种肿瘤细胞的细胞周期，诱导细胞凋亡。在体内 VX-680 可明显地缩小肿瘤体积，并呈明显的剂量效应关系。机制研究表明，VX-680 通过抑制极光激酶活性而实现其抗肿瘤作用。VX-680 已进入 II 期临床研究，对白血病、结肠癌和胰腺癌均有一定的治疗作用。另外，随着研究人员对极光激酶的进一步研究，针对极光激酶各家族的小分子抑制剂，如 CHR-3520，CTK-110，CYC-116，ENMP-981693，JNJ-7706621，PHA-680632，SNS-314，MP-529，MP-235，PHA-739358，AT-9283，MLN-8054 和 R-763 等也正在开发研究中。

　　Pin1（peptidyl-prolyl cis/trans isomerase）是 1996 年在酵母双杂中发现的一种与有丝分裂激酶有相互作用的蛋白。它属于肽脯氨酰顺反异构酶大家族中的微小菌素（parvulins）亚家族，能够通过识别磷酸化的丝/苏氨酸 - 脯氨酸模序，导致底物蛋白发生构象改变，进而影响其功能。研究表明，Pin1 在多种人类肿瘤中过表达，它参与整合并放大多种致癌信号，被称为肿瘤发生发展的"催化分子"，其表达程度与包括前列腺癌、乳腺癌在内的多种肿瘤的预后和分期密切相关，Pin1 非常有望成为一个抗癌药物研究的新靶点。因此，Pin1 抑制剂的研发已成为当今的研究热点，但仍处于起步阶段。小分子的 Pin1 抑制剂主要分为天然产物类抑制剂和定向合成的抑制剂两种。天然产物类抑制剂——胡桃醌（juglone）是目前发现的第一个 Pin1 小分子抑制剂，与 Pin1 催化结构域发生不可逆结合，从而抑制 Pin1 的活性。但由于对其他重要生理功能酶系亦有非特异性的抑制作用，而有较大的毒性，因此只能作为工具药。小分子类抑制剂的结构层出不穷，如日本 Uchida 等科学家开发的稠环类化合物，Baum 等研发的芳香茚基酮类，Pintex 公司报道的噻唑二酮类，辉瑞公司设计合成的 3-氟苯丙氨酸衍生物等等，但目前为止仍没有任何特异有效的抑制剂进入临床研究阶段。

　　HSP90 又称为应激蛋白 90（stress-90），在生物进化过程中高度保守，广泛存在于原核和真核生物中，是细胞中存在最丰富的蛋白质之一。当细胞受到外界刺激时，其表达成倍增加，能够迅速保护细胞对抗内源性进攻，增强细胞修复功能及提高细胞对刺激的耐受力。HSP90 除了可将新生肽链或非天然态的蛋白质折叠成具有天然态的功能蛋白外，还参与信号传递分子构象的变化过程，通过对底物蛋白的作用，影响疾病的发生发展。HSP90 在肿瘤细胞中的组成型表达比正常细胞高 2 ~ 10 倍，在肿瘤细胞生长和存活中起非常重要的调节作用，是许多癌基因通路中的重要组成部分，成为抗肿瘤药物的作用靶点之一。目前已知的 HSP90 抑制剂主要有 4 类：格尔德霉素（geldanamycin，GA）及其衍生物、根赤壳（radicicol）、新生霉素（novobiocin）以及一类以嘌呤结构为基础的化合物。格尔德霉素通过竞争性结合 HSP90 的 N 末端 ATP/ADP 结构域，特异性地抑制 HSP90 所必需的 ATP 酶活性，从而抑制了 HSP90 的分子伴侣功能，对细胞周期、细胞生长、细胞生存、凋亡和癌症发生产生重要影响。但由于其脂溶性强，造成肝脏毒性较大，限制了它的临床应用。为了降低毒性增强生物利用度，人们开始致力于格尔德霉素衍生物的研究，其中，17-AAG 是第一个进入临床试验的 HSP90 抑制剂，其抗肿瘤活性较格尔德霉素有所提高，而肝毒性显著降低。实验表明，HSP90 在肿瘤组织呈高表达，17-AAG 在较低的浓度下能够迅速与肿瘤细胞来源的 HSP90 靶向结合，从而主要聚集在肿瘤组织，优先杀伤肿瘤细胞。另一类衍生物

17-DMAG 的 Ⅰ 期临床试验也正在进行中。根赤壳菌素与 HSP90 的结合位点与格尔德霉素一样，并具有比 17-AAG 更高的亲和力，但由于体内不稳定，缺乏抗肿瘤活性。KF25706 是根赤壳菌素的肟衍生物，在体内外均显示了抗肿瘤活性，被认为是较好的候选化合物。新生霉素能够与 HSP90 C 末端 ATP 结合位点结合，阻断 HSP90 的二聚化作用，使 HSP90 的正常功能受到抑制。PU3 是一个以嘌呤结构为基础，根据 HSP90 N 末端 ATP/ADP 结合位点的结构特征设计得到的化合物，作用于 HSP90 N 末端结构域，诱导 HSP70 上调以及 HSP90 的作用蛋白 Raf-1，CD K4 和 ErbB2 下调，使细胞生长受到抑制，有较强的抗肿瘤应用前景。其结构改造物 PU24 F-Cl 对 HSP90 N 末端具有比 PU3 更强的亲和力和活性。

（陈晓光）

参 考 文 献

1. Arora A, Scholar EM. Role of tyrosine kinase inhibitors in cancer therapy. J Pharmacol Exp Ther. 2005, 315 (3):971 – 979.

2. Dancey JE, Freidlin B. Targeting epidermal growth factor receptor-are we missing the mark? Lancet. 2003, 362 (9377):62 – 64.

3. Steinberg M. Dasatinib: a tyrosine kinase inhibitor for the treatment of chronic myelogenous leukemia and philadelphia chromosome-positive acute lymphoblastic leukemia. Clin Ther. 2007, 29 (11):2289 – 2308.

4. Le Tourneau C, Raymond E, Faivre S. Sunitinib: A novel tyrosine kinase inhibitor. A brief review of its therapeutic potential in the treatment of renal carcinoma and gastrointestinal stromal tumors (GIST). Ther Clin Risk Manag. 2007, 3 (2):341 – 348.

5. Herbst RS, Heymach JV, O'Reilly MS, et al. Vandetanib (ZD6474):an orally available receptor tyrosine kinase inhibitor that selectively targets pathways critical for tumor growth and angiogenesis. Expert Opin Investig Drugs. 2007, 16 (2):239 – 249.

6. Schutz FA, Choueiri TK, Sternberg CN. Pazopanib: Clinical development of a potent anti-angiogenic drug. Crit Rev Oncol Hematol. 2011, 77 (3):163 – 171.

7. Bukowski RM, Yasothan U, Kirkpatrick P. Pazopanib. Nat Rev Drug Discov. 2010, 9 (1):17 – 18.

8. Kelly RJ, Rixe O. Axitinib—a selective inhibitor of the vascular endothelial growth factor (VEGF) receptor. Target Oncol. 2009, 4 (4):297 – 305.

9. LoPiccolo J, Blumenthal GM, Bernstein WB, et al. Targeting the PI3K/Akt/mTOR pathway: effective combinations and clinical considerations. Drug Resist Updat. 2008, 11 (1-2):32 – 50.

10. Pinto Marin A, Redondo Sanchez A, Espinosa Arranz E, et al. mTOR pathway inhibition in renal cell carcinoma. Urol Oncol. 2012, 30 (4): 356 – 361.

11. Dangle PP, Zaharieva B, Jia H, et al. Ras-MAPK pathway as a therapeutic target in cancer——emphasis on bladder cancer. Recent Pat Anticancer Drug Discov. 2009, 4 (2):125 – 136.

12. Swain JE, Ding J, Wu J, et al. Regulation of spindle and chromatin dynamics during early and late stages of oocyte maturation by aurora kinases. Mol Hum Reprod. 2008, 14 (5):291 – 299.

13. Gizatullin F, Yao Y, Kung V, et al. The Aurora kinase inhibitor VX-680 induces endoreduplication and apoptosis preferentially in cells with compromised P53-dependent postmitotic checkpoint function. Cancer Res. 2006, 66 (15):7668 – 7677.

14. Agnese V, Bazan V, Fiorentino FP, et al. The role of Aurora-A inhibitors in cancer therapy. Ann Oncol. 2007, 18 Suppl 6 (vi47 – 52).

15. Guo C, Hou X, Dong L, et al. Structure-based design of novel human Pin1 inhibitors (I). Bioorg Med Chem Lett. 2009, 19 (19): 5613 – 5616.

第八章 基于表观基因组靶点的药物研究

DNA 作为生命的遗传物质，一直是生命科学的研究热点。以基因组大规模 DNA 测序为基础的基因组学研究，为人们了解生命现象的基础信息编码提供了丰富的素材。在后基因组时代，表观基因组学和蛋白质组学一样，成为新兴的全球研究热点。与基因组学研究不同，表观基因组学（epigenomics）是研究不改变全基因组 DNA 序列的基础上，以基因组及其附近结构（表观基因组）变化为基础，基因遗传和表型变异的规律与特征。

表观基因组学的基础，是 DNA 序列中的碱基化学修饰，及染色质内核心蛋白的化学修饰。这些化学修饰，并没有引起 DNA 序列的变化，但能够改变生命体的遗传特征；这些修饰本身，是可以稳定地遗传给子代细胞，但这些修饰，在很大程度上是可逆的。这些特征，构成了表观基因组学区别于基因组学的特征，也成为表观基因组本身更适合于药物干预靶点的基础。欧洲已在两年前启动了表观基因组计划的大规模研究，一些基于表观基因组靶点的药物，也进入临床研究阶段，展现了良好的前景。

目前，表观基因组学研究主要集中在 DNA 的甲基化修饰和核心组蛋白的乙酰化修饰方面。

第一节 DNA 甲基化修饰

从原始的原核生物到高级的真核生物，都存在 DNA 的甲基化修饰。原核细胞的 DNA 通常存在腺嘌呤碱基和胞嘧啶碱基的甲基化，在高等的真核细胞，特别是哺乳动物细胞，则以胞嘧啶甲基化为主要修饰形式。

真核细胞的基因组 DNA 的甲基化，一般发生在 5′CG3′ 的序列上，该序列的反义 DNA 链的对应序列同样为 5′CG3′。DNA 双链的 CG 序列的胞嘧啶甲基化同时存在。在基因组全序列中，5′CG3′ 的实际存在比例与理论预测值存在很大差异，仅相当于理论预测值的 20% ~ 25%。这一序列在全基因组序列中出现的分布也很不均一，它们常聚集在小范围的 DNA 序列内，形成所谓 CpG 岛（CpG island）。而 CpG 岛又通常位于编码基因的启动子区域或附近。基因组学研究显示，约 60% 的编码基因的启动子附近含有 CpG 岛，这些基因通常是看家基因（housekeeping gene）或其他维持细胞重要功能的基因。在基因信息学中，CpG 岛是鉴别功能基因的一个重要指标。

DNA 甲基化是一种很稳定的化学修饰。它与染色质的活动度密切相关。染色质开放区域通常 DNA 甲基化程度低，而染色质失活区域的甲基化程度高。DNA 甲基化标志基因的沉默状态，并形成了表观基因组程序控制的长期记忆。

一、DNA 甲基化相关酶类

DNA 甲基化是一个酶催化的化学反应，以 S-腺苷蛋氨酸 SAM 为甲基供体，DNA 甲基化酶催化甲基向 DNA 5′CG3′序列上胞嘧啶碱基 5 位碳原子转移。在人类，已发现了 5 种亚型的 DNA 甲基化酶：DNA 甲基转移酶 1 （DNA methyltransferase 1，DNMT1），DNA 甲基转移酶 2 （DNA methyltransferase 2，DNMT2），DNA 甲基转移酶 3a （DNA methyltransferase 3a，DNMT3a），DNA 甲基转移酶 3b （DNA methyltransferase 3b，DNMT3b），DNA 甲基转移酶 3L （DNA methyltransferase 3L，DNMT3L）。其中，DNMT2 活性很弱，其功能尚不清楚，而 DNMT3L 基本无甲基化酶活性。DNMT1 是最早发现的 DNA 甲基化酶，它在一般细胞中表达水平较高。DNMT1 主要以含半甲基化的 5′CG3′序列的双链 DNA 为底物，催化对应未甲基化的 5′CG3′链的甲基化。DNMT1 主要在 DNA 复制时维持新合成 DNA 链的对应碱基的甲基化，因此也称为维持型 DNA 甲基化酶。DNMT3a 和 DNMT3b 不能识别半甲基化 DNA 和未甲基化 DNA，它们以含有无甲基化的 5′CG3′序列的 DNA 双链为底物，催化 5′CG3′从头甲基化，它们也称为从头型或全新型 DNA 甲基化酶。从头甲基化主要发生在胚胎发育早期，在此期间，细胞的 DNA 甲基化变化巨大。在成体后，DNA 甲基化状态通常维持恒定，在体细胞分裂时，维持型 DNA 甲基化酶可将 DNA 甲基化状态准确地复制到子代细胞。实际上，从头型 DNA 甲基化酶也参与了 DNA 甲基化状态的维持。DNMT3L 具有完整的 DNA 甲基化酶结构，但其本身不具有独立的 DNA 甲基化酶活性。研究发现，DNMT3L 可与其他 DNA 甲基化酶结合，并促进其他 DNA 甲基化酶的活性。

以往通常认为，DNA 去甲基化的过程是一个被动过程，即 DNA 在复制过程中，由于维持型 DNA 甲基化酶活性发生变化，导致子代细胞丢失了部分甲基化成分。然而，近年来的研究发现，DNA 去甲基化可能更主要的是一个主动过程，即由 DNA 去甲基酶 （DNA demethylase） 催化，使甲基化 DNA 去除了 DNA 的甲基侧链，这一过程不依赖于 DNA 的复制。人们寻找 DNA 去甲基酶的努力收效甚少，至今仍未获得可信的 DNA 去甲基酶。有研究发现，一种甲基化 DNA 结合蛋白 MBD2 具有 DNA 去甲基酶活性，但该结果现在仍有争议。

二、DNA 甲基化的功能意义

DNA 甲基化不仅是染色质活性程度的标志，也是调节基因转录表达的一个重要机制。基因启动子 CpG 岛的甲基化，可以阻碍转录激活因子与启动子顺式作用因子的结合，从而抑制基因的转录；CpG 岛的甲基化，也可以通过 CpG 结合蛋白，将转录抑制因子动员到基因的启动子区域，抑制该基因的转录；DNA 甲基化还通过影响组蛋白的乙酰化，引起局部染色质结构的改变，抑制基因的转录。DNA 甲基化对真核生物的生长和发育有重要的生理意义。以等位基因单侧失活为标志的遗传印记 （gene imprinting），就是由 DNA 甲基化介导的基因失活现象。在小鼠完全敲除 DNMT 基因，导致 DNA 甲基化抑制，可使胚胎在发育早期死亡。DNMT3b 基因的突变，可引起全基因组低甲基化，在人类导致一种罕见的遗传疾病——免疫缺陷，中心体失稳，面部异常三联征 （immunodeficiency centromeric instability and facial anomalies，ICF）。

与 DNA 甲基化异常关联最为密切的疾病是肿瘤。很久以来，人们就知道肿瘤细胞存在特征性的 DNA 甲基化改变。肿瘤细胞的 DNA 普遍存在低甲基化，同时也存在局部区域的高度甲基化。这些过度甲基化 DNA 通常发生在抗癌基因的区域，可导致抗癌基因的失活。多种肿瘤细胞都有 DNMT1、DNMT3a 和 DNMT3b 的过度表达，这可能是肿瘤细胞 DNA 局部过度甲基化的原因。研究发现，一些环境因素的改变，以及癌基因的活化，可直接导致全基因组 DNA 的低甲基化。基因组 DNA 的低甲基化又可引起基因组的失稳、重排和突变。尽管 DNA 甲基化改变与肿瘤发生、发展的因果关系非常复杂，至今仍无定论，但人们普遍认为，DNA 甲基化异常以及 DNMT 表达异常，在肿瘤始发，特别是肿瘤促发和发展环节中有重要的意义。

DNA 甲基化异常可能与一些免疫系统疾病有关。在基因敲除小鼠的研究显示，DNMT1 缺失可影响 T 细胞的发育、分化和功能。临床研究发现，类风湿关节炎患者和系统性红斑狼疮患者，T 细胞的 DNA 甲基化功能产生损害。正常 T 细胞经 DNA 甲基化酶抑制剂处理，可活化 T 细胞，引起 T 细胞的自身免疫活性。而多种 DNA 甲基化酶抑制剂在临床上可诱发狼疮样病变。

DNA 甲基化异常还可能与一些神经、精神及行为疾病有关。成年人脑组织有很高的 DNA 甲基化酶活性。实验研究证实，DNMT 能够调节成年人海马突触的可塑性。精神分裂症与其他精神患者，脑皮质 GABA 能神经元的 DNMT1 表达增高。一些毒品产生的药物依赖和精神症状也可能与药物诱发的 DNMT 表达异常有关。

三、影响 DNA 甲基化的药物

由于抑制 DNMT 活性可以逆转 DNA CpG 岛的甲基化，激活肿瘤细胞中受抑制的抑癌基因，从而抑制肿瘤生长，所以 DNMT 可作为有效的抗肿瘤靶点。目前研究的 DNMT 抑制剂有以下几种。

（一）核苷拟似物

胞嘧啶核苷的拟似物，如 5-氮胞苷（5-azacytidine），5-氮脱氧胞苷（5-aza-2′-deoxycytidine，5-Aza-CdR），5-氟胞苷（5-fluoro-2′-deoxycytidine）和 zebularine。这些药物对实验肿瘤在体外和体内均有明确的抗肿瘤作用，可引起 DNA 去甲基化，并恢复抑癌基因的表达。这类药物并无直接的 DNMT 抑制活性，它们可在 DNA 复制过程中，作为胞嘧啶核苷掺入 DNA 双链中，形成所谓"陷阱"，俘获 DNMT 并与之共价结合，从而抑制 DNMT 活性。这类药物具有较高的细胞毒性，临床实验也显示有较高的体内毒性。目前，5-氮胞苷已被 FDA 批准，用于治疗白血病前期的骨髓异常增生综合征。其他几种药物尚在临床 I／Ⅱ期实验中，单独或与其他药物合用，治疗多种肿瘤。

（二）反义药物

DNMT1 的反义核酸，在实验肿瘤研究中，有明确的抗肿瘤作用。反义寡核苷酸可以抑制 DNMT1 的表达，引起 DNA 去甲基化，并恢复抑癌基因的表达。DNMT1 反义药物 MG-98，目前已完成 I 期临床研究，正在进行Ⅱ期临床实验，用于肾癌和头颈部肿瘤的治疗。

（三）其他 DNA 甲基化抑制剂

研究发现，一些临床使用的药物，也具有 DNMT 的抑制作用。普鲁卡因是一种局麻药物，普鲁卡因胺是一种抗心律失常药物，它们都具有抑制细胞 DNA 甲基化的作用。抗高血压药物肼苯达嗪，也具有抑制细胞 DNA 甲基化的作用。这些药物可能是通过非直接作用，抑制 DNMT 活性，引起 DNA 去甲基化，并恢复抑癌基因的表达。与核苷拟似物相比，它们的细胞毒性作用较低，DNA 去甲基化的效能也较弱。在实验性抗肿瘤作用研究中，这类药物的抗肿瘤作用不明显，但它们与其他抗肿瘤药物特别是组蛋白去乙酰酶抑制剂联合使用，有明显的协同作用。目前，已有数个临床实验对这类药物与其他抗肿瘤药物联合作用的药效进行进一步研究。

去甲基药物作为抗肿瘤治疗的一个新的思路，获得了广泛的重视。有关这些药物的机制和应用研究，有多种观点、结果，甚至相左的结论。随着研究工作的深入，新的更全面的结论将会极大地丰富我们在这一领域的认识，提高我们抗肿瘤研究的水平。

第二节 组蛋白乙酰化修饰

人们很久以来就了解到，组蛋白是与基因组 DNA 共同构成染色质的基本物质。染色体 DNA 双螺旋分子以组蛋白为骨架，缠绕结合构成染色质。染色质缠绕紧密程度的改变是相关基因表达开放与关闭的调节机制之一。组蛋白乙酰化水平的调控是这种调节机制的一个基础。近来，组蛋白乙酰转移酶 HAT 和组蛋白去乙酰化酶 HDAC 相关研究成为基因转录调控机制研究的一个新热点。与之相伴随，一类新的药物，组蛋白去乙酰酶抑制剂，也成为基础与工业研究的一个焦点。

一、组蛋白乙酰转移酶和组蛋白去乙酰酶

组蛋白乙酰化水平的调控，主要由两个酶促反应控制：组蛋白乙酰转移酶（histone acetyltransferase，HAT）催化组蛋白氨基末端上数个赖氨酸残基的乙酰化，使组蛋白分子的电荷被中和，从而减弱组蛋白与 DNA 的结合，并影响组蛋白分子之间和组蛋白与其他转录调节蛋白的相互作用，由此促进染色质的松解和相关基因表达水平的提高；组蛋白去乙酰化酶（histone deacetylase，HDAC）则催化组蛋白脱乙酰基，引起相应基因表达下降。乙酰化调节在机体正常功能的维持中可能起重要作用。乙酰化和去乙酰化异常可导致白血病、上皮肿瘤和一些遗传病如脆性 X 综合征、Rubinstein-Taybi 综合征等不同的疾病。

（一）组蛋白乙酰转移酶

早在几十年前，人们就发现了具有 HAT 活性的蛋白组分，并获得部分纯化的 HAT 酶成分。真正对 HAT 在分子水平的确认，则是在近几年。HAT 广泛存在于自酵母至哺乳类生物的细胞中。已发现了多种 HAT 活性的蛋白分子，依据结构和功能，可有多种分类方法。目前在人类细胞中研究较多的是 p300、CBP、PCAF 和 GCN5 几种 HAT。HAT 可特异性地催化几种组蛋白组分 H1、H2A、H2B、H3、H4 氨基末端赖氨酸残基的乙酰化。同时，一些非组蛋白成分，如转录因子 p53、E2F、c-Myb 等和一些结构蛋白，也是 HAT 的有效底物；这

些非组蛋白的乙酰化，对其功能也有重要的调节作用。HAT 活性与细胞增殖、分化等基本生命过程有密切的关系。通过小鼠基因敲除技术，证实 HAT 特别是 CBP、p300，是胚胎发育必需的因子。单侧染色体 HAT 敲除，即可引起个体器官发育障碍；而双侧染色体 HAT 敲除，则在胚胎发育早期即引起死亡。Rubinstein-Taibi 综合征是一种以单侧染色体 CBP 基因变异为基础的临床综合征，其临床表现以面部异常、手足拇指宽大和智力障碍为特征，病人的肿瘤和皮肤瘢痕瘤发生率明显升高。这一临床线索提示 CBP 基因变异所致机体 HAT 活性不足，可引起肿瘤和神经系统病变。许多肿瘤都发现有 P300/CBP 的缺失或突变，提示 HAT 活性下降与肿瘤发病的关系。

（二）组蛋白去乙酰酶

HDAC 的发现也有几十年的历史。同 HAT 研究相似，HDAC 的最终分子确认，是在 1996 年以后。目前已发现了 11 种 HDAC，依其结构特征可分为两类。它们均催化组蛋白氨基末端赖氨酸残基上乙酰基的脱离。这些同工酶的底物特异性及其功能差异尚不清楚，目前已知，HDAC4 与骨、软骨形成有关，HDAC5 则参与了心脏的发育。HDAC 广泛分布于各种细胞中，各种 HDAC 在不同细胞中的表达有一定的差异。在某些肿瘤，特别是白血病中，HDAC 对分化相关基因的表达抑制作用，可能参与了肿瘤的病理过程。

HAT 或 HDAC 可与其他一些转录因子一起形成一个大的蛋白复合体，这一复合体影响特定基因的转录活性。当复合体中的 HAT 被 HDAC 取代时，基因转录活性受到抑制。

二、组蛋白去乙酰酶抑制剂

早期的组蛋白去乙酰酶抑制剂（histone deacetylase inhibitor HDACI），多发现于微生物的天然产物。丁酸是首先确定的一个 HDACI，它属于可由结肠内细菌发酵生成的天然短链脂肪酸产物。丁酸对细胞可产生多种作用，其作用主要由它对组蛋白去乙酰化酶的抑制作用介导。目前已发现或合成的 HDACI 数量达到近百个化合物。这些化合物的结构差异很大，大致分为六大类。它们对 HDAC 的抑制浓度（IC_{50}）从 mmol/L 到 nmol/L 水平不等。HDACI 通过结合在 HDAC 酶分子的催化中心，可逆或非可逆性地抑制 HDAC 的活性。HDA-CI 作用于细胞，可引起染色体组蛋白广泛的乙酰化，然而，它们并不引起全基因组水平的基因开放，通常只有 1%～2% 的基因表达受到影响。基因表达谱分析显示，HDACI 引起的基因表达变化是机制相关的，而非无序性的变化；表达上调的基因数量与下调的基因数量类似。这些基因主要是细胞周期/凋亡相关基因和 DNA 合成相关基因。

三、HDACI 的抗肿瘤作用

一些新型的肿瘤分化诱导剂，都具有明显的 HDAC 抑制作用，是 HDAC 可逆或不可逆抑制剂。而 HDACI 一般都有明显的肿瘤细胞抑制作用。作为一类新型的抗肿瘤药物，HDACI 比传统的细胞毒性抗肿瘤药物有明显的特点和优势。HDACI 可引起肿瘤细胞的生长停滞、分化或凋亡；HDACI 的抑瘤作用对多种肿瘤细胞都有明显效果；对其他药物产生耐药性的肿瘤细胞，对 HDACI 仍然有较好的反应性；HDACI 的作用有一定的肿瘤特异性，对一些正常细胞，HDACI 并不引起生长停滞或凋亡；体内实验也证实，许多 HDACI 对机体的毒性较低；一些 HDACI 在实验动物中甚至不影响胚胎发育。除对肿瘤细胞有直接的杀伤作用外，HDACI 还可抑制肿瘤组织的血管形成过程，从而抑制肿瘤的转移。HDACI 的血管形成抑制作用可能与其对血管内皮生长因子的分泌和信号转导过程的抑制有关。

传统抗癫痫药丙戊酸钠，也具有明确的 HDAC 抑制活性。实验证实，在有效的抗癫痫作用浓度范围内，丙戊酸钠可诱导肿瘤细胞分化和凋亡，抑制在体肿瘤生长和转移。丙戊酸钠在癫痫患者是一种可长期服用，有很好耐受性的低毒性药物，由此预测，HDAC 抑制剂不仅可作为肿瘤治疗药物，而且可能成为长期服用的肿瘤预防药物。

HDACI 独特的抗肿瘤作用，使许多基础和临床研究者对其倾注了极大的热情。一些 HDACI 如 MS-275、FR901228 和丁酸等已进入临床实验阶段，并取得了良好的疗效；而 SA-HA（suberoylanilide hydroxamic acid）则于近日率先获得 FDA 批准，成为第一个临床应用的 HDACI 类抗肿瘤药物。HDACI 作用机制可能与它们抑制蛋白复合体中 HDAC 活性，解除肿瘤细胞中相关基因转录的异常抑制，恢复正常的基因表达作用有关。因此，以 HDACI 为基础的肿瘤药物治疗，被称为"肿瘤转录治疗"。因其高效、低毒、广谱的特点，成为抗肿瘤药物研究的新热点，并为临床肿瘤化疗提供了一种可能的新途径。HDACI 也为在肿瘤高危人群的化学预防，提供了一个可能的选择。

HDACI 的抗肿瘤作用与其诱导抗癌基因表达、上调 TRAIL 和 FAS 等凋亡诱导因子、抑制 EGFR 表达、诱导 ER 表达、促进 ROS 活性等多种因素有关。基于它们多样的作用途径，这类药物与其他抗肿瘤药物的联合应用，具有理论的合理性。研究显示，HDACI 与多种抗肿瘤药物，如细胞毒性药物、激酶抑制剂、蛋白酶体抑制剂、HSP90 抑制剂等，均表现出抗肿瘤作用的协同效应。同时，HDACI 与放射治疗也显示出协同作用。

四、HDACI 对神经系统疾病的治疗作用

鉴于乙酰化和去乙酰化异常与一些神经系统疾病的关联，人们对 HDACI 在这类疾病中的应用作了初步探索。Huntington 病，是一种以脑内神经细胞变性为基础的遗传性疾病，临床表现为进行性智力退化和大肌肉运动能力丧失。这种疾病目前没有有效的治疗方法。由于编码 Huntingtin 蛋白的基因 IT15 发生变异，致使 Huntingtin 蛋白的氨基末端出现大量重复的谷氨酸残基序列，这种变异的 Huntingtin 蛋白可以抑制 CBP 和 PCAF 的组蛋白乙酰转移酶活性，而 HDACI 可恢复 HAT 活性，并减低模型生物（果蝇）的神经变性程度和延长其生命。在小鼠实验模型中，HDACI 可以明显改善动物的运动功能损害。这些结果为 HDACI 临床治疗 Huntington 病提供了有益的证据。除此而外，HDACI 对氧化应激引起的神经变性也有明显的保护作用。理论上，由于转录调节在神经功能如学习、记忆等过程中起重要的调控作用，HDACI 作为对一些重要基因转录调控的一种手段，有可能进一步应用于多种神经系统疾病的治疗。

五、HDACI 的抗炎与免疫调节作用

HDACI 对多种细胞因子有调节作用。小鼠服用 HDACI，可抑制脂多糖诱导的炎性介质如 TNF-α、IL-1β、IL-6 和 IFN-γ，并可减少注射 ConA 引起的肝细胞损伤。实际上，一种

HDACI 丁酸，已在临床上用于治疗难治性的溃疡性结肠炎，并取得了良好的疗效。HDACI 还可抑制 CD4 型 T 细胞的增殖，并完全抑制激活 T 细胞的聚集，其作用环节与环胞霉素不同，有可能可作为新型的免疫抑制剂治疗自身免疫性疾病和组织器官移植的免疫排斥反应。在系统性红斑狼疮小鼠模型中，HDACI 对病鼠脾细胞一些细胞因子如 IL-12、IFN-γ、IL-6 和 IL-10 的表达有明显的抑制作用，并降低小鼠的蛋白尿水平，减小脾重，改善肾小球肾炎等器官损害。

六、HDACI 对其他疾病的潜在治疗作用

一些心血管疾病属于增殖性疾病，具有肿瘤的某些特性。比如，血管硬化、冠状动脉再狭窄，就是由于平滑肌过度增殖引起的。各种肌肉细胞，包括骨骼肌、心肌和平滑肌的生长和分化过程，可能都有 HDAC 参与。有鉴于此，HDACI 也可能用于某些心血管疾病的治疗。已有研究显示，HDACI 可抑制由心脏过度负荷导致的心脏肥大及心力衰竭。许多内分泌激素是通过其核内受体产生效应的。而核内受体通常与 HAT、HDAC 形成转录复合物，行使对靶基因的调控功能。HDACI 通过影响转录复合物的功能，可能对内分泌激素的效应产生影响。因此，HDACI 可能用于治疗一些内分泌系统疾病。HDACI 的 HDAC 抑制作用不限于哺乳动物细胞，一些 HDACI 还有明显的抗原虫、抗真菌和抗病毒作用。

组蛋白的乙酰化调节，是一种重要的基因表达调节方式。染色质中组蛋白的乙酰化排列方式，可能构成基因表达的另一种编码。HDACI 通过对组蛋白乙酰化水平的调节，或对一些非组蛋白因子乙酰化水平的调节，对细胞的基因表达产生影响。这种对基因表达的影响，可以是细胞特异性和基因特异性的。HDACI 这种"基因治疗"样独特的作用机制，使它有可能成为用途多样，而又作用专一的一类药物。HDACI 甚至对模式生物具有延长生命、延缓衰老的作用。这为 HDACI 的应用展示了广阔而又美妙的前景。

此外，HAT 作为药物靶点的可行性，也逐渐为人们所认识。研究发现，在慢性阻塞性肺病的患者，其呼吸道组织 HAT 活性明显增高，提示 HAT 抑制剂可能作为慢性阻塞性肺病的一个治疗手段。某些 HAT 抑制剂也显示出肿瘤抑制作用，所以，HAT 也可能成为一个有效的抗肿瘤药物靶点。

除典型的 I 型和 II 型 HDAC，人们还发现了一种特殊的 HDAC 类型，既 III 型 HDAC，这种 HDAC 的组蛋白去乙酰化活性，依赖于辅酶 NAD 的存在。目前认为，III 型 HDAC 主要与机体能量代谢有关。研究认为，III 型 HDAC 激动剂可促进能量代谢，可能用于治疗肥胖。特别值得注意的是，III 型 HDAC 激动剂可能具有延长寿命的作用。

第三节　展　　望

表观基因组研究尽管在很短的时间内取得了一些进展，然而，作为刚刚兴起的一个新领域，现在仅仅还是个开头。在这一领域，还有大量的基础问题需要解答和探索，还会有新的靶点需要肯定和验证。人们已经注意到 DNA 去甲基酶可能的靶点角色。随着对 HDAC 亚型功能的进一步认识，HDAC 亚型特异性抑制剂已成为药物研究的热点，针对 HAT 为靶

点的药物研究也已开始受到重视。以表观基因组靶点为基础的药物研究，可望在近一时期内出现引人瞩目的进展。更多的研究结果不仅会丰富我们的理论观念，还会为临床提供更多可选择的药物。

（王　楠）

参 考 文 献

1. Abel, T. Zukin, R. Epigenetic targets of HDAC inhibition in neurodegenerative and psychiatric disorders. Curr Opin Pharmacol. 2008, 8 (1):57 – 64.

2. Bolden JE, Peart MJ, Johnstone RW. Anticancer activities of histone deacetylase inhibitors. Nat Rev Drug Discov. 2006, 5 (9):769 – 784.

3. Iacobuzio-Donahue CA. Epigenetic changes in cancer. Annu Rev Pathol. 2009, 4：229 – 249.

4. Laird PW. Cancer epigenetics. Hum Mol Genet. 2005, 14：R65 – 76.

5. Marks PA. The clinical development of histone deacetylase inhibitors as targeted anticancer drugs. Expert Opin Investig Drugs. 2010, 19 (9):1049 – 1066.

6. Szyf M. Epigenetics, DNA methylation, and chromatin modifying drugs. Annu Rev Pharmacol Toxicol. 2009, 49：243 – 263.

7. Yoo CB, Jones PA. Epigenetic therapy of cancer: past, present and future. Nat Rev Drug Discov. 2006, 5 (1):37 – 50.

第九章 治疗性疫苗研究新思路

疫苗（vaccine）是指一类具有抗原性，接种于机体可产生特异的自动免疫力，能抵御疾病的发生或流行的制品。作为一种疾病预防手段，疫苗在预防传染病方面，起着非常重要的作用。这类疫苗被统称为预防性疫苗（prophylactic vaccine）。从广义上讲，疫苗通过促进和修饰体内免疫系统，进而达到治疗疾病的效果。因此，疫苗的概念，近年来已从预防性疫苗提升到治疗性疫苗（therapeutic vaccine）。所谓治疗性疫苗是指在已感染病原生物或患某些疾病的机体中，可诱导机体产生特异性或非特异性免疫应答，从而达到治疗疾病目的的制品。目前，开发中的治疗性疫苗针对多种疾病，包括慢性病毒感染、变态反应、疟疾、癌症、早老性痴呆、糖尿病、高血压、心脏病、类风湿关节炎等，并呈现出迅猛的发展势头和广泛的应用前景。治疗性疫苗将为人类战胜诸多难治性疾病提供一种新的思路和手段。

治疗性疫苗现有三种分类方法。按是否有病原生物感染，分为感染型和非感染型治疗性疫苗。因为感染后免疫用疫苗可以防治疾病。如乙型肝炎病毒感染治疗性疫苗、人类免疫缺陷病毒感染治疗性疫苗、金黄色葡萄球菌感染治疗性疫苗、疟原虫感染治疗性疫苗等。按针对的疾病不同，分为肿瘤治疗性疫苗、高血压治疗性疫苗、糖尿病治疗性疫苗、早老性痴呆治疗性疫苗、类风湿关节炎治疗性疫苗、艾滋病治疗性疫苗、疟疾治疗性疫苗等。按免疫原的种类不同，分为肽和蛋白型治疗性疫苗、核酸型治疗性疫苗、细胞型治疗性疫苗，后者如 T 细胞治疗性疫苗、树突状细胞治疗性疫苗、肿瘤细胞治疗性疫苗等。

治疗性疫苗的主要特征是既能诱导体液免疫反应，产生中和性抗体，又能诱导特异性细胞免疫反应，产生细胞毒性 T 细胞（cytotoxic T cell，CTL）等抗病因子；既能预防疾病，又能治疗疾病。这是与预防性疫苗的不同所在。此外，预防性疫苗的应用对象是健康人群，而治疗性疫苗的应用对象是患病或被病原生物感染的人群。

本章将主要介绍肽和蛋白型治疗性疫苗、核酸型治疗性疫苗和 T 细胞治疗性疫苗。

第一节 肽和蛋白型治疗性疫苗

将模仿特异性抗原的某些肽链或蛋白质氨基酸序列，通过人工合成，或通过基因工程方法生产的抗原，接种机体，抗原表位（即抗原决定簇）与抗原提呈细胞（antigen-presenting cell，APC）上的主要组织相容复合物-1（major histocompatibility complex-1，MHC-1）或 MHC-2 分子结合，继而，提呈给 CD8$^+$ T 细胞或 CD4$^+$ T 细胞，从而激活机体的免疫系统产生特异性细胞免疫和体液免疫。这类疫苗称为肽和蛋白型治疗性疫苗（peptide and protein-based therapeutic vaccine）。在这类疫苗中，近年来发展较快的有基因重组疫苗、减毒活载体疫苗、抗原抗体免疫复合物疫苗等。前者是用基因工程方法或分子克隆技术，分离出病原的保护性抗原基因，与表达载体构成重组体转入原核或真核系统，表达出该病原的保护性抗原，制成基因重组疫苗。如重组乙型肝炎疫苗、重组幽门螺杆菌疫苗。如将目的基因与表达载体的重组体转染胞内感染性的减毒活细菌（如沙门氏菌），由后者运载进入体内，制成减毒活载体疫苗。如乙型脑炎病毒 E 蛋白重组减毒沙门菌活载体疫苗。利用抗原与相应抗体的结合特性，形成复合抗原，以增加其免疫原性和免疫反应性，引起体液和细胞免疫。如乙型肝炎表面抗原（hepatitis B surface antigen，HBsAg）与抗 HBs 免疫复合物疫苗。

一、肽和蛋白型治疗性疫苗的技术路线和优势

（一）技术路线

制备肽和蛋白型治疗性疫苗的技术路线可概括为以下几点。

1. 抗原表位的筛选，这是疫苗设计和有效的关键。

2. 人工合成抗原，或将抗原表位基因插入表达载体，转入原核或真核系统，表达出抗原。

3. 免疫机体。

4. 检测细胞免疫和体液免疫，评价免疫保护效果。

（二）优势

肽和蛋白型治疗性疫苗有以下优势。

1. 可规模生产，易于纯化　由于抗原表位是已知氨基酸组分，可用化学合成或基因工程方法大规模生产，易于纯化。

2. 安全　疫苗只含单一或数个特异抗原表位，排除了无关的抗原物质，因此接种的副作用低，使用安全。

3. 多价疫苗　将多种抗原表位连接在一个载体上，制成多价疫苗，一次接种，可同时防治多种疾病。

二、肽和蛋白型治疗性疫苗的研究现状和进展

（一）针对疟疾的肽和蛋白型治疗性疫苗

SPf66 是哥伦比亚学者 Patarroyo 合成的世界上第一支针对疟疾的合成肽疫苗。此疫苗是将疟疾血液期抗原与子孢子期抗原连接形成的复合多价 45 肽疫苗。疫苗设计的目标是阻止子孢子感染肝细胞，从而阻止疟疾的发生和传播，对恶性疟和间日疟有一定保护作用。由于所保护的地区差异性，人们对该疫苗的有效性尚存争议。但值得提及的是 Patarroyo 使用的动物模型——亚马逊地区夜猴。夜猴是除了人和大猩猩外目前发现的也能感染疟疾的动物（图 9-1-1）。易感动物模型的选择一直是评价疫苗效应的重要环节。Patarroyo 饲养 600 余只夜猴，用来观察疫苗效果。实验三个月后，将夜猴放回丛林。在这个模型上 Patarroyo 证实 SPf66 对疟疾的有效性低于 50%，故称 SPf66 为"半疫苗"。Patarroyo 表示，将在 SPf66 基础上研发新型合成疫苗，使其抗疟疾有效性达到 80% 以上。在 SPf66 之后，相继出

现了针对肝细胞期疟原虫抗原、红细胞内期裂殖子表面抗原等合成多肽疫苗或联合多价疫苗以及基因重组疟疾疫苗。Lanar 等将伯氏疟原虫的环子孢子蛋白基因片段同源组合到痘苗病毒的 AT I 位点，重组痘苗病毒在 RK3 细胞中表达分泌型环子孢子蛋白。接种后，60%～100% 的小鼠产生对疟原虫的保护性免疫。国内学者以霍乱毒素 B 亚单位基因为载体，构建了含恶性疟原虫不同抗原表位、T 辅助细胞表位和 CTL 细胞表位的融合基因疫苗。用此疫苗免疫小鼠后，诱生出有效的免疫应答。但无论是合成多肽疫苗，还是基因重组疟疾疫苗，由于激发的免疫反应较低，临床试验效果不够理想，故难以大规模推广应用。

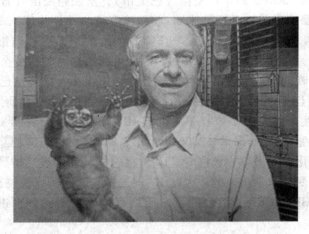

图 9-1-1　帕塔罗约（Patarroyo）博士和他的夜猴

引自《参考消息》2007 年 10 月 24 日第 10 版：人物剪影

（二）针对高血压的肽和蛋白型治疗性疫苗

目前蛋白型高血压治疗性疫苗主要是针对肾素－血管紧张素－醛固酮系统引起的高血压，有血管紧张素 I 疫苗、血管紧张素 II 疫苗以及血管紧张素转化酶疫苗。将血管紧张素 I 类似物连到破伤风类毒素载体上，并用氢氧化铝为佐剂，组成血管紧张素 I 疫苗。国内学者对该疫苗的效果进行了研究。给雌性自发性高血压大鼠（spontaneously hypertensive rat，SHR）背部皮下多点接种血管紧张素 I 疫苗（每只大鼠 $10\mu g/0.5ml$），接种时间为第 0、2、4、8、12、16、20、24 周。每次接种前 2 天取血测定抗血管紧张素 I IgG 抗体值，同时测定鼠尾动脉收缩压并取心肌、肾皮质等组织标本测定血管紧张素 II 含量。结果显示血管紧张素 I 疫苗具有良好的降压效应，尤其降低收缩压，其降压作用与抗血管紧张素 I IgG 抗体效价显著升高以及血管紧张素 II 含量减少有关，提示该疫苗对与肾素－血管紧张素系统相关的高血压有效。瑞士 Cytos 生物制药公司使数百个血管紧张素 II 分子与一个病毒外壳对接，组成大血管紧张素 II 疫苗（CTY006-AngQb）。一项 II 期临床试验结果显示，所有接受该疫苗注射的轻至中度高血压患者体内都产生了血管紧张素 II 抗体，其平均收缩压比安慰剂对照组下降了 5mmHg。此外，英国 Protherics 公司的血管紧张素疫苗已进入 II 期临床试验。

（三）针对肿瘤的肽和蛋白型治疗性疫苗

国外学者将癌症疫苗分为两类，一类是阻断病毒感染的预防性疫苗，病毒能改变宿主DNA因而致癌。这类疫苗能防止癌症发生，如乙型肝炎病毒（hepatitis B virus，HBV）疫苗和人乳头状瘤病毒（human papilloma virus，HPV）疫苗。另一类是治疗性疫苗，这类疫苗能刺激宿主免疫系统，将癌症细胞作为异物加以识别和攻击。目前，研发中的大多治疗性疫苗与其他形式疗法联合应用于癌症治疗。其中属于蛋白质型治疗性疫苗的有表皮生长因子（epidermal growth factor，EGF）疫苗（已上市），宫颈癌疫苗（Ⅲ期临床），淋巴瘤疫苗（Ⅱ期临床），乳腺癌疫苗（Ⅱ期临床），胰腺癌疫苗（Ⅰ期临床）等。

1. **EGF治疗性疫苗**　EGF及其受体（EGFR）在大多上皮肿瘤细胞（如肺癌、结肠癌、头颈癌、宫颈癌、乳腺癌等）中过表达，因此可以选来做肿瘤疫苗的靶位。研究表明，EGF疫苗能有效延长晚期肺癌患者的生存期，且副作用很小。该疫苗已于2008年上市，成为世界上第一个成功上市的肿瘤治疗性疫苗。EGFR治疗性疫苗也在研发中。

2. **宫颈癌治疗性疫苗**　大多数宫颈癌都与HPV感染有关，主要是HPV16和HPV18。默克公司生产的宫颈癌疫苗gardasil（2006年上市）即是预防HPV感染的。HPV侵入人体后，引发上皮细胞转化，并最终导致癌变。HPV在恶性肿瘤中表达的致癌蛋白E6和E7对产生与维持细胞的恶变是非常重要的。因此E7被选做宫颈癌治疗性疫苗抗原，如由HspE7为组分和以Hsp65 + HPV16 E7为组分的蛋白质型宫颈癌疫苗已分别进入Ⅲ期和Ⅰ期临床试验。

3. **淋巴瘤治疗性疫苗**　针对B细胞淋巴瘤的治疗性疫苗BiovaxID，与粒细胞 – 巨噬细胞集落刺激因子（GM-CSF）联合应用，免疫机体后，可产生一种独特型的肿瘤特异性的免疫球蛋白，后者靶向B细胞淋巴瘤，引发抑瘤效应。该疫苗目前在Ⅲ期临床试验中。

（三）针对乙型病毒性肝炎的肽和蛋白型治疗性疫苗

乙型肝炎病毒（HBV）编码三种抗原，即表面抗原（HBsAg）、核心抗原（HBcAg）和e抗原（HBeAg），其中HBsAg在诱导机体产生保护性的免疫应答中起重要作用，因此成为乙型肝炎预防性疫苗和治疗性疫苗研究首选的靶抗原。基因重组乙肝疫苗是将HBsAg基因片段插入酵母细胞或哺乳动物细胞的基因中表达，然后将表达产物分离纯化制成的疫苗。该疫苗已在我国大量生产和大规模推广。基因重组乙肝疫苗和乙型肝炎免疫球蛋白联合应用，阻断病毒感染的效果可达到91.2%。基因重组疫苗主要用于乙型病毒性肝炎的预防。能否用作乙型病毒性肝炎治疗呢？有待研究证明。我国学者认为，鉴于一些感染后免疫用疫苗可以防治疾病，故从广义上讲，这类针对感染性疾病的疫苗也可归为治疗性疫苗。并设计了鸭HBsAg + 抗鸭HBs的免疫复合物型乙型病毒性肝炎治疗性疫苗。实验证实，该疫苗在约50%免疫耐受鸭模型中显示清除病毒及HBsAg的作用，即该疫苗可消除部分模型鸭的免疫耐受。在此实验基础上，又设计了HBsAg + 人抗乙肝免疫球蛋白的免疫复合物型疫苗，针对性地改变了抗原提呈方式，提高了免疫效果。实验证实，免疫复合物型疫苗可在对HBsAg低应答鼠中诱生出与正常应答鼠相当的效价。在HBsAg阳性的转基因雌性和雄性鼠中，注射4次，HBsAg阴转率和所产生的抗HBs平均效价，在雌鼠分别为72%和1：

1070；在雄鼠分别为 54% 和 1：455。这即是抗原抗体免疫复合物型乙型肝炎治疗性疫苗——乙克的临床前研究部分过程。目前，乙克已进入Ⅲ期临床试验。

除了以上几种疾病的治疗性疫苗外，针对早老性痴呆（Alzheimer's disease，AD）的肽和蛋白型治疗性疫苗也进入临床试验研究。第一个进入Ⅱa 临床试验的是 Elan Inc. 和 Wyeth Inc. 研发的 AN1792。该疫苗以全长 β 淀粉样肽 1-42（β amyloid peptide 1-42，$A\beta_{1-42}$）为免疫原，QS21 为 Th1 极化佐剂，加上聚山梨醇酯 80 为增溶剂。接种 AD 患者后，抗体应答的数量达到 58.8%。但由于 6% 的接种患者发生了无菌性脑膜脑炎，疫苗临床试验遗憾地被终止。试验失败的原因可能主要与聚山梨醇酯 80 有关，因研究发现聚山梨醇酯 80 能引起严重的非免疫学的过敏样反应；也可能与 QS21 引起的 Th1 型佐剂反应有关，这是因为老年人群实际上已存在脑实质和脑血管炎症，尤其在许多 AD 患者的脑脊膜和皮质血管有活化的外周血管巨噬细胞和星型胶质细胞，它们能被外周强的炎症事件进一步激活，从而加重疫苗引起的 Th1 型炎症反应。不过，对在Ⅱa 临床试验中呈阳性免疫应答的患者长期跟踪（4.6 年）观察也得到一些对 AN1792 疫苗正面的结果：这些 AN1792 免疫接种患者维持低而可测到的抗 Aβ 抗体水平，与安慰剂组比较，其功能下降得到显著减缓，脑体积减失也与约 3.5 年安慰剂处理组无显著差异。结果提示抗 Aβ 免疫疗法对 AD 患者可能有长期的功能益处。

三、肽和蛋白型治疗性疫苗的存在问题和发展方向

肽和蛋白型治疗性疫苗主要存在以下问题：一是免疫原性。无论是合成多肽疫苗，还是基因重组疫苗，都存在免疫原性较差的问题。可采用缓释微球、自身聚合形成多聚体，或连接大分子化合物生成内佐剂等方法来增强免疫原性。不同方法的效果值得深入研究。二是优势抗原表位的筛选和鉴定。一支疫苗的特异性和有效性主要取决于优势抗原表位，无论是肽和蛋白疫苗，还是后述的 DNA 疫苗，都是如此。对于有复杂生活史的病原体，如疟原虫，因每个阶段都有其独特的抗原性，所以疟疾疫苗应包括不同 MHC 分子限制的多种抗原表位，多阶段、多价激发多种免疫反应，多重杀伤和灭活病原体。除了优势抗原表位外，将免疫调节因子等抗原表位结合到联合免疫原中以及选择合适的免疫佐剂也是重要的发展方向。三是合适的动物模型。这是评价疫苗免疫效果的重要环节。从乙型病毒性肝炎治疗性疫苗——乙克的研发实践看，鸭乙型肝炎免疫耐受模型的制备和标准化，对该疫苗的组建和选择起到了关键的作用。

第二节　核酸型治疗性疫苗

核酸型治疗性疫苗，又称 DNA 型治疗性疫苗（DNA-based therapeutic vaccine），是把携带编码病原保护性抗原的外源基因序列克隆到真核质粒表达载体上，然后将重组的质粒 DNA 直接注射到动物体内，使外源基因在活体内表达，产生的抗原激活机体的免疫系统，引发免疫反应。

1989 年，美国学者 Wolff 等偶然发现肌注裸 DNA 后，不仅 DNA 能被肌细胞吸收，还高

水平表达了外源性蛋白。他们据此认为，编码抗原的基因在细胞内的表达，可能为疫苗的发展开拓一条崭新的途径。1991年，Williams等发现输入的外源基因在体内的表达产物可诱导免疫应答。1993年，Ulmer等证实小鼠肌内注射含有编码流感病毒核心蛋白基因序列的重组质粒后，刺激产生了特异性CTL，可有效地保护小鼠抵抗不同亚型流感病毒的攻击。之后大量实验证明：在合适条件下，DNA接种既能产生细胞免疫又能引起体液免疫。因此，核酸可用做治疗性疫苗。目前正在开发的DNA苗有：疟疾、乙型肝炎、丙型肝炎、流感、乳头状瘤、结核病、艾滋病、前列腺癌、肺癌、乳腺癌、巨细胞病毒、呼吸道合胞病毒、莱姆病、幽门螺杆菌、疱疹、嵌合乙型脑炎等。

一、核酸型治疗性疫苗的技术路线和优势

（一）技术路线

制备核酸疫苗的技术路线可概括为以下几点。

1. 选择目的基因。
2. 选择合适的真核质粒表达载体。
3. 连接目的基因和表达载体构建重组体并纯化（DNA疫苗）。
4. 转染哺乳动物细胞（以含有报告基因的表达载体为对照），以检测目标蛋白的表达情况。
5. DNA疫苗接种，可经肌肉、皮下或黏膜等途径；选择病原体易感动物为模型和合适的免疫佐剂（如细胞因子、脂质体、黏附分子等）。
6. 检测体液免疫和细胞免疫功能，评价免疫保护效果。

（二）优势

核酸疫苗优势明显，体现在以下方面。

1. 免疫效果好，能全面激活机体免疫应答 DNA苗接种后在机体内以天然抗原形式表达其抗原物质，被免疫系统识别；由于是通过内源性抗原提呈途径，不受个体间MHC限制，可同时诱导体液免疫和细胞免疫应答，免疫应答全面；既有预防作用，又有治疗作用。
2. 效应长 一次接种可诱导长期免疫应答，对不同亚型有交叉保护作用。
3. 易操作 DNA序列清楚，纯化技术简便，质量易于控制。
4. 用量微 很微量的抗原（100µg/次，im）即可刺激机体产生强而持久的免疫应答。
5. 易于构建和使用联合疫苗或嵌合疫苗 核酸疫苗具有共同的理化特性，可将含有不同抗原基因的质粒混合起来进行联合免疫；也可与免疫调节因子基因（如共刺激因子B7-1、B7-2等）联合或融合表达。
6. 热稳定性 质粒的热稳定性远高于蛋白质。
7. 规模化生产，成本低廉 由于核酸疫苗的易操作性和稳定性，决定了其生产成本相对低廉。
8. 能用多种投递疫苗的方法 如肌内注射、基因枪皮下接种、气枪肌内接种、以气溶胶方式吸入或鼻内滴入、包装后口服利用细胞内细菌传送、利用流感病毒体鼻内传送等。
9. 母体抗体的存在不影响新生儿免疫。

10. 使用相对安全　核酸疫苗只是在体内表达抗原，无病原在体内复制的危险性；由于质粒 DNA 分子量较小，一般不产生抗质粒 DNA 抗体，可以多次重复免疫；目前也尚未发现与宿主基因组的整合，比较安全。

二、核酸型治疗性疫苗的研究现状和进展

（一）针对乙型病毒性肝炎的核酸型治疗性疫苗

乙型肝炎病毒（HBV）是一种 DNA 病毒，其长链有 4 个开放型读码框，即 S 区，包括 preS1、preS2、S 三个区段，编码 preS1、preS2 和 S 三种外膜蛋白（HBsAg）；C 区，包括 preC 和 C 基因，分别编码信号肽和核心蛋白（HBcAg），与病毒复制有关的 e 抗原（HBeAg）也来自 C 基因编码。此外，还有 P 区和 X 区。目前用于乙型肝炎核酸疫苗研究的主要是 S 区和 C 区基因，作为目标基因。法国巴斯特研究所研发的含巨细胞病毒启动子和 preS2/S 基因的重组质粒 pCMV-S2. S 疫苗，免疫小鼠和黑猩猩，可诱导产生抗-HBs 和 preS2 抗体，并诱导小鼠产生 HBV 特异性干扰素 γ（interferon-γ，IFN-γ）分泌。该疫苗现已进入 I 期临床。英国 Oxxon Therapeutics 公司研发的 primeboost 乙型肝炎核酸疫苗，由两个表达 HBsAg 的 DNA 与两个改造的安卡拉痘病毒组成，免疫 HBeAg 阳性患者，每 3 周一次，结果 HBeAg 阴转率达到38％，34％的接种者可检测到 HBV 特异性 IFN-γ 分泌。该疫苗已完成 I 期临床。国内学者将 HBV preS2/S 基因和 hIL-2、hIFN-γ 融合蛋白基因分别克隆到 pVAX1 真核表达载体，构建了双质粒疫苗。将该疫苗注射入转基因鼠，可见到鼠血清 HBsAg 水平下降。将该疫苗免疫食蟹猴，可检测到 HBsAg 特异性 IFN-γ 分泌。据报道该疫苗已进入临床研究。

（二）针对疟疾的核酸型治疗性疫苗

疟原虫的生活史复杂，有人和蚊两个宿主，在人体内又分红细胞外期（肝细胞期）和红细胞内期，每个发育期都会产生不同的免疫保护性蛋白。因此针对不同期蛋白抗原表位的多价复合疫苗才有望取得良好效果。重组基因疫苗可实现多价复合疫苗，但制备较困难。DNA 疫苗则较容易实现多价复合疫苗。将疟原虫不同发育阶段的抗原蛋白编码序列在 DNA 水平上拼接，即可组成这种疫苗。类似例子有 PyHEP17/Pycsp 联合 DNA 疫苗，PycspDNA 针对疟原虫红细胞外期环子孢子蛋白（circumsporozoite protein，CSP），PyHEP17DNA 针对肝细胞和红细胞表面疟原虫蛋白 17。用此组合疫苗免疫小鼠，产生了 85％的保护反应，而单用 PyHEP17 和 Pycsp，则分别只产生 54％和 8％的保护反应。因此，疟疾联合 DNA 疫苗应是重点发展的方向。

（三）针对肿瘤的核酸型治疗性疫苗

肿瘤 DNA 疫苗是由肿瘤抗原基因和必要的调控元件构成的表达质粒。将质粒疫苗注入机体后，质粒在受体细胞（包括组织细胞、APC 细胞等）内翻译成蛋白质。蛋白质被降解成抗原肽。抗原肽一部分与细胞表面的 MHC-I 类分子形成复合物，并被 CD8$^+$T 前体细胞识别。CD8$^+$T 前体细胞在共刺激因子 B7 和 CD4$^+$T 细胞分泌的淋巴因子作用下，被激活成 CTL，引起杀伤肿瘤细胞效应。另一部分抗原肽与 MHC-II 类分子结合，被 CD4$^+$T 细胞识

别而活化，形成的复合物提呈给 B 细胞，产生中和抗体，诱发体液免疫效应。这是肿瘤 DNA 疫苗的作用机制。从中可见，确定肿瘤抗原及编码该抗原的 DNA 序列，是组建肿瘤 DNA 疫苗的首要环节。在肿瘤组织中，MHC 分子、共刺激因子 B7 等均呈低表达。因此将 MHC、B7 和一些细胞因子（如 IL-2、IL-4、IL-18、IFN-γ、GM-CSF 等）基因作为分子佐剂与靶抗原基因一起免疫机体，将会增强抗肿瘤免疫应答。同时，使用异种同源肿瘤抗原基因组成联合疫苗，也有利于打破机体对自身肿瘤抗原的免疫耐受性，提高免疫应答。随着人们对树突状细胞（dendritic cell，DC）认识的深入，DC 被引入肿瘤 DNA 疫苗。将编码肿瘤抗原的 DNA 转染入 DC，则能在体内诱导特异性 CTL 的产生。如果将细胞因子、共刺激因子 B7 等的基因与肿瘤抗原基因一起导入 DC，则能显著提高其诱导 CTL 应答的能力。越来越多的研究表明，肿瘤 DNA 疫苗是治疗多种肿瘤的一种有效方法，已成为当今研究的热点。针对黑色素瘤（抗原为 gp100）、前列腺癌（抗原为 PSMA）和子宫颈癌（抗原为 HPV-E6，E7）的 DNA 疫苗已进行 I / II 期临床，针对结直肠癌（抗原为 CEA）和非小细胞癌（抗原为 NY-ESO-1）的 DNA 疫苗，也已进行 I 期临床。

除了以上疾病的 DNA 疫苗外，还有针对早老性痴呆、多发性硬化症、艾滋病等疾病的核酸型治疗性疫苗。Cribbs 等近期设计了一支抗 AβDNA 表位疫苗。该 DNA 疫苗编码 $Aβ_{1-11}$（含 B 细胞表位）、非 Aβ 自身的 Th 细胞表位（又名 PADRE）和人巨噬细胞衍生的趋化因子（MDC/CCL22，为分子佐剂）。其吸引人之处在于疫苗受控于 Th2 型趋化因子的表达。后者借助于趋化性在抗原诱导的 Th2 细胞募集、激活表达 CCR4 的 Th2 型 $CD4^+T$ 细胞，继而激活 B 细胞等方面发挥关键性作用。MDC 的特征还与其诱导体液和 Th2 反应的高效率有关；作为融合蛋白它只有微弱的免疫原性，而没有可检测到的 $CD8^+T$ 细胞反应。这种基于趋化因子的疫苗能有效地被传递并进入靶标为 $CCR4^+$ 的抗原递呈细胞的内体或溶酶体中。在野生型和 3×Tg-AD 转基因小鼠体内研究发现，只需几微克的 DNA 表位疫苗就能诱导出强的抗 PADRE-Th2 极化反应和高水平的抗 Aβ 抗体。它能通过以下作用改善 3×Tg-AD 小鼠模型的认知障碍：降低淀粉样蛋白负荷（弥散和中心斑）和潜在的淀粉样蛋白毒性形式——可溶性的 $Aβ_{1-42}$ 和 $Aβ_{1-40}$ 的生成。尤其是使接种疫苗的 3×Tg-AD 小鼠脑中淀粉样蛋白斑的降低，导致星型细胞增生的下降和小胶质细胞激活的减低，同时还不增加脑微出血的发生率，$CD3^+$，$CD4^+$ 或 $CD8^+$ 阳性 T 细胞在疫苗接种组和对照组模型小鼠脑中都没有被检测到，这意味着在诱导较强的 Aβ 抗体产生的同时，不引起自身反应性 T 细胞的产生。据报道，该疫苗将在大动物体内对其体液免疫的效应和副作用事件的发生率等方面做深入研究后进入临床试验。

三、核酸型治疗性疫苗的存在问题和发展方向

核酸型治疗性疫苗存在的问题主要有①安全性：目前尚不能完全排除外源裸露 DNA 与宿主细胞染色体整合的可能性。同时，携带 DNA 的质粒载体，含有抗生素抗性基因，也可能会引起不良反应。②免疫耐受：DNA 疫苗在体内长期表达抗原，则有可能引起免疫耐受等不良后果。③对宿主免疫系统的影响：DNA 疫苗有免疫原性，若产生自身 DNA 抗体，则可能引起宿主免疫系统功能紊乱。DNA 疫苗问世时间不长，上述问题有待于长时间跟踪研

究和观察。DNA 疫苗在治疗慢性病毒性感染、肿瘤、自身免疫性疾病等方面已展示出诱人的应用前景。对其在免疫原性的优化、联合疫苗的构建、接种途径的选择、免疫效果的评价等方面进行深入系统的研究，将会加快 DNA 疫苗造福人类的步伐。

第三节　T 细胞型治疗性疫苗

病理性自身反应性 T 细胞可造成组织损伤，诱发 T 细胞介导的自身反应性疾病。将引起自身免疫性疾病的自身反应性 T 细胞看做是致病性 T 细胞，将它们活化，再灭活后作为疫苗，可诱导机体产生针对致病性 T 细胞的免疫应答，从而消除或减轻这些细胞的致病作用，表现为对自身免疫性疾病的防治作用。这一过程与传统预防感染性疾病的疫苗相似，故称为 T 细胞治疗性疫苗（T cell-based therapeutic vaccine，TCV）。

自身免疫病是危害现代人类健康的一类主要疾病。它是免疫系统对自身抗原发生正性免疫应答，造成自身组织或器官的炎症性损伤并影响其生理功能的一类疾病。目前已发现的人类的自身免疫病有 40 余种，几乎涉及人体所有的组织和器官，共占人类疾病总和的 15% 左右。自身免疫病有如下共同特点：①女性较男性发病多；②多初发于育龄阶段，虽然老年人中此病较为普遍；③多是慢性进行性疾病，严重危害患者的工作能力和生活质量；④病理损伤以免疫反应所介导的炎症为主；⑤有明显的遗传倾向。

自身免疫应答引起的病理损伤与 T 细胞有关。研究发现，自身反应性 Th1 细胞浸润局部组织，通过释放细胞因子活化周围的巨噬细胞，加强炎症性损伤。同时，自身反应性 CTL 细胞也能直接杀伤靶细胞。因此，通过 T 细胞疫苗，清除病理性自身反应性 T 细胞，可以治疗自身免疫性疾病。T 细胞疫苗可能通过以下机制产生作用：①产生针对 T 细胞抗原受体（T cell receptor，TCR）的抗独特型 T 细胞。T 细胞识别抗原基于抗原受体 TCR，而 TCR 的可变区（V 区）又由于其氨基酸顺序所识别的抗原不同而不同，故称为 T 细胞克隆的独特型。体内存在可识别靶细胞 TCR 独特型表位的抗独特型 T 细胞。当接种个体特异的 T 细胞疫苗后，体内针对该个体自身反应性 T 细胞的抗独特型 T 细胞大量扩增，后者清除血液中带有独特型表位的自身反应性 T 细胞，从而治疗由自身反应性 T 细胞引起的自身免疫性疾病。②产生针对活化 T 细胞的抗活化型 T 细胞。T 细胞疫苗经过有丝分裂原处理或照射后，产生此诱导调节效应。③Th1/Th2 细胞平衡的改变。通过活化自身免疫应答的细胞因子表型转换，调节 T 细胞亚群 Th1/Th2 的平衡而发挥作用。④可能还有体液免疫因素参与。

目前，T 细胞疫苗已试用于多种自身免疫性疾病的治疗，如多发性硬化症、1 型糖尿病、系统性红斑狼疮、类风湿关节炎等。

一、T 细胞疫苗的主要技术路线和优势

（一）T 细胞疫苗的技术路线

制备 T 细胞疫苗的主要技术路线可概括为以下几点。

1. 获得致病性自身抗原特异性 T 细胞　从发病机体的淋巴组织、炎症浸润部位或外周

血中分离获得致病性自身抗原特异性 T 细胞，离体培养。

2. T 细胞的灭活　常用 X 射线、^{60}Co 照射或丝裂霉素 C 处理 T 细胞。

3. 适量接种　通过静脉注射或皮下多点免疫。

4. 检测免疫反应，评价免疫保护效果。

（二）T 细胞疫苗的优势

T 细胞疫苗有以下优势：①较易制备。通过体外诱导、活化和连续培养可获得大量的抗原致敏的 T 细胞。②天然调节。通过患者体内的天然调节机制发挥效应。③主动调节。通过诱导主动的调节而不是通过抑制免疫系统来治疗自身免疫病。

二、T 细胞型治疗性疫苗研究现状和进展

（一）针对多发性硬化症的 T 细胞型治疗性疫苗

多发性硬化症是由自身反应性 T 细胞介导的，以中枢神经系统血管周围单核细胞浸润和白质脱髓鞘为特征的神经系统自身免疫性疾病。研究发现，患者脑脊液中 T 细胞绝大多数是髓鞘碱性蛋白（myelin basic protein，MBP）特异性的自身反应性 T 细胞。MBP 反应性 T 细胞在体内经激活、增殖并积累于患者的大脑，最后导致发病。

用 T 细胞疫苗治疗多发性硬化症时，先从患者脑脊液（或外周血）中筛选对 MBP 特异的 T 细胞克隆，体外扩增，并接受辐照以使其失去致病性而保留免疫原性，皮下注射接种 3 次，每次间隔 2 ~ 4 个月，每次接种 2 ~ 4 个克隆。结果显示，3 次接种后，患者体内检测不到 MBP 反应性 T 细胞，提示自身反应性 T 细胞可能已被清除。同时，患者的临床症状得到改善，复发率降低，病情在一定程度上得到稳定。多发性硬化症 T 细胞治疗性疫苗已进入 Ⅱ 期临床试验。

除了 MBP 自身抗原外，患者脑脊液中的脂蛋白（proteolipid protein）、髓质少突胶质细胞糖蛋白也可能与多发性硬化症发病有关。所以把对这三个蛋白特异性自身反应性 T 细胞分别筛选出来，制成联合疫苗，将能提高对多发性硬化症的治疗效果。另外，寻找 T 细胞受体上的共同基序，研究 T 细胞受体 V 基因特征，根据其氨基酸序列设计合成多肽疫苗，以治疗具有此肽序列的自身免疫病患者，从而打破 T 细胞疫苗"一对一"的局限性，也是多发性硬化症 T 细胞疫苗研发的新思路。

（二）针对 1 型糖尿病的 T 细胞型治疗性疫苗

1 型糖尿病包括免疫介导性糖尿病和特发性糖尿病。免疫介导性糖尿病是一种自身反应性 T 细胞对胰岛 β 细胞选择性攻击而发生的自身免疫性疾病。患者体内往往存在自身免疫反应标志物，如胰岛细胞抗体、胰岛素抗体、谷氨酸脱羧酶抗体、酪氨酸磷酸酶 IA-2 和 IA-2β 抗体。患者因 β 细胞功能最终衰竭而需胰岛素维持生存。1 型糖尿病的理想动物模型包括非肥胖型（non-obese diabetes，NOD）小鼠和 BB 大鼠。

国内学者研究了 T 细胞疫苗对 1 型糖尿病的预防作用。以 4 周龄未发病、18 周龄新近发病和 32 周龄发病时间长的 NOD 小鼠的脾脏细胞制备 T 细胞疫苗，并用其接种 6 周龄未发病雌性小鼠，检测 T 细胞疫苗对环磷酰胺处理的 NOD 小鼠糖尿病发病率和胰岛炎性程度

的影响。结果表明，T 细胞疫苗可降低糖尿病发病率，减轻胰岛单核细胞的浸润程度，升高宿主脾脏 CD8$^+$T 细胞百分比。说明 T 细胞疫苗可降低宿主对自身免疫的反应性。

（三）针对系统性红斑狼疮的 T 细胞型治疗性疫苗

系统性红斑狼疮是一种累及多系统，具有多种自身抗体的自身免疫性疾病。系统性红斑狼疮的发生与自身反应性 T 细胞及其诱导的 B 细胞激活有关。利用自身反应性 T 细胞（即 T 细胞疫苗）进行免疫，可诱导产生针对这种致病性 T 细胞的抑制性 T 细胞亚群，进而抑制患者体内的自身免疫反应，使病情得到缓解。

2004 年，国内学者报道了用 T 细胞疫苗治疗系统性红斑狼疮（systemic lupus erythematosus，SLE）的初步研究结果。①疫苗制备和接种：从 6 名 SLE 患者外周血中分离 T 淋巴细胞，克隆自身反应性 T 细胞，制备 T 细胞疫苗，以 80Gy 的 γ 射线照射后，取 1×10^7 细胞皮下注射，并分别于首次免疫后第 2、6、8 周重复免疫；②效果：全部 6 例接受 T 细胞疫苗治疗的患者，临床症状和实验室指标均有不同程度改善，SLE 病情活动指数下降，未出现明显不良反应，总 T 细胞及 CD4$^+$、CD8$^+$T 细胞亚群在正常范围。随访 20～27 个月，疗效明确；③结论：T 细胞疫苗治疗系统性红斑狼疮是一种比较安全而有效的方法。

（四）针对类风湿关节炎的 T 细胞型治疗性疫苗

类风湿关节炎是以累及外周小关节为主的对称性多关节的慢性自身免疫炎症性疾病。T 细胞在类风湿关节炎免疫病理中起重要作用。研究发现，多种抗原（如 HSP65、软骨抗原等）与该病发病有关。患者外周血和关节液中均存在针对上述抗原的自身反应性 T 细胞。

2007 年，国内学者在"Arthritis & Rheumatism"杂志上首次报道了从患者滑液中筛选自身反应性 T 细胞制成疫苗治疗类风湿关节炎的研究结果。进入试验的类风湿关节炎患者 15 人，从这些患者的关节滑液中以聚蔗糖 – 泛影葡胺（Ficoll-Hypaque）梯度分离出单核细胞，与受辐照的自体外周血单核细胞一起培养，两个来源的单核细胞密度分别为每孔 100 个和 50 000 个，培养到 $(4～5) \times 10^7$ 个细胞，填入注射器，接受 10 000 rad 照射。照射后的细胞接受最终释放检测，内容包括革兰染色、无菌度、T 细胞鉴定等，至此制成 T 细胞疫苗。将此疫苗分 4 次皮下接种患者，每月 1 次，每次接种 $(3～4.5) \times 10^7$ 个 T 细胞，随后在第 6 个月和第 9 个月以同剂量各强化接种 1 次。结果显示，疫苗接种能显著诱导特异性针对 T 细胞疫苗的 CD4$^+$T 调节细胞和 CD8$^+$细胞毒 T 细胞，显著提高 CD4$^+$T 细胞中转录因子 Foxp3 的表达水平和 CD4$^+$CD25$^+$T 调节细胞的抑制活性，66.7% 接受治疗的患者（10/15）临床症状和实验室指标得到明显改善。这些结果提示 T 细胞疫苗接种诱导的 T 调节免疫反应有助于类风湿关节炎患者的治疗。

（五）针对其他疾病的 T 细胞型治疗性疫苗

1. 神经母细胞瘤 美国贝勒医学院的研究人员培养出一种免疫增强型 T 淋巴细胞。先用无害的Ⅳ型人类疱疹病毒刺激 T 细胞，然后通过基因修改，在细胞上添加一个受体，此受体与该瘤细胞中的特定蛋白质相关联，以便定位肿瘤细胞分子。11 名神经母细胞瘤患者接种了重组后的 T 细胞，结果有 1 名患者彻底痊愈，5 名患者肿瘤出现好转，其他患者病情稳定达 1 年以上。

2. 皮肤癌　据报道，美国西雅图弗雷德－哈钦森癌症研究中心的研究人员给一名52岁的男性晚期皮肤癌患者（癌细胞已扩散到腹股沟淋巴结和肺）实施 T 细胞免疫治疗。他们先从这名患者身上提取一些 T 细胞，并发现其中 CD4$^+$T 细胞对皮肤癌细胞中占 3/4 含量的一种蛋白质具有天然攻击性，能追踪癌细胞。CD4$^+$ T 细胞被复制了 50 亿个，并被全部注射到这名患者体内。CD4$^+$T 细胞在体内发挥作用，对癌细胞发起攻击。患者的免疫系统也逐步恢复功能，也对全身癌细胞发起攻击。8 个星期后，这名患者器官上已扫描不到肿瘤的踪迹。

三、T 细胞型治疗性疫苗的存在问题和发展方向

T 细胞疫苗存在的问题主要有：①个体特异性。对自身免疫病的作用有特异性，不同疾病和患者状况，需准备不同的 T 细胞疫苗，即需针对每个个体制备各自疫苗。因此需要寻找能对多数患病个体有效的方法，目前研发中的 T 细胞受体肽疫苗或核酸疫苗，可望解决这一问题。②治疗过程较复杂。相对于药物治疗的简易性，T 细胞疫苗治疗需要经历提取、培养、灭活、注射 T 细胞等复杂过程，对操作技术和免疫环境条件的要求都比较高。③有效性和安全性。与 DNA 疫苗一样，T 细胞疫苗在临床的应用时间也不长，其有效性和安全性需要较长时间的跟踪和评价。但无论如何，对于难治的、尚无特效药的诸多自身免疫性疾病，T 细胞疫苗是一个选择和手段，值得深入探索。

（朱传江）

参 考 文 献

1. 冯志华，王全楚主编. 新概念疫苗. 第一版. 北京：人民卫生出版社，2004.
2. 马大龙主编. 生物技术药物. 第一版. 北京：科学出版社，2001.
3. 孙树汉主编. 核酸疫苗. 第一版. 上海：第二军医大学出版社，2000.
4. Andrew Robinson，Michael J. Hudson，Martin P. Cranage 编，李琦涵，刘龙丁，车艳春 等译. 疫苗关键技术详解. 第一版. 北京：化学工业出版社，2006.
5. Patarroyo ME，Amador R，Clavijo P，et al. A synthetic vaccine protects humans against challenge with asexual blood stages of Plasmodium falciparum malaria. Nature. 1988，332（6160）：158 – 161.
6. Chambers CV. Cancer vaccines. Primary Care：Clinics in Office Practice. 2011，38（4）：703 –715.
7. Wen YM，Qu D，Zhou SH. Antigen-antibody complex as therapeutic vaccine for viral hepatitis B. Int. Rev. Immunol. 1999，18（3）：251 –258.
8. Schlom J. Recent advances in therapeutic cancer vaccines. Cancer Biother Radiopharm. 2012，27（1）：2 – 5.
9. Opar A. Quarter-century quest for malaria vaccine shows signs of success. Nat Rev Drug Discov. 2011，10（12）：887 – 888.
10. Cribbs DH. Abeta DNA vaccination for Alzheimer's disease：focus on disease prevention. CNS Neurol Disord Drug Targes. 2010，9（2）：207 – 216.
11. Fissolo N，Montalban X，Comabella M. DNA-based vaccines for multiple sclerosis：current status and future directions. Clin Immunol. 2012，142（1）：76 – 83.
12. Gilbert SC. T-cell-inducing vaccines-what's the future. Immunology. 2012，135（1）：19 – 26.

13. 鲁晓伍，张爱华. 治疗性疫苗研究进展. 中国生物制品学杂志 . 2011，24（4）：486－490.

14. 汪萱怡. 乙型肝炎治疗性疫苗研究进展. 医药专论 . 2009，30（6）：321－327.

15. 穆荣，戴振鹏，栗占国，等 . T 细胞疫苗治疗系统性红斑狼疮的初步研究 . 中华内科杂志 . 2004，43（8）：568－571.

16. Chen G，Li N，Zang YCQ，et al. Vaccination with selected synovial T cell in rheumatoid arthritis. Arthritis and Rheumatism. 2007，56（2）：453－463.

推　荐　书　目

[1] 冯志华，王全楚主编. 新概念疫苗. 第一版. 北京：人民卫生出版社，2004.

[2] 马大龙主编. 生物技术药物. 第一版. 北京：科学出版社，2001.

[3] 孙树汉主编. 核酸疫苗. 第一版. 上海：第二军医大学出版社，2000.

[4] Hildegund C. J. Ertl 主编，李琦涵，刘龙丁，车艳春主译. DNA 疫苗. 第一版. 北京：化学工业出版社，2005.

[5] Andrew Robinson，Michael J. Hudson，Martin P. Cranage 编，李琦涵，刘龙丁，车艳春 等译. 疫苗关键技术详解. 第一版. 北京：化学工业出版社，2006.

第十章　炎症的免疫生物学机制和慢性病：抗炎药物开发的新机会

炎症是专业人士和公众都熟悉的名字。2000 年前古罗马医生 Aulus Comelius Celsus 就描写了炎症的基本特征：红、肿、热、痛（和功能障碍）并使用了单词 inflammation（燃烧的火）来概括这些特征。异曲同工，古代中国人也是用"上火"描写炎症反应。今天，人们对炎症的认识已经有了长足的进步。我们不仅知道了炎症是机体的一种保护性的适应反应，也知道了炎症的内外致病原感受炎症信号的受体和分子细胞转导通道。我们还知道了调节炎症的主要分子细胞生物学机制和炎症转归（消退）的机制。特别重要的是，我们已经知道，没有完全转归的炎症反应是许多人类慢性病发生发展的重要驱动力。本章从讨论炎症的基本概念开始，分别介绍引起炎症的原因，感受炎症信号的各种模式识别受体及信号转导机制、炎症效应器的作用和机制以及炎症的生理作用和病理后果。在介绍了炎症反应的转归机制的基础上，扼要讨论了没有转归的炎症——慢性炎症，参与慢性病的发病机制。在了解炎症反应的免疫生物学机制及炎症如何参与疾病发生发展机制基础上，总结了现有和将要出现的抗炎药物及它们的分子药靶。

第一节　炎症反应概述

炎症反应是机体先天和获得免疫系统应对内外源性致病原而引起的一种排除感染、防止组织损伤的适应性免疫反应。炎症在维持机体稳态的过程中发挥非常关键的作用。炎症反应除了对抗、清除内外致病原外，还参与血管新生、组织修复和再生以及创后的组织重构等过程。急性炎症反应是快速而自我限制的过程：免疫细胞进入或排出受影响的组织、炎症的化学介导物质有序产生、破坏或处理病原体、修复受到损伤的组织以及产生针对致病原的特异而长期的免疫反应等过程均受到严格的有序调节。从这个意义上说，无论什么原因引起的炎症反应，都是机体的适应性反应，是为了恢复机体的动态平衡。一般而言，受控制的炎症反应对机体是有益的。例如，感染时炎症反应帮助机体防止微生物感染的扩散。但是失控的炎症反应对机体是有害的，有时甚至是致命的，如脓毒败血症。

一、先天和获得性免疫反应

炎症反应实质上是免疫反应。免疫反应既可以由先天免疫系统引起，也可以由获得性免疫系统引起。先天免疫系统是人体对内源性和外源性致病原产生免疫应答和急性炎症反应的第一道防线。特征是反应快速但特异性不高。先天免疫系统主要由补体、多形核细胞、天然杀伤细胞（natural killer cells，NK cells）、巨噬细胞、树突状细胞（dendritic cells，

DCs）等组成。获得性免疫系统引起的免疫反应发生较迟缓但特异性很高。获得性免疫系统主要由白细胞、B 和 T 淋巴细胞介导，分别引起体液免疫反应和细胞免疫反应。体液免疫反应由 B 淋巴细胞分泌的抗体介导，细胞免疫由 T 淋巴细胞分泌的免疫细胞因子介导。B 和 T 淋巴细胞又可依据它们产生或分泌不同抗体或细胞因子引起不同功能进行分类。例如，T 细胞包括细胞毒 T 细胞（cytotoxic T lymphocyte，CTL）、辅助 T 细胞（T helper cell，Th）和调节 T（regulatory T cell，Treg）细胞等。

二、感染性炎症和非感染性炎症

根据引起炎症的内外致病原的性质，炎症反应有两种表现形式：感染性和非感染性炎症。感染性炎症是由微生物致病原所致，通过其包含的病原相关分子模式（pathogen-associated molecule patterns，PAMPs）分子，例如细菌双链 DNA 或病毒单、双链 RNA 激活先天和获得性免疫反应；而非感染性炎症则是由应激反应、组织创伤、代谢异常、老化以及器官组织功能障碍等通过主动或被动方式释放的损伤相关分子模式（damage-associated molecule patterns，DAMPs）分子，例如腺嘌呤核苷三磷酸（adenosine-5′-triphosphate，ATP）、活性氧（reactive oxygen species，ROS）、热休克蛋白或氧化低密度脂蛋白等引起的免疫系统活化。需要指出的是，PAMPs 分子或 DAMPs 分子既可以通过激活同样的模式识别受体（pattern recognation receptos，PRRs）引起炎症反应，同一 PAMPs 或 DAMPs 分子也可以激活不同的 PRRs，引起炎症反应（见下文）。

三、刺激或抑制性炎症

近年来的研究提示，炎症反应的性质并不是同质的。炎症反应至少可以被分为兴奋性炎症反应或抑制性炎症反应，取决于参与炎症反应的诱导物、感受这些诱导物的受体及介导炎症信号的转导通道、参与炎症反应的免疫细胞和炎症因子，调节炎症反应强度的反馈调节系统和炎症发生的部位等复杂因素。例如，细菌感染常常引起强烈的 Th1 型炎症反应，而寄生虫感染常常引起 Th2 型炎症反应。不同致病原引起不同性质的炎症反应的概念具有重要临床指导意义。比如，强烈的 Th1 型炎症反应通常引起组织损伤而持续或反复的 Th2 型炎症反应通常促进组织重构如组织纤维化。又例如，炎症反应既促进肿瘤发生发展，也抑制肿瘤的发生和发展。这可能是因为肿瘤部位促炎症、破坏肿瘤的免疫成分不足和抑制炎症、促进肿瘤生长的免疫成分太多。因此，这也是导致目前肿瘤免疫治疗反应不佳的重要原因。因为现有的抗肿瘤免疫主要只增强促炎症成分而没有能力降低抑制炎症反应、促肿瘤发展的免疫成分。

四、急性炎症和慢性炎症反应

炎症反应还可以分为急性炎症和慢性炎症反应。急性炎症反应常常引起组织损伤和临床症状，但也是清除病原、修复病变组织和恢复器官功能必不可少的过程。近年来大量基础和临床研究表明，慢性、低度和亚临床炎症反应是许多年龄相关的慢性复杂疾病的重要发病机制。如果炎症介质不能被机体及时清除而持续存在于组织当中，或者反复不断的组织损伤或功能障碍，那么将造成宿主组织持续或反复发作的慢性炎症反应，加重组织损伤，并造成组织器官重构改变，引起显著的功能障碍和并发症。一般而言，PAMPs 分子引起的炎症反应是急性炎症反应，但乙或丙型肝炎病毒引起肝脏持续的慢性炎症；DAMPs 分子引起的炎症反应以慢性炎症居多，但嘌呤沉积引起痛风急性发作伴随隐性炎症反应。

五、炎症转归和未转归的炎症

最近的研究证明，急性炎症转归是保证受损组织重新恢复稳态的一个重要过程。炎症转归并不是一个炎症被动的恢复过程，而是受到机体严格调控的主动有序的程序。研究显示，至少有近百个基因的产物，多种免疫细胞和它们分泌的可溶分子以及其他生物活性分子参与急性炎症转归。例如，急性炎症的恢复期，受损组织的原位和募集的巨噬细胞对炎症的转归具有决定性的作用。其次，受损组织部位免疫微环境性质也对炎症的转归具有关键作用。参与炎症转归调节的几种化学介质包括脂氧素、保护素、转归素（resolvin）、环戊烯酮前列腺素（cyclopentenone prostaglandins，cyPGs）等，它们具有抗炎和促进炎症转归的双重作用，保护器官免受炎症反应过度引起组织损伤。一旦调节炎症转归的上述机制发生障碍，急性炎症反应就不会完全消退，组织损伤得不到修复，组织器官功能会发生障碍。显然，失调的炎症反应具有显著的生理和病理后果。决定炎症反应的性质、强度、持续时间和转归的主要因素包括炎症的诱导物、感受炎症诱导物的模式识别受体，介导炎症反应信号的转导通道，炎症反应产生的那些炎症介质和炎症反应的效应分子。为深入了解炎症反应的免疫生物学机制和调节机制，有必要进一步了解构成炎症反应的网络系统的主要成分（图 10-1-1）。

第二节　炎症反应的诱导物

一、外源性炎症诱导物

（一）微生物类

外源性炎症诱导物，顾名思义是宿主体外的能够刺激炎症的物质，可分为微生物源和非微生物源两类。微生物源诱导物包括 PAMPs 和毒性因子。第一类微生物源诱导物 PAMPs 是所有微生物都携带的（包括病原性或伴生性）结构明确的一类保守的分子模式分子。PAMPs 能够特异性识别模式识别受体（PRRs）。第二类微生物源诱导物包括多种不能够被模式识别受体识别的毒性因子。与 PAMPs 不同，毒性因子没有专属的受体能够直接识别，毒性因子活性是非特异性甚至是间接性的，比如通过诱导细胞死亡或者组织损伤体现出来。这种情况下，炎症反应其实是由损伤细胞或组织产生的内源性物质介导的。典型的毒性因子参与炎症反应的例子是嗜碱性粒细胞能够通过某未知受体识别寄生虫产生的蛋白酶蛋白水解活性。

应该强调的是，诱导炎症的微生物源诱导物并非都来源于病原体。伴生细菌也可成为炎症诱导物。多种机制能够抑制这些细菌诱导的 Toll 样受体（Toll-like receptors，TLRs）活

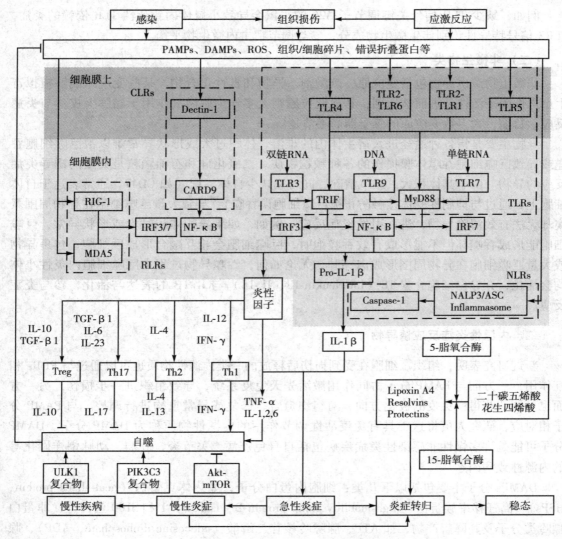

图 10-1-1　炎症发生与转归的调节机制

C 型凝集素受体（C-type lectin receptors，CLRs）；caspase 募集结构域家族成员 9（caspase recruitment domain protein 9，CARD9）；视黄酸诱导基因 1（retinoicacid inducible gene-1，RIG-1）；黑素瘤分化相关蛋白 5（melanoma differentiation-associated protein 5，MDA5）；RIG-1 样受体（RIG-1 like receptors，RLRs）；干扰素调节因子 3（interferon regulatory factor-3，IRF3）；β 干扰素 TIR 结构域衔接蛋白（TIR-domain-containing adapter-inducing interferon-β，TRIF）；髓样分化因子 88（myeloid differentiation primary response protein 88，MyD88）；核糖核酸（ribonucleic acid，RNA）；脱氧核糖核酸（deoxyribonucleic acid，DNA）；白介素-1β 前体（pro-interleukin-1 beta，Pro-IL-1β）；白细胞介素 1β（interleukin-1 beta，IL-1β）：NOD 样受体（NOD-like receptors，NLRs）：包含 NACHT，LRR 及 PYD 结构蛋白 3（NACHT，LRR and PYD domains-containing protein 3，NALP3）：炎症小体（inflammasome）：白细胞介素 10（interleukin-10，IL-10）；转化生长因子-β1（transforming growth factor-β1，TGF-β1）；白细胞介素 6（interleukin-6，IL-6）；白细胞介素 23（interleukin-23，IL-23）：白细胞介素 17（interleukin-17，IL-17）；白细胞介素 27（interleukin-27，IL-27）；白细胞介素 4（interleukin-4，IL-4）；白细胞介素 12（interleukin-12，IL-12）；干扰素-γ（interferon-gamma，IFN-γ）；unc51 样激酶 1（unc-51-like kinase 1，ULK-1）；3 型磷脂酰肌醇激酶 3（phosphoinositide-3-kinase class 3，PIK3C3）；哺乳动物雷帕霉素靶蛋白（mammalia target of rapamycin，mTOR）；脂氧素 A4（lipoxin A4）；转归素（resolvins）；保护素：（protectins）

化。例如，缺少 TLR 信号关键调节子 A20 的小鼠会导致小鼠体内致死性 TLR 依赖的炎症，TLR3 信号特异性识别伴生微生物成分，参与调节宿主内微生物平衡。

（二）非微生物类

非微生物源诱导物包括变应原、刺激剂、异物和毒性化合物。某些变应原能够模拟寄生虫毒性因子活性，进而被识别；其他变应原则大多作为刺激剂作用于黏膜上皮参与炎症反应。目前，大多数变应原的感受器尚不清楚。

异物主要是指各种途径进入宿主体内的难溶、体积过大或形状异常难以被巨噬细胞吞噬或导致巨噬细胞吞噬体膜损伤的各种颗粒物质。二氧化硅和石棉颗粒是典型的诱导炎症反应的异物。由于其体积大、难以清除，同时又缺少自体标记（如 CD47，通常表达于自体细胞上，通过与抑制性受体接触防止被巨噬细胞误吞噬），导致大量巨噬细胞在异物周围聚集却无法有效清除异物，进而引发炎症反应。例如，如果异物体积过大或形状异常，巨噬细胞能形成吞噬杯但不能形成有效吞噬泡时，巨噬细胞会相互融合形成巨细胞，包裹异物或大量巨噬细胞在异物周围形成肉芽肿。无论如何，吞噬异物过程中巨噬细胞内炎性小体均会活化，介导白细胞介素 18（interleukin-18，IL-18）与 IL-1β 的表达与活化，参与炎症反应。

二、内源性炎症反应诱导物

新近研究表明，组织、细胞在受到损伤后释放的一类内源性物质也可以通过与 PRRs 相互作用，一方面与 PAMP 分子协同作用激活先天免疫系统，导致组织进一步损伤，另一方面也可调节获得性免疫的极化方向，对组织愈合、修复或异常重构进行调控。与 PAMP 分子相对应，研究人员将这类具有免疫活性调节作用的内源性物质称为 DAMP 分子。DAMP 分子可能是许多慢性非感染性炎症疾病包括自身免疫病、关节炎、肿瘤、动脉粥样硬化等的内源性致病因素。

DAMPs 分子主要包括以下几类：细胞内蛋白分子，如热休克蛋白（heat-shock protein，HSPs）、高迁移率族蛋白（high-mobility group protein B，HMGB）1 和 S100 蛋白等；非蛋白嘌呤类分子及其降解产物，如 ATP、腺嘌呤核苷二磷酸（adenosine diphosphate，ADP）、腺苷和尿酸等；细胞外基质降解产物，如透明质烷片断和硫酸肝素等；一组所谓以无前导序列（leaderless）方式分泌的免疫细胞因子如 IL-1 和 IL-l8 也被认为以 DAMPs 分子的作用方式发挥作用。此外，最近的研究显示，代谢中间产物如糖基终末代谢产物、修饰性脂蛋白和游离脂肪酸等也能够与不同 PRRs 相互作用，激活或抑制炎症反应，因此也应该被认为是一类 DAMPs 分子。随着相关研究工作的深入，会有更多的 DAMPs 分子被发现。

（一）HMGB1

HMGB1 是一种进化中高度保守的核蛋白，由 215 个氨基酸组成，广泛分布于真核细胞。大鼠和小鼠 HMGB1 的同源性高达 100%，而啮齿类和人类 HMGB1 之间同源性高达 99%。HMGB1 作为一种非组蛋白染色体蛋白，可维持核小体结构和稳定性，调控转录因子与同源 DNA 结合。HMGB1 释放出细胞后，其 C 末端结构域 B 可与免疫细胞表面晚期终末糖基化产物受体（receptor for advanced glycation end-products，RAGE）等 PRRs 结合，促进炎性因子释放。此外，HMGB1 也可以作用于神经细胞膜表面调节神经突触延伸；肿瘤细胞胞膜表面的 HMGB1 则可以结合血浆纤溶酶原或组织纤溶酶原激活物，激活基质金属蛋白酶，降解细胞外基质，促进肿瘤细胞转移。

（二）HSPs

HSPs 是生物进化过程中高度保守、普遍存在于细胞的可溶性蛋白分子。正常情况下，HSPs 可占细胞总蛋白的 5%。按分子量大小，HSPs 可分为 HSP60、HSP70、HSP90、HSP110 和小分子 HSPs 以及葡萄糖调节蛋白等类型。在非应激状态下，基础表达的 HSPs 调节细胞生长、发育、分化和基因转录等过程，或作为分子伴侣参与细胞内蛋白质折叠、转运和组装。病理状态下，多数 HSPs 能够和免疫细胞表面 PRRs 结合，参与炎症反应及其调节过程。例如，HSP60 和 HSP70 上调单核细胞来源树突状细胞表面 CD80、CD83 和 CD86 表达，通过激活 TLR2/CD14 或 TLR4/CD14，以髓样分化因子 88 （myeloid differentiation primary response gene 88，MyD88）依赖方式激活核转录因子 κB（nuclear factor κB，NF-κB），促进 IL-1β 和肿瘤坏死因子 α（tamor necrosis factor – alpha，TNF-α）等炎症因子释放；释放的炎症因子可作为"第三信号"调节 T 细胞或 B 细胞活性，从而激活/抑制获得性免疫。

（三）S100 蛋白

S100 蛋白分子是一类 Ca^{2+} 结合蛋白，目前已发现并分离鉴定的 S100 蛋白家族成员有 25 个。S100 蛋白家族在结构上具有 25%~65% 同源性，有相似的分子生物学特征：分子量小（10~12kD）；能溶解于 100% 的硫酸铵溶液；含有两个由铰链结构相连接的 Ca^{2+} 结合 EF 手性框架（螺旋 – 环 – 螺旋）。研究表明，具有 DAMP 分子活性的 S100 蛋白主要有 S100A4、S100A8、S100A9 和 S100A12。生理状态下，S100A8/A9 主要以同源或异源二聚体形式，通过 Ca^{2+} 依赖方式与细胞骨架成分发生相互作用，调节细胞运动；S100A4 作为成纤维细胞的细胞内标志，参与受损组织再生和修复调控；S100A12 与细胞内中间纤维的聚合调节有关。当机体处于炎症状态时，血液循环和炎性部位 S100 蛋白均显著升高。这些分泌到胞外的 S100 蛋白具有趋化因子作用，上调黏附分子表达，在增加炎性细胞与内皮组织黏附的同时，促进炎性细胞分泌炎性因子。S100 蛋白既可由吞噬细胞如粒细胞、单核细胞分泌，也可由处于炎症状态的角质细胞和表皮细胞产生。

（四）细胞代谢产物

多种代谢产物如尿酸、ATP、ADP 和腺苷，可作为 DAMP 分子，调节炎症反应。研究表明，用抗原免疫动物的同时接种濒死细胞，可以增强 T 细胞免疫应答能力；尿酸是濒死细胞产生免疫佐剂效应的主要因素。正常生理体液中尿酸的溶解度为 70 μg/ml，哺乳动物体液中尿酸的溶解度为 60 μg/ml，细胞质中尿酸的浓度则高达 4 mg/ml。细胞受损后可释放出大量尿酸，使受损组织周围环境中尿酸处于超饱和状态，形成结晶体；尿酸结晶可作为内源性 DAMP 分子刺激炎症反应。尿酸结晶既可以刺激 DC 成熟，提高 $CD8^+$ T 细胞免疫应答能力，也刺激 DC 产生 IL-5，使幼稚型 T 细胞向 Th2 方向发育，最终活化 B 细胞，促进体液免疫。生理状态下，ATP 是维持细胞正常代谢功能的主要能量物质。嘌呤受体是细胞外 ATP 及其代谢产物结合受体，主要包括 P1 和 P2 两类，广泛表达于免疫细胞表面。不同浓度 ATP 对免疫系统具有不同甚至相反的调节作用：高浓度 ATP 具有促炎作用，可在短时间内激活 DCs、巨噬细胞或神经胶质细胞表面 P2X7 受体，促进 IL-1、IL-18 和 TNF-α 释放；低浓度 ATP 或 ADP 则主要通过 P2Y 受体，促进 DCs 释放 IL-10，产生抗炎作用。与 ATP 的作用相似，腺苷也具有双重免疫调节作用：腺苷可以通过 P1 受体募集浆细胞样树突细胞（plasmacytoid dentritic cell，pDC）促进炎症反应；当 pDC 成熟后，P1 受体表达下调，P2 受体表达增加，进而在有 CpG 刺激下，腺苷通过与 P2 受体作用，抑制 IL-6、γ-干扰素（interferen-gamma，IFN-γ）及 IL-12 的分泌，产生抗炎作用。

（五）细胞外基质成分

细胞外基质是由细胞合成并分泌到胞外、分布在细胞表面或细胞间的大分子，主要包括透明质酸、硫酸肝素、胶原蛋白以及弹性蛋白等成分。正常状态下，这些大分子在细胞间交织连接形成网状结构，一方面维持细胞形态结构，另一方面可调节一些免疫细胞和上皮细胞活性，发挥免疫调节功能。在微生物感染、缺血、缺氧或炎症所致组织损伤过程中，受损/坏死组织释放大量蛋白酶，导致细胞外基质迅速降解，积聚于组织间隙。这些降解的细胞外基质成分可作为 DAMP 分子被抗原呈递细胞识别，刺激炎症反应，参与组织损伤和修复。大量实验证实，细胞外基质成分可通过 TLRs、CD44 或整合素分子，刺激 DCs 成熟，促进炎性因子和趋化因子表达和释放。例如，高分子量透明质酸降解产生的小分子透明质烷，可激活 TLR2 和/或 TLR4 信号参与肺部炎症、急性肺损伤和组织纤维化过程。

第三节　炎症的感受器和信号转导通道

一、模式识别受体及信号转导通道

模式识别受体为免疫系统细胞表达的，与病原微生物或细胞应激相关的蛋白。可以被模式识别受体识别的微生物特定分子为病原相关分子模式。包括细菌的碳水化合物（如脂多糖和甘露糖）；革兰阳性菌的肽聚糖和脂磷壁酸，及真菌多糖。根据其功能，模式识别受体可分为细胞内吞噬受体或信号受体。信号受体包括细胞膜连的 Toll 样受体及胞质内 NOD 样受体。内吞噬受体促进吞噬细胞对微生物的附着，吞噬和破坏，而不转导细胞信号。Toll 样受体（TLRs）和非 TLRs 如 C 型凝集素受体（dendritic cell-specific intercellular adhesion molecule-3-grabbing non-integrin，DC-Sign）、β 葡聚糖受体（Dectin-1）及 NOD1/2 受体既是介导急性炎症反应的主要病原分子模式识别受体，也是先天免疫系统与获得性免疫系统沟通的重要桥梁（图 10-1-1）。

（一）TLR 及其信号转导通道

TLRs 普遍存在于巨噬细胞、NK 细胞和 DCs，作为各种致病微生物的模式识别受体启动宿主防卫反应。的确，TLRs 是引发组织损伤、感染以及组织重构的各种内源和外源性致病原的受体。目前已经发现人类细胞表达 10 种 TLR（TLR1～TLR10）亚型，鼠类表达 13 种 TLR 亚型。TLRs 通过募集 MyD88、含 TIR 结构域的接头蛋白（Toll-interleukinl receptor domain containing adaptor protein，TIRAP）、TRIF（TICAM1）及含 TIR 结构域的接头分子

（TIR containing adapter molecule，TRAM）等 4 种 TIR 结构域相关接头蛋白形成不同信号分子复合物启动共同或不同的信号途径。其中 MyD88 参与除 TLR3 外的所有 TLR 受体信号传导；TIRAP 参与 TLR2 与 TLR4 信号转导；TRIF 参与 TLR3 与 TLR4 信号转导；TRAM 只存在于 TLR4 信号途径。TLR 受体信号途径通常活化核转录因子 NF-κB 及 AP-1（activator protein 1），诱导产生多种炎性细胞因子与趋化因子。TLR3，4，7，8，9 信号通路能够活化干扰素调节因子（interferon regulatory factor，IRF）3 或 7 诱导产生 I 型干扰素如 IFN-β 与 IFN-α。诱导产生的这些细胞因子与趋化因子通过募集和活化单核细胞、中性粒细胞、自然杀伤细胞等启动和放大炎症反应。

不同的 TLR 亚型是不同致病原分子的受体，例如 TLR2 是结核杆菌和幽门螺旋杆菌成分的受体；TLR3 是双链 RNA（double strand RNA，dsRNA）的受体；TLR5 是鞭毛蛋白的受体；TLR7 是单链 RNA（single strand RNA，ssRNA）的受体；而 TLR9 是细菌 DNA（CpG 序列）的受体。TLR4 是革兰阴性杆菌细胞壁脂多糖（lipopolysaccharides，LPS）的受体。TLR4 也是内源性透明质酸和硫酸肝素（来自被破坏的细胞膜）以及热休克蛋白的受体。随着 TLRs 的分子结构、识别方式、信号转导途径及基因缺陷型动物模型等研究的深入，TLRs 及信号传导分子在许多疾病中的重要作用受到广泛的关注。例如革兰阴性杆菌通过 LPS 激活 TLR4，引起死亡率极高的脓毒败血症和败血性休克。先天免疫系统可通过激活 TLRs 及其信号转导通道促进抗原提呈细胞成熟。

（二）NLR 及其信号转导通道

NLRs（NOD-like receptor family）是一类新近发现的胞质模式识别受体家族，在哺乳动物体内存在超过 20 个成员。它们由三个不同结构域构成：C 末端 LRRs 介导自抑制和配体识别；中间定位 NACHT 结构域介导自身寡聚化与 NLRs 活化；N 末端效应结构域介导蛋白质相互作用，启动下游信号途径。NLRs 通常处于失活化形式，配体识别 LRRs 后，抑制 NACHT 寡聚化，进而活化 NLRs。根据效应结构域和 NACHT 结构域发育过程不同，NLRs 被分为多个亚家族：NODs、NALPs、C II TA、IPAF 及 NAIPs。NODs 与 IPAF 含有 CARD 效应结构域，而 NALPs 和 NAIPs 分别含有 PYD 效应结构域及三个 BIR 结构域。NLRs 大部分成员的配体及功能尚不十分清楚。目前已证实，NLRs 主要识别胞质内 PAMPs 及内源性危险信号，进而启动炎症反应。

最初被报道能够识别胞内 PAMPs 的 NLR 受体是 NOD1 和 NOD2，其中 NOD1 主要识别 γ-d-谷氨酰-meso-二胺基庚二酸，NOD2 主要识别胞壁酰二肽，受体活化后募集 RIP2 并通过 CARD-CARD 相互作用最终诱导 NF-κB 活化。活化激酶 1（activated kinase 1，TAK1）、TRIP-6、GRIM-19 和 ERBIN 等也参与了 NODs 依赖的 NF-κB 活化。NODs 也可诱导丝裂原激活蛋白激酶（mitogen-activated protein kinases，MAPK）激酶通路活化，NOD2 能够活化 p38 及 ERKs，NOD1 与 JNK 活化相关。

NALP 是目前报道的最大的 NLRs 亚家族，包括 14 中 NALPs。多种 NALPs 参与形成炎性小体，炎性小体是 NLRs 参与炎症反应的反应平台，诱导多种关键炎症因子表达，如 IL-1β 和 IL-18。

（三）RLR 及其信号转导通道

两种细胞质 caspase 募集结构域家族（caspase recruitment domain family，CARD）螺旋酶视黄酸诱导基因 1（retinoic acid inducible gene-1，RIG-1）和黑色素瘤分化相关蛋白 5（melanoma differentiation-associated protein 5，MDA5）被认为是识别如新城疫病毒（New-castle disease virus）或仙台病毒（Sendai virus）等细胞内病毒的细胞内模式识别受体，被称为 RLR。两种受体蛋白结构中均包括识别配体的 DExD/H box RNA 螺旋酶结构域。两个 CARD 用于启动下游信号。研究表明，RIG-1 在宿主抗病毒反应中发挥不可或缺的作用，而与 TLR7/9 仅在 pDC 细胞中表达不同，RIG-1 表达于包括成纤维细胞在内的大多数细胞中，并在细胞内 RNA 病毒识别方面占主导地位。MDA5 是存在于多种细胞内识别 poly（I：C），介导 I 型干扰素反应的模式识别受体。细胞质内双链 RNA 活化 RIG-1 或 MDA5 介导 IRF3、NF-κB 或 AP-1 活化，产生 I 型干扰素、炎性细胞因子等。IPS-1 是目前发现的 RIG-1 样受体（RIG-1-like receptors，RLR）下游唯一的接头蛋白，其包括 N 末端 CARD 结构域和 C 末端线粒体结合位点，参与 RLR 受体信号转导。干扰素 β 启动子刺激因子（IFN-β promoter stimulator，IPS-1）与肿瘤坏死因子受体相关因子 3（TNF receptor associated factor 3，TRAF3）、TRAF6、带死亡结构域的 Fas 相关蛋白（Fas-associated protein with death domain，FADD）、RIP1 等相互作用，活化 IκB 激酶（IκB kinase，IKK）复合物介导 NF-κB 活化。

（四）CLR 及其信号转导通道

CLRs（C-type lectin receptors）是一类能够捕捉和呈递内源性配基、PAMPs 及病原体并通过胞吞途径，维持内源性糖蛋白稳态、呈递抗原和吞噬杀伤的模式识别受体。某些 CLRs 还能够活化细胞内信号，诱导炎症反应。

Dectin-1 是外源性 β-葡聚糖的主要受体，兼有吞噬和信号传导功能。其结构包括胞外 C 型凝集素样结构域和胞内与免疫受体酪氨酸激活基序（immunoreceptor tyrosine-based activa-tion motif，ITAM）结合介导下游信号的尾结构。Dectin-1 能够根据细胞和配基类型介导不同反应，包括诱导炎性细胞因子产生、吞噬和呼吸爆发。这些反应通过脾酪氨酸激酶（spleen tyrosine kinase，syk）依赖和非依赖两种途径。研究发现 CARD9 能够通过与 B 细胞淋巴瘤蛋白 10（B-cell lyphoma 10，Bcl10）相互作用介导 Dectin-1/syk 信号活化 IKK 复合物，进而活化 NF-κB，诱导产生多种炎性细胞因子。

二、内质网应激及其信号转导通道

细胞应激是指细胞内生物学过程受损的一种状态。类似地，内质网应激（endoplasmic reticulum stress，ERS）是指内质网内生物学过程受损的状态。内质网是存在于所有真核细胞的一种细胞器，承担细胞内 1/3 以上可溶性和膜蛋白的生物合成、折叠、组装和修饰任务，同时也是合成脂肪和甾体的主要细胞器以及细胞内游离钙离子的主要储存器。不同应激刺激（热休克、缺氧、病毒复制、异常蛋白、饥饿等）的一个共同特征是它们都导致内质网腔中未折叠或错误折叠蛋白的积聚。新近研究证明，当内质网蛋白质合成负担增加、非折叠或错误折叠蛋白质堆积，就会导致内质网的蛋白质折叠需求与蛋白质折叠能力的失衡，从而引起 ERS。哺乳动物细胞的 ERS 有 4 种主要表现：减少蛋白质的合成，减轻未折叠蛋白的进一步积聚；诱导内质网伴侣分子的表达，增加内质网蛋白质折叠的能力；通过激活泛素－蛋白酶体系统和自噬作用，增加降解和清除蛋白的能力；诱导因蛋白折叠错误及细胞功能失常的应激反应细胞的凋亡。

（一）ERS 激活未折叠蛋白反应（unfolded protein response，UPR）

目前已发现哺乳动物细胞内有三条感受 ERS 的 UPR 信号通路，分别是需肌醇酶 1（inositol-requiring enzyme 1，IRE1）信号通路、双链 RNA 依赖的蛋白激酶样内质网激酶（protein kinase RNA-like endoplasmic reticulum kinase，PERK）信号通路和活化转录因子 6（activating transcription factor 6，ATF6）信号通路。IRE1、PERK 和 ATF6 是定位于内质网膜的三个跨膜蛋白分子，为内质网感受器蛋白。在静息状态的细胞内，IRE1、PERK 和 ATF6 通过与内质网丰富的分子伴侣蛋白 BiP 相结合，形成蛋白复合体而维持无活性的状态。在内质网应激出现时，分子伴侣蛋白 BiP 与非折叠或误折叠的蛋白多肽结合而使蛋白复合物解体，导致这些内质网蛋白感受分子被释放并活化。PERK 信号通路活化可以防止细胞合成更多的新蛋白质进入早就已经饱和的内质网腔，使细胞得以生存；也可选择性地翻译 ATF4 等，诱导 UPR 调节的基因表达，参与调节氨基酸的合成和转运、氧化应激反应和内质网应激引起的细胞凋亡。IRE1 活化诱导一个具有强大活性的转录因子 X 盒结合蛋白 1（X-box binding protein 1，XBP1）XBP1 的产生，XBP1 与 ATF6 活化后产生的功能性 ATF6 片断一样，可调节编码内质网分子伴侣的基因转录，也调节负责蛋白质折叠、成熟、分泌和内质网相关蛋白降解酶的基因转录。总之，ERS 是真核细胞的一种保护性应激反应，由这些感受内质网应激的蛋白以及信号转导通路引起的细胞生物学反应是纠正蛋白质折叠的错误、恢复和维持内质网动态平衡及细胞生存。如果不能消除 ERS，UPR 信号将引起细胞凋亡，去除因蛋白质折叠错误及细胞功能失常的应激反应细胞，从而保护生物体。

（二）UPR 信号介导炎症反应

ERS 是炎症反应的重要起因。新近研究证明，UPR 信号转导通路可以通过几种不同机制与炎症反应联接，参与细胞调节和疾病发生。这些机制包括促进活性氧分子产生、内质网释放钙离子、激活核转录因子 NF-κB、活化细胞内蛋白激酶 c-Jun N 端激酶（c-Jun N-terminal kinase，JNK）和诱导急性期反应。ERS 对炎症的调节是双向的。ERS 既可以通过诱导 NF-κB 的活化产生炎症；又可通过诱导 NF-κB 抑制因子 A20 的表达，抑制 NF-κB 的活性，降低促炎因子表达，使细胞处于免疫失能状态。ERS 引起的 UPR 信号主要通过以下机制介导炎症反应。

1. 活性氧分子和内质网钙离子 内质网蛋白质折叠负荷增加导致活性氧分子堆积，后者可启动炎症反应。内质网蛋白质折叠是消耗能量的过程，分子内和分子间通过氧化反应形成二硫键，伴随 ROS 的产生。而 ERS 时线粒体功能受损会导致 ROS 的大量积聚。内质网内钙离子浓度高于细胞质几千倍，错误折叠的蛋白堆积在内质网导致钙离子从内质网漏出，漏出内质网的钙离子浓缩在线粒体基质，引起线粒体内膜去极化，中断呼吸链电子的转移，导致活性氧分子 ROS 产生。ERS 诱导细胞内产生和积聚的 ROS 是炎症反应的重要诱导物。通过这种正反馈机制，钙离子、ROS 和错误折叠的蛋白共同激活钙依赖的蛋白激酶 JNK 以及 NF-κB，导致炎症反应甚至细胞死亡。因此，细胞内钙离子和 ROS 对整合炎症反应、代谢反应和 ERS 是至关重要的因素。

2. 激活 NF-κB 和蛋白激酶 JNK   NF-κB 在炎症反应发生过程中发挥了主导作用，能够促进大量促炎症细胞因子基因的转录。内质网蛋白折叠负荷激活 NF-κB，虽然其激活 NF-κB 的分子机制有待进一步研究。钙螯合剂和抗氧化剂均可阻断诱导 ERS 的药物激活 NF-κB 的作用，提示钙和 ROS 参与调节 ERS 活化的 NF-κB。另一方面，ERS 引起 PERK 和 IRE1 信号通路活化都能够激活 NF-κB。由于 IκB 的半衰期显著小于 NF-κB，ERS 活化的 PERK-真核起始因子 2cL（eukaryotic initiation factor 2cL，eIF2cL）介导的翻译抑制作用增加了 NF-κB/IKB 的比值，释放了"多余"的 NF-κB 入核，促进炎症反应。同时，ERS 可磷酸化 IRE1 使之构象改变，与接头蛋白分子 TNF-α 受体相关因子 2（TNF-α receptor-associated factor 2，TRAF2）结合，形成 IRE1a-TRAF2 复合物。此复合物能够募集 IκB 激酶，使 IκB 磷酸化并降解，从而释放 NF-κB 入核，激活促炎症反应基因的转录。IRE1-TRAF2 复合物还能募集并活化蛋白激酶 JNK，进而磷酸化和活化转录因子 AP1，增加促炎症基因的表达。形成 IRE1a-TRAF2 复合物对 ERS 引起的 JNK 和 NF-κB 活化并引起炎症反应是非常关键的步骤。

3. 急性期反应   UPR 信号转导通路活化可引起细胞急性期反应。环单磷酸腺苷应答元件结合蛋白 H（cyclic-AMP response element-binding protein H，CREBH）是一个 RIP（regulated intramembrane proteolysis）调控的含碱性亮氨酸拉链（basic leucine zipper，bZIP）的转录因子，主要表达于肝细胞，介导肝脏的急性期反应。促炎性细胞因子 TNF-α、IL-1β 和 IL-6 以及 LPS 能够引起 ERS，诱导 CREBH 大量表达。CREBH 激活后与急性反应基因的启动子结合，产生血浆淀粉样物质 P 和 C 反应蛋白等。

4. 未/错误折叠蛋白的免疫原性   ERS 时，大量未折叠或错误折叠蛋白产生。这些蛋白表达到细胞表面时，可作为抗原引发炎症反应。自身免疫性疾病如强直性脊椎炎和相关的关节疾病与人白细胞抗原 B27（human leukocyte-antigen，HLA）抗原有关。HLA-B27 蛋白即使在生理条件下也易于发生错误折叠，异常折叠的 HLA-B27 蛋白表达于细胞表面，是诱导自身免疫反应的基本条件。UPR 相关蛋白也作为自身抗原，如某些患者体内产生针对热休克蛋白和 ER 分子伴侣的自身反应性 B 细胞和 T 细胞，引起自身免疫性疾病。

5. 代谢因子堆积   过量的代谢因子堆积在细胞可以引起 ERS 并活化 UPR 信号通路，诱发炎症反应。这些代谢因子既可以是胆固醇、游离脂肪酸、葡萄糖、血红素或神经递质，也可以是细胞内免疫细胞因子。大量代谢中间产物堆积通过刺激内质网分泌钙离子、产生活性氧分子并导致 ERS，由此激活炎症反应。重要的是，代谢因子的堆积可启动炎症反应，而 ERS 的产生，进一步打破代谢功能平衡，使代谢产物进一步堆积，由此产生的恶性循环加重炎症反应信号。这是代谢异常与炎症反应偶联，引起疾病的重要机制。细胞内免疫细胞因子堆积则直接刺激 UPR 信号通路，引起炎症反应或直接刺激急性期反应。

第四节　炎症的效应分子和介质分子

一、免疫细胞因子

（一）TH1/TH2 平衡概念正在扩展

炎症反应伴随免疫细胞因子表达增加或降低已经被发现很久了。十年前以细胞因子 TNF-α 为药靶开发的抗 TNF-α 单克隆抗体被发现能够改变自身免疫病的病程。这个工作正式开启了现代免疫治疗的新时代。的确，各种各样的免疫细胞因子既可能是先天免疫反应的效应器，也可能是获得性免疫反应的效应器。在细胞因子研究的初期，为了研究的方便，人们将免疫细胞因子进行了分类。当时发现，幼稚 CD4$^+$T 淋巴细胞被活化后，能分化成为不同的 T 辅助（Th）细胞。这些 Th 细胞通过分泌不同的细胞因子各自发挥不同的生物学功能，因此人们将 Th 细胞分为促炎症的 Th1 和抑制炎症的 Th2 细胞，分别分泌促炎症反应的 Th1 型和抑制炎症反应的 Th2 型细胞因子。研究还证明，一方面，机体内 Th1 和 Th2 细胞因子之间存在着动态平衡关系；另一方面，Th1 和 Th2 细胞因子之间又存在着交互抑制作用。研究 Th1/ Th2 细胞因子平衡对各种炎性疾病的调节，检查确定治疗这些疾病后其 Th1/ Th2 细胞因子平衡的改变的确会提供炎症与疾病的关系和相互作用的相关信息。这些研究促成了在免疫 – 炎症领域非常著名的 Th1/Th2 平衡学说的诞生。以后，人们发现了调节性 T 细胞，这些细胞能够分泌既抑制 Th1 又抑制 Th2 细胞的细胞因子 IL-10 和转化生长因子 β（trans forming growth factor β，TGF-β）。由调节性 T 细胞分泌的细胞因子因此被称为 Treg 细胞因子。随着细胞因子 IL-17 的发现，一类分泌 IL-17 以及相关因子的 CD4$^+$T 淋巴细胞被确定为新的 Th 细胞亚群，称之为 Th17 细胞。IL-17A 主要由 Th17 细胞产生分泌。但是，中性粒细胞、活化的单核细胞、γδT 细胞、CD8$^+$T 淋巴细胞以及某些上皮细胞也能产生 IL-17A。最近的工作证明，分泌 IL-9 以及相关因子的 CD4$^+$T 淋巴细胞被确定为新的 TH 细胞亚群，称为 TH9 细胞。这些工作大大扩展和延伸了 Th1/Th2 免疫平衡学说。

有关细胞因子分类的概念仍然在发展。原来认为某一细胞因子仅由某一类免疫细胞分泌的概念已发生了改变。例如，Th1 细胞因子既可由 Th1 型 T 细胞分泌，也可以由单核 – 巨噬细胞分泌；Th1 细胞既分泌促炎症的 Th1 细胞因子也分泌抑制性免疫因子 IL-10，抑制 Th1 细胞因子介导的炎症反应。反之，Th2 型 T 细胞也分泌其他类型的细胞因子。另一方面，Th1/Th2 平衡学说的概念也延伸扩展到其他免疫细胞。例如，巨噬细胞也因为分泌促炎症反应的细胞因子和抑制性免疫细胞因子而被分别称为 M1 型或 M2 型巨噬细胞。

（二）免疫细胞因子的分类

1. Th1 细胞因子　IFN-γ 是最典型的 Th1 细胞因子。其他包括 IL-1，IL-2，IL-6，IL-12，IL-18 和 TNF-α。这些 Th1 细胞因子都是促炎反应的重要效应器分子。Th1 细胞因子主要作为对抗细胞外病原体的防卫机制外，也是机体对抗肿瘤的重要效应器分子。另一方面，Th1 细胞因子是许多炎性疾病的关键参与者。因此，Th1 细胞因子一直得到最为充分的研究。目前，主要以 Th1 细胞因子或它们的受体为药靶的抗细胞因子治疗已经进入比较成熟的阶段（见下文）。

2. Th2 细胞因子　最典型的 Th2 细胞因子是 IL-4。其他成员包括 IL-5，IL-6，IL-9 和 IL-13。Th2 细胞因子既是机体对抗寄生虫感染的重要防卫机制，也是引起哮喘和过敏反应的主要炎症反应介导物。研究证明，Th2 细胞因子既是组织纤维化的主要促进因素，也是引起哮喘、慢阻肺等疾病小气道重构的关键因素。Th2 细胞因子还是重要的促醒因子，与失眠相关。最近的研究发现，细胞因子胸腺基质淋巴生成素（thymic stromal lyphopoietin，TSLP）以 IL-3 分泌依赖或非依赖方式调节嗜碱细胞成熟；成熟的嗜碱细胞调节 Th2 细胞发育，是决定 Th2 型免疫 - 炎症反应的关键因素。

3. 调节性 T 细胞因子　最典型的调节性 T 细胞因子是 IL-10。另一个重要的抑制性免疫细胞因子 TGF-β 也被认为是调节性 T 细胞因子。调节性 T 细胞因子除作为机体防止炎症反应过度损伤的主要机制外，还是免疫耐受的主要效应器分子，不仅在自身免疫病和自身炎症病的发生发展过程，还在肿瘤免疫耐受的机制方面发挥关键作用。因此，调节性 T 细胞和它们的产物是现代免疫学和炎症机制研究领域的热点。

4. Th17 细胞因子　分泌 Th17 型细胞因子的细胞分泌包括 IL-17A-F 以及 IL-22 和 IL-27 等。其中，IL-17A 受到广泛的研究。IL-17 主要通过刺激促炎性细胞因子包括 IL-6，TNF-α、粒细胞集落刺激因子（granulocyte colony-stimulating factor，G-CSF）等来诱导炎症。IL-6 是第一个被确认的 IL-17 靶基因，这一机制也被用来作为 IL-17A 的生物鉴定。IL-17 也诱导产生促炎性细胞因子 TNF-α 和 IL-1β，还刺激环氧合酶 2（cyclooxygenase 2，COX-2）和诱生型一氧化氮合成酶增加前列腺素 E_2 和 NO 的表达。IL-17 能诱导至少 2 种不同的 CSFs、CSF 和粒细胞-巨噬细胞集落刺激因子（granulocyte-macrophage colony-stimulating factor，GM-CSF）。IL-17 的其他重要靶基因是趋化因子，特别是 CXC 趋化因子。这些趋化因子通过募集中性粒细胞介导 IL-17 的促炎功能。IL-17 参与了多种慢性病如关节炎、肿瘤、慢性阻塞性肺疾病、哮喘和自身免疫病的发病过程。

二、自噬 - 蛋白体降解系统

自噬（autophagy）由希腊字母"auto"（self）和"phagy"（eating）组成，即自我吞噬（sefl-eating）之意，是细胞通过溶酶体降解内源性底物的重要生命过程，具有高度的进化保守性。营养缺乏、低氧应激和药物等诱导自噬，对细胞自我更新、内环境稳态的维持起重要作用。自噬相关的细胞死亡被称为 Ⅱ 型程序性死亡（type Ⅱ-programmed cell death）。作为细胞内"自我消化"、"自我吞噬"的过程，自噬广泛存在于真核细胞中，清除降解受损的细胞结构、衰老的细胞器和多余的大分子等，也为细胞器的构建提供原料，保证损伤的细胞器和长效蛋白的循环利用，在维持细胞内大分子物质生物合成和分解代谢之间的平衡以及内环境稳态过程中发挥着重要的"管家"作用（图 10-4-1）。

（一）自噬的过程、分类和功能

1962 年，Ashford 等利用电子显微镜在人肝细胞中首次观察到细胞自噬：细胞内容物和细胞器被双层膜结构包裹而在细胞质中形成自噬小体，后者被运送到溶酶体进行降解和再利用。自噬的全过程包括诱导（induction）、成核（nucleation）、延伸（elongation）、自噬体

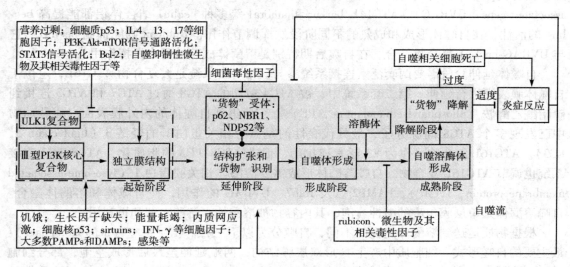

图 10-4-1　自噬与炎症相互调节机制

　　自噬反应是一个多阶段连续发生的进行性过程。ULK1 复合物同时通过Ⅲ型 PI3K 核心复合物依赖与非依赖途径参与形成独立膜结构。"货物"识别受体与"货物"结合后，独立膜结构进一步扩张形成自噬体。自噬体与溶酶体融合形成成熟的自噬溶酶体，并对其中的"货物"进行降解。多种正负因素调节自噬流的各个阶段，而自噬活化水平决定了自噬与炎症反应的关系：适度活性的自噬反应抑制炎症反应；失活的自噬反应则无法改善甚至会进一步加剧炎症反应；而过度活化的自噬反应会导致细胞发生自噬相关性细胞死亡，诱导或加剧炎症反应。同时，各种内外源因素导致的炎症反应，根据其性质的不同，对自噬活性及自噬相关蛋白功能的调节作用也不相同

的形成（autophagosome completion）和包裹有胞质内容物和细胞器的自噬体被运送到溶酶体降解，即自噬溶酶体形成（maturation）几个阶段。其中，自噬体的形成是关键：首先，营养缺乏、氧化应激损伤时，粗面内质网的非核糖体区域、高尔基体等来源的自噬体膜脱落形成杯状分隔膜，包绕在被降解物周围；分隔膜逐渐延伸，完全包绕将被降解的胞质成分而形成自噬体；自噬体通过细胞骨架微管系统运输到溶酶体，与之融合形成自噬溶酶体并降解其部成分，自噬体膜脱落再循环利用。

　　在哺乳动物细胞中，自噬的活化需要 unc-51 样激酶（unc-51-like kinase，ULK）。ULK 与 ATG13、局灶黏附激酶家族相互作用蛋白 200（focal adhesion kinase family interacting protein of 200 kD，FIP200）形成大复合物，受哺乳动物雷帕霉素靶点（mTOR）的调节。营养充足时，哺乳动物雷帕霉素靶蛋白复合物 1（mammalian target of rapamycin complex-1，mTORC1）和 ULK 复合物相互作用并介导 ULK1 和 ULK2 的磷酸化，使 ULK 复合物失活。营养缺乏时，mTORC1 离开复合物，ULK1 和 ULK2 去磷酸化，FIP200 被磷酸化，激活 ULK 复合物而使其定位到吞噬泡（phagophore）上。ULK1 缺失会造成自噬清除线粒体受阻，导致线粒体堆积（图 10-4-1）。

　　Ⅲ型磷脂酰肌醇激酶 3（class Ⅲ phosphoinositide 3-kinase，PIK3C3）核心复合物包括 PIK3C3、Beclin 1、ATG14L 和 p150 等，在自噬早期的成核阶段是非常必要的。复合物定位

到吞噬泡（phagophore）利于 ATGs 的募集。紫外线抵抗相关基因（UV irradiation resistance-associated gene，UVRAG）、ATG14L/barkor 和 ambra1 等多种 beclin1 结合伴侣都能提高 beclin1 的活性，在自噬体形成和成熟的不同阶段发挥调节作用。Rubicon 则能抑制 beclin1，它与 UVRAG-beclin1 复合物结合，在自噬后期特别是溶酶体成熟过程中发挥作用。

自噬体延伸阶段需要两套泛素连接系统参与。第一套系统是大复合物 ATG16L，定位于自噬体膜表面进行延伸。第二套系统中，被 ATG4 剪切的 ATG8 通过 ATG7 和 ATG3 连接到磷脂酰乙醇胺（phosphatyl ethanolamine，PE）上，募集到自噬体的内外膜表面。哺乳动物中已发现多个 ATG8 同源分子，最具代表性的是微管相关蛋白 1 的轻链 3（light chain 3，LC3）。ATG16L 复合物可作为 E3 泛素连接酶，促进 ATG8/LC3 的脂质化，ATG8/LC3 连接系统也调节 ATG16L 复合物。自噬溶酶体形成需要溶酶体相关膜蛋白 1（lysosome-associated membrane protein，LAMP）、LAMP2 以及 Rab7、UVRAG 的作用，使自噬体和溶酶体融合。自噬溶酶体是单层膜包裹的酸性囊泡，其内容物被溶酶体水解酶水解和再利用。

根据物质运送到溶酶体途径的不同，自噬分为以下三种。①巨自噬（macroautophagy）：最主要的自噬形式。细胞质中产生 C 形双层膜结构，两端延伸至最后形成空泡，部分细胞质和细胞器被裹入空泡中，形成自噬小体（autophagosomes）。随后，自噬小体与溶酶体结合，其外层膜与溶酶体膜融合，内层膜包裹的自噬体进入溶酶体并被其水解酶降解，一些重要成分得以循环利用。②微自噬（microautophagy）：溶酶体膜直接内陷，包裹细胞质中的成分，形成内在的囊泡，没有形成自噬小体的过程。③分子伴侣介导的自噬（chaperon mediated autophagy，CMA）：没有形成膜性结构的过程，而是具有特殊基序的胞质蛋白被分子伴侣识别后，与溶酶体膜上的特殊受体——溶酶体相关膜蛋白（LAMP）2A 相结合，进入溶酶体降解。通常所说的自噬主要指巨自噬。

（二）自噬是免疫系统的效应器

最近的研究显示，自噬是免疫系统的关键功能效应器。例如，促炎症细胞因子激活自噬，活化的自噬直接降解病原微生物，防止感染的扩散。另一方面，强烈的炎症反应也刺激抑制性免疫细胞因子释放，后者抑制过度活化的自噬活性，防止过度炎症组织的伤害。最近的研究证明，自噬不仅可以作为包括 TLR 在内的模式识别受体的效应器，也可以作为 Th1、Th2 等免疫因子的效应器，参与 PRR 激活引起的炎症反应。研究证明，Th1 型细胞因子 IFN-γ 刺激自噬，而 Th2 型细胞因子 IL-4 和 IL-13 抑制自噬作用。我们最近发现 Th17 型细胞因子 IL-17A 也通过抑制自噬活性促进组织纤维化的发生和发展。

自噬是生理和免疫调控的细胞内稳态系统，它能隔离和降解胞质内大分子聚合物、细胞器、整个微生物及其产物。以往研究认为，自噬可以促使吞噬体中外源性病原体转移或自噬体包裹病原体与吞噬体融合，以促进吞噬体成熟。最新的一些研究结果将吞噬过程中 PRR 活化及随后吞噬体的成熟与自噬信号途径串联起来，阐明了一条新的 PRR－吞噬体－溶酶体的先天免疫途径。显然，受控的自噬是机体卫士和清道夫，而异常自噬会引起多种炎性疾病。

三、老化反应——免疫系统维持的细胞反应

细胞老化，是指在多种触发因素的作用下，细胞脱离细胞周期，呈现老化相关分泌表

型（senescence-associated secretory phenotype，SASP），分泌多种老化信息传递分泌物，最终不可逆地丧失生长、增殖能力的过程。触发细胞衰老的因素包括端粒变短、致癌基因活化、氧化应激、PTEN 缺失以及一些其他细胞应激。其中，端粒缩短所触发的细胞老化称为慢性复制型老化（chronic replicative senescence，CRS）；而急慢性应激反应触发的老化称之为应激诱导的早熟老化（stress-induced premature senescence，SIPS）。老化的细胞其形态学的特征表现为细胞整体体积增大、线粒体数目减少以及体积增大、细胞核染色质损伤等。同时，细胞表达老化相关的 β-半乳糖苷酶（senescence-associated β-galactosidase，SA-βgal），分泌多种炎症因子、蛋白酶、趋化因子等，此外，大多数老化细胞还表达肿瘤抑制因子 p16INK4a。细胞老化是一复杂过程，不同触发因素可激活不同信号通路，这些通路之间存在着交叉。这些信号通路的活化，使细胞经历短暂的"决定期"后，转变为 SASP 直至永久丧失生长、增殖能力的老化状态（图 10-4-2）。

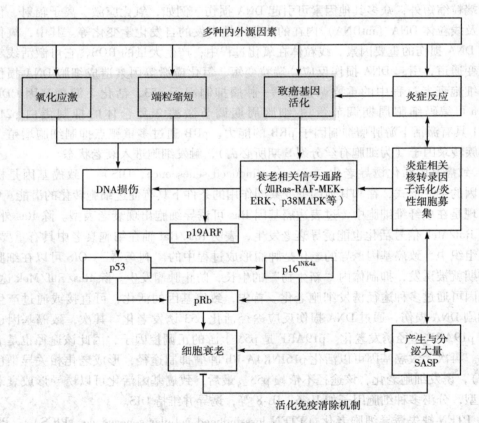

图 10-4-2　炎症与细胞衰老相互调节机制
　　多种内外源因素引起的氧化应激、端粒缩短能够导致细胞 DNA 损伤，激活下游 p53，并通过 p16INK4a 依赖与非依赖途径调节 pRb，诱导细胞衰老反应。癌基因被激活后，细胞启动 ERK/p38MAPK 等衰老相关信号通路，活化下游 p19ARF/p53 或 p16INK4a，介导细胞衰老。衰老的细胞会分泌大量的 SASP。SASP 一方面诱导炎症反应，起始或进一步维持细胞衰老，一方面启动宿主免疫清除机制，清除衰老细胞。而多种内外源因素引起的炎症反应也可以通过炎症相关信号通路，参与老化相关信号调节，或直接诱导 SASP 表达，启始或维持细胞衰老。

（一）细胞老化的触发因素以及信号通路

1. 端粒缩短、氧化应激与 DNA 损伤　　端粒缩短是诱发细胞增殖老化的重要因素。端粒是一种特殊的异质化 DNA-蛋白质复合结构，位于真核生物线性染色体末端，由简单的富含 G 的串联重复序列组成，末端形成 3′突出，不编码任何功能蛋白，进化上高度保守，在细胞增殖过程中逐渐损失，被称为调控细胞分裂的"分子钟"。端粒酶是一种特殊的核糖核蛋白，具有反转录活性。它以自身 RNA 为模板，不断向端粒重复添加 DNA 段序列，维持端粒的长度。端粒和端粒酶的相互作用，对于稳定染色体末端具有重要作用。然而，大部分细胞不表达端粒酶，这就使得随着细胞有丝分裂的进行，染色体末端 DNA 逐渐丢失，造成持续的 DNA 损伤反应（DNA damage response，DDR）。此外，非端粒部位的 DNA 损伤，例如 DNA 双链的断裂、组蛋白去乙酰化酶抑制剂引起的染色质松解都能激活 DNA 损伤反应，造成 DNA 损伤。

除端粒缩短外，众多其他因素可引起 DNA 损伤。例如，氧化应激、离子辐射、化学致癌剂以及线粒体 DNA（mtDNA）内在的热稳定性引发的自发化学变化等。其中，氧化应激是造成 DNA 损伤的重要因素。线粒体在氧化过程中，产生大量的 ROS，它可激活线粒体通透性转变通道，引起 DNA 损伤反应。端粒变短、氧化应激等因素造成细胞 DNA 损伤，继而激活细胞衰老过程中的重要调控器——肿瘤抑制因子 p53，活化下游靶基因 CDKN1a。CDKN1a 可编码细胞周期调节蛋白/细胞周期调节激酶 2 复合体的抑制蛋白 p21CIP1。p21CIP1 具有激活下游肿瘤抑制因子 pRB 的能力。pRB 通过多重靶点抑制细胞增殖，例如 E2F 家族转录因子（为细胞有丝分裂 S 期所必需），触发细胞进入衰老状态。

2. 致癌基因活化诱导老化（oncogene induced senescence，OIS）　　致癌基因是机体内正常基因的突变形式，在和其他的突变共同作用的条件下具有促进细胞转化的潜能。OIS 的最初发现是在成纤维细胞中，过表达癌基因 Ras 可诱导细胞出现衰老表型。除 Ras 外，Ras 下游的 Raf/Mek 信号活化也能诱导衰老发生，表明 Ras/Raf 轴在细胞衰老中具有重要作用。在很多组织中，致癌基因诱导的老化是肿瘤形成过程中的"刹车器"。OIS 可以在细胞恶性转化前期就被诱发，抑制体内"新生物"的生长，防止肿瘤发生。除 Ras/Raf/Mek 途径外，致癌基因可通过多种途径诱发细胞老化。首先，致癌基因的活化，可直接或通过产生大量 ROS 加剧 DNA 损伤，通过 DNA 损伤反应途径活化 p53 诱发老化。其次，致癌基因也可通过激活 p19ARF 途径诱发老化。p19ARF 是 p53 上游的正调控因子，因此该途径也是 p53 依赖性的。再次，致癌基因可以活化 p16INK4A-Rb 肿瘤抑制途径，形成老化相关异染色质灶（SAHF），诱发细胞老化，该途径不依赖 p53。最后，致癌基因活化可以诱导形成衰老相关分泌表型，分泌多种细胞因子如 IL-6、IL-8 等，诱导并维持 OIS。

3. PTEN 缺失诱导细胞老化（PTEN loss-induced cellular senescence，PICS）　　PICS 代表了另一种不同形式的衰老反应，由 PTEN 的缺失所诱导。PICS 没有 OIS 样的 DNA 高度复制，也没有 DNA 损伤反应。此外，PICS 中也观察不到老化相关异染色质灶的形成。PTEN 缺失可从两个方面诱导细胞老化：首先，PTEN 缺失导致 mTOR 的高度活化，上调 p53 活性，进而诱导老化反应；其次，细胞核内的 PTEN 可以不依赖其磷酸酶活性，通过促进 APC/C-CDH1 复合物解离，导致 ETS2 聚集进而上调 INK4A 引起细胞衰老反应。已有明确的实验证据表明，PICS 在抑制癌前病变快速发展为恶性前列腺癌中具有重要作用。从治疗的角度来说，诱导 PICS 比诱导 OIS 更具有优势。首先，OIS 伴随 DNA 高度复制和 DNA 损伤，会产生基因组不稳定导致二次突变，增加了肿瘤发生的概率。PICS 可以在非常短的时间内激活，可以避免基因组不稳定和二次突变的风险。其次，肿瘤中存在少量维持肿瘤生存的肿瘤起源细胞（cancer-initiating cells，CICs），目前的抗肿瘤治疗手段对这类细胞束手无策。PICS 的诱导不需要 DNA 复制，意味着 PICS 可以在静息或生长停滞的细胞中诱导，使得靶向 CICs 成为可能。最后，PICS 对 p53 的活化主要发生在翻译水平，因此可以在靶向 MDM2（例如使用 nutlins）基础上进一步提高 p53 水平。而 OIS 对 p53 的活化主要通过 ARF 降低 MDM2 从而维持 p53 稳定性，是一种间接的调节作用。

（二）老化细胞的特征

衰老的细胞会出现一些特征性的改变：①脱离细胞周期的长期生长停滞。这是细胞衰老不可或缺的标志性改变。衰老细胞的生长停滞通常伴随细胞周期阻滞，但细胞依然保持一定的代谢活性。与静息细胞相比，衰老细胞的生长停滞相对来说是永久性的，因为在生理刺激下，或者消除诱导衰老的因素之后，衰老细胞无法再进入增殖状态。②细胞体积增大，形状扁平，出现多形核，折光性增强；③凋亡抵抗。凋亡是对细胞应激状态的一种极端反应形式，也是抑制肿瘤的重要机制之一。然而，在某些类型的细胞中，一旦触发了细胞衰老，那么凋亡就会受到明显抑制。细胞走向凋亡还是衰老除了与细胞类型有关，还与刺激和损伤的强度有关。④丧失 DNA 复制能力。例如 BrdU 摄取能力降低，PCNA、Ki-67 表达降低等。然而这些指标并不是衰老细胞所特有的，静息状态的细胞以及有丝分裂后分化的细胞也有相应的改变。⑤表达衰老相关 β-半乳糖苷酶。SA-βgal 衍生于溶酶体 β-D-半乳糖苷酶。非衰老的细胞溶酶体中 β-半乳糖苷酶在 pH 值为 4 的条件下活性最强。在衰老的细胞中，由于溶酶体腔的扩大，β-半乳糖苷酶在 pH 值为 6 的条件下依然具有很好的活性。然而，SA-βgal 在细胞衰老中的作用和机制目前尚不清楚。⑥大多数衰老的细胞表达 p16INK4A，这个蛋白分子在静息或终末分化的细胞中通常不表达。p16INK4A 通过激活 pRB 肿瘤抑制蛋白形成衰老相关异染色质灶，导致多种关键的促增殖基因关闭。⑦衰老细胞受到持续的 DNA 损伤反应信号刺激后会分泌多种生长因子、蛋白酶、细胞因子和其他一些因子。这些分泌物统称为衰老信息传递分泌物，即衰老相关分泌表型 SASP。IL-1α 是一种重要的 SMS，它可进一步加剧细胞的 SASP 状态，形成正反馈循环，维持细胞衰老过程持续进行直至不可逆丧失生长、增殖能力。SMS 中其他炎症因子如 IL-6、IL-8，多种基质金属蛋白酶（matrix mentalloproteinases，MMPs）以及趋化因子，在调控多种生理、病理进程中具有重要的作用。其中，IL-6、IL-8 与多种衰老相关性疾病以及组织修复有关；MMPs 在纤维化疾病、心血管疾病中发挥重要作用；趋化因子如粒细胞巨噬细胞集落刺激因子（GM-CSF）等可募集免疫细胞，清除衰老细胞。此外，SASP 还可产生多种 microRNAs，例如 miro-146a 和 miro-146b，这些 microRNAs 下调 SASP 的 IL-6 和 IL-8 表达，是 SASP 的负反馈调节机制，对细胞衰老起抑制作用。此外，SMS 往往刺激细胞发生癌前或低度恶性的细胞改变，促进细胞的迁移和侵袭。

第五节 参与炎症反应的其他介质

一、趋化因子及其配基调节炎症反应

化学趋化细胞因子属于一个超家族，其生物学活性广泛。除了维持炎症反应的化学趋化活性外，还具有调节血管生成、血细胞生成、器官发生的作用。根据其半胱氨酸残基的位置不同主要分为两个家族即：CC 和 CXC 化学趋化因子。CC 趋化因子对除中性白细胞外的白细胞产生化学趋化作用，包括 MCP-1/2/3/4、MIP-1/2、eotaxin 和 RANTES 等。CXC 家族的化学趋化因子对中性白细胞产生趋化作用，包括 IL-8、MIP-2、IP-10 等。化学趋化因子或受体参与了许多炎性疾病包括哮喘、败血症、动脉粥样硬化、艾滋病以及肿瘤等的发病过程。

二、基质金属蛋白酶调节炎症反应

基质金属蛋白酶（MMPs）是一个锌依赖的基质降解蛋白酶，具有高度的同源性。目前共有 25 个成员被发现并被详细阐述，其活性受 4 种金属蛋白酶组织抑制因子（tissue inhibitors of metallo proteinases，TIMPs）调节。根据结构和底物特异性不同，MMPs 的家族成员主要包括胶原酶、明胶酶、基质裂解素、基质裂解蛋白以及膜锚定的 MMP（MT-MMP）。除了 MT-MMPs 和基质裂解素 3，其他的 MMPs 都以无活性酶原形式存在。MMPs 在健康正常的组织不表达，而在炎症反应以及修复纤维化的过程中多种细胞都表达 MMPs。在炎症早期多种 MMPs 活性增强与基底膜的破坏有关，胶原酶 1（MMP1）、明胶酶 A（MMP2）、明胶酶 B（MMP9）、基质裂解素（MMP7）和 TIMPs 都参与损伤后肺组织的重新上皮化的过程。TIMPs/MMPs 的比例增高说明细胞外基质（extracellular matrix，ECM）中存在非降解胶原。致纤维化细胞因子 TGF-β 抑制成纤维细胞 MMP1/2 并促进 TIMPs 的表达，胶原的降解水平降低。

最近的研究发现，基质金属蛋白酶可作为促炎症细胞因子、化学趋化因子在调节炎症和免疫反应过程中发挥重要的作用。MMPs 内源性底物的存在是确定 MMPs 参与免疫反应的关键。的确，利用底物结合结构域亲合法、蛋白质组学等方法发现大量的非 ECM 的内源性底物。例如，CCL7、CXCL12 是 MMP2 的底物；CCL2（MCP1）、CCL8（MCP2）、CCL13（MCP4）是 MMP1，3，13，14 的底物；CXCL11 是 MMP1，2，3，9，13，14 的底物；无活性的 $TGF-β_1$ 是 MMP3/9 的底物；MMP7/12 可以催化无活性的 TNF-α。

第六节 炎症的转归

一、炎症转归的概念

炎症转归是指炎症的诱导物和浸润在组织局部的白细胞及损伤组织细胞碎片等被从炎

症部位清除，使组织重新恢复稳态和正常功能。一直以来，人们认为炎症的转归是一个被动的过程，导致炎症发生的组织局部化学刺激物等会随时间慢慢消散或者"耗尽"，最终组织自身能够得到修复并且恢复正常功能。但是最近的研究表明炎症的转归并不是简单的炎症反应的被动终止，而是一个主动的、受到严格调节的生化代谢过程。的确，新的研究证明，炎症转归和抗炎是两个不同的过程。与抗炎过程相比，炎症转归过程中的一些促转归介质除了能够减少和阻止中性粒细胞向炎症部位的浸润之外，还能够促进巨噬细胞对凋亡的细胞、致病微生物等的吞噬和清除刺激黏膜上皮细胞的抗菌活性。

炎症转归的过程伴随着炎症组织占主导地位的分子介质的转变：炎症起始，能够刺激和放大炎症主征的前列腺素类和白三烯类分子不断生成，随后，前列腺素 D_2 和 E_2 通过诱导合成一些关键酶而促使一些具有抗炎和促转归双重作用的分子介质（如：脂氧素，保护素，resolvins）的生成。这一类促转归介质并不是免疫抑制剂，它们作用的发挥是通过在组织水平激活特定的机制以促进组织恢复稳态。特定的脂氧素以及保护素、resolvin 家族的成员能够选择性地抑制中性粒细胞和嗜酸性粒细胞的浸润；促进单核细胞的非炎性募集；促进巨噬细胞对病原微生物和凋亡细胞的吞噬；促使巨噬细胞通过淋巴管从炎症部位转移；刺激生物体合成一些抗菌分子。

人们普遍认为，脂质调节剂如前列腺素、白三烯等具有促炎作用。在受到外界刺激的几分钟甚至数秒之内，环加氧酶或脂加氧酶迅速地催化白细胞内的花生四烯酸生成前列腺素类和白三烯类物质。最近的研究发现，随着炎症的发展，某些中性粒细胞不再生成化学趋化因子而开始催化花生四烯酸合成保护性的脂氧素，促进炎症的转归和终止。

二、炎症转归的机制

（一）NF-κB 与炎症转归

NF-κB 上调促炎基因和抗凋亡基因的表达，既是最重要的促炎分子又减少中性粒细胞凋亡。研究发现，NF-κB 也介导急性炎症的转归，其机制与 NF-κB 不同亚基的重排有关。NF-κB 家族的成员包括 c-Rel，RelA（p65），RelB，p50/p105，p52/P100，它们形成同源或异源二聚体，并与 DNA 靶序列相结合，进而调节靶基因的表达。在炎症的起始阶段，大量的 p50-RelA 进入细胞核，与特定的 DNA 序列相结合，促使多种促炎介质基因的转录，启动炎症反应。在炎症转归期，NF-κB 的组成亚基发生变化，由 p50-RelA 转变为 p50-p50 同源二聚体，p50-p50 同源二聚体与 DNA 序列相结合，减少由 p50-RelA 介导的促炎介质表达，同时促使抗炎、促凋亡基因表达，促进炎症的转归。研究表明，在炎症的早期应用 NF-κB 抑制剂可发挥抗炎作用，而在炎症晚期应用 NF-κB 抑制剂则抑制白细胞凋亡、减少抗炎介质表达，从而抑制了炎症的转归，延长炎症反应过程。

（二）糖皮质激素、膜联蛋白 A1（annexin A1，ANXA1）与炎症转归

糖皮质激素是强大的抗炎药，用于多种炎性疾病的治疗。研究表明，糖皮质激素对炎症进程的影响，部分原因在于其能够诱导中性粒细胞 ANXA1、巨噬细胞 ANXA1 及其受体 ALXR/FPRL.1 表达。细胞在静息状态下时，ANXA1 大多位于中性粒细胞以及巨噬细胞胞质，应激状态下，ANXA1 转移至胞膜并分泌到胞外。实验证实，ANXA1 则可以通过活化

ERK、AKT 和 TCR 信号通路而增强转录因子 AP-1、NF-κB 的活性，导致 T 细胞的激活和增殖。研究发现，糖皮质激素能够抑制 T 细胞 ANXA1 表达。所以，糖皮质激素抑制免疫反应的作用与其对 T 细胞 ANXA1 表达的抑制作用有关。

（三）血红素氧合酶-1（HO-1）

HO-1 血红素氧合酶（heme oxygenase，HO）是胆红素形成过程中的一个限速酶，能降解血红素，产生等摩尔的胆绿素、一氧化碳和铁。胆绿素经酶催化进一步形成胆红素。胆红素、胆绿素具有抗氧化作用，一氧化碳具有抗炎活性，因此认为 HO-1 具有抗炎和抗氧化的作用。最近的研究显示，脂氧素能够上调 HO-1 的表达，这可能是脂氧素发挥抗炎、促炎症转归作用的机制之一。其他一些药物，如雷帕霉素、普罗布考他汀类等，它们抗炎作用也与诱导 HO-1 合成有关。

（四）炎性细胞凋亡、清除与炎症转归

在炎症转归过程中，炎性细胞的凋亡及凋亡后的清除是关键步骤。多数炎性疾病都可能存在炎性细胞凋亡和清除的延迟。因此，通过干预增加炎症细胞的凋亡可能会成为一种治疗炎性疾病的有效方法。但是，在增加炎性细胞凋亡的同时，必须也增加吞噬细胞对其有效的非炎性清除能力，否则，组织中存在过多凋亡的炎性细胞会进一步加重组织损伤。促炎症转归介质 15-脱氧-Δ12，14-前列腺素 J_2（15-deoxy-Δ-12，14-prostaglandin J_2，15d-PGJ_2）可诱导中性粒细胞凋亡；脂氧素和转归素 E1（resolvin E1，RvE1）则能够上调凋亡中性粒细胞表面 CCR5 的表达，促进巨噬细胞清除凋亡的中性粒细胞。如果这些脂质介质合成出现障碍，急性炎症不能转归而发展为慢性炎症，而使用脂质介质可促进炎症的转归。

脂氧素、保护素和 resolvin 在体内特异性地激活炎症转归过程，减轻炎症引起的组织损伤。在细胞水平，凋亡的中性粒细胞被巨噬细胞清除是炎症开始转归的一个标志，可以利用这一细胞过程中的参数对炎症转归进行量化，如浸润在组织局部的中性粒细胞达到最多时候的数量 ψ_{max}、所用的时间 T_{max} 以及中性粒细胞数量减少到一半所用的时间 T_{50} 等。RvE1 启动炎症转归的过程，减少浸润的中性粒细胞的数量。PD1 能够使炎症组织提早进入炎症转归的过程，而且能够缩短浸润的中性粒细胞的数量减少一半所用的时间。RvE1 和 PD1 发挥它们促炎症转归的作用一方面是通过减少炎症细胞的浸润和促进巨噬细胞对凋亡的炎症细胞的吞噬，另一方面，RvE1 和 PD1 还能够增加淋巴结和脾脏的吞噬细胞数量。

在 COX-2 或脂加氧酶抑制剂的作用下，这几种促炎症转归介质的生物合成会被破坏，导致"炎症转归缺陷"，表现为吞噬细胞清除障碍，炎症转归过程启动延迟，炎症反应时间延长。因此，脂加氧酶和 COX-2 催化过程的自身稳定对于急性炎症能否得到成功转归具有重要的作用。

三、未转归的炎症反应：慢性病的重要发病机制

如前所述，通常情况下，参与炎症反应的各种成分在达到其清除感染微生物或其他炎症诱导物质，防止感染扩散并促进组织修复或重构，组织回归动态平衡后，将被上述转归机制清除。但是，如果调节炎症转归的机制发生障碍，急性炎症将转变为慢性炎症反应，即所谓未转归的炎症反应。大量的证据显示，未转归的或慢性炎症反应虽然不是各种慢性

疾病诸如肿瘤、高血压、动脉粥样硬化、神经退行性疾病、肺纤维化、慢性阻塞性肺疾病、哮喘、糖尿病、肥胖及代谢综合征等非感染性炎性疾病的原发原因，但慢性炎症反应的确参与并决定了这些疾病的发生发展和预后。需要指出地是，某些疾病，例如乙型或丙型肝炎和肺结核，由感染引起的急性炎症转为慢性炎症可能与其伴随的疾病一起迁延很长时间，并一直作为促进疾病发展驱动力。而某些疾病如动脉粥样硬化、肥胖和肿瘤，其伴随的未转归的炎症反应从一开始就是缓慢发生的慢性炎症。

第七节　抗炎药物的开发

认识炎症反应的历史已经很长。同样，很早就有使用中药或植物提取物治疗炎症反应的记载。150 年前德国化学家 Felix Hoffman 通过乙酰化水杨酸产生了阿司匹林，并用它治疗风湿性关节炎和其他炎性疾病。实际上，阿司匹林的确能够显著抑制炎症反应，缓解炎性疼痛。后来的研究证明阿司匹林能够抑制催化合成炎症介导物前列腺素和花生四烯酸的环氧化酶 COX-1 和 COX-2。阿司匹林是世界上使用量最多的抗炎药。仅次于阿司匹林，非甾体抗炎药（non-steroidal anti-inflammatory drugs，NSAIDs）也是被广泛使用的抗炎药。NSAIDS 主要抑制 COX-2，降低前列腺素，特别是降低 PGE_2 的产生。由于这两类药没有明显的免疫调节作用，其副作用相对较少。尤其没有严重的免疫抑制作用，是其最大的优势。因为抑制免疫功能可能显著增加微生物感染和肿瘤发生的机会。但是，抗炎作用相对温和是其缺点。第三类广泛使用的抗炎药是天然可的松的化学合成物糖皮质激素。由于糖皮质激素是核受体，它们显著调节各种免疫和非免疫基因的转录，因此作用靶点众多，产生的生物学作用复杂。尽管糖皮质激素有许多严重的副作用，它们仍然在作为主要抗炎药，用于治疗各种各样的炎性疾病。因此，发现和开发更加有效而副作用少的抗炎药，尤其是开发出能有效抗炎又不干扰人体保护性免疫功能的抗炎药，仍然是药物学家面临的巨大挑战。

随着对炎症的深入研究，人们对引起炎症的原因、过程、调节炎症的信号机制及炎症转归机制有了更多的了解。炎症反应既可以是感染的后果，也可能是许多慢性病的起因，还可能是慢性病的主要功能性病理改变。广义地说，炎症反应涉及从头到脚几乎所有人类疾病的发病过程！因此，在深入了解炎性疾病发病机制基础上，选择炎症反应的重要分子为靶标，为开发治疗慢性炎性疾病的药物提供了巨大的机会和前景，为许多长期折磨患者并困扰临床医生的慢性病提供了治愈的可能。

一、针对炎症诱导物

清除、中和或抑制炎症诱导物应该产生抗炎作用。以感染引起的炎症为例，使用抗生素杀灭或抑制微生物能够从受损的机体或组织清除 PAMPs，因此炎症反应得以消除。同样，如果能够清除受损组织部位的 DAMPs，应该也能够抑制炎症反应。需要指出地是，DAMPs 通常是机体自身组织细胞产生的小分子、蛋白质、改变了结构的 DNA 和 RNA 分子，受损组织细胞碎片、代谢中间产物或未折叠或错误折叠蛋白质等。这些炎症诱导物是不能够被抗生素、阿司匹林或糖皮质激素等抗炎药清除的。这可能是 DAMPs 引起的慢性炎症反应以及由这类慢性炎症引起的慢性病很难被传统抗炎药治愈的重要原因。

作者最近的研究证明，由未转归的慢性炎症引起的慢性病，其合理的治疗方式应该是使用提高免疫力的药物。温和地提高机体组织细胞的免疫力，会温和地增加自噬活性。温和增加的自噬活性应该能够清除引起慢性炎症的诱导物，从而达到抗炎治病的目的。此外，我们发现，温和提高的机体组织免疫力可抑制氧化–应激反应，这也可显著对抗炎症反应。

二、针对模式识别受体

显然，各种各样的模式识别受体，特别是细胞膜上的受体有可能成为开发新一代抗炎药、免疫增强剂或疫苗的药靶。的确，虽然发现并鉴定 TLRs 仅仅十余年，已经有几十个以 TLRs 为药靶的新药，包括生物制剂和小分子化合物，进入药物开发的不同阶段，分别涉及抗肿瘤、抗自身免疫病、抗病毒和其他各种疾病。有预测，单以开发 TLRs 为药靶的药物，其每年的市场销售价值将会超过几百亿美元。作者最近报告，使用单克隆抗体或小分子化合物阻断 TLR2 活性，显著促进炎症反应的转归，抑制甚至逆转肺纤维化，改善肺功能。随后，发现这些 TLR2 抑制剂可改变组织的免疫微环境，降低恶性肿瘤的转移。把这些发现扩展到心血管疾病，我们发现阻断 TLR2 能够抑制心脏组织炎症反应，改善心肌细胞自噬活性，促进严重受损的心肌细胞再生，显著改善心功能。另一方面，发现使用 TLR4 激动剂能够治疗肺纤维化。温和地激活 TLR4 导致炎症的快速转归。治疗使抑制性的组织免疫微环境转变为 Th1 为主的组织环境并因此产生有效的自噬活化。TLR4 激动剂这些作用因此促进纤维化的组织被吸收，肺功能获得显著改善。

三、针对炎症信号转导关键分子

介导炎症反应信号转导的重要信号分子已经成为开发抗炎药的药靶。研究证明，细胞内有 300 个以上的蛋白激酶分子，其中有许多适合作为抗炎药物的药靶。以各种蛋白激酶为分子药靶的小分子化合物受到了极大的关注。例如，以 p38 蛋白激酶为药靶，已经成为开发抗炎药物的重要课题，因为这个激酶调节许多关键炎性细胞因子如 TNF-α 和 IL-1β、趋化因子、COX-2 和 NO 合成酶的表达。阻断 p38 蛋白激酶的小分子化合物用于治疗关节炎已经进入第 II 期临床研究阶段。另一个重要的激酶 Jak 被选择作为开发抗肿瘤药物的药靶，因为许多增殖性疾病伴随 Jak 活性增加。最近，一个参与 B 细胞信号调节的蛋白激酶 Syk 也被认为是开发抗炎药的药靶。阻断这个酶的小分子化合物已经被发现降低 TNF-α、IL-1β、IL-6 和 IL-18 的表达。酪氨酸激酶抑制剂 imatinib（Gleevec）因为能阻断 BCR-ABL 的激酶活性，已经成功用于治疗慢性髓性白血病。最近的研究发现，imatinib 能够抑制病变部位单核细胞产生 TNF-α；它降低患者血 TNF-α 含量但不降低抗炎细胞因子 IL-10 产生。因此，imatinib 应该具有成为抗炎药的潜力。

四、针对炎症效应分子

（一）抗免疫细胞因子治疗

如上述，以免疫–炎症细胞因子为药靶，开发治疗各种各样慢性疾病的药物，特别是生物制剂，已经成为现代免疫治疗的热点领域。例如，以炎性细胞因子 TNF-α 为药靶，开发的抗关节炎的单克隆抗体，已经成为这类药的经典之作。因为它的出现使大量对传统治疗方法无效的关节炎患者获得了缓解甚至痊愈。的确，抗炎性细胞因子治疗已经为许多以前认为无药可治的疾病提供了新的机会。此外，抗炎性因子的抗体药物没有明显的器官毒性作用和消化道副作用，是临床耐受性比较好的药物。由于免疫细胞因子是先天性免疫和获得性免疫反应的效应器分子，它们是机体抗感染、抗肿瘤的重要防卫机制。虽然阻断炎性细胞因子能产生抗炎作用，但也存在可能显著增加机体免疫功能降低的副作用。因此，长期使用抗细胞因子药物可能增加微生物感染的机会，甚至增加恶性肿瘤的发生。

以炎性细胞因子为药靶的生物制剂可能是某些炎性疾病的治疗首选。这类药物可能对那些属于自身免疫病和自身炎症病的炎性疾病具有极大治疗学意义。所谓自身免疫病是由于 T 细胞自活化引起的一类疾病，属于获得性免疫疾病。炎性细胞因子 IFN-γ、TNF-α、IL-2、IL-12、IL-17 和 IL-23 等参与维持 T 细胞自活化。这类疾病包括风湿性关节炎、炎性肠疾病、1 型糖尿病、银屑病、红斑狼疮和多发性硬化症等。研究发现，阻断以上任一个炎性质细胞因子或它的信号转导通路就能获得某种程度的治疗效果，因为这些治疗能降低疾病部位组织自活化 T 细胞的浸润。此外，参与自身免疫病的细胞因子都以链式反应为特征。阻断 TNF-α 会降低 IL-6 和 IL-1β 的产生或活性，因此放大了治疗效果。的确，使用单克隆抗体中和 TNF-α，阻断 IL-6 的受体，中和 IL-1β 或阻断 IL-1β 受体都能有效治疗风湿性关节炎。

自身炎症病是最近开始受到关注的一类由于巨噬细胞功能障碍引起的炎性细胞因子 IL-1β 分泌增加的疾病。自身炎症病包括家族性地中海发热、周期性发热综合征等疾病。发热是这些疾病的共同特点，此外还有关节和肌肉疼痛伴白细胞增多等。其发病机制可能是活化 caspase-1 的基因突变增加 caspase-1 活性，使没有活性的前 IL-1β 转变为有活性的细胞因子。自身炎症病是非感染性炎症反应，但感染可加重炎症反应。自身炎症病既可表现为局限性炎症，也可以表现为全身炎症反应。与自身免疫病不同，自身炎症病是先天免疫反应疾病，目前发现仅涉及巨噬细胞功能障碍和 IL-1β 分泌增加。因此，降低 IL-1β 的产生或抑制其活性能迅速减轻自身炎症病的症状。但是，降低 TNF-α 的产生或阻断 TNF-α 的活性对自身炎症病几乎没有任何治疗作用。

最近的研究提出，2 型糖尿病可能是自身炎症病。主要的证据包括：高血糖刺激胰腺组织分泌 IL-1β；肥胖时的脂肪组织分泌 IL-1β；胰腺 β 细胞不是被自活化的 T 细胞而是被 IL-1β 破坏；抗 IL-1β 治疗显著改善 2 型糖尿病病情。一个最近的随机对照临床研究发现，使用 IL-1β 受体阻断剂 anakinra 治疗 2 型糖尿病患者 13 周，能够显著降低胰岛素的产生并获得满意的血糖控制。治疗 39 周的患者使用更少的胰岛素就能控制血糖水平，提示，抗 IL-1β 治疗显著改善 2 型糖尿病的原因是 IL-1β 治疗恢复了胰腺 β 细胞的功能或促进了胰腺 β 细胞的再生。类似的临床证据是使用抗 IL-1β 的中和性抗体也获得不错的治疗效果。这些研究证明 2 型糖尿病是自身炎症病。

更多有关抗 IL-1β 治疗对其他炎性疾病如休克和心血管疾病产生有益治疗作用的报告正在陆续出现。其他经典的抗炎性因子药物也正在向其他疾病或治疗领域扩张或延伸。例如，最近发现，严重的全身炎性疾病脓毒败血症也可以被认为是自身炎症病。因此，阻断 IL-1β 或 TNF-α 都能显著降低脓毒败血症的死亡。有理由相信，抗炎性细胞因子制剂，特别是生物制剂如单克隆抗体，将为许多过去难以治愈甚至无药可治的慢性病带来新希望。

抗氧化/内质网应激，内质网应激（ERS）作为多种应激源的共同通路，通过 UPR 信号系统与不同性质的炎症反应偶合，广泛参与多种慢性疾病的发生和发展。例如，氧化/内质网应激与许多代谢障碍引起的疾病或神经退行性疾病有关。理论上，任何能够降低氧化和内质网应激反应的药物应该也能够产生抗炎症作用。由于 ERS-UPR 广泛参与了多种疾病的发病过程，对其信号机制的深入研究可能发现并鉴定开发防治这些疾病药物的药靶。系统性长期干扰 UPR 可能引起许多组织和器官功能障碍，因而短期干预将是可取的治疗手段。如心脏缺血时短期采用调节 UPR 信号的细胞保护剂，肿瘤化疗时采用影响 UPR 信号的细胞毒药物，自身免疫病以 UPR 为靶点杀伤浆细胞阻断自身反应性抗体的来源。而 UPR 信号中某些分子对日常维持 ER 稳态没有明显影响，这些分子可成为长期治疗的靶点，如 IRE1 信号通路的 ASK1 分子。在 ERS 时，ASK1 是激活 JNK 和 p38 的上游调控分子，因而 ASK1 是干预与这些激酶活性相关慢性疾病的靶点，如 2 型糖尿病。另外，增加 ER 蛋白折叠能力或选择性激活 ERAD 活性也是治疗 UPR 相关疾病的有效方法。随着对 ERS、UPR 与炎症偶联的分子机制逐渐明确，人们将更好地理解慢性病的发病机制，为治疗慢性炎性疾病提供新的治疗靶点和开辟新的治疗途径。但重要的挑战是如何做到既不引起严重不良反应，又调节这一生理反应治疗疾病。

（二）调节自噬活性

由于发现自噬活性异常改变涉及许多慢性炎性疾病，选择自噬信号分子和自噬蛋白为药靶，开发新一代抗炎或治疗慢性病的药物正在成为抗炎药研究的新热点领域。自噬激动剂雷帕霉素已经被发现有显著的抗炎作用，可用于抗肿瘤、抗纤维化疾病、抗心血管疾病和延长寿命。活化自噬抗炎机制能够促进炎症转归、清除受损组织内的病原微生物和炎症介质、受损细胞或细胞器、降解未折叠或错误折叠的蛋白分子、清除堆积在细胞内的代谢中间产物。因此，活化自噬能够降低氧化应激 – 内质网应激，抑制 UPR 和炎症反应。例如，最近的研究发现，治疗慢性心衰的强心苷都能激活自噬反应。这一发现解释了以前观察到的现象：伴有慢性心衰的肿瘤患者在抗肿瘤治疗的同时要进行抗心衰治疗。这些患者的生存时间比没有接受抗心衰治疗的肿瘤患者更长。这些研究提示强心苷可能具有抗肿瘤的治疗作用。另一方面，过度活化的自噬也会损伤组织，诱导炎症反应。降低过度活化的自噬也是开发抗炎药的新途径。能够对抗慢性病，延长生命。

（三）抗老化反应治疗

细胞老化反应也如同其他细胞生物学机制一样，有重要的生理功能：防止肿瘤的发生。的确，细胞老化反应降低细胞增殖、诱导细胞程序性死亡、促进细胞的特征性分泌表型——老化相关分泌表型，即老化细胞表达大量的炎性细胞因子、趋化因子、生长因子和蛋白水解酶。因此，老化反应可能是细胞防止 DNA 损伤引起的基因组不稳定而导致肿瘤发生的关键机制。另一方面，细胞老化反应，特别是老化细胞出现的特征性分泌表型正是维持慢性炎症反应所特有的基本条件。最近的研究已经证明，各种应激反应源都能够刺激细胞老化反应；激活老化反应是许多年龄相关慢性病的重要发病机制。但是，对已经发生的肿瘤而言，老化反应可能是促进肿瘤进展和转移的重要原因。由于细胞老化反应是机体抗肿瘤的重要防卫机制，阻断老化反应的关键分子虽然能产生抗炎作用，但也存在可能增加恶性肿瘤发生的机会。显然，如何通过调节细胞老化反应治疗年龄相关的慢性病，且在治疗中避免严重不良反应，将是一个重要挑战。

五、针对炎症转归机制

促炎症转归的机制相当复杂。有关研究还只是刚刚开始。但是，脂氧素、保护素和 re-solvin 家族被鉴定为具有抗炎和促转归双重作用的脂质调节剂，为临床上治疗一些炎性疾病提供了新的思路，也促进了基于炎症转归的药理学研究和基于脂类学的治疗方案的探索。由于这些促炎症转归介质的原型及其类似物在体内半衰期很短、不稳定，以这些介质的结构为基础，研发相应的稳定类似物将有较大的临床应用价值。不同器官和组织的炎症转归机制也不尽相同，因此，不同的促炎症转归介质用于治疗一些器官特异性疾病是否具有特异性还有待进一步的研究。例如，前列腺素 D_2（prostaglandin D_2，PGD_2）的代谢产物能够减轻 T 细胞介导的迟发型超敏反应如类风湿关节炎，但却加重过敏性哮喘。另外，日常饮食中添加这些介质的前体或中间产物是否会导致组织局部产生促炎症转归介质还需进一步的实验证实。炎性细胞的清除包括两个重要的步骤：除了细胞凋亡以外还包括巨噬细胞的吞噬。促炎症转归介质能够诱发炎性细胞的凋亡并增强巨噬细胞吞噬能力，这将推动模拟凋亡细胞信号、增强巨噬细胞吞噬能力的药物的研发。NF-κB 通过形成 p50–p50 亚基二聚体而发挥抗炎、促炎症转归的作用，深入研究促进形成该同源二聚体的机制将有助于开发促进炎症转归的药物。HO-1、ANXA1 在炎症的转归中具有重要作用，可作为开发抗炎药物的新靶点而对其进行进一步的研究。

很多广泛应用的药物在其设计阶段并没有考虑到是否会影响炎症的转归过程。例如，选择性的 COX-2 抑制剂和某些脂加氧酶抑制剂可能不同程度地阻碍炎症转归的过程，延长组织恢复稳态所需时间。另外一些常用药物则有促炎症转归的作用，如糖皮质激素类、阿司匹林、细胞周期蛋白依赖的激酶抑制剂和他汀类药物。因此，有必要对促炎症转归介质及前体的作用进行更深入的研究。

（胡卓伟）

参 考 文 献

1. Schroder K, Tschopp J. The inflammasomes. Cell. 2010, 140 (6): 821 – 832.
2. Takeuchi O, Akira S. Pattern recognition receptors and inflammation. Cell. 2010, 140 (6): 805 – 820.
3. Grivennikov SI, Greten FR, Karin M. Immunity, inflammation, and cancer. Cell. 2010, 140 (6): 883 – 899.
4. Yang H-Z, Cui B, Liu H-Z, et al. Targeting TLR2 attenuates pulmonary inflammation and fibrosis by reversion of suppressive immune microenvironment. J Immunol. 2009, 182: 692 – 702.
5. Nathan C, Ding A. Nonresolving inflammation. Cell. 2010, 140: 871 – 882.

6. Mizushima N, Yoshimori T, Levine B. Methods in mammalian autophagy research. Cell. 2010, 140: 313 – 326.

7. Levine B, Mizushima N, Virgin HW. Autophagy in immunity and inflammation. Nature. 2011, 469: 323 – 335.

8. Kraft C, Peter M, Hofmann K. Selective autophagy: ubiquitin-mediated recognition and beyond. Nat Cell Biol. 2010, 12: 836 – 841.

9. Mi S, Li Z, Yang H-Z, et al. Blocking IL-17A promotes the resolution of pulmonary inflammation and fibrosis via TGF-β1-dependent and-independent mechanisms. J Immunol. 2011, 187: 3003 – 3014.

10. Yang HZ, Wang JP, Mi S, et al. TLR4 activity is required in the resolution of pulmonary inflammation and fibrosis after acute and chronic lung injury. Am J Pathol. 2012, 180: 275 – 292.

11. Yan J, Wang ZY, Yang HZ, et al. Timing Is Critical for an Effective Anti-Metastatic Immunotherapy: The Decisive Role of IFNγ/STAT1-Mediated Activation of Autophagy. PLoS One. 2011, 6: e24705.

12. Kuilman T, Peeper DS. Senescence-messaging secretome: SMS-ing cellular stress. Nat Rev Cancer. 2009, 9: 81 – 94.

13. Collado M, Serrano M. Senescence in tumours: evidence from mice and humans. Nat Rev Cancer. 2010, 10: 51 – 57.

14. Gaestel M, Kotlyarov A, Kracht M. Targeting innate immunity protein kinase signalling in inflammation. Nat Rev Drug discovery. 2009, 8: 480 – 499.

15. Kopf M, Bachmann MF, Marsland BJ. Averting inflammation by targeting the cytokine environment. Nat Rev Drug Discovery. 2010, 9: 703 – 718.

第十一章　基于自身免疫性疾病的炎性介质及信号通路为靶点的免疫调节剂的研究

过敏性哮喘、类风湿关节炎、白癜风、系统性红斑狼疮等自身免疫性疾病在人群中有着较高发病率或为人所知，此类疾病反复发作、迁延或病情加重，一般临床药物治疗手段较难治愈，严重影响了人们健康和生活质量。自身免疫性疾病与机体的遗传基因、免疫功能失衡和环境等多种因素有关，发病确切原因至今不甚明了。炎症是多种自身免疫性疾病重要病理特征，其中，炎性介质或炎性因子是在自身免疫性疾病病理过程与进展中起重要作用的组成因素之一，可诱导、招募并活化炎症免疫细胞和免疫系统参与免疫炎症反应过程，直接或引起继发性的病理损伤，机体存在复杂的信号传导系统和网络调控炎症因子的表达和炎症反应过程。随着现代分子生物学、遗传学、免疫学和药理学等学科的迅速发展，自身免疫性疾病在其发病病因、过程与转归、治疗药物等方面也取得了很大进展，免疫调节和抗炎是目前主要的临床治疗手段，也是新药研发的重要靶点。虽然临床现有药物种类较多，但是尚未有药物可彻底治愈自身免疫性疾病，因此新药的研发任重而道远，基于新的靶点为自身免疫性疾病药物研究提供了新的思路。

第一节　自身免疫性疾病与炎症介质

一、自身免疫性疾病

自身免疫性疾病（autoimmune diseases）发病原因较为复杂，认为与基因遗传、免疫功能失衡和内外环境等多种因素有关，发病确切原因至今不甚明了。研究认为是由于各种因素诱导的外部或自身抗原识别引起，致 T 细胞自身反应，自身反应性 T 细胞继而引发疾病及免疫介导的宿主组织损伤。炎性免疫细胞中性粒细胞、巨噬细胞、嗜酸性粒细胞、淋巴细胞、成纤维细胞、血管内皮细胞和平滑肌细胞等参与自身免疫性疾病炎症免疫反应过程，受神经 - 体液 - 免疫网络及复杂的信号转导系统网络的调节。

临床常见的自身免疫性疾病有：过敏性哮喘（allegic asthma）、类风湿关节炎（rheumatoid arthritis，RA）、系统性红斑狼疮（systemic lupus erythematosus，SLE）、口眼干燥综合征（Sjogren's syndrome，SS）、原发性干燥综合征（primary Sjgren's syndrome，pSS／PSS）、皮肌炎（dermatomyositis/pseudotrichinosis，DM/PM）、结节性多动脉炎（polyarteritis nodosa，PAN）、Wegener 肉芽肿（Wegner's granulomatosis，WG）、溃疡性结肠炎（ulcerative colitis，UC）、动脉粥样硬化（atherosclerosis，AS）、强直性脊柱炎（Ankylosing spondylitis，AS）、系统性硬皮病（systemic sclerosis，SSc）。2 型糖尿病、白癜风、银屑病等，炎性介质或前

炎性因子参与、诱导、招募和活化炎症免疫细胞，在免疫炎症反应过程起重要作用，直接参与或引起继发性的病理损伤。下面简要介绍几种常见自身免疫性疾病。

（一）过敏性哮喘

早期的研究发现，抗原被气道内的吞噬细胞吞噬，产生的小肽与共刺激分子一起共同刺激 $CD4^+T$ 细胞，导致产生大量的 IL-8 等诱导嗜酸性粒细胞，中性粒细胞，肥大细胞和 T 细胞向气管和肺组织迁移；产生的 IL-4 等则活化 B 细胞产生大量 IgE 类抗体，致敏肥大细胞。当结合有 IgE 类抗体的肥大细胞再次遇到同类抗原后，细胞内 Ca^{2+} 浓度升高，细胞脱颗粒，释放大量的炎症分子，促使哮喘的发生。目前，治疗哮喘病发作的典型药物包括改善支气管平滑肌收缩的 β_2 肾上腺素激动剂和抑制肺部炎症发生的糖皮质激素，但是长期吸入糖皮质激素会产生一定的副作用。并且，一部分患者对吸入的糖皮质激素治疗产生耐受性。因此，寻找哮喘病发病机制信号通路中新的靶点，并且开发针对这些靶点的特异性抑制剂成为研究治疗哮喘病的新策略。

过敏性哮喘是一类由过敏原引起的以气管和肺诱发的免疫功能紊乱性炎症。肺部炎症反应发生早期相中，机体中的膜受体识别抗原，通过酪氨酸激酶，丝/苏氨酸激酶等信号通路激活免疫细胞，继而产生大量的炎症因子，破坏呼吸道上皮组织。晚期相，$CD4^+T$ 细胞，单核细胞分泌 TGF-β，导致气管上皮细胞增生，气道重建，气管组织纤维化，组织水肿，并发气道高反应性（airway hyperresponsiveness，AHR）。早期的研究发现，抗原被气道内的吞噬细胞吞噬，产生的小肽与共刺激分子一起共同刺激 $CD4^+T$ 细胞，导致产生大量的 IL-8 等诱导嗜酸性粒细胞，中性粒细胞，肥大细胞和 T 细胞向气管和肺组织迁移；产生的 IL-4 等则活化 B 细胞产生大量 IgE 类抗体，致敏肥大细胞。当结合有 IgE 类抗体的肥大细胞再次遇到同类抗原后，细胞内 Ca^{2+} 浓度升高，细胞脱颗粒，释放大量的炎症分子如白三烯（Leukotrienes，LTs），以及白细胞介素 IL-1、IL-5、IL-6、IL-8、IL-17 等，促使哮喘气道炎症急性发作。随着哮喘发病机制的研究不断深入，气管和肺部病理特征的改善成为治疗哮喘方法中的一个重要目标。目前，大量的新药研究主要集中于开发副作用较小的新型糖皮质激素和 β_2 肾上腺素受体激动药，炎症介质中关键激酶的抑制剂，细胞因子、黏附分子和趋化因子及其受体阻断剂等。但是，由于过敏性哮喘涉及多信号、多靶点等多种因素，单一治疗往往不能取得理想的效果。

（二）类风湿关节炎

类风湿关节炎是一种以关节滑膜炎为特征的对称性多发关节炎，主要临床表现为异质性、系统性、慢性自身免疫系统功能障碍，其病因与发病机制尚未完全明确，目前认为可能与遗传、微生物、自身免疫、细胞凋亡异常等有关。RA 的主要病理特征是滑膜衬里层细胞增生、血管翳形成，关节组织的骨、软骨、甚至关节内韧带和肌腱的细胞外基质进行性破坏，引起关节畸形、强直和功能丧失，最终导致不同程度的残疾。其中，滑膜组织过度增殖是非常重要的病理过程。

在 RA 积液与关节滑膜成纤维细胞释放前炎性因子前列腺素 E_2（prostglandinE_2，PGE_2）、TNF-α、IL-1β 等，粒细胞与活化的 T 淋巴细胞、巨噬细胞聚集在关节腔，引起节软骨破坏、关节变形，严重可致残。单核-巨噬细胞系细胞分化成熟成破骨细胞，引起骨吸收及关节破坏,是 RA 滑膜成纤维细胞和骨质破坏的关键病理因素,诱导 RA 慢性炎症和关节破坏。树突状细胞(dendritic cells,DC)是近年来备受人们关注的专职抗原呈递细胞(antigen presenting cells,APC),能摄取、加工及呈递抗原,启动 T 细胞免疫,骨髓干细胞中的树突状细胞经诱导分化为成熟的不同淋巴细胞 T 亚型,其中调节性 T 细胞(regulatory T cells,Tregs)起重要的免疫抑制作用,$CD4^+CD25^+$ Tregs 在调控自身免疫性疾病如 RA 发病中起重要作用。

(三)系统性红斑狼疮

系统性红斑狼疮是一种累及多系统、多器官的自身免疫性疾病,其主要临床表现除皮疹外,尚有肾、肝、心等器官损害,且常伴有发热、关节酸痛等全身症状。目前 SLE 的治疗仍然是以糖皮质激素和以环磷酰胺为代表的细胞毒药物为主。核小体是 SLE 重要或关键的致病性自身抗原,因此阻断核小体的免疫病理反应有可能对 SLE 防治起到一定的作用。核小体诱导相应抗体包括抗核抗体的产生依赖于 T 细胞的辅助,故可通过诱导核小体组蛋白与 T 细胞的免疫耐受来达到阻断机体针对核小体的自身免疫反应,近几年发展了多种针对 T 细胞的免疫耐受措施,其中基于 T 细胞表位的肽耐受疫苗具有实用性和发展前景。

(四)其他自身免疫性疾病

其他自身免疫性疾病如强直性脊柱炎、溃疡性结肠炎、白癜风、2 型糖尿病、葡萄膜炎等,均存在免疫系统失衡致功能紊乱,炎症介质和炎症细胞在发病与进展中参与和介导免疫性炎症反应。

二、炎性介质

细胞因子是指主要由免疫细胞分泌的具有广谱生物学活性的小分子多肽。细胞因子在造血、免疫细胞的分化与发育、免疫应答、创伤愈合及再生以及某些细胞的活化过程中发挥这样的调节作用。细胞因子受体的不同形式及水平亦被发现与多种疾病相关,同时细胞因子受体在不同细胞类型的表达及其本身表达的不同形式也为研究所关注。

(一)炎性介质的生成、来源或生物学特性

1. 白细胞介素 白细胞介素是一类重要的广泛存在于免疫过程与炎症反应中的炎性免疫介质,在受到诸多外界刺激因素,如细菌脂多糖(lipopolysaccharides,LPS),氧化应激损伤因素如自由基 ROS、NO、UV、电离辐射、化学诱导剂,炎性因子 TNF-α、IL-1β 等均可诱导多种组织细胞生成,主要生成细胞有粒细胞、巨噬细胞、淋巴细胞、成纤维细胞或胶质细胞等,常见的有 IL-1β、IL-4、IL-5、IL-6、IL-8、IL-12、IL-17 和 IL-33 等(表 11-1-1)。

2. 脂类炎性介质 脂类炎性介质是指与细胞膜或细胞内的脂类代谢相关的炎性介质,在脂氧酶、环氧酶、鞘脂酶、磷脂酶等调控下,影响多种炎性介质如白三烯类、前列腺素、神经酰胺的代谢和水平,在哮喘、RA 和 2 型糖尿病等多种代谢相关疾病中的炎症免疫过程中起重要作用,且相互之间存在复杂的信号转导系统和调节网络,是药物作用机制和新药研究的重要靶点。常见脂类炎性介质及酶在自身免疫性疾病中的作用、药物与信号通路见表 11-1-2。

表 11-1-1　身免疫性疾病和细胞因子

细胞因子或蛋白	产生细胞	表达	疾病	治疗药物	信号通路	作用
IL-1α, β	单核/巨噬细胞，树突细胞，T、B、NK细胞，血管内皮细胞，平滑肌细胞，成纤维细胞	高表达	类风湿关节炎	IL-1 Rα	NF-κB、p38	激活淋巴细胞，诱导应激应答，刺激中性粒细胞产生，增强白细胞–内皮细胞间黏附
IL-1 Ra	免疫细胞、间质细胞、内皮细胞、上皮细胞、肝细胞、角质细胞	低表达	类风湿关节炎	IL-1 Ra	NF-κB、p38	与 IL-1 竞争性结合受体
IL-2	T 细胞	高表达	炎症性肠病	daclizumab、basiliximab	AP-1、NF-κB	刺激 T、B、NK 细胞增殖和分化
IL-3	T 细胞、肥大细胞、嗜酸性粒细胞	高表达	脱髓鞘综合征		JAK-STAT、MAPK、PI3 K	刺激多种干系血细胞生长
IL-4	CD4$^+$T 细胞、B 细胞	高表达	自身免疫性心肌炎，自身免疫性甲状腺疾病		JAK-STAT	诱导 CD4$^+$T 细胞的增殖分化；诱导 DC 细胞的分化和增殖；诱导巨噬细胞的增殖；刺激造血细胞的增殖
IL-5	CD4$^+$T 细胞	高表达	自身免疫性甲状腺疾病，哮喘		JAK-STAT	诱导 CD4$^+$T 细胞的增殖分化；诱导嗜酸性粒细胞的趋化和增殖
IL-6	巨噬细胞，T、B 细胞，骨髓间充质细胞，成纤维细胞	高表达	自身免疫性脑脊髓炎、多发性硬化症、类风湿关节炎、自身免疫性葡萄膜炎		JAK-STAT MAPK	促进 B 细胞和 T 细胞分化；加速肝脏合成急性蛋白
IL-7	骨髓间充质细胞	高表达	炎症性肠病	sCD127	JAK-STAT	刺激 T、B 前体细胞生长
IL-8	单核细胞，淋巴细胞，粒细胞，血管内皮细胞，成纤维细胞，肝细胞	高表达	自身免疫性甲状腺炎、系统红斑狼疮、自身免疫性脑脊髓炎		NF-κB MAPK	趋化和激活中性粒细胞；趋化嗜碱性粒细胞，促进血管生成
IL-10	活化的 CD4$^+$、CD8$^+$ T 细胞	高表达	炎症性肠病	recombinant IL-10 soluble receptor	MAPK JAK-STAT	刺激 B 细胞，胸腺细胞，肥大细胞增生，抑制 Th1 细胞生成，抑制多种细胞因子合成

续　表

细胞因子或蛋白	产生细胞	表达	疾病	治疗药物	信号通路	作用
IL-12	单核/巨噬细胞、树突细胞	高表达	自身免疫性神经炎、银屑病、类风湿关节炎、炎症性肠病（IBD）和多发性硬化症		JAK-STAT PKC	诱导Th1分化，刺激T细胞，NK产生干扰素，增强NK细胞活性
IL-15	单核/巨噬细胞、树突细胞	高表达	自身免疫性糖尿病、自身免疫性脑脊髓炎		JAK-STAT	刺激T，B细胞增殖，促进NK细胞的发育和激活
IL-17	CD4$^+$Th17细胞	高表达	炎症性肠病、类风湿关节炎、血管炎	soluble IL-17R	NF-κB、JAK-STAT、AP-1、MAPK	趋化CD4$^+$T细胞，单核细胞，嗜酸性粒细胞
IL-18	巨噬细胞、树突细胞、角质细胞	高表达	自身免疫性脑脊髓炎、多发性硬化症、自身免疫性神经炎、类风湿关节炎	recombinant human IL-18 binding protein（BP）	NF-κB	促进Th1分化；诱导T细胞产生干扰素；增强NK细胞活性
IL-21	活化的CD4$^+$辅助T细胞	高表达	多发性硬化症、自身免疫性脑脊髓炎、自身免疫性糖尿病、自身免疫性葡萄膜炎		JAK-STAT	诱导Tfh细胞分化，迁移；促进NK细胞增生，产生干扰素
IL-23	活化的树突细胞	高表达	类风湿关节炎、自身免疫性糖尿病	antibody	JAK-STAT NF-κB	诱导记忆性T细胞增殖，促进干扰素的产生
IL-27	单核/巨噬细胞、树突细胞	低表达	自身免疫性脑脊髓炎	rIL-27	JAK-STAT	促进初始CD4$^+$T细胞增殖；协同IL-12诱导T细胞产生干扰素
IL-33	肥大细胞、B细胞	高表达	自身免疫性心脏病、类风湿关节炎		MAPK NF-κB	诱导肥大细胞活化；诱导Th4$^+$细胞产生Th2型细胞因子
bFGF	中胚层和神经胚层来源的器官和肿瘤	高表达	类风湿关节炎、多发性硬化症、自身免疫性脑脊髓炎		AP-1	刺激中胚层、神经外胚层源性多种细胞分化；趋化内皮细胞；促进伤口愈合
EGF	脑，肾，胃，唾液腺细胞	高表达	自身免疫性脑脊髓炎		AP-1、MAPK、JAK-STAT、PKC	促进上皮细胞，成纤维细胞，间质和内皮细胞增殖；促进血管形成；加速伤口愈合；促肿瘤生长

续　表

细胞因子或蛋白	产生细胞	表达	疾病	治疗药物	信号通路	作用
GM-CSF	T 细胞，巨噬细胞，成纤维细胞，内皮细胞	高表达	自身免疫性神经炎、自身免疫性脑脊髓炎、类风湿关节炎	E21R	JAK-STAT	刺激粒细胞等多谱系造血细胞增殖，分化；促进粒细胞核单核细胞活化
IFN-γ	T 细胞、NK 细胞	皮肤中高表达	系统性红斑狼疮	recombinant soluble IFNγ R1	JAK-STAT	刺激 T、B、NK 细胞增殖和分化，上调 APC 表达 MHC 分子
TNF-β	有核细胞	低表达	全身衰弱综合征、炎症性肠病	infliximab，adalimumab	JAK-STAT、TGF-β/Smad	抑制淋巴细胞增殖；参与细胞分化；IgA 类别转换因子

注：一些常见的炎性介质也在表中列出

表 11-1-2　脂类炎性介质与自身免疫性疾病的药物及作用

种类	相关疾病	主要药物	信号通路
白三烯	特应性皮炎、变应性鼻炎、类风湿关节炎、慢性荨麻疹、湿疹、哮喘	孟鲁斯特、扎鲁斯特、异丁司特 苯噻羟脲	MAPK、PI3K-AKT、JAK-STAT
血小板活化因子	支气管哮喘、类风湿关节炎、系统性红斑狼疮、变应性皮炎	银杏苦内酯、BN52063、氢化可的松、色甘酸二钠、酮替芬、海风酮、卢帕他定	PKC、Ca^{2+}、AA、PLC、AC、酪氨酸激酶
花生四烯酸	哮喘、类风湿关节炎、糖尿病、湿疹、特应性皮炎	咪唑斯汀	PKC、PPAR、ERK
前列腺素	类风湿关节炎、哮喘	雷公藤、白芍总苷	DP、CRTH2、MAPK、cAMP
环氧酶	类风湿关节炎、动脉粥样硬化、人类狼疮肾炎、哮喘、糖尿病	塞来昔布、双脱氧氟腺苷、美洛昔康、吲哚美辛、尼美舒利、地塞米松	p38MAPK、ERK、NF-κB、JNK
5-脂氧酶	类风湿关节炎、动脉粥样硬化、哮喘	姜黄素、齐留通、AA-861、Rev5911、WY45911	NF-κB、ERK1/2、JNK、PI3K/Akt、MAPK
神经酰胺	哮喘、系统性红斑狼疮、皮炎、关节炎、动脉粥样硬化、糖尿病、动脉粥样硬化	PCERA-1、D609、GW4869、FB1	PP2A、PLA2、MAPK、PI3K、PKCζ、Raf、p38、C/EBP、mitochondria、PLD、CAPP、CAPK SAPK/JNK
S1P（1-磷酸-鞘氨醇）	哮喘、类风湿关节炎、动脉粥样硬化、代谢综合征	FTY720（fingolimod）、DMS（二甲基鞘氨醇）、SK1	COX2、PKC、AKT、PLD、ERK、PI3K、Ras
血栓素	哮喘、类风湿关节炎	奥扎格雷钠、地氯雷他定、阿司匹林、苯酸咪唑、塞曲司特	AMPK、PI3K/Akt

3. 调节炎性介质生成的关键酶 生成炎性介质前列腺素（prostaglandins，PGs），白三烯（leukotrienes，LTs）和一氧化氮（nitric oxide，NO）等的关键酶包括：磷脂酶 A2（phospholipase A2，PLA2），环氧酶（cyclooxygenase，COX），脂氧酶（lipoxgenase，LOX），基质金属蛋白酶（matrix metalloproteases，MMPs），一氧化氮合成酶（nitric oxide synthases，NOS），吲哚胺 2,3-双加氧酶（indoleamine 2，3-dioxygenase，IDO），组织金属蛋白酶抑制因子（tissue inhibitors of metallo proteinases，TIMPs），表 11-1-3 显示了 RA 免疫病理中的炎性介质及其特性。

表 11-1-3 RA 免疫病理中的炎性介质及特性

酶	同工酶	底物/靶点	生成/释放的产物	功能
PLA$_2$	cPLA$_2$、iPLA$_2$、LpPLA$_2$、sPLA$_2$	Sn-2 位含花生四烯酸的磷脂	花生四烯酸	类花生酸的花生四烯酸前体物质的合成、释放自由基
COX	COX1、COX2	花生四烯酸	PGE$_2$、TXA$_2$	血管扩张、中性粒细胞浸润、胞外基质降解、血管生成、病痛水肿的诱导、血小板聚集、平滑肌收缩以及内皮细胞迁移
LOX	5-LOX、12-LOX、15-LOX	花生四烯酸	LTB$_4$	白细胞浸润、病原性 TNF-α 和 IL-1β 的表达及中性粒细胞活化并释放超氧化物和 MMPs
MMPs	MMP-1、MMP-2、MMP-3、MMP-9、MMP-12、MMP-13、MMP-14	胶原和蛋白多糖	……	软骨及骨的降解、破骨细胞性骨吸收及血管生成
NOS	bNOS、ecNOS、iNOS	左旋精氨酸	NO	产生 TNF-α、IL-1β、IFN-γ 及 MMPs
IDO	……	色氨酸	犬尿氨酸	减少自身反应性 T 细胞、形成免疫耐受、诱导调节性 T 细胞、控制 Th1 及 Th17 等发病 T 细胞的聚集

注：表中所列的同工酶为相应类型的关键酶。bNOS：脑一氧化氮合酶，COX：环氧合酶，cPLA2：胞质内磷脂酶 A2，ecNOS：内皮细胞一氧化氮合酶，IDO：吲哚胺 2，3-双加氧酶，IL：白介素，iNOS：诱导型一氧化氮合酶，iPLA2：钙依赖性磷脂酶 A2，LOX：脂氧酶，Lp PLA$_2$：血小板活化因子乙酰化/氧化脂、脂蛋白相关的磷脂酶 A2，LTB$_4$：白三烯 B$_4$，MMPs：基质金属蛋白酶类，NO：一氧化氮，PGE$_2$：前列腺素 E$_2$，sPLA$_2$：分泌型磷脂酶 A$_2$，TNF：肿瘤坏死因子，TXA$_2$：血栓烷 A$_2$

花生四烯酸代谢途径是经典的前炎性因子前列腺素生成的主要途径，而前列腺素类炎性介质 PGE$_2$ 等不仅是 RA 炎症与疼痛的最重要的前炎症介质之一，前列环素 PGI$_2$ 与胃黏膜与血管内皮损伤保护、血栓烷 TAX$_2$ 对血管系统等关系十分密切，且与脂氧酶、磷脂酶、鞘磷脂酶代谢相互关联转化。

环氧酶在 RA 是调控前列腺素生成的关键酶。环氧酶有两个异构酶 COX-1 和 COX-2，COX-1 在人体有重要的生理作用，如胃肠道保护作用，维持正常的肾功能及凝血功能等，

COX-2 与炎症的关系密切，其产物 PGE_2 是重要的炎症介质。吲哚美辛（indomethacin）和阿司匹林（aspirin）等许多非甾体抗炎药既抑制 COX-1 也抑制 COX-2，缺少选择性，故它们在对 COX-2 发挥抑制作用产生抗炎作用的同时也抑制 COX-1，导致了许多毒副作用的发生。COX-1 和 COX-2 选择性抑制剂则因其抗炎作用强，而对胃肠道损伤轻，已成为新型抗炎药的研究方向。

第二节 自身免疫性疾病炎症介质及调节信号通路

随着现代分子生物学的迅速发展及其在免疫学研究中的广泛应用。人们已发现多种信号转导通路参与了免疫调节，信号转导通路的任何环节发生异常都会导致疾病发生。随着免疫调节相关的信号转导通路逐步明朗，我们将更深刻揭示免疫相关疾病的发病机制，这为探索治疗疾病的新方法、开发新药物提供新的思路。因此，信号转导通路的研究有广泛的应用前景。由于疾病的发生常是多种因素综合作用的结果，可能有多条通路共同参与疾病的发生，因此，未来的研究应在继续研究单条通路的基础上更趋向于研究多条通路的相互作用。

目前研究较多的主要有 TLRs 信号通路、JAK-STAT 信号通路、T 细胞活化通路、B 细胞活化通路等。这些信号转导通路任何环节发生异常均会导致自身免疫性疾病疾病发生。机体存在复杂的信号传导系统和网络，如 PLC、MAPK、NF-κB 等均参与和调控炎症因子的表达和炎症反应过程。以 NF-κB 和 JNK 转基因小鼠研究哮喘时发现，小鼠脾、淋巴结明显增大，外周血 B 淋巴细胞增加，小鼠血浆中 IgG、IgM、IgA 显著增加。

自身免疫性疾病与炎性介质调节信号通路示意简图见图 11-2-1。

常见的自身免疫疾病炎症免疫信号通路与调控见图 11-1-2，表 11-2-1 为 RA 发病机制相关信号分子与功能。

表 11-2-1 RA 发病机制相关信号与功能

信号分子	功　　能
ERK	产生前炎性细胞因子和 MMPs，淋巴细胞活化及分化
p38	释放前炎性细胞因子、COX-2 和 MMPs
JNK	表达细胞因子、生长因子、细胞存活受体，细胞黏附分子及 MMPs
核因子 NF-κB	表达细胞因子（TNF-α、IL-1β、IL-6、IL-17、IFN-γ 等）、趋化因子（MCP-1、MCP-4、CCL18 等）、黏附分子（E 选择素、ICAM-1、VCAM-1 等）、MMPs、VEGF、NOS 及 COX
AP-1	活化产生细胞因子、T 细胞分化、与糖皮质激素受体相互作用及反式阻断其作用、表达 MMPs

注：COX：环氧合酶，ICAM：细胞间黏附分子，IFN：干扰素，IL：白介素，MCP：单核细胞趋化蛋白，MMPs：基质金属蛋白酶类，NOS：可诱导的一氧化氮合酶，TNF：肿瘤坏死因子，VCAM：血管细胞黏附分子，VEGF：血管内皮生长因子

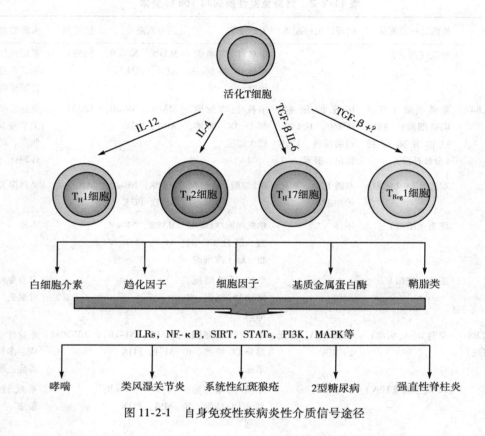

图 11-2-1　自身免疫性疾病炎性介质信号途径

一、Toll 样受体及其信号通路

Toll 样受体（Toll-like receptors，TLRs）在先天免疫中发挥主导作用，可识别病原体相关分子模式（pathogen associated molecular patterns，PAMPs），介导了多种免疫细胞激活 NF-κB、p38MAPK，表达免疫调节相关蛋白，从而发挥免疫调节作用。迄今为止，已克隆出 10 种哺乳类 TLRs，每一种受体能够识别化学结构完全不同的 PAMPs TLRs 家族成员，与哺乳动物有同源的 Toll/白介素 21 受体保守序列的细胞内信号域，在免疫细胞和其他类型细胞中广泛表达，介导重要的免疫调节作用。现已证明，哺乳动物的 TLRs 在直接激活宿主防御机制中发挥主导作用，激活 TLRs 不仅刺激先天性免疫反应，产生直接抗微生物效应分子如一氧化氮（nitric oxide，NO），而且也通过产生细胞因子增强获得性免疫反应。TLRs 与自身免疫性疾病见表 11-2-2。

表 11-2-2　自身免疫性疾病和 Toll 样受体

TLR 类型	外源性抗原配体	内源性抗原配体	表达细胞	信号通路	拮抗剂	疾病类型
TLR1	脂肽（细菌）		单核/巨噬细胞、部分 DC 细胞、B 细胞	MAPK，NF-κB，AP-1，PI3K	E5531	系统性红斑狼疮、自身免疫性糖尿病
TLR2/TLR4	脂磷壁酸（革兰阳性细菌）、脂阿拉伯甘露聚糖（分枝杆菌）	坏死的细胞、HSP60、HSP90、透明质酸、纤连蛋白、肝素	单核/巨噬细胞、部分 DC 细胞、肥大细胞	MAPK，NF-κB，AP-1，PI3K	E5531	炎症、类风湿关节炎、慢性肌炎、动脉粥样硬化
TLR3	双链 RNA（病毒）	双链 RNA、坏死的细胞	DC 细胞、B 细胞	MAPK，NF-κB，AP-1，PI3K	A20	类风湿关节炎
TLR5	鞭毛（细菌）	不详	单核细胞/巨噬细胞、部分 DC 细胞、肠上皮细胞	MAPK，NF-κB，AP-1，PI3K		不详
TLR6	脂肽（细菌）		单核/巨噬细胞、部分 DC 细胞、B 细胞			自身免疫性脑脊髓炎
TLR7/TLR8（仅人表达）	单链 RNA（病毒）	单链 RNA、坏死的细胞	单核/巨噬细胞、部分 DC 细胞、B 细胞	MAPK，NF-κB，AP-1，PI3K	ODN2088	系统性红斑狼疮、多发性干燥症、硬皮病
TLR9	DNA（细菌或 HSV）	DNA	单核/巨噬细胞、部分 DC 细胞、B 细胞	MAPK，NF-κB，AP-1，PI3K		系统性红斑狼疮
TLR11（仅小鼠表达）	前纤维蛋白	无	单核/巨噬细胞、肾细胞，上皮细胞	MAPK，NF-κB，AP-1，PI3K		系统性红斑狼疮

二、与 T 细胞分化、活化及功能调节相关的信号途径

（一）T 细胞活化通路 TCR/CD3

T 细胞受体/CD3 复合体（TCR/CD3）与抗原呈递细胞（APC）表面的组织相容复合物（MHC）-抗原肽发生交联是 T 细胞特征性识别抗原、活化细胞、转导信号并发生抗原特异性免疫反应的重要起始途径。B7/CD28/cTLA-4B7/CD28/CTLA-4 调节存在两种受体（CD28 和 CTLA-4）和两种配体（B7-1 与 B7-2），在不同的时间、情况下这几种分子的表达是不同的。对 SLE 患者研究发现，SLE 患者中 TCR-e 链缺失率达 78%，位于遗传易感部位。

（二）ICOS / B7RP-1

ICOS 和 B7RP-1 是一个新的且独特的配受体对，参与了 Th1 和 Th2 细胞初次克隆扩增和致敏，使其具有免疫反应性。ICOS 刺激增加了 CD4[+]T 细胞的增殖和 IFN-γ、IL-4、IL-10

的合成，增强了所有 T 细胞应对外来抗原的基础反应能力，上调介导细胞 – 细胞反应的分子表达。在哮喘实验模型已被证实。

（三）CD40/CD40L

CD40/CD40L 信号系统是继 CD28-B7 信号系统之后发现的又一重要的共刺激信号途径。最初研究显示 CD40/CD40L 的相互作用在胸腺依赖体液免疫反应中起重要作用，调节 T 细胞和 B 细胞的同源化相互作用，对 B 细胞激活、分化及记忆的产生至关重要，同时对激活抗原递呈细胞也非常重要，是 T 细胞激活的关键。其相互作用可诱导 MHC 和共刺激分子 B7 的表达，促进 T 细胞和单核细胞的最佳活化与增殖，产生相关的细胞因子。

（四）41BB/41BBL

表达于活化的细胞上的 T 细胞表面抗原 41BB（CD137）和其特异性配体 41BBL 的相互作用，可为 T 细胞活化提供独立于 CD28 信号之外的第二信号，在慢性感染、自身免疫性疾病中发挥重要作用，与 B 细胞关联密切。41BB 信号通路有"负性调节"作用，41BB 与 41BBL 交联可诱导 T 细胞凋亡，这可能是机体免疫系统清除自身反应性 T 细胞的机制之一。

RA 患者血清中 s41BB 和 S41BBL 水平显著升高，血清中高水平的 s4-1BB 和 s4-1BBL 与疾病严重程度相关。有报道在 SLE 发病机制中，41BB 活化 NF-κB 的信号转导通路受到抑制。

（五）RANKL/RANK 信号通路

RANKL 在 RA 滑膜细胞过度表达，RANKL 与关键因子 M-CSF 协同，对 RA 患者骨与钙代谢对破骨细胞发展产生影响。趋化因子参与 DC 的成熟与迁移，不成熟的 DC 表达 CCR1、CCR2、CCR5 与 CXCR1；成熟 DC 表达 CCR4、CXCR4、CCR7 增加，可辅助引导成熟 DC 迁至刺激淋巴组织，将捕获的抗原呈递给初始（naïve）T 细胞，其中 CCR7 起关键作用。趋化因子也参与调控 Th1/Th2 细胞反应。T 细胞向 Th1 型和 Th2 型分化是免疫应答的中心环节。Th1 亚群主要涉及细胞免疫，而 Th2 亚群则多参与体液免疫，Th1 细胞和 Th2 细胞可以通过其产生的细胞因子相互抑制。IL-17 对炎症介质参与的 RA 炎症与病理过程有协同作用。

三、sirt 通路与慢性气道炎症

沉默信息调节因子（silence information regulator，sirt）最初是在酵母细胞中发现的长寿基因。Sirt1 是哺乳动物 sirtuin 家族中的一员，于人 sirt1 编码基因位于染色体 10q22.1，约 33kb。sirt1 蛋白由依赖 NAD^+ 的氨基酸残基组成，分子质量为 60kD，具有依赖 Ⅲ 类组蛋白去乙酰化酶（histone deacetylase，HDAC），NAD^+ 的脱乙酰基酶活性。sirt1 有一个大的结构域，发挥抗衰老、降低代谢率、抵抗氧化损伤及炎症的作用，主要是 Rossmann 折叠，保守性较高，还有一个小的，也参与 DNA 损伤修复、细胞免疫调节、癌症发生结构域，包含一个锌带结构和一个螺旋构件，保守性发展等。Sirt1 可调节肺部炎性因子的生成和反应，不但能调控组蛋白，还调控一些重要的非组蛋白转录因子，如人叉头框蛋白（forkhead box protein 3a，Foxo3a）、p53、核转录因子 κB（nuclear factor κB，NF-κB）、Ku70 等，Sirt1 能

使 DNA 修复因子 Ku70 去乙酰化，促使 Bax 与线粒体解离，抑制凋亡。此外，sirt1 能使 Foxo3a 去乙酰化，进而增强 Foxo3a 介导的抗氧化能力，抑制细胞死亡。

Sirt1 作为一个重要的胞内调控蛋白，其自身的表达和活性调节对其生物学功能的执行是至关重要的。Sirt1 的调控包括转录水平、转录后水平、核－质穿梭变化和翻译后修饰。Sirt1 在很多器官组织中都存在释放，也参与了肺部细胞凋亡、自噬及肺部老化的调节，例如肝脏、肾脏、心脏、肺、神经节、眼睛等。据目前研究，sirt1 在肺部疾病中的调节主要是翻译后修饰。慢性阻塞性肺气肿（chronic obstructive pulmonary disease，COPD）现研究认为也是一种由多种因素引起的慢性气道炎症为主要病理特征的免疫性炎症，研究发现，吸烟人群和患者肺部 sirt1 的半胱氨酸、组氨酸和赖氨酸位点羰基化增加，而酪氨酸位点硝基化增加，可能是烟草中的成分使 sirt1 发生氧化/亚硝基化等翻译后修饰，在人单核－巨噬细胞和支气管上皮细胞中也发现此现象。因此 sirt1 被认为是氧化还原敏感分子，sirt1 的磷酸化的调节在慢性气道炎症调节中很重要。

支气管哮喘是伴有气道高反应性的慢性炎症，大量炎性细胞浸润及炎性蛋白的过量表达与一些蛋白乙酰化水平有密切关系。研究发现 OVA 诱导的小鼠哮喘模型中 sirt1 蛋白的表达及活性增加，且 sirt1 通过去乙酰化作用上调低氧诱导因子 1α（hypoxia-inducible factor 1α，HIF-1α）表达。Sirt1 抑制剂则能部分抑制 PI3K/Akt 通路降低 HIF-1a 活性，减少 VEGF 的表达，逆转哮喘病理过程。此发现揭示了 sirt1 抑制剂预防并治疗支气管哮喘的可能的分子机制，也为开发高效 sirt1 靶向药物提供了理论基础。Sirt1 激动剂目前主要是白藜芦醇。

四、酪氨酸激酶信号通路

大量的研究揭示了蛋白酪氨酸激酶（protein tyrosine kinase，PTK）信号通路参与了过敏性哮喘炎症组织中细胞的活化。根据与受体的关系，酪氨酸激酶可分为受体型和非受体型两大类。而根据对其激酶的特异性和非特异性，抑制剂分为特异性和非特异性。

五、丝/苏氨酸激酶信号通路

丝/苏氨酸激酶是免疫应答信号转导途径中重要的一类激酶，参与了各类免疫细胞和不同受体介导的信号途径。与免疫细胞活化有关的该类激酶主要有磷酸肌醇 3 激酶（phosphatidylinositol-3-kinase，PI3K）、蛋白激酶 C（protein kinase C，PKC）和丝裂原活化蛋白激酶（mitogen-activated protein kinase，MAPK）。

（一）PI3Ks 信号通路

根据蛋白结构和底物的特异性，PI3Ks 被分类为Ⅰ A，Ⅰ B，Ⅱ，Ⅲ四类。PI3Ks 的活化受两种方式作用，一种是与具有酪氨酸激酶残基的生长因子受体或连接蛋白相互作用，另一种通过 Ras 或 p100 直接作用激活。PI3K Ⅰ A 类激酶可以直接由受体酪氨酸激酶和非受体酪氨酸激酶活化，而 PI3K Ⅰ B 类激酶间接由 GPCR 中的 βγ 亚基激活。受活化信号的诱导，PI3Ks 催化膜上的 4-磷酸磷脂酰肌醇（PI-4-P）和 4,5-磷脂酰肌醇二磷酸（PI-4,5-P_2）形成 3,4-磷脂酰肌醇二磷酸（PI-3,4-P_2）和 3,4,5-磷脂酰肌醇三磷酸（PI-3,4,5-P_3）。这些磷酸化的信号分子作用于下游分子，如 Akt（又称 PKB），Tec，Btk，Itk，PDK1（phosphoinositide-dependant protein kinase-1）等。而这些激酶又可激活 PLCγ 等信号通路导致炎症细胞的活化，增生，分化等。LY294002 和 wortmanin 是 PI3K 激酶的共同抑制剂。大鼠气管内给药 LY294002，发现能抑制嗜酸性粒细胞的增殖，减少 PI3K 下游分子 Akt 激酶的磷酸化，阻遏炎症细胞的迁移和 IL-4，IL-5，IL-13 的表达，并且缓解气管组织中杯状细胞的增生和 AHR 反应，提示了 PI3K 是治疗过敏性哮喘的一个重要的靶点。但是由于其缺乏有效的特异性，仅停留在炎症发生机制的理论研究中。theophylline 和 IC87114 是 PI3Kδ 的特异抑制剂。To 等研究发现 theophylline 能缓解哮喘患者对糖皮质激素治疗的耐受，其机制是抑制 PI3Kδ 的活性，导致组蛋白去乙酰化酶活性的增加，下调了糖皮质激素耐受基因的表达，增强了激素治疗的疗效。但是由于副作用多，很少应用临床中。体外实验证明 IC87114 能显著抑制由抗原 OVA 引起的 PI3K 信号通路下游分子 Akt1 的磷酸化，阻遏中性粒细胞迁移。气管内给药能降低 BALF 中淋巴细胞，嗜酸性粒细胞，中性粒细胞的数量，减少 IL-4、5、13，ICAM-1，VCAM-1，RANTES 和 eotaxin 和血清 IgE 水平。这些研究提示了 PI3Kδ 可能成为开发治疗哮喘药物的一个重要靶点。

（二）MAPK 信号通路

MAPK（mitogen-activated protein kinase）又称丝裂原活化蛋白激酶，属细胞内丝/苏氨酸蛋白激酶类。大量的研究证实了 MAPK 信号通路与气道上皮细胞、平滑肌细胞的分化和增生有关，并且在多种免疫细胞的活化和迁移方面发挥着重要的作用。在哺乳动物中，已经证实的 MAPK 信号通路包括 ERK 信号通路（extracellular signal-regulated kinase）、p38MAPK、JNK 信号通路（c-Jun NH2-terminal kinase）。

JNK 激酶又称压力诱导蛋白激酶，诱导活化的信号分子可以是环境中的压力，如炎症因子。活化 JNK 的底物包括 c-Jun，Elk-1，ATF2 等，而磷酸化的 c-Jun 增强了自身的稳定性，形成的 AP-1 转录因子参与细胞分化、增生等相关基因的调节。另外，活化的 JNK 激酶能够磷酸化核转录因子 NFAT，促进 Th2 细胞的分化和 IL-4 基因的表达。SP600125 是 JNK 激酶的 ATP 竞争性抑制剂，目前处于预临床开发试验阶段。SP600125 抑制炎症的机制是通过抑制 JNK 激酶的磷酸化，降低了过敏哮喘大鼠 BALF 中巨噬细胞，淋巴细胞，嗜酸性粒细胞数量，但对气管黏液的产生和 AHR 反应没有作用。

ERK 信号通路的活化与一些转化生长因子 G 蛋白偶联受体有关，调节细胞的增殖和组织增生。ERK1/2 活化的底物包括一些核转录因子，如 Stats、Elk1、Ets1、Sapla、c-Myc、Tal 等，参与 Th2 细胞因子的产生和 IgE 类抗体生成，诱发过敏性哮喘的发生。IL-4、13 与其受体识别后，除了可以直接活化上游激酶 MEK 外，也能通过活化 JAK-STAT 信号通路导致 JAK1 激酶活化，参与初始 T 细胞的分化。U0126 是 MEK1/2 的特异性抑制剂，通过抑制 MEK1/2 的磷酸化，阻遏致敏诱导的炎症细胞迁移，降低 BALF 中 IL-4、IL-5、IL-13 和血清中 IgE 的水平，降低 VCAM-1 的表达和气管高反应性。

p38MAPK 信号通路在压力和炎症因子的刺激下参与调节细胞的凋亡，细胞因子的表达，细胞的迁移等。活化的 p38 通过磷酸化核转录因子 GATA-3，促进 IL-5 和 IL-13 的合成。TGF-β 与其受体 TGF-βR 识别后，通过 p38 信号通路，增强炎症细胞表达 RANTES，IL-8 等，诱导嗜酸性粒细胞和中性粒细胞聚集于炎症组织中。

六、核转录因子信号通路

（一） NF-κB 信号通路及抑制剂

NF-κB 最初于 1986 年发现报道，被认为是一种 B 细胞核因子，可与免疫球蛋白的 kappa 链基因结合，故而命名为细胞核因子或称 κ 基因结合核因子，后来随着研究的深入，发现 NF-κB 是一类普遍存在的转录因子，在其他细胞中也有表达。

经典的激活途径是由 TNF、IL-1β、LPS 等刺激因素诱发，通过 IκB 激酶（IκK），包括 IκK-α 和 IκK-β，将 IκB 磷酸化，使其降解释放出 NF-κB，并将 NF-κB 从细胞质中转运到细胞核中发挥作用。其中，IκK 对 IκB 的活化是至为关键的一步，也是 NF-κB 抑制剂最为重要的作用靶点。NF-κB 是诱发哮喘中 Th2 细胞分化和 Th2 细胞因子表达的重要核转录因子。NF-kB 在许多细胞刺激介导的细胞信息的转录调控中起核心作用，参与多种基因的表达和调控，是细胞激活的标志。在病理性刺激下与一些炎性疾病如自身免疫性关节炎、哮喘、感染性休克、肺纤维化、动脉粥样硬化、MDS 以及肿瘤有关。

NF-κB 一般以同源或异源二聚体形式存在。在静息细胞中，NF-kB 二聚体通过非共价键的形式与其抑制蛋白 IkB 结合而分散在细胞质内。当细胞受到激活因素如 TNF-α、白介素、血管细胞黏附分子、基质金属蛋白酶、环氧合酶、吸入颗粒、紫外线辐射和一些细菌及病毒之产物等影响下可激活 IκB 激酶（IKKα 和 IKKβ），活化的 IKK 可磷酸化 IκBα，使 IκBα 被泛素蛋白酶识别并降解。解离的 NF-κB 进入细胞核，与 DNA 基序上的特异蛋白结合，诱导特异 mRNA 的产生，最后转录、产生和释放各种细胞因子。

（二） JAK / STAT 信号通路

随着对细胞因子受体结构认识的不断加深和 JAK、STAT（Janus 激酶—信号转导子和转录激活子）信号通路的发现，分子免疫学家们愈来愈意识到 JAKs、STATs 在细胞因子信号传递中的主导作用。JAK/STAT 途径广泛存在于机体内各种组织细胞内，对免疫系统的发育和功能有重要的影响。尤其对淋巴细胞系的分化、增殖、抗感染具有重要作用，并参与多种炎症因子的相互作用和信号转导，该通路的异常活化与多种免疫疾病密切相关。JAK 为 Janus 家族的蛋白酪氨酸激酶，STAT 是信号转导及转录激活因子，STATS 直接参与了干扰素介导的 JAK、STAT 信号转导通路。当 STAT 被 JAK 磷酸化后发生聚合，成为活化的转录激活因子进入细胞核内与靶基因结合，促进特定基因转录。现在在人体内已成功发现 7 种 STAT（Stat1、2、3、4、5A、5B、6）。STAT1 在过敏哮喘炎症组织中高表达，介导活化 JAK 激酶下游分子信号的转导。目前此类药物处于 II 期临床试验中。STAT6 介导 IL-4 和 IL-13 信号传导，促进活化 B 细胞内 IgE 抗体类别转换和 Th2 细胞的分化。

七、Bcl-2 家族蛋白/AMPK 信号调控

细胞凋亡即程序性细胞死亡是机体维持免疫细胞数量与功能平衡的主动调控过程。在自身免疫性疾病，免疫细胞增殖凋亡失衡，机体免疫功能紊乱致免疫损伤和炎症反应，诱发、反复发作、迁延或加重病程等。如 RA 自身抗原诱导 T 细胞处于慢性活化状态，使 T

淋巴细胞更多地向 Th1 分化，致炎因子和抗炎因子失衡产生免疫调节紊乱。诱导活化的 T 淋巴细胞凋亡或免疫耐受，可能是干预 RA 关节免疫炎症反应的环节之一。在 SLE，由于自身抗原和免疫缺陷，机体清除凋亡细胞或凋亡小体的能力下降，免疫反应累及全身多个系统，如肾小球肾炎样反应等。

Bcl-2 家族是在抗氧化应激损伤中起重要的线粒体保护作用的信号调节途径蛋白，目前研究发现的有：Bcl-2、Bcl-X$_L$、Bod、Bim，Bad、Bak、Bax 等。Bcl-2 与 Bcl-XL 有保护作用，而 Bid，Bak，Bax 等则参与氧化应激性损伤和下游 caspases 级联介导的细胞凋亡过程。Bcl-2 与 Bax 在线粒体膜的内外膜空间形成同源 Bcl-2/Bcl-2 或异源 Bcl-2/Bax 二聚体，调控着线粒体的膜电位、结构与功能。Bcl2 家族蛋白在线粒体途径的自身免疫病的炎症、免疫中起非常重要调控的作用。

AMP 依赖的激酶（phosphorylation of AMP-dependent kinase，AMPK）与细胞氧化应激性损伤免疫功能紊乱与自身免疫性炎症相关联。AMPK 与受体结合通过调节能量代谢环节中重要的 ATP、cAMP 代谢以及线粒体功能，影响和调节氧化应激性损伤与代谢性疾病中的免疫性功能紊乱与免疫性炎症。

八、神经酰胺 – 鞘磷脂信号通路

鞘磷脂（sphingomilin，SM）-神经酰胺（ceramide）途径是 1989 年确定的一个新的信号途径，又称鞘磷脂循环，它是一个普遍存在、在进化中被保留的信号途径。神经酰胺是鞘磷脂信号途径的中心分子，作为第二信使效应分子，在细胞因子如 TNF-α 或 IL-1β、维生素 D$_3$、Fas 及 CD28 配体（CD28 ligand，CD28L）等介导的生物效应中激活信号转导通路，影响细胞的增殖、分化、生长停滞、细胞衰老、炎症和死亡等功能和生物活性。

细胞内神经酰胺的产生有两种途径：①以丝氨酸和软脂酰辅酶 A 在软脂酰辅酶 A 转移酶作用下的从头合成途径；②在鞘磷脂水解酶作用下水解鞘磷脂生成神经酰胺。神经酰胺在细胞内的代谢有一系列合成酶或分解酶的参与。如神经酰胺激活的蛋白激酶激酶抑制因子、Jun 氨基末端激酶、蛋白激酶 C、蛋白磷酸酶等，介导细胞凋亡，在应激反应诱导的炎症、自身免疫性疾病或肿瘤治疗中起着重要作用。

神经酰胺在免疫功能的作用：神经酰胺、TNF-α、IL-1β 和 IFN-γ 等第二信使参与淋巴细胞表面蛋白的信号传递；通过激活 JNK 信号途径促进细胞凋亡，参与多数炎症反应；外源性神经酰胺增强脂多糖 LPS 诱导的 COX-2 表达，抑制 MAPK 激活从而抑制呼吸爆发和抗体依赖的吞噬作用，并可抑制磷酸酶 D 的活性从而减少粒细胞炎症反应；神经酰胺在 HIV 感染的 CD4$^+$ 和 CD8$^+$T 细胞明显升高，在 HIV 感染中起重要作用。神经酰胺通路在树突细胞分化与成熟的调节，炎症细胞、淋巴细胞迁移归巢中发挥重要调控作用，可作为与药物研究的新的靶点。

鞘磷脂酶（sphingomyelinase，SMase）是参与鞘磷脂活化水解生成神经酰胺（ceramide）的关键酶之一，多种激活因素〔如 TNF-α、IFN-γ、ILs、FasL、1, 25-（OH）$_2$-D$_3$、地塞米松、化疗药物、电离辐射及热刺激等〕可诱导细胞内 SM 水解而产生 ceramides。

根据 SMase 的体外活化条件及最适 pH 值的不同，目前发现至少有四型：①膜型中性 SMas（neutralsphingomyelinase，nSMase），最适 pH 值 7.0 ~ 7.5；②胞质型 nSMase，具有中性 pH 依赖性；③酸性 SMase（acidic sphingomyelinase，aSMase），主要分布于溶酶体及核内体，最适 pH 值 4.5 ~ 5.0；④碱性 SMase，最适 pH 值 9.0。SMase 通过影响 ceramide 生成，介导了多种急、慢性免疫炎症反应和参与骨发育成长、生长停滞、衰老、细胞凋亡，参与了自身免疫性疾病炎症及病理进程。是进行药物研究的较新靶点。

第三节　自身免疫性疾病治疗药物与研究进展

随着人们对自身免疫性疾病的深入研究，其治疗已取得了显著的进展。根据药物作用与来源主要分为：传统抗炎药、甾体类抗炎药物（steroidal anti-inflammatory drugs，SAIDs）、非甾体抗炎药（non-steroidal anti-inflammatory drugs，NSAIDs），免疫抑制剂或调节剂等。甾体类抗炎药物（SAIDS）（表 11-3-1）。

表 11-3-1　自身免疫性疾病治疗药物

药物分类	药物	适应证	作用方式
糖皮质激素	泼尼松	RA、SLE、SS、WG、PM、PAN、SSc	MAPK、PI3K/Akt、NF-κB、AP-1、PKA、Ca^{2+}
非甾体抗炎药	阿司匹林（水杨酸类）	RA、PAN	COX 抑制剂
	保泰松（吡唑酮类）	RA	COX 抑制剂
	吲哚美辛（吲哚乙酸类）	RA、SS	COX-1 高选择抑制剂 JAK/STAT（慢性粒细胞白血病）、Akt/GSK3β/NAG-1（诱导胃癌细胞凋亡）
	双氯芬酸（邻氨基苯甲酸类）	RA、SS	COX 抑制剂
	布洛芬（芳基烷酸类）	RA、SS	COX-1 低选择抑制剂
	塞来昔布	RA、SS	COX-2 抑制剂
	美洛西康	RA、SS	COX-2 抑制剂
	萘丁美酮	RA	COX 抑制剂

续 表

药物分类	药物	适应证	作用方式
	硫唑嘌呤	RA、SLE、SS、PAN、PM	干扰嘌呤代谢
	甲氨蝶呤	RA、SLE、SS、SSc、PAN	竞争结合二氢叶酸还原酶，阻滞核苷酸体内从头合成
	苯丙酸氮芥	SSc、PAN	烷化细胞内核酸、蛋白质、酶，干扰转录和复制
	环磷酰胺	RA、SLE、SS、WG、PM	烷化细胞内核酸、蛋白质、酶，干扰转录和复制
免疫调节药物	环孢素 A	RA、SLE、SS、SSc、PAN、PM	NFAT、CD28 通路
	他克莫司	RA、SLE	钙调磷酸酯酶抑制剂（NFAT 通路阻断 IL-2 转录）
	雷帕霉素	RA	mTOR、JAK/STAT
	脱氧司加林	RA	
	氟达拉宾	RA	
	骨化三醇	RA、SLE	
	来氟米特	RA、PAN	PLCγ1、Ca^{2+}、NF-κB、JAK/STAT
	霉芬酸酯	PAN	
抗生素	青霉胺	RA、PAN	
	米诺环素	RA	
抗疟药	氯喹/羟基氯喹	RA、SLE、SS	p53（抗肿瘤作用）
抗痛风药	秋水仙碱	SSc	抑制有丝分裂
性激素	丹那唑	SLE	
	去氢表雄酮	SLE	
	丙酸睾丸酮	SSc、PM	
生物制剂	infliximab	RA、SLE	抗 TNF-α
	etanercept	RA	抗 TNF-α
	adalimummab	RA	抗 TNF-α
	golimumab	RA	抗 TNF-α
	certolizumab pegol	RA	抗 TNF-α
	MRA	RA	抗 IL-6
	anakinra	RA	抗 IL-1
	abatacept	RA	T 细胞活化拮抗
	rituximab	SLE、RA	抗 CD20，清除 B 细胞
	efalizumab	SLE	抗 CD11a

注：RA：类风湿关节炎；SLE：系统性红斑狼疮；SS：口眼干燥综合征；PM：皮肌炎；SSc：系统性硬皮病；PAN：结节性多动脉炎；WG：Wegener 肉芽肿病

一、肾上腺皮质激素

肾上腺皮质激素（糖皮质激素）是目前治疗哮喘发作、缓解 RA 急性炎症与疼痛的药物，但长期应用糖皮质激素会产生一定副作用，且部分患者对糖皮质激素治疗产生耐受性。因此寻找发病机制信号通路中新的靶点，并开发针对这些靶点的特异性抑制剂成为研究治疗哮喘、RA 等自身免疫病的新策略。

目前大量抗哮喘新药研究主要集中于开发副作用较小的新型糖皮质激素和 β_2 肾上腺素受体激动药，炎症介质中关键激酶的抑制剂，细胞因子、黏附分子和趋化因子及其受体阻断剂等。但是，由于过敏性哮喘涉及多信号、多靶点等多种因素，单一治疗往往不能取得理想的效果。如目前有效的控制哮喘的药物，采用联合吸入糖皮质激素和长效 β_2 受体激动剂等，但仍然有一些患者达不到哮喘的临床控制。因此开发新的治疗药物是今后哮喘研究的重点之一。

（一）吸入性糖皮质激素（ICS，简称激素）

是治疗哮喘最有效的药物，临床上常用的激素有丙酸倍氯米松（BDP）、丙酸氟替卡松（FP）、布地奈德（BUD）。虽然激素在局部具有抗炎作用，但是目前使用的激素仍不甚理想，在中至大剂量使用时会出现明显的全身性副作用。近年来，发展了一些抗炎活性更强，全身性副作用更少的新型激素。

（二）局部活化的激素环索奈德（ciclesonide，CIC）

作为一种新的、非卤化的吸入激素，商品名 Alvesco，已经在美国等多国上市。环索奈德有很强的抗炎效应，在肺部活化，具有最小的全身性副作用，最小（没有）口咽部副作用，不抑制内源性皮质醇。软激素糠酸莫米松（mometasone furoate，MF），具有充分的代谢稳定性和高受体结合力，可在气道和肺介导抗炎作用。伊曲奈德，具有较好的气道和肺的选择性，但抗炎效率远低于布地奈德。

（三）分离激素

分离激素是糖皮质激素受体的配体，具有较强的抗炎作用，而激素的全身性副作用较少。研究药物有 RU24858，可转录抑制 AP-1，微弱活化激素反应元件（GRE）基因。

糖皮质激素通过对免疫系统的广泛作用和利用激活下丘脑/垂体/肾上腺轴功能，增强应激能力，使其短期疗效显著，局部关节内和全身性的使用是治疗 RA 的一个重要组成，对单关节或少数难以控制的关节滑膜炎做关节内注射副作用较少，但经常性地关节内注射易使类固醇化合物全身性作用引起肾上腺皮质功能亢进和骨质疏松症等多系统不良反应。

二、非甾体抗炎药

从阿司匹林发现以来，非甾体抗炎药在作用强度、持续时间、特异性与选择性等方面不断发展，吲哚美辛（消炎痛）、双氯芬酸、萘丁美酮和美洛昔康等几代药物，均通过抑制环氧化酶，有效消除早期症状、疼痛、关节僵硬和急性关节炎的体征、肿胀，但仅在缓解症状上起作用，长期大剂量服药对胃肠道副作用较大，新的环氧化酶高选择性抑制剂塞来希布（celecoxib）和瑞非希布（refecoxib）与传统的抗 RA 药物有相类似的效果，胃肠道副作用较少且对血小板功能无明显影响，但长期大剂量应用仍可诱发消化道溃疡、出血和出现心血管反应风险增加等不良反应。

三、免疫抑制剂

免疫抑制剂作为应用最早且最重要的抗自身免疫性疾病及炎症药物之一，不断发现新机制和新的药物，迄今已经发展成为种类最为广泛的一类药物。下面做简要介绍。

（一）免疫抑制剂的分类和发展

免疫抑制剂作为治疗自身免疫性疾病已有 50 多年的发展历史。由于药物缺乏特异性和需要长期、大剂量应用，患者可能需要终生使用免疫抑制剂，往往引起许多严重的不良反应。近年来已转向能直接影响通路的特异性免疫抑制剂的研究。分子免疫学、分子生物学、基因和蛋白组学等新进展和新的检测技术与手段的发展为发现疗效高，毒性低的新型免疫抑制剂提供了理论依据和新方法。

（二）免疫抑制剂药理作用机制

根据自身免疫性疾病与机体产生的免疫应答过程和免疫反应，以及免疫细胞活化的分子机制，免疫抑制剂的干预有八个关键点。

1. 基因表达的抑制。
2. 选择性攻击克隆性增殖的淋巴细胞群。
3. 细胞内信号的抑制。
4. 中和 T 细胞兴奋所必需的细胞因子。
5. 选择耗尽 T 细胞（或其他免疫细胞）。
6. 抗原提呈细胞介导的共刺激抑制。
7. 淋巴细胞 – 靶细胞相互作用的抑制。
8. 先天免疫细胞和补体活化抑制阻断了免疫反应的启动。

目前临床用于改善疾病症状的药物，如抗风湿药物，实质是改变疾病的进程和减少损伤，这些药物能降低风湿活动和关节破坏，但长期疗效仍有争议。一线药是柳氮磺胺吡啶和羟氯喹。甲氨蝶呤、硫唑嘌呤常联合用于中、重症患者，毒性作用较大。环孢素 A 因价格昂贵和不可逆的肾毒性、致癌、骨髓抑制等高毒性作用，限制了它在严重难治性病例的应用，仅限用于严重关节炎治疗。合成的疾病修饰抗风湿药物（synthetic disease-modifying antirheumatic drugs，DMARDs），如 methotrexate，leflunomide 和 sulfasalazine，可显著改善临床症状和延缓 RA 患者关节破坏。来氟米特（leflunomide），促进滑膜细胞的凋亡和对 T 细胞内酪氨酸激酶的抑制而起免疫抑制作用，不良反应主要是胃肠道反应，皮疹和可逆性脱发，血压升高，一过性肝酶升高，间质性肺炎等。

雷帕霉素（rapamysin，RPA）是大环内酯类免疫抑制剂，通常认为其通过干扰细胞从 G_1 期到 S 期进程阻碍细胞增殖，现已用于 RA 治疗。雷帕霉素在治疗 RA 时可能对发病相关细胞具有诱导自噬作用，哺乳动物雷帕霉素靶蛋白（mammalian target of rapamycin，mTOR）在自噬发生中具有门控作用，其参与的通路之一 PI3K/Akr/mTOR 在肿瘤发生中具有重要作用。另一用于治疗 RA 的免疫抑制剂他克莫司（tacrolimus）在治疗 RA 时也具有通过影响细胞自噬来调节细胞增殖和凋亡的潜在可能。细胞自噬是生物医学领域的研究热点，从调节细胞自噬的角度对抗自身免疫病药物进行研究是十分有必要的。以 PI3K/Akr/ mTOR 为线索，借助雷帕霉素这一工具药物入手是可行之径。

四、磷酸二酯酶 4（phosphodiesterase 4，PDE4）抑制剂

该类药物具有抗炎、舒张支气管、调节呼吸系统神经、抑制嗜酸细胞炎症、抑制支气管收缩、抑制微血管渗出、抑制气道高反应性、改善肺功能。已经进入Ⅲ期临床试验。目前主要有两种选择性 PDE4 抑制剂罗氟司特（roflumilast）和西洛司特（cilomilast），正在临床进行治疗 COPD 和哮喘的研究。罗氟司特由德国 Altana 公司开发。西洛司特由葛兰素史克（GSK）公司开发，但西洛司特的治疗作用似乎不如罗氟司特。

五、选择性 iNOS 抑制剂

NO 作为最重要的第二信使分子、自由基与炎性因子之一，始终受到基础与临床的广泛关注与研究。NO 为"双刃"生物活性小分子，在抗肿瘤、血管舒张、心脑血管系统调节等方面发挥重要生理功能和活性。而过度生成大量 NO 及其 NO 代谢物（过氧亚硝酸）引发细胞毒性、细胞死亡、血管舒张、血管渗透性增加、黏液生成增加、细胞渗出、气道高反应性、Th2 炎性反应、组织损伤。

NO 生成主要有 NOS 调控。NOS 有 eNOS、iNOS 等亚型。诱导型的 iNOS 是炎症免疫中的关键酶。抑制 NO 产生的选择性 iNOS 抑制剂可逆转血管渗出、阻断气道高反应性，动物实验结果表明，该药可阻止炎性细胞渗出，减轻炎症反应。

六、作用于激酶和核转录因子等信号通路的药物研究

该类研究为自身免疫病研究的热点和新药研发的靶点。目前已开发了多种蛋白酪氨酸激酶抑制剂用于治疗过敏性哮喘、类风湿关节炎、自身免疫病及肿瘤等相关疾病（表 11-3-2）。

目前 NF-κB 抑制剂包括三类：①IKKβ 激酶抑制剂：包括 IMD-0354，IMD-0650，BMS-345541，PS-1145，SC-514，ACHP，Bay 65-1942，AS602868 等。但是由于这些激酶抑制剂的自身副作用，并没有进入临床应用，仅停留于科学研究中；②NF-κB 必需调节蛋白抑制剂：TAT-NBD，AntP-NBD 多肽等。这些多肽是利用 NF-κB 必需调节蛋白的结构特点而设计合成的小肽，可阻断调节蛋白与 IKKα 和 IKKβ 的结合，从而抑制 NF-κB 的活化；③NF-κB 的诱骗寡核苷酸：针对编码蛋白序列人工合成的短小 DNA 或 RNA 与转录因子竞争，从而抑制基因的表达，但是由于缺乏自身的稳定性和进入体内的有效性，限制了在临床中的应用。

表 11-3-2　选择性和非选择性作用于哮喘的 TyK 抑制剂

Tyk 抑制剂	作用机制
特异性 Tyk 抑制剂	
EGFR 抑制剂 tyrphostin	抑制肺部气管上皮组织重组和上皮、杯状细胞增生
AG-1478	抑制支气管上皮细胞产生黏蛋白 MUC5AC
Syk-ASO	抑制肺组织中嗜酸性粒细胞聚集、淋巴细胞表达 VLA-4 和 ICAM-1、巨噬细胞产生 TNF-α 和 NO
Syk 抑制剂 R112，R406，R343	抑制肥大细胞释放组胺
Itk 抑制剂 BMS-488516，BMS-509744	下调 IL-2 水平 抑制炎症细胞侵入肺组织中
JAK3 抑制剂 WHI-P97，WHI-P131	抑制肥大细胞释放组胺和趋化因子的释放 抑制气道 AHR 反应
非特异性 Tyk 抑制剂	
genistein	抑制肥大细胞释放组胺 抑制 Th2 细胞分泌 IL-2，4，5，TNF-α 和 BALF 中巨噬细胞、嗜酸性粒细胞的数量抑制哮喘诱发的支气管上皮细胞产生黏蛋白 MUC5AC
tyrphostin AG126	抑制肥大细胞释放组胺 抑制哮喘诱发的气管平滑肌收缩
lavendustin A	抑制肥大细胞释放组胺
herbimycin A	抑制 T 细胞增生 抑制 T 细胞产生 IL-4、5 抑制 eotaxin 诱导的嗜酸性粒细胞趋化

　　IKK 特异抑制剂 TPCA-1，AS206868，SC154 对于治疗糖皮质激素耐受性哮喘取得了良好的临床效应，目前正处于预临床开发阶段。SP100030 是核转录因子 AP-1 和 NF-κB 的共同抑制剂。酯类衍生物 MOL294 通过结合 AP-1 和 NF-κB 的氧化还原蛋白酶，调控 AP-1 和 NF-κB 的活性，目前已应用于治疗哮喘的临床试验。化合物 SB239063 是 p38 激酶的抑制剂，没有肝脏和中枢神经毒性，具有较强的开发潜力，目前处于预临床开发试验阶段。表 11-3-3 列出了一些作用于激酶或核转录信号通路抑制剂。

　　PI3K 抑制剂多用于肿瘤和急性髓系细胞白血病的治疗，以 PKCα、β、θ 为靶点的 PKC 抑制剂可被用作免疫抑制剂，p38MAPK 和 JNK 途径抑制剂多用于治疗各种炎症相关的疾病（表 11-3-4）。

表 11-3-3　作用于过敏性哮喘的核转录因子抑制剂

抑制剂	作用机制
NF-κB-ASO	抑制 AHR 反应 下调 IL-5、IL-13、TNF-α、eotaxin、IgE 水平 抑制炎症细胞向肺组织迁移
IKK2 抑制剂 TPCA-1，AS206868，SC154	下调 TNF-α，IL-1 水平
AP-1 和 NF-κB 抑制剂 SP100030	抑制 Th1 和 Th2 型细胞因子的表达
AP-1 和 NF-κB 抑制剂 MOL294	下调 BALF 中 IL-13，eotaxin 抑制气管嗜酸性粒细胞数量 抑制 AHR 反应
STAT1-decoy-ODN （AVT-01）	下调 BALF 中嗜酸性粒细胞的数目 抑制细胞表达 CD40 和 VCAM-1
STAT6 抑制剂 AS1517499	下调 BALF 中 IL-13 下调血清中 IgE 抑制肺组织中炎症细胞侵入
内源性多肽类 STAT6 抑制剂 SSI-1 和 JAB	下调 BALF 中 IL-4、5、13 下调血清 IgE 下调嗜酸性粒细胞数目

表 11-3-4　丝/苏氨酸激酶抑制剂及抗哮喘作用

抑制剂	作用机制
PI3K 抑制剂 LY294002，wortmanin	抑制嗜酸性粒细胞增殖、炎症细胞的迁移、气管组织中杯状细胞的增生 抑制 Akt 激酶的磷酸化和下调 IL-4，IL-5，IL-13 表达 抑制 AHR 反应
PI3Kδ 抑制剂 theophylline	下调对糖皮质激素治疗的耐受
PI3Kδ 抑制剂 IC87114	抑制炎症细胞迁移 下调 BALF 中 IL-4、IL-5、IL-13 下调血清中 IgE 的水平
JNK 抑制剂 SP600125	下调 BALF 巨噬细胞，淋巴细胞，嗜酸性细胞数量
MEK1/2 抑制剂 U0126	抑制炎症细胞迁移下调 BALF 中 IL-4、IL-5、IL-13 下调血清中 IgE 的水平抑制肺组织 VCAM-1 的表达和气管高反应性
p38 抑制剂 SB239063	下调肺中嗜酸性粒细胞的数量 下调 IL-1，TNF-α 水平 抑制炎症细胞的凋亡

BH3 结构分子相仿化合物 ABT737 可与竞争性抑制剂在 beclin 1 的 BH3 结构域，ABT737 可引起 AMPK 脱磷酸化和 AMPK 底物乙酰 CoA 羧基酶的活化，IKK、sirtuin 和 p53 依赖的连接酶 MDM2 分享同一作用位点并可预防 ABT737 诱导的自噬。

神经酰胺与 SMase 调节剂有可能成为一类很有治疗自身免疫性疾病前景的药物。FTY720 是目前通过神经酰胺途径影响淋巴细胞归巢的免疫抑制剂，主要用于器官移植。

七、生物制剂（biologic agents）免疫治疗

生物制剂和免疫治疗是近年来迅速发展的一类药物，具有靶点明确、特异性强、疗效高的特点。2011 年 5 月，美国 FDA 批准了 etanercept，adalimumab、golimumab 和 certolizumab pegol。TNF-α 抑制剂 infliximab 与 methotrexate 合用，可减轻炎症临床症状，但增加了感染的潜在风险。近年来，人们对 RA 患者引起组织破坏的机制有了更深入的认识，使用最新的生物技术使得预防接种治疗或生物制剂，干扰细胞表面抗体或调节 T 细胞分化与活化都有所发展。目前治疗细胞因子主要是 rIL-2、IFN-γ 等用来改善和调节患者机体免疫紊乱，TNF-α 受体拮抗剂，能与靶细胞上受体结合，呈竞争抑制作用，细胞肽疫苗也是治疗 RA 的一个发展方向，但口服免疫耐受与副作用有待于进一步观察。

TNF-α、IL-1、IL-6、IL-8 等趋化因子和蛋白酶是 RA 主要因子，是生物药发展的重要靶点。抗 TNF-α 单抗如 infliximab 和 adalimumab，发现可增加 Tregs 数量和功能，可用于 RA 治疗。

细胞因子治疗：哮喘发病机制中的细胞因子主要有与 Th2 细胞相关的细胞因子 IL-3、IL-4、IL-5、IL-10、IL-13、GM-CSF；与嗜酸细胞相关的细胞因子如 IL-3、IL-5、GM-CSF、eotaxin、ECP、RANTES；与气道重塑相关的细胞因子如 PDGF、EGF、FGF、TNF-α、TGF-13。治疗药物有，TNF 拮抗剂：可溶性受体、单克隆抗 TNF 抗体；GM-CSF 拮抗剂：单克隆抗 GM-CSF 抗体；IL-4 拮抗剂：可溶性 IL-4 受体；IL-13 拮抗剂：可溶性 IL-13 受体；IL-5 拮抗剂：IL-5 生成抑制剂有细胞因子、转录因子、反义单核苷酸；IL-5 受体拮抗剂有抗 IL-5 抗体、可溶性 IL-5 受体 α 等。这些生物制剂目前大多是在实验研究或为小样本的临床研究。重组人源化单克隆 IgE 抗体 omalizumab 已在国外上市，主要用于重度慢性哮喘和难治性哮喘的治疗。

T 淋巴细胞调节剂治疗：包括 Th1/Th2 表型调节的细胞因子：IL-12、可溶性 IL-4 受体；免疫调节性细胞因子：IL-10、TGF-β；Th2 特异性转录因子：抗 GATA-3；T 淋巴细胞共同刺激：抗 CD28、抗 CD80、抗 CD86、抗 CTLA-4-Ig。

八、药用植物药来源的抗自身免疫性炎症药物

药用植物尤其是传统中药用于自身免疫性疾病治疗有悠久历史和丰富的临床治疗依据。其有效成分与单体化合物的研究进展十分迅速。表 11-3-5 列出了部分药用植物治疗 RA 的有效活性成分。

表 11-3-5　以炎症的炎性介质为靶点的药用植物

药用植物	来源	活性化合物
1.1 以 PLA_2、COX-2、LOX、PGE_2 和/或 LTB_4 为靶点的药用植物		
洋葱	多种	槲皮素
长白葱木	韩国	7-酮基 – 山达酯 – 海松酸
齿叶乳香树	印度	乳香脂酸
野茶树	中国	表没食子儿茶素没食子酸酯
姜黄	中国/印度	姜黄素
秦艽	中国	
圣罗勒	印度	乌索酸
青藤	中国	盐酸青藤碱
雷公藤	中国	雷公藤甲素、雷公藤羰内酯、雷公藤红素
锐尖山香圆	中国	类黄酮
葡萄	多种	白藜芦醇
生姜	中国/印度	姜辣素、姜油酮
1.2 以 MMPs 和/或 TIMPs 为靶点的药用植物		
牛膝	中国	齐墩果酸
野茶树	中国	表没食子儿茶素没食子酸酯
金毛狗脊	多种	金毛狗脊皂苷、cyathenosin A
厚朴	亚洲	厚朴酚
圣罗勒	印度	乌索酸
芍药	中国	芍药苷
青藤	中国	青藤碱
三叶印度香胶树	印度	没药甾酮、没药甾醇
1.3 以 NO、iNOS 和/或 SOD 为靶点的药用植物		
芸薹	多种	吲哚-3-甲醇
过山枫	中国	雷公藤红素
百慕达草	印度	
小头堆心菊	多种	双戊二酸盐
青藤	中国	青藤碱
多果滑桃树	印度	
2.1 以细胞信号分子（ERK、p38、MAPK 和/或 JNK）为靶点的药用植物		
长白葱木	韩国	7-酮基 – 山达酯 – 海松酸
鬼针草	中国台湾	苯基庚三炔、亚油酸、亚麻酸

续　表

药用植物	来源	活性化合物
姜黄	中国/印度	姜黄素
朝鲜淫羊藿	韩国	大花淫羊藿苷 A
艾菊	欧洲	小白菊内酯
商陆	中国/印度	姜酮

2.2 以核因子（NF-κB 和/或 AP-1）为靶点的药用植物

长白葱木	日本	7-酮基 – 山达酯 – 海松酸
印度没药	印度	没药甾酮、西松烷二萜
白鲜	韩国	白鲜碱、黄柏酮、岑酮
朝鲜淫羊藿	韩国	大花淫羊藿苷 A
厚朴	亚洲	厚朴酚
青藤	中国	青藤碱
雷公藤	中国	雷公藤甲素、雷公藤羟内酯、雷公藤红素
冬樱花	印度	醉茄内酯

注：表中所列植物以佐剂性关节炎为研究模型；活性化合物已经过特异性抑制活性检测

　　总之，自身免疫病治疗药物研究应根据当前分子生物学、分子免疫学、分子药理学等学科研究的最新进展，将药物研发的新思维与模式和机体免疫为网络调控的观点针对机体的免疫应答反应的多个关键环节相结合，研发具有较高选择性、低毒副作用和单/多靶点作用自身免疫性疾病治疗药物。针对抑制炎性介质为抗炎剂新药研究的重要的靶点和环节之一，药物的研究要结合体内外实验模型，在有确切抑制免疫作用的基础上进一步做药效学观察，通过急性炎症模型初步观察和免疫性炎症模型以考察其免疫抑制和抗炎确切功效，进而以分子靶点及信号通路调控的角度，研究化合物在抑制 T 细胞活化、诱导活化 T 细胞凋亡、干预 DC 分化成熟、抑制炎性介质的生成及与受体结合等多个环节和方面做观察和研究。自身免疫性疾病新的有效抗炎药物的研究仍然是任重而道远。

（侯　琦）

参　考　文　献

1. David E. et al. Principles of pharmacology: the pathophysiologic basis of drug therapy. 2nd ed. Baltimore: Lippincort Williams & Wilkins, 2006.
2. Ann Marshak-Rothstein. Toll-like receptors in systemic autoimmune disease. Nat Rev Immunol. 2006, 6 (11): 823 – 835.
3. Bayry J, Sibéril S, Triebel F, et al. Rescuing CD4$^+$CD25$^+$ regulatory T-cell functions in rheumatoid arthritis by cytokine-targeted monoclonal antibody therapy. Drug discovery today.
4. Venkatesha SH, Berman BM, Moudgil KD. Herbal medicinal products target defined biochemical and molecu-

lar mediators of inflammatory autoimmune arthritis. Bioorg Med Chem. 2011, 19 (1):21-29.

5. Sadik CD, Kim ND, Luster AD. Neutrophils cascading their way to inflammation. Trends Immunol. 2011, 32 (10):452–460.

6. Sadik CD, Luster AD. Lipid-cytokine-chemokine cascades orchestrate leukocyte recruitment in inflammation. J Leukoc Biol. 2012, 91 (2):207–215.

7. Adams DH, Lloyd AR. Chemokines: leucocyte recruitment and activation cytokines. Lancet. 1997, 349 (9050):490–495.

8. Mukherjee AB, Zhang Z. Allergic asthma: influence of genetic and environmental factors. J Biol Chem. 2011, 286 (38):32883–32889.

9. Mullane K. Asthma translational medicine: report card. Biochem Pharmacol. 2011, 82 (6):567–585.

10. Lundström SL, Balgoma D, Wheelock ÅM, et al. Lipid mediator profiling in pulmonary disease. Curr Pharm Biotechnol. 2011, 12 (7):1026–1052.

11. Yu CR, Lee YS, Mahdi RM, et al. Therapeutic targeting of STAT3 (signal transducers and activators of transcription pathway inhibits experimental autoimmune uveitis. PLoS One. 2012, 7 (1):e29742.

12. Malik SA, Orhon I, Morselli E, et al. BH3 mimetics activate multiple pro-autophagic pathways. Oncogene. 2011, 30 (37):3918–3929.

13. Geurts J, van den Brand BT, Wolf A, et al. Rheumatology (Oxford). 2011, 50 (7):1216–1225.

14. Agarwal SK. Biologic agents in rheumatoid arthritis: an update for managed care professionals. J Manag Care Pharm. 2011, 17 (9 Suppl B):S14–18.

15. Hou Q, Jin J, Zhou H, et al. Mitochondrially targeted ceramide preferentially promotes autophagy, retards cell growth, and induces apoptosis. J Lipid Res. 2011, 52:278–288.

第十二章　以病毒进入宿主细胞为靶点的药物研究

病毒是自然界存在的最小生物，本身不能独立存活和繁殖，要通过寄生在宿主细胞或亚细胞单位中进行复制和繁殖，每年由病毒感染引起病患数以亿计，严重影响人们的健康和生活质量，有些甚至危及生命。病毒颗粒的主要功能是将自身遗传物质在宿主细胞间进行传递以达到自身繁殖的目的，病毒颗粒的组成也基于此目的。病毒基因组外包裹有蛋白外壳，该基因组可以编码有如下作用的蛋白质分子：能够编码有效和特异包装其自身颗粒的蛋白外壳；病毒从被感染的细胞中离开，并且在离开宿主细胞后能够生存至感染新的宿主细胞。

药物治疗病毒感染性疾病与抗菌药物杀死细菌不同，药物不能杀死病毒，只能通过减慢病毒的感染进程，最终由机体免疫系统将病毒清除。药物可通过抑制病毒生命周期不同环节减慢病毒感染速度，这些靶点包括病毒进入宿主细胞、病毒复制、新病毒组装、新生成病毒颗粒释放等。病毒进入细胞是感染的第一步，即病毒接触宿主细胞并将病毒遗传物质释放进入宿主细胞中的过程。本章即重点介绍以包膜病毒进入宿主细胞为靶点的抗病毒药物研究策略。

第一节　包膜病毒进入宿主细胞的路径

一个病毒外侧有包膜时称作包膜病毒（enveloped virus），大多数人类/动物病毒均为包膜病毒（图 12-1-1A）。病毒的包膜来自宿主细胞（host cell），是新生成的病毒颗粒在出芽（budding off）时从宿主细胞膜中获得的，其成分主要为磷脂和蛋白质，并且加入了病毒本身的糖蛋白（glycoprotein）。包膜病毒表面糖蛋白的作用是吸附和特异性结合宿主细胞表面受体并介导病毒包膜与宿主膜融合（可分为 pH 依赖型和 pH 非依赖型两种），使病毒衣壳和基因组进入到被感染的宿主细胞。

一、病毒与宿主细胞的吸附和结合

病毒进入宿主细胞首先必须穿过细胞膜外侧多糖－蛋白复合物，又称糖萼（glycocalyx），其厚度为 10~20 nm，由糖蛋白、糖脂（glycolipid）和蛋白聚糖（proteoglycan）组成（图 12-1-1B）。病毒只能感染它能结合的细胞。病毒是通过其表面糖蛋白与细胞表面吸附因子或病毒受体结合，此种结合是高度特异的。病毒受体存在于细胞表面，可与病毒结合并促进病毒进入细胞，此受体分子需具有如下功能：诱导病毒构象改变并启动与其他受体的结合，膜融合和穿入；信号转导过膜，使病毒被摄取或穿入；引导病毒颗粒进入不同的内吞途径。多数病毒都是通过与寡糖连接启动与多糖－蛋白复合物的吸附过程。当病毒吸附在宿主细胞表面后，即开始穿过细胞膜，此过程复杂且为动态过程。所有细胞膜均处在内吞与分泌的动态过程，胞膜对细胞外刺激具有高度敏感和特异性，病毒是通过内吞或直接穿入进入胞质。

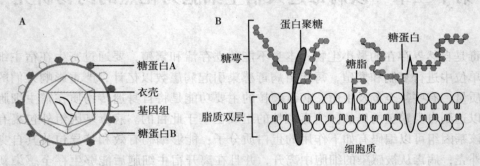

图 12-1-1　病毒结构示意图和细胞外糖萼的组成

A. 病毒结构示意图；B. 细胞外糖萼的组成

病毒受体和吸附因子种类多样，包括蛋白、碳水化合物和脂质，其生理学活性也无规律可循。病毒受体可以是有生理功能的配体 – 受体、糖蛋白、离子通道、神经节糖苷、糖、蛋白聚糖等（表 12-1-1）。多数病毒利用多个受体和吸附因子，可与这些吸附因子/受体同时或顺序作用，或者利用不同的受体感染不同种类的细胞。当多个受体在病毒进入过程中均起作用时，通常称病毒接触的第一个为受体，其他的则被称为辅受体。例如，HIV-1 的吸附因子是硫酸类肝素蛋白多糖，CD4 是受体，CXCR4 和 CCR5 是辅受体。病毒即通过表面糖蛋白与细胞表面的受体和辅受体相互识别，特异性地结合在细胞表面，完成病毒进入的第一步。在寻找抗病毒药物时，如果能够阻断病毒表面糖蛋白与宿主细胞表面的吸附因子、受体、辅受体的特异性识别，就可以有效地阻断病毒的进入，达到抑制病毒复制的目的。因此，病毒 – 细胞间吸附/结合步骤是病毒进入药物研发的重要靶点。

二、病毒与宿主细胞融合过程

当病毒与宿主表面的受体/辅受体特异性结合后，病毒表面糖蛋白和细胞表面受体均发生构象的改变，其结果有两种：第一种为病毒表面糖蛋白的融合肽暴露并插入细胞膜中，引起病毒包膜与细胞膜融合，病毒的遗传物质释放至胞质；第二种模式为细胞膜内陷，病毒被内吞进入内含体，内含体内环境为酸性（pH4.5），高 H^+ 浓度激活病毒表面糖蛋白构象的改变，病毒融合肽暴露，引起病毒包膜与内含体包膜融合，病毒遗传物质释放至胞质中。前者，即病毒与细胞膜融合的方式称为 pH 非依赖型进入（图 12-1-2），例如 HIV 等；后者，即病毒与内含体膜融合方式称为 pH 依赖型进入（图 12-1-2），如流感病毒等。

表 12-1-1 部分病毒受体的种类及生理功能

	病毒	家族	受体*	受体生理功能
免疫球蛋白相关蛋白	伪狂犬病病毒/牛疱疹病毒	疱疹病毒科	PVR（CD155）	未知
	柯萨奇病毒 B	（微）小核糖核酸病毒科	CAR	同型细胞间相互作用
	小鼠肝炎病毒 A59	冠状病毒科	MHVR/Bgp1	胆汁糖蛋白
	人类免疫缺陷病毒/SIV	反转录病毒科	CD4	T 细胞信号转导
	人鼻病毒（B 型及多数 A 型）	（微）小核糖核酸病毒科	ICAM-1	细胞黏附/信号转导
	脊髓灰质炎病毒	（微）小核糖核酸病毒科	PVR（CD155）	未知
多次跨膜蛋白	X 型小鼠白血病病毒/P 型小鼠白血病病毒	反转录病毒科	XPR1/Rmc1/SYG1	转运蛋白
	长臂猿淋巴肉瘤病毒/猫白血病病毒/猿猴肉瘤相关病毒/A 型小鼠白血病病毒	反转录病毒科	PiT-1	磷酸盐转运蛋白
	E 型小鼠白血病病毒	反转录病毒科	MCAT-1	碱性氨基酸转运蛋白
G 蛋白偶联受体	人类免疫缺陷病毒	反转录病毒科	CXCR4，CCR3，CCR2b，CCR8，CCR5	趋化因子受体
	SIV	反转录病毒科	CCR5，Bonzo/STRL-33/TYMSTR，BOB/GPR15	趋化因子受体
低密度脂蛋白受体相关蛋白	人鼻病毒（B 型及 A 型多数）	（微）小核糖核酸病毒科	LDLR	脂蛋白受体
肿瘤坏死因子受体相关蛋白	禽白血病病毒 A	反转录病毒科	TVB	凋亡诱导受体
含小段重复片段蛋白	EB 病毒	疱疹病毒科	CR2	C3d/C3dg/iC3b 结合
	麻疹病毒	副黏病毒科	CD46	补体抑制

ICAM-1：intercellular adhesion molecule，细胞间黏附分子-1；LDLR：low density lipoprotein receptor，人低密度脂蛋白受体；* 此栏内英文为小分子公认名称

当研究人员系统充分了解病毒的融合过程后，就可针对其融合肽结构特点，将其作为药物靶点研发病毒融合抑制剂，阻断病毒的进入过程。X 线衍射实验数据显示，根据融合肽的构象不同，可将融合肽分为 I 类和 II 类融合蛋白。I 类融合蛋白由三个相同亚基组成，即同源三聚体，多为螺旋结构，每一个亚基都是由一个前体蛋白切割成两个成熟蛋白，这两个蛋白由非共价键连接；I 类融合蛋白的羧基端锚定在病毒包膜上，氨基端包含有可伸展的约 20 个亲脂性氨基酸。很多致病病毒的融合蛋白均属于此类，如人类呼吸道合胞病毒的 F 蛋白、人类免疫缺陷病毒的 gp41、埃博拉病毒的 GP2 蛋白等。II 类融合蛋白没有螺旋结构，只有 β 折叠。此类融合蛋白不被切割，内部为亲脂性融合环。II 融合蛋白在融合前为平躺的二聚体，随着融合过程的发生，其构象也发生改变，当融合结束时，该蛋白成为直立的三聚体。西尼罗河病毒和黄热病毒的融合蛋白均属于此类。

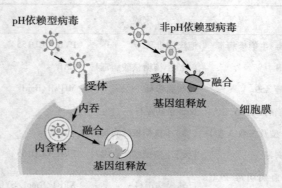

图 12-1-2　病毒进入宿主细胞的两种方式示意图

第二节　作用于病毒吸附/结合细胞表面的药物靶点

如前所述，病毒进入宿主细胞首先是病毒表面的糖蛋白分子与宿主表面的吸附因子、受体、辅受体结合的过程，如果阻断此吸附/结合过程，则病毒不能成功进入细胞，即不能启动感染过程。因此，病毒表面糖蛋白、宿主细胞表面的吸附因子、受体、辅受体均成为药物研究的重要靶点。抑制病毒外壳糖蛋白与细胞受体结合的抑制剂主要包括中和病毒的抗体、可溶性受体、受体阻断剂以及结合后抑制剂（图 12-2-1），它们又可归为两类：作用于病毒表面糖蛋白分子和作用于宿主细胞表面吸附因子、受体和辅受体的抑制剂。下面我们将结合目前病毒吸附/结合抑制剂的研发进展具体介绍以此类靶点研究药物的理念。

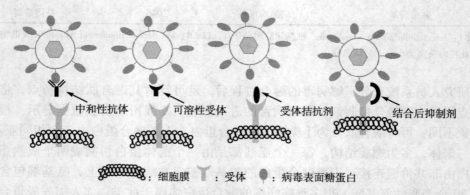

图 12-2-1　病毒吸附/结合宿主细胞抑制剂的不同作用方式示意图

一、作用于包膜病毒表面糖蛋白的药物研发

病毒进入细胞的第一步是病毒表面糖蛋白与细胞表面特异分子的识别，若药物分子能与病毒糖蛋白有效结合，则可阻断病毒与对宿主细胞的吸附和结合。目前，各大制药公司针对这一靶点研发的抗病毒药物有很大进展，有多种合成小分子化合物和蛋白质类药物已经上市或进入临床研究阶段（表 12-2-1）。中和性抗体和可溶性受体理论上均可特异地与病毒糖蛋白结合，达到抑制病毒进入的目的。寻找病毒糖蛋白中和性抗体也是一种药物研发思路。

表 12-2-1　作用于病毒吸附/结合宿主细胞的部分药物

名称	性质	病毒	靶点	机制	研究阶段
马拉维若	小分子	HIV	CCR5 辅受体	影响 CCR5 构象	上市
PF-232798	小分子	HIV	CCR5 辅受体	影响 CCR5 构象	II 期
INCB009471	小分子	HIV	CCR5 辅受体	影响 CCR5 构象	II 期
PRO 542（可溶性 CD4）	蛋白质	HIV	gp120	竞争性结合病毒表面蛋白	II 期
Ibalizumab（TNX355）	抗体	HIV	CD4 受体	结合 CD4，阻断病毒与 CD4 结合	II 期
Pro 140	抗体	HIV	CCR5 辅受体	结合 CCR5，阻断病毒与 CCR5 结合	II 期
Vicriviroc	小分子	HIV	CCR5 辅受体	影响 CCR5 构象	III 期
Rapamune	小分子	HIV	CCR5 辅受体	抑制 CCR5 表达	临床前
克拉霉素（clarithromycin）	小分子	流感病毒	唾液酸；内含体	降低病毒吸附和酸性内含体数目	临床应用
唾液酸酶	蛋白质	流感病毒	唾液酸	降低病毒吸附	II 期
ITX5061/ITX4520	小分子	HCV	SR-BI*	阻断病毒与受体结合	I 期
HCV-AB XTL68	抗体	HCV	E2 蛋白	中和病毒	II 期

＊SR-BI：scavenger receptor class B member I，B 型 I 类清道夫受体

（一）作用于丙型肝炎病毒表面糖蛋白的病毒结合抑制剂的研发

丙型肝炎病毒（hepatitis C virus，HCV）是一种重要的肝炎病毒，属于黄病毒科肝炎病毒属，感染后可引起的病毒性肝炎，严重时会导致肝癌。1978 年 HCV 被发现，1989 年通过基因技术首次获得基因组序列。丙型肝炎病毒直径约 40nm，是有外壳的单链正链核糖核酸病毒。HCV 主要通过血液传播，但也有将近半数的患者尚不能找到传染途径。HCV 表面有两种糖蛋白 E2 和 E1，其中 E2 的功能是与受体结合，E1 的功能是介导病毒与细胞间的融合。目前对 HCV 感染的机制研究尚未完善，已知的受体是 CD81 分子，SR-BI 和 LDLR 也参与了介导 HCV 的进入。目前认为 HCV 的进入是由 HCV 表面的 E2 蛋白与肝细胞表面 CD81 和其他辅受体相互作用完成的。科学家找到两个单克隆抗体 AbXTL68 和 AbXTL65 能分别结合 E2 蛋白的两个表位，研究人员将这两个单抗结合起来发明了 HCV-AB6865，在动物实验过程中得到了良好的结果，目前处于 II 临床研发阶段。

蓝藻抗病毒蛋白 N（cyanovirin-N，CV-N）是从蓝藻中提取的一种可溶性糖蛋白，由 101 个氨基酸组成，含有两个分子内二硫键。人们发现 CV-N 在极低的浓度下可通过与 HCV 表面多糖作用，阻断 E2 与其受体 CD81 间的结合。后续研究发现，由于 CV-N 可以和某些特定构象的多糖相互作用，CV-N 还能够阻断 HIV 和一些流感病毒的进入。

（二）作用于人类免疫缺陷病毒表面糖蛋白的病毒结合抑制剂的研发

1981 年在美国发现和确认首例艾滋病，人类免疫缺陷病毒（human immunodeficiency virus，HIV）于 1983 年首先被分离出，并于 1986 年被正式命名为人类免疫缺陷病毒。HIV 主要感染和破坏人体免疫系统的 $CD4^+$ T 淋巴细胞，致使感染者丧失抵抗各种疾病的能力，从而引发严重的机会性感染和肿瘤等，最终导致死亡，艾滋病至今仍是难以控制的一种最严重的恶性传染病，同时也是人类亟需解决的世界性难题之一。根据联合国艾滋病规划署（UNAIDS）《艾滋病流行 30 年》报告，截止到 2010 年底，全球有 3400 多万人感染艾滋病病毒，我国存活艾滋病病毒感染者和艾滋病患者 78 万人，在亚洲居第 2，其中艾滋病患者 15.4 万人，并且已有 2.8 万人由于感染艾滋病死亡。HIV 的主要受体是 CD4 分子，但仅有 CD4 分子仍不能有效地介导 HIV 进入宿主细胞，需要在趋化因子受体 CXCR4 和 CCR5 辅受体共同作用下使 HIV 进入宿主细胞。科学家在 1996 年首先发现了 CXCR4 分子，它主要在 T 细胞表面表达（通常不在巨噬细胞表面表达），与 CD4 分子共同介导了嗜 T 型 HIV 病毒（又称为合胞诱导型 HIV）的感染。在发现了 CXCR4 分子后不久，科研人员又发现了 CCR5 分子。CCR5 分子也是 HIV 的辅受体，主要在巨噬细胞表面表达，与 CD4 分子一起介导嗜 M 型 HIV 病毒（又称为非合胞诱导型 HIV）的感染。

HIV 是主要以人 T 淋巴细胞为感染对象，HIV 表面有两个糖蛋白：gp120 和 gp41，gp120 的作用是与受体 CD4 分子和辅受体 CCR5/CXCR4 分子相互吸附、识别、结合；gp41 是介导 HIV 与细胞膜间的融合。

科学家根据 gp120 与 CD4 分子特异性识别作为理论基础，研发了可溶性重组 CD4 分子，PRO-542。PRO-542 是一个重组 $CD4-IgG_2$ 抗体样融和蛋白四聚体，通过结合 gp120 阻断病毒其与细胞表面 CD4 分子的结合，Ⅱ期临床试验结果显示该重组融合蛋白可显著降低患者体内的病毒效价，可以中和各种基因型的 HIV 病毒。

BMS-488043 是一个口服的抗 HIV 小分子化合物，由百时美施贵宝（Bristol-Myers Squibb）开发，它可以特异性及可逆性地与 gp120 结合，从而阻断 gp120 结合到 CD4 受体上。该化合物在美国已进行 Ⅱ 期临床研究。

（三）作用于流感病毒表面糖蛋白的病毒结合抑制剂的研发

甲型流感病毒（influenza virus A）属于正黏液病毒科，其基因组是负链 RNA 病毒，是英国科学家威尔逊·史密斯于 1933 年最先发现的。流感病毒表面有两种糖蛋白：血凝素蛋白（hemagglutinin，HA）和神经氨酸酶（neurominidase，NA），按照血清学可将 HA 分为 16 类，NA 分成 9 类，之间可有不同的组合，其中 H1N1、H2N2、H3N2 主要感染人类，但近年来高致病 H5N1 禽流感病毒向以人类为宿主跨越，其高病死率使全世界都关注了对抗流感病毒的药物研发。流感病毒的 HA 蛋白的功能是与宿主细胞上受体蛋白结合，并且介导膜融合作用。HA 的合成首先是形成前体 HA0，约含 550 个氨基酸残基。HA0 经切割生成

HA1（约330个残基）和HA2（约220个残基），HA1与HA2以二硫键形式结合。HA1参与和与细胞受体结合，流感病毒的受体是糖基化的唾液酸（sialic acid，SA），这种结合决定了对宿主细胞的选择性。流感病毒进入细胞的过程为pH依赖型，即当流感病毒的HA1与唾液酸结合后，流感病毒被胞饮至细胞质中，然后在内含体高浓度氢离子的激活下，HA2构象发生改变，介导病毒膜与内含体膜的融合，最终将病毒的遗传物质释放到细胞质中，完成流感病毒进入的全过程。

流感病毒HA1球状头部表位可以识别和细胞表面以多价形式存在的唾液酸，使病毒吸附。唾液酸类似物可以诱使HA1与之结合，从而干扰或阻断病毒的吸附作用。研究表明，单价的唾液酸类似物不能有效地与HA1结合，而多价唾液酸类似物可以与HA1结合，而且以树突状多聚唾液酸类似物效果最好。

二、作用于宿主细胞表面吸附因子、受体、辅受体的药物研发

病毒结合在宿主细胞表面是通过与细胞表面的吸附因子、受体或辅受体特异性结合，病毒可与这些吸附因子/受体同时或顺序作用。如果找到能与这些吸附因子、受体或辅受体特异性结合的化合物/多肽，就能有效阻断病毒与细胞间的结合，所以宿主细胞表面的吸附因子、受体或辅受体是研发病毒进入抑制剂的重要靶标。

（一）HIV 受体抑制剂的研发

HIV是通过表面的gp120蛋白与细胞表面的CD4分子结合，CD4是HIV的受体。TNX-355是一种人源化的IgG4单克隆抗体，它可以与CD4分子的第二个结构域结合，当TNX-355与CD4结合后，虽然不能阻断gp120与CD4的结合，但可降低CD4分子的柔韧度，使其不能改变空间构象，阻挡了gp120分子继续与CCR5或CXCR4辅受体的结合，因此可以抑制HIV病毒的进入。该单抗药物最早是由何大一教授指导下在艾伦·戴蒙德艾滋病研究中心（Aaron Diamond AIDS Research Center）研发出来的，Tanox公司在2006年完成了Ⅱ期临床实验。

由于HIV表面蛋白gp120具有高度糖基化，因此寻找能够通过与糖基结合在gp120上的化合物/多肽也能抑制HIV与受体的结合。Actinohivin（AH）是一个线性蛋白，是从放射菌株K97-0003培养液中提取分离得到的，由114氨基酸组成，分子量为12.5kD。AH能特异性地结合在α-1，2-甘露糖（而与α-1，3/α-1，6-甘露糖或与N-乙酰葡糖胺寡糖不能结合），并且单个AH有三个结合位点。当AH与gp120高甘露糖糖基化的位点结合后，gp120与受体CD4的结合被抑制，阻断了HIV的进入。

SP-01A是口服小分子HIV-1进入抑制剂，是由Samaritan制药公司研发的，目前已经进入Ⅱ期临床，但结构仍未公开。SP-01A与其他HIV进入抑制剂的作用机制都不同，它既不是通过作用于病毒表面的糖蛋白，也不是作用于细胞表面受体或辅受体，SP-01A是通过改变细胞膜上脂筏（lipid rafts）的组成来降低细胞表面受体/辅受体的密度，进而阻断HIV的进入过程。脂筏分子紧密排列在细胞膜脂质双层膜的外侧，胆固醇化是其重要组成部分，HIV的受体CD4分子，辅受体CCR5和CXCR4均位于脂筏上。而SP-01A可以移除脂筏中的胆固醇，使CD4、CCR5、CXCR4不能正常发挥作用，HIV-1进入宿主细胞过程被阻断。

（二）HIV 辅受体抑制剂的研发

当科学家在 1984 年确认 CD4 分子是 HIV-1 的受体后不久后发现单独表达 CD4 分子的细胞不能被 HIV 病毒感染，这一现象促使研究人员更深入地了解 HIV 感染细胞的机制。研究结果发现，HIV 病毒在进入宿主细胞时必须有受体 CD4 分子与辅受体 CCR5 或 CXCR4 同时作用。其中 CCR5 是嗜巨噬细胞型 HIV 的辅受体；CXCR4 是嗜 T 细胞型 HIV 的辅受体。因此，如果能够以 CCR5 或 CXCR4 为靶点，寻找能阻断 HIV 病毒 gp120 与 CCR5 或 CXCR4 作用的化合物也能阻断 HIV 的进入，所以 CCR5 和 CXCR4 也是抗 HIV 药物研发的重要靶点。

CCR5 是 HIV 的主要辅受体。CCR5 属于 G 蛋白偶联的趋化因子超家族，由 352 个氨基酸组成，具有 7 个跨膜区域，其生理配基是 3 种 β 趋化因子：RANTES、MIP1-α 和 MIP1-β。CCR5 主要在记忆性 T 淋巴细胞、巨噬细胞、单核细胞和树突状细胞表面表达，以 CCR5 作为辅受体的 HIV-1 毒株称为 M 嗜性毒株。

RANTES 是一种可溶性细胞因子，是 CCR5 的天然配基。因此 RANTES 或其衍生物与 CCR5 均有很强的结合能力，能与 HIV gp120 竞争性结合 CCR5，抑制 HIV 的进入。另一方面，当 RANTES 或其衍生物与细胞表面的 CCR5 结合后，会使 CCR5 内化，结果使得细胞表面 CCR5 数量减少，也抑制 HIV-1 M 型感染。

PRO 140 是 Progenics 制药公司研发的 CCR5 人源化单抗，能够特异性结合 CCR5，阻断 gp120 与 CCR5 的结合，同时对 CCR5 正常生理功能影响较小的优点。PRO 140 于 2007 年 I 期临床试验结束，美国 FDA 将其纳入到新药快速审批通道，于 2008 年进入 II 期临床试验阶段。

Maraviroc、PF-232798 和 INCB009471 是三种小分子 CCR5 拮抗剂。Maraviroc 是一种萘啶酰胺类化合物，是辉瑞公司研发的第一代口服 CCR5 抑制剂，于 2008 年上市，商品名为 selzentry。maraviroc 可结合 CCR5 分子细胞外侧的环状区域，阻断 gp120 与 CCR5 的结合。PF-232798 是由辉瑞公司研发的第二代口服小分子 CCR5 抑制剂，是 maraviroc 的衍生物，对 maraviroc 耐药 HIV-1 病毒仍然有效，目前处在 II 期临床研究阶段。小分子 CCR5 阻断剂 INCB009471 由 Incyte 公司研发，其体外实验活性很强，达到纳摩尔级，口服有效，已经进入 II b 临床研究。

趋化因子受体 CXCR4 是另一个 HIV 的辅受体，也是一个 G 蛋白偶联的受体，在生理条件下是趋化因子基质细胞衍生因子-1（stromal-derived-factor-1，简称 SDF-1，又称 CXCL12）一配一特异受体，SDF-1 对淋巴细胞有强烈的趋化作用，在造血干细胞移居骨髓也起了重要的作用。CXCR4 分子多在单核细胞和巨噬细胞中表达，是 T 细胞嗜性 HIV-1 感染的辅受体，研究发现约有 50% 的患者在感染后期的 HIV 病毒由利用 CCR5 辅受体转为利用 CXCR4 辅受体。

AMD-3100 最早是由 Johnson Matthey 公司研发的用于艾滋病治疗的小分子药物，后由 AnorMed 公司购买。该化合物是 CXCR4 的拮抗剂，阻断 HIV-1 的 T 细胞嗜性感染，但后来由于其可能致畸的副作用，AnorMed 公司终止了临床研究。后来 Genzyme 公司从 AnorMed 购买了 AMD-3100，利用其 CXCR4 拮抗作用，研发了商品名为 mozobil 的注射液，用于促进红细胞生成素干细胞进入非霍奇金淋巴瘤和多发性骨髓瘤患者血流收集及随后自体移植。Mozobil 被 FAD 获准作为罕用药物。

（三）HCV 受体抑制剂的研发

由于 HCV 不能在细胞水平长期培养，所以对其药物研发进展相对较慢。1999 年 Flint 等人证实了 CD81 是 HCV 的受体，HCV 表面的 E2 与 CD81 相互作用。CD81 属于四跨膜蛋白家族（transmembrane 4 superfamily，TM4SF），是分子量为 25kD 的跨膜四分子蛋白。其生理功能与细胞生长、动力、信号转导和黏附效应均有关系，特别是在 B 细胞发育方面。CD81 四次跨越细胞膜，在细胞外形成大小两个环状结构，其胞内和跨膜区域高度保守，而细胞外环区域为高易变，不同种属中氨基酸序列不同，而在人类和黑猩猩中 CD81 的细胞外大环区高度保守，这可能与 HCV 感染具有种属特异性的特性有关。

EWI-2wint 是一个分子量约 62kD 的蛋白分子，属于免疫蛋白超家族，是 CD81 的伴侣分子（但不在肝细胞中），目前研究证明 EWI-2wint 可阻断 HCV E2 与 CD81 的相互作用，抑制 HCV 进入宿主细胞，但 EWI-2wint 与 CD81 的作用机制尚不明确。

B 型 I 类清道夫受体是高密度脂蛋白受体，能与 HDL 以高亲和力结合，参与 HDL 胆固醇酯的选择性摄取，并通过多种机制对动脉粥样硬化的发生起保护性作用。SR-BI 是一种细胞表面的糖蛋白，由 509 个氨基酸组成，有 11 个潜在的位点发生 N 糖基化位点，分子量约为 82kD，SR-BI 包括两个胞质域、两个跨膜域和一个大的胞外结构域。在正常的生理条件下，SR-BI 有多种配体，除了 HDL 之外，SR-BI 还能与乙酰化 LDL、氧化 LDL、阴离子磷脂、凋亡细胞、LDL 和 VLDL 结合。研究证明 SR-BI 也是 HCV 的受体，能与 E2 蛋白结合。

iTherX 公司发现两个口服小分子化合物 ITX5061 和 ITX4520 可通过抑制 SR-BI 阻断 HCV 的进入过程。ITX5061 已进入临床 I b 期，对 I 型和 II 型 HCV 均有效；ITX4520 也已进入临床研究。

（四）流感病毒受体抑制剂

如前所述，流感病毒进入宿主细胞是流感病毒表面糖蛋白血凝素与宿主细胞表面的受体唾液酸相互作用的结果。唾液酸是九碳单糖，化学名称为"N-乙酰基神经氨酸"，是神经氨酸或酮基－脱氧壬酮糖酸（KDN）的 N-或 O-衍生物的总称，其衍生物超过百余种。唾液酸有多种糖基化方式，一般以寡糖、糖脂和糖蛋白形式存在，在脑组织中含量最高，是神经节苷脂的传递递质。流感病毒利用了上呼吸道上皮稀薄和黏膜细胞中的唾液酸作为受体，研究显示所利用的唾液酸多为 α-2，3（禽流感病毒受体）和 α-2，6 糖苷键（人流感病毒受体）链接的唾液酸。在抗流感病毒药物研究过程中，科学家以流感病毒受体唾液酸作为药靶，研发了流感病毒进入抑制剂。

流感酶（fludase，DAS181）是由美国 NexBio 公司研发的蛋白类药物。DAS181 是一种融合蛋白，包含放线菌唾液酸活性区域和锚定在呼吸道上皮细胞的序列的重组蛋白，DAS181 能够水解与 α-2，3 和 α-2，6 糖苷键链接的唾液酸，使宿主细胞表面的唾液酸受体失去活性，从而流感病毒的 HA1 无法与受体结合，也就无法附着细胞，阻断流感病毒的进入。I 期和 II 期临床结果显示 DAS181 可显著降低患者的流感病毒载量，对达菲耐药病毒有效，并具有良好的耐受性。另外有研究结果显示，DAS181 对高致病 H5N1 流感病毒也有显著抑制作用。

第三节　作用于病毒膜融合的药物靶点

病毒的包膜蛋白有两个主要功能：特异性吸附/结合在细胞表面和膜融合。在膜融合过程中，可能有多个蛋白参与。按结构特点可将膜融合蛋白分为三类，但这三类融合蛋白在融合过程中的相同点是都形成了"发夹式"构象。这里重点介绍Ⅰ类融合蛋白结构。Ⅰ类融合蛋白以同源三聚体形式存在，垂直立于病毒包膜上，每一个单体是α-螺旋结构，其亲脂性融合肽在氨基端，并被包裹在蛋白中。多种病毒家族的融合蛋白均属于此类，例如反转录病毒科（如HIV的gp41蛋白）、副黏病毒科（如呼吸道合胞病毒的F蛋白）、正黏病毒科（如流感病毒的HA蛋白）、纤丝病毒科（如埃博拉病毒的GP2蛋白）和冠状病毒科（如冠状病毒的S蛋白）。

Ⅰ类融合蛋白的融合过程具有共性，都是由膜外区的两个亲脂性七肽重复结构（heptad repeat，HR）介导的，分别称为HR1（或HRN）和HR2（或HRC）。当融合启动时，三个HR1快速形成高稳定性的聚集在一起的卷曲螺旋（coiled-coil）三聚体，这种构象变化使融合肽暴露并插入至细胞膜中，然后HR2以反向平行方式结合在三个HR1形成的螺旋沟内与HR1形成发夹结构，这种结合是疏水－疏水结合，其结果是生成了6个α螺旋束；同时，由于HR2的反向折叠，使已被融合肽插入的细胞膜和病毒的包膜接近并撕开裂口，最终导致两个膜的融合。

根据Ⅰ类融合蛋白介导的病毒包膜与细胞膜的融合过程可知HR1和HR2两个结构域起重要作用，由HR1形成的疏水性螺旋沟也是重要的抗病毒药物研发靶点。2003年第一个上市的HIV融合抑制剂恩夫韦肽（enfuvirtide，T20）即依据HR2的结构特点，竞争性地与HR1结合，达到抑制HIV融合的目的。

表 12-3-1　作用于病毒融合的药物研发进展

名称	性质	病毒	靶点	机制	研究阶段
阿比朵尔	小分子	HCV、流感病毒	蛋白/膜	抑制融合	临床应用（中国和俄罗斯）
水飞蓟素	小分子	HCV		抑制融合	Ⅱ期
恩夫韦肽	多肽	HIV	gp41/膜	阻断融合过程中6股螺旋束核心结构的形成	上市
帕立珠	抗体	人类呼吸道合胞病毒	F蛋白	抑制融合	临床应用

一、HIV-1 融合抑制剂

HIV以pH非依赖型方式进入宿主细胞，即病毒包膜与宿主细胞膜融合，HIV的遗传物质直接释放到胞质中。这个过程是由包膜表面gp41蛋白介导：当HIV表面的gp120与宿主细胞表面的CD4和CCR5/CXCR4结合后，gp120构象改变，使gp41暴露并发生构象改变，形成 6 个 α 螺旋束，使 HIV 包膜与宿主细胞膜接近并最终融合。

恩夫韦肽（商品名：Fuzeon）是由美国杜克大学研发并于 2003 年成功上市的 HIV-1 融合抑制剂，是依据 HR2 一级序列结构研发的 36 肽药物，其氨基端被乙酰化。该药物能竞争性与 gp41 的 HR1 结合，抑制融合螺旋结构的形成，阻断 HIV-1 的融合过程。目前该药物价格昂贵，每个患者每年的费用约为 25 000 美元。

"5-helix" 是一种通过基因工程得到的蛋白质，其组成为 5 个 α 螺旋，其中 3 个衍生于 HR1，2 个衍生于 HR2。这种 5 螺旋肽能够竞争性结合 gp41 中的 HR2，阻断 HIV-1 的融合。由于采用了生物工程技术（而非人工合成），因此与恩夫韦肽相比大大降低了成本。

二、人类呼吸道合胞病毒融合抑制剂

呼吸道合胞病毒（respiratory syncytial virus，RSV）属副黏病毒科肺炎属，目前已经分离到 2 种血清型和 9 种亚型。呼吸道合胞病毒是婴幼儿呼吸道感染最常见的病原体，通常在冬、春季节流行。RSV 的基因组是单链负链 RNA，编码 11 个蛋白。在 RSV 包膜表面有两个糖蛋白：G 蛋白和 F 蛋白，其中 G 蛋白的主要功能是吸附并结合在宿主细胞表面；F 蛋白是融合蛋白，介导结合在细胞表面的 RSV 包膜与细胞膜融合过程，最终使 RSV 的遗传物质释放到细胞质中。G 蛋白在 I 型和 II 型 RSV 中有差异，而 F 蛋白在两种 RSV 中高度保守，因此是药物预防和治疗的重要靶点。

帕立珠（palivizumab），商品名西那吉斯（Synagis），是 RSV 单克隆抗体，于 1998 年 1 月开始临床应用，是第一个用于预防感染性疾病的单克隆抗体。它是一种人类单克隆 IgG 抗体，特异性结合 RSV 的 F 蛋白 A 抗原位点上的抗原决定簇，阻断 RSV 的融合过程，终止 RSV 的进入。同时帕立珠单抗也可直接中和病毒。帕立珠一般用于高危婴幼儿（不足 35 周的早产儿及先天性心脏病或肺部疾病的婴儿），在 RSV 流行前每月肌内注射一次，预防效果显著，副作用少，但价格昂贵，2008 年的销售额超过 9 亿美元。2015 年帕立珠将专利期满，MedImmune 和雅培公司已联合研发其改进型，并已于 2010 年获得批准。

三、流感病毒融合抑制剂

流感病毒进入细胞是 pH 依赖模式，即当流感病毒的 HA1 与其受体唾液酸结合后，流感病毒被胞饮至细胞质中。内含体中的 pH 约为 4.5，显著低于细胞质和细胞间隙。高 H^+ 浓度启动流感病毒 HA 蛋白构象改变，使本来结合在一起的 HA1 和 HA2 分离，融合肽暴露并插入内含体膜，HA2 的 38 ~ 105 位氨基酸残基形成长螺旋结构，110 ~ 128 位氨基酸也形成 α 螺旋，反向与 38 ~ 105 的长螺旋结构形成 "发夹"，HA2 的 N 端与 C 端通过氢键和共价结合形成了 N 端帽子，稳定了 HA2 的融合构象，最终流感病毒包膜与内含体膜融合。

稳定 HA 在中性环境的构象，阻止其在酸性条件下改变构象就可以有效地阻断流感病毒的融合过程。有研究发现一些天然小分子衍生物有稳定 HA 构象的作用，比如司他弗林、BSM-199945、BMS-201160 和罗汉松酸衍生物、苯醌类衍生物、儿茶素类衍生物等。但目前对该作用机制的化合物的研究仅限于实验室研究阶段，尚无进入临床研究的候选化合物。并且由于不同亚型的 HA 结构的差异，这些通过稳定蛋白构象的小分子化合物通常没有广

谱作用。

另一类流感病毒融合抑制剂是通过降低内含体中 H^+ 浓度，抑制由高浓度 H^+ 激活的 HA 构象改变，阻断融合过程，金刚烷胺就是通过结合 M2 离子通道（流感病毒 M2 蛋白是一种 ATP 依赖的 H^+ 离子通道）达到抑制氢离子内流的目的。金刚烷胺（amantadine，商品名：Symmetrel）是最早用于抑制流感病毒的抗病毒药。在 1966 亚洲感冒流行时，美国将其批准作为流感预防药，并于 1976 年在预防药的基础上确认其为甲型流感治疗药。但是随着多年的临床应用，流感病毒对金刚烷胺类化合物产生了耐药突变，2009 年美国国家疾病控制中心证实 100% 的 H3N2 季节性流感病毒均对金刚烷胺类药物产生了抗药性。

第四节　一种安全的细胞水平病毒进入抑制评价模型

病毒进入宿主细胞是病毒感染周期的第一步，是抗病毒药物研发的重要靶点，然而很多病毒对人都有高致病性，甚至高致死性，例如 HIV、H5N1 高致病流感病毒、埃博拉病毒等。因此如果应用常规活病毒模型对药物进行评价则需要高安全级别实验条件（HIV 和高致病 H5N1 流感病毒需要生物安全 3 级实验室；埃博拉病毒需要生物安全 4 级实验室），且成本高昂，不易进行大规模筛选评价，给药物研发带来困难。因此高安全性、高特异性细胞水平评价模型成为常规实验室寻找病毒进入抑制剂上佳选择。此节将介绍一种高安全性、高特异性、可用于高通量筛选的细胞水平重组病毒进入模型。

一、什么是假病毒

假病毒（pseudotyped virus）技术是将病毒生命周期的不同时期进行限定并分阶段进行研究的一种技术。假病毒技术适合用于研究包膜病毒，主要原理是将目的病毒（A 病毒）的外壳糖蛋白和另一种去除（knock out）外壳蛋白基因并带有报告基因的无害病毒（B 病毒）的内核（core）包裹组装（packaging）起来，组合成新的病毒（图 12-4-1）。目前可用于病毒核心的主要有 HIV 和 MLV 两种病毒的核心（慢病毒载体）。

二、假病毒的组成

作为以慢病毒衍生载体组装成的假病毒需有如下特性。

1. 慢病毒载体组装蛋白应至少含有 gag-pol 基因。

2. 慢病毒载体转移载体 RNA 包括转基因表达盒。

3. 一个杂糖蛋白。

目前用于不同实验室的慢病毒载体（lentivral vector, LV）来自于不同种属，例如来自不同种属的免疫缺陷型病毒：人源（HIV-1 和 HIV-2），猴源（SIV），猫源（FIV）和牛源（BIV）。慢病毒中一些基因对于病毒体外复制不是必须的，然而对于在体内病毒的致病性是至关重要的。由于它们编码的蛋白的细胞毒性或细胞生长抑制活性，因此它们的存在会影响载体的安全性。以 HIV-1 为例，基因 vif, vpr, vpu, nef 对于病毒的体外复制无影响，然而对于体内过程却很重要，它们的存在会影响载体的安全性。比如 vpr 会诱导细胞停留在

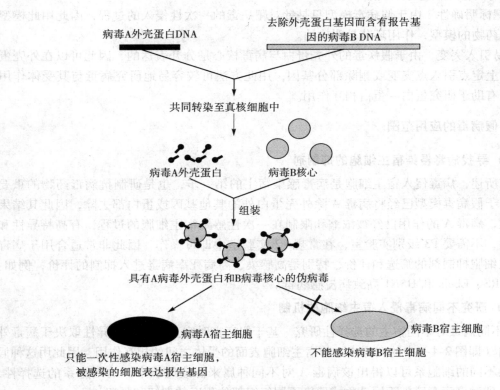

图 12-4-1 假病毒的制备和感染宿主细胞的流程图

G_2 期；nef 可改变细胞内激活通路；当 nef，vif 和 vpr 组装至病毒颗粒中时会增强载体的免疫原性。vif，vpr，vpu，nef 的缺失对于假病毒的生成无不利的影响。

载体的优化：载体基因组应包括病毒包装，反转录、整合和转录所需要的所有顺式激活序列（分别为 ψ、LTR、attL 和 attR 整合位点、5'-LTR 或中间杂合启动子），当然还需包括应转入的基因。

三、假病毒的特点

基于假病毒组成的分子学基础，假病毒系统具有以下特征。

1. 特异性 侵入宿主细胞的特异性取决于目的病毒的糖蛋白外壳。

2. 安全性 由于新病毒不含有外壳蛋白基因，因此不能进行再次组装，不能再次感染细胞，所以，假病毒侵入细胞是一次性的。安全性这一特点对于在常规实验室研究病毒，特别是人类致病病毒是非常重要的。目前这一技术已经广泛地用于 SARS，HCV，Ebola 等病毒的研究。

3. 易检测性 由于假病毒带有报告基因（例如 GFP、B-半乳糖苷酶、荧光素酶等），当假病毒侵入宿主细胞后，报告基因进行表达。通过检测报告基因表达的强度，可以定量测定假病毒对细胞的感染程度。

4. **靶标明确性** 由于假病毒模型只是针对靶病毒的一次性侵入的过程，因此用此模型作为筛选药物的模型，作用环节是明确的。

5. **易引入突变** 由于假病毒的外壳蛋白与病毒核心是分开表达的，因此可以在外壳蛋白的基因上定点引入点突变或删除部分基因，用此方法可较容易地研究病毒与其受体作用的机制，有助于研究蛋白－蛋白相互作用。

四、假病毒的应用范围

（一）寻找病毒侵染宿主细胞的抑制剂

如前所述，病毒侵入宿主细胞是病毒感染宿主的第一步，也是研制抗病毒药物的重要靶点。由于假病毒模型已经将病毒 A 除外壳蛋白外的其他基因或蛋白都去除，因此其结果如前所述，病毒 A 的作用已经被浓缩和限制在一次性感染宿主细胞的过程，有高特异性和高安全性，不需要 P3 级别实验室，在常规 P2 实验室中即可操作，因此非常适合用于病毒进入宿主细胞抑制剂的筛选和评价，特别是高感染、高病死率病毒进入抑制的评价，例如：HIV、SARS、Ebola 和 H5N1 高致病流感病毒。

（二）研究不同病毒侵入宿主细胞的机制

1. **不同病毒对不同宿主的选择性研究** 基于假病毒对宿主的选择特异性取决于病毒外壳糖蛋白（即图 2-4-1 中的病毒 A）与宿主细胞表面的受体之间的相互作用，因此用这种假病毒感染不同的细胞系可以得出该病毒 A 对不同种属来源或组织来源的细胞系的选择性，从而可达到对该病毒感染不同动物或感染不同组织部位程度的理解和预期。

例如流感病毒为 RNA 病毒，在复制过程中很容易发生突变，点突变的积累会使得流感病毒在宿主的选择性上发生改变。比如可以感染人类的高致病 H5N1 禽流感病毒即为此类病毒。通过用假病毒的方法可以对某一亚型的流感病毒株进行宿主范围的预测，可以在通常实验室中预期该病毒株的宿主范围，其得到的信息将有利于对该亚型流感病毒的预防工作。同理，当 2003 年 SARS 病毒暴发以后，由于从事 SARS 活病毒工作需要 P3 级别的实验室，从而使得大部分研究单位的工作处于困境，然而用假病毒技术就可以安全地在常规实验室研究 SARS 病毒的细胞感染谱。

2. **寻找病毒的特异性受体** 由于假病毒模型已经将病毒 A 除外壳蛋白外的其他基因或蛋白都已去除，因此其结果如前所述，病毒 A 的作用已经被浓缩和限制在一次性感染宿主细胞的过程（排除了所有其他因素，例如转录、整合、包装、出芽等），因此可用来寻找或验证该病毒的特异受体或辅受体，此项研究已经在 Ebola 和 HCV 等病毒的受体寻找方面得到应用。

3. **研究病毒表面糖蛋白不同的氨基酸残基与宿主细胞表面受体相互作用的重要程度** 基于假病毒的性质，病毒 A 外壳蛋白的基因与病毒 B 核的其他基因作为两个单独的部分共同转染至假病毒生成细胞中生成带有病毒 A 外壳和病毒 B 核心的一种新病毒。由于病毒 A 的外壳蛋白为一个独立基因，因此可容易引入突变或敲除部分基因，然后再将改造后的病毒 A 外壳蛋白基因重新引入回原系统，考察该变异的"新"假病毒对宿主细胞感染能力的变化以及对宿主选择性的变化。得到的信息可以帮助我们理解病毒表面糖蛋白与宿主细胞表面特异性受体间的作用模式。尤其是当病毒的宿主并不明确时，这种研究几乎成为唯一有效的鉴别病毒外壳糖蛋白的关键区域。例如 Ebola 的受体目前并不明确，Dr. Rong 实验室通过构建了 106 个不同突变和敲除基因的 Ebola/HIV 假病毒找到了 Ebola 病毒表面对病毒侵入的关键部位。该研究对于药物的设计以及疫苗的研究都有重要的作用。

五、结语

人类免疫缺陷病毒、流感病毒、丙型肝炎病毒等包膜病毒严重危害人们身体健康。科研工作者在了解病毒生命周期的特点后，针对每种病毒自身的特点研发在各个环节阻断病毒复制的药物。病毒进入宿主细胞是病毒感染的第一步，阻断病毒的进入即能从起点阻断病毒新一轮的复制。包膜病毒进入宿主细胞既有共性，也有其个性，科学家已根据不同病毒的特点研发出了如恩夫韦肽、帕立珠单抗、马拉维若、金刚烷胺等病毒进入抑制剂，这些抑制剂即有多肽和单克隆抗体，也有小分子化合物；既有针对病毒本身的药物，也有作用于宿主细胞的某个环节。随着对其他一些致病包膜病毒的复制和致病机制的不断了解和完善，更多的病毒进入抑制剂将被研发出来。这些包膜病毒进入抑制剂可以与病毒复制其他环节的抑制剂联合使用，在多个环节阻断病毒复制，达到良好抗病毒性感染的效果。

（郭　颖）

参 考 文 献

1. 张瑞涛，姜世勃，刘叔文. 靶向血凝素的流感病毒进入抑制剂研究进展. 中国药学杂志. 2010，45（16）：1208 – 1212.

2. 刘叔文，吴曙光，姜世勃. 新型抗艾滋病药物——HIV 进入抑制剂的研究进展. 中国药理学通报. 2005，21（9）：1034 – 1040.

3. 张浩圆，吴文言. HIV 进入抑制剂的研究进展. 中国生物工程杂志. 2011，35（5）：113 – 120.

4. Teissier E, Penin F, Pécheur EI. Targeting cell entry of enveloped viruses as an antiviral strategy. Molecules. 2010，16（1）：221 – 250.

5. Hussey RE, Richardson NE, Kowalski M, et al. A soluble CD4 protein selectively inhibits HIV replication and syncytium formation. Nature. 1998，331：78 – 81.

6. Klasse PJ, Moore JP. Quantitative model of antibody-and soluble CD4-mediated neutralization of primary isolates and T-cell line-adapted strains of human immunodeficiency virus type 1. J Virol. 1996，70：3668 – 3677.

7. Mosier DE, Picchio GR, Gulizia RJ, et al. Highly potent RANTES analogues either prevent CCR5-using human immunodeficiency virus type 1 infection in vivo or rapidly select for CXCR4-using variants. J Virol. 1999，73：3544 – 3550.

8. Manicassamy B, Wang J, Jiang H, et al. Comprehensive analysis of ebola virus GP1 in viral entry. J Virol. 2005，79：4793 – 4805.

9. Fouchier RA, Meyer BE, Simon JH, et al. HIV-1 infection of non-dividing cells：Evidence that the amino-terminal basic region of the viral matrix protein is important for Gag processing but not for post-entry nuclear import. EMBO J. 1997，16：4531 – 4539.

10. David Mahan Knipe, Peter M. Howley, et al. Field's Virology. Lippincott Williams & Wilkins; Fifth edition. 2006.

11. Gao-Peng Song, Sen Yang, Wei Zhang, et al. Discovery of the first series of small molecule H5N1 entry inhibitors. Journal of Medicinal Chemistry. 2009, 52 (23): 7368 – 7371.

12. Roymans D, De Bondt HL, Arnoult E, et al. Binding of a potent small-molecule inhibitor of six-helix bundle formation requires interactions with both heptad-repeats of the RSV fusion protein. Proc Natl Acad Sci U S A. 2010, 107: 308 – 313.

13. Krey T, d'Alayer J, Kikuti CM, et al. The disulfide bonds in glycoprotein E_2 of hepatitis C virus reveal the tertiary organization of the molecule. PLoS Pathog. 2010, 6 (2): e1000762.

14. Jacobson JM, Thompson MA, Lalezari JP, et al. Anti-HIV-1 activity of weekly or biweekly treatment with subcutaneous PRO 140, a CCR5 monoclonal antibody. J Infect Dis. 2010, 201: 1481 – 1487.

15. Chiba H, Inokoshi J, Nakashima H, et al. Actinohivin, a novel anti-human immunodeficiency virus protein from an actinomycete, inhibits viral entry to cells by binding high-mannose type sugar chains of gp120. Biochem Biophys Res Commun, 2004, 316 (1): 203 – 210.

第十三章 心脑血管疾病药物的新靶点
——AMP 激活的蛋白激酶

20 世纪 70 年代末至 80 年代初，研究人员相继报道了一种新型蛋白激酶的多种生化功能。但直至 1988 年，格雷厄姆·哈迪（Grahame Hardie）实验室才首次发现 AMP 是这种新型蛋白激酶的重要生理激活因子之一，故将其正式命名为 AMP 激活的蛋白激酶（AMP-activated protein kinase，AMPK）。

AMPK 是一种异三聚体（α、β、γ）蛋白激酶复合物，属丝氨酸/苏氨酸蛋白激酶，广泛分布于真核细胞生物中。在人体，AMPK 主要表达于肝脏、脑和骨骼肌等组织。AMPK 的结构活性研究表明，催化亚基 α 含有激酶的活性功能域及调节功能域，β 亚基为连接 α 与 γ 亚基的桥梁，γ 亚基的 C 末端有 4 个胱硫醚 β 合成酶（cystathionine beta synthase，CBS）功能域，使得 AMPK 能够灵敏地感受 AMP/ATP 比值的变化。

四个 CBS 功能域组成 2 个 AMP 结合位点，即贝特曼域。一个 AMP 分子结合到贝特曼域可以协同增强另一个 AMP 结合到第二个贝特曼域的亲和力。AMP 结合到两个贝特曼域使得 γ 亚基的构型发生改变，暴露出 α 亚基上的催化区域。在催化区域内，苏氨酸 172 残基受到上游 AMPK 激酶磷酸化时，AMPK 被激活。α、β、γ 亚基分别以不同的亚型存在，如 α1、α2，β1、β2，γ1、γ2、γ3 等。尽管在大多数细胞中 AMPK 表达的最常见亚型是 α1、β1、γ1，但是在心肌和骨骼肌细胞中也发现有 α2、β2、γ2 或 γ3 亚型的存在。目前已知有 12 种可能的 AMPK 三聚体，其不同的生理调节功能是当前研究的热点。

激活 AMPK 产生的生物效应主要有：刺激肝脏脂肪酸氧化、酮体生成，抑制胆固醇和甘油三酯合成；减少脂肪细胞的分化和脂肪合成，增强骨骼肌脂肪酸氧化和肌肉组织对葡萄糖的摄取；刺激胰岛 β 细胞调节胰岛素分泌等。

AMPK 激动剂分为两大类：直接激动剂和间接激动剂。

1. 直接激动剂 核苷类化合物 AICAR 和噻吩并吡啶酮类化合物 A-769662。前者由于代谢产物有抑制果糖-1,6-二磷酸酶和激活糖原磷酸酶，导致乳酸和尿酸显著增加以及其半衰期短、生物利用度低等不良的药代动力学属性，后者因其口服吸收差，故二者只能沦为研究 AMPK 激活作用的工具药。靶向 AMPKα 亚基自抑制结构域的小分子 PT1 则只有体外激活 AMPK 而无体内药效学研究报道。天然产物衍生物 2′，3′，5′-三 – 乙酰基-N6-（3-羟基苯基）腺苷在分子水平直接激活 AMPK，体内药效实验结果证实其有调节糖脂代谢紊乱和抗动脉粥样硬化作用。

2. 间接激动剂 已证实二甲双胍和罗格列酮能够通过抑制呼吸链复合物 I，使细胞内 AMP/ATP 比值升高激活肝脏和肌肉组织中 AMPK 发挥降糖调脂作用。

此外，许多天然产物也被报道具有激活 AMPK 作用，如虫草素、白藜芦醇、小檗碱、绿茶提取物、茶黄素、槲皮素、人参皂苷、姜黄素、咖啡酸苯乙酯等，但上述化合物均为 AMPK 间接激动剂。

随着研究的不断深入，研究者已深刻意识到：作为机体细胞能量感受器，AMPK 在细胞能量产出与消耗、细胞增殖与凋亡、血管新生和神经再生等诸多领域都发挥着极其重要的生理病理调控作用。事实上，从 AMPK 的发现到其生理调节信号网络功能的探索，从病理环境中 AMPK 扮演的角色到不同结构类型小分子激动剂的寻找，以 AMPK 为靶点的生物学和化学研究如火如荼，正处于"黄金时代"。研究者试图在深入了解 AMPK 与心脑血管、糖脂代谢疾病和肿瘤的发生和发展的关系，以寻求理想的小分子激动剂或抑制剂。目前研发生物利用度高、特异性强的 AMPK 激动剂是 AMPK 靶向药物研究的主要方向。

第一节　AMP 激活的蛋白激酶（AMPK）的发现历程

1973 年，David Gibson 实验室首次发现在有三磷酸腺苷（adenosine triphosphat，ATP）的情况下，大鼠肝脏中一种可溶性组分呈时间依赖性抑制微粒体 3-羟基-3-甲基戊二酰辅酶 A 还原酶（3-hydroxy-3-methyl glutaryl coenzyme A reductase，HMGCR）的活性，后证实这个抑制因子是一种蛋白激酶，当时命名为 HMGCR 激酶。同时发现，HMGCR 激酶不仅能被上游激酶所激活，而且可以磷酸化调节自身活性。当时，两个方面的原因阻碍了人们对其做出分子水平的鉴定和描述：首先，在不同情况下，体内胆固醇合成速率变化很大，然而 HMGCR 磷酸化水平却保持不变，通常以高度磷酸化非活性状态的形式存在；其次，当时技术手段的限制使得研究进行缓慢。

1984 年，Rodwell 小组首次成功从老鼠肝脏组织中初步分离出 HMGCR 激酶，次年，Ferrer 和 Hegardt 则纯化了此酶，发现单磷酸腺苷（adenosine monophosphate，AMP）和二磷酸腺苷（adenosine diphosphate，ADP）均能使激酶活性升高，而产生 ATP 途经又会抑制激酶活性。因此研究者猜想机体内可能存在依赖于核苷调节脂肪酸合成的分子机制，如胞内 AMP、ADP 及 ATP 之间的相互转化。遗憾的是当时错误地认为 AMP 直接作用于乙酰辅酶 A 羧化酶（acetyl CoA carboxylase，ACC）。

1986 年，Hardie 等从大鼠肝脏分离并鉴定"ACC 激酶"，命名为 ACC 激酶-3，进一步证实这种激酶能被 AMP 激活且被磷酸酶抑制，与 HMGCR 激酶极其相似。

直至1988 年，格雷厄姆·哈迪实验室证实 ACC 激酶-3 和 HMGCR 激酶为同一种蛋白激酶以后，才用为多底物蛋白激酶命名的传统方法正式命名为 AMP 激活蛋白激酶（AMP-activated protein kinase，AMPK）。

第二节　结构与活性调节

一、结构

AMPK 以一个异源三聚体的结构存在，包括三个在真核生物细胞中高度保守的亚基：

催化的 α 亚基、调控的 β 亚基和 γ 亚基。自然界中，AMPK 的多种异构体源于其不同的基因编码（α1、α2、β1、β2、γ1、γ2 和 γ3）。AMPK 的不同亚型在机体内各组织的表达分布不同：α1、β1、γ1、γ2 亚基表达分布较为广泛，α2 亚基高表达于骨骼肌、心肌和肝脏，β2 及 γ3 亚基则高水平表达于骨骼肌。不同亚型之间交替结合增加了 AMPKαβγ 复合物结构多样性。

（一）催化的 α 亚基

α 亚基有两个异构体，α_1^{24} 和 α_2^{25}，α_1^{24} 由 548 氨基酸构成、分子量为 63kD，由 PRKAA1 基因序列编码；α_2^{25} 则由 552 个氨基酸（63kD）组成，由 PRKAA2 基因编码；其 N 末端包含具有催化功能的激酶结构域（kinase domain，KD），C 末端存在能与 β、γ 亚基结合构成完整复合物的活性调节结构（regulatory domain，RD）。AMPK-α 在酵母中有一个明确的直系同源基因 Snf1，这个由 633 个氨基酸（72kD）构成的蛋白包含 N 端的激酶结构（1～391 残基）与和 C 端的调节结构（392～633 残基）（图 13-2-1）。

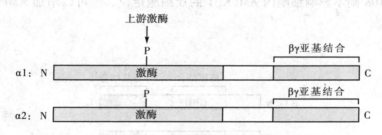

图 13-2-1　AMPK 催化的 α 亚基
P：磷酸，phosphate；引自参考文献 10

AMPKα 家族 N 端的激酶结构域在生物进化过程中高度保守，酵母中 Snf1 和植物中 SnRK1 有 47% 完全相同，有 61% 是同源的。而 C 端的调节亚基则不断进化。激酶结构域包括苏氨酸 172 残基，此残基的磷酸化直接影响 AMPK 的活性。当 AMPKα 处于非磷酸化无活性状态时，其 KD 结构域与位于 RD 结构域（313～392 残基）的自抑制域（auto - inhibitory domain，AID）相结合。AMPKγ 与 AMPKα 的 C 端结合能抵消 AID 结构域作用。随着 AID 结构域残基的研究不断深入，发现 α 亚基上的一个保守短序列（313～335 残基）在 AID 结构域功能上发挥主要作用。这个序列存在一些疏水且带电荷的残基，特别是 328 亮氨酸，在 α 亚基自动抑制中起关键作用。

虽然在 α 亚基上存在自抑制域，但是当苏氨酸 172 残基被磷酸化或被天冬氨酸、谷氨酸取代时，AMPK 则被激活。小分子激动剂 PT1 与谷氨酸 96 和半胱氨酸 156 残基相互作用，直接削弱了自抑制作用。研究发现，PT1 在不影响细胞内 AMP/ATP 比值的情况下，促进 AMPK 苏氨酸 172 被磷酸化，从而使其活性升高。

（二）调控的 β 亚基

来源于真核生物的 β 亚基存在两种异构体 AMPKβ1 和 AMPKβ2。AMPKβ1 含有 270 个氨基酸（38kD），由 PRKAB1 基因编码；AMPKβ2 含有 271 个氨基酸（34kD），由 PRKAB2 基因编码。这两种异构体有 71% 同源性，区别在于 N 末端。AMPKβ 亚基作为一个中间骨架组合 α 亚基和 γ 亚基，它们分别结合于保守的激酶结合序列（kinase interacting sequence, KIS）和 Snf1 复合物结合（association with Snf1 complex, ASC）区域。

KIS 和 ASC 结构域也存在于酵母 AMPKβ 亚基上（Gal 83；Sip1 和 Sip2），但不同物种 AMPKβ 亚基 N 末端却明显不同。此外，糖原结合位点（glycogen binding domain, GBD）在 β 亚基上已被证实。GBD 包括从 68 残基到 163 残基，存在于 KIS 结构域。当 AMPK 复合物过表达时会发现异常的糖原包涵体，这是由于 AMPKβ 亚基 GBD 结构域结合糖原。

AMPKβ 亚基能在多个位点被磷酸化，如丝氨酸 24/25、丝氨酸 108 和丝氨酸 182（AMPKβ2 缺少丝氨酸 24/25 位点）。苏氨酸 24/25 和苏氨酸 108 可以被 AMPKα1 自动磷酸化，而苏氨酸 182 只能被 AMPK 上游激酶磷酸化。

虽然突变 AMPKβ1 亚基任何一个磷酸化位点对 AMPKα1 苏氨酸 172 的磷酸化都没有影响，但是磷酸化的丝氨酸 24/25 和苏氨酸 182 残基都是 β1 亚基非细胞核定位所必需的；而磷酸化丝氨酸 108 则不影响细胞内 AMPKβ1 的亚细胞定位，但可以增加 AMPK 的活性（图 13-2-2）。

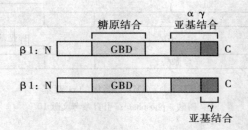

图 13-2-2　AMPK 催化的 β 亚基

GBD：糖原结合位点，glycogen binding domain；引自参考文献 10

（三）γ 亚基

γ 亚基存在三种不同亚型 γ1、γ2 和 γ3。AMPKγ1 蛋白含有 331 氨基酸（37kD），AMPKγ2 是一个含有 569 个氨基酸（63kD）的蛋白，AMPKγ3 蛋白由 492 个氨基酸（55kD）组成，分别由 PRKAG1，PRKAG2 和 PRKAG3 基因编码，它们都与 8-叠氮基-AMP 结合。

γ 亚基包含 4 个重复序列结构，均能与 AMP 结合，称之为胱硫醚 β 合成酶（cystathionine-β-synthase, CBS）。酵母直系同源基因 Snf4（322aa, 36kD）也包含 4 个 CBS 结构域。在病理情况下，含 CBS 结构域的蛋白如 AMPK、胱硫醚 β 合成酶，次黄嘌呤核苷 1 和氯离子通道会发生突变，可见此结构域具有重要的生理调节作用。

CBS 结构域串联成对，被称作贝特曼结构域，从而形成核苷别构调节结合位点（如 AMP，ATP）。研究发现，CBS1 CBS2 和 CBS3 CBS4 都能以高亲和力结合 1 个分子 AMP，然后再以协同方式结合另一个 AMP 分子。AMP 的结合亲和力在 AMPK 复合物含 γ1 亚基时最高，而含 γ3 亚基时最低。CBS 结构域也能与 ATP 结合，不过亲和力弱，但高浓度的 ATP

可以将 AMP 从结合位点上置换下来。从 N 末端到第一个 CBS 结构域之间有一个含有 20 ~ 25 个氨基酸的序列，该段序列与 β 亚基的结合和功能活性 AMPKαβγ 的形成过程有关。γ 亚基除了 N 末端被乙酰化外，转录之后则未见其他结构修饰（图 13-2-3）。

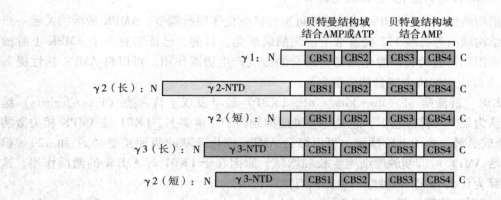

图 13-2-3　AMPK 催化的 γ 亚基

CBS：胱硫醚 β 合成酶，cystathionine-β-synthase；NTD：N-末端，N-terminal domain；引自参考文献 10

二、活性调节

AMPK 的活性调节包括 AMP 与 ATP 的别构激活、自抑制作用及其催化亚基的磷酸化。其活性调节的多元化，使其不仅成为机体外周组织能量感受器，同时也是神经系统控制因子。AMPK 被认为是报告细胞内能量状态变化的第二信使。

（一）AMP 与 ATP 的别构激活（allosteric activation）

AMP 以结合 AMPKγ 亚基的方式别构调节 AMPK，使其活性提高 2 ~ 5 倍。γ 亚基与 AMP 结合，一方面产生了激酶的别构激活，另一方面则导致激酶变构抑制 AMPK 苏氨酸 172 位的去磷酸化。

研究发现，高浓度 ATP 对 AMP 的激活作用产生负效应，故 AMP 与 ATP 的结合形式是相互排斥的。AMP 和 ATP 在细胞内通过腺苷激酶的作用保持动态平衡，由于 AMP 与 ATP 浓度的比值要比细胞内 AMP 本身的浓度变化更加灵敏。因此，前者成为 AMPK 灵敏的感受信号。

AMPK 作为细胞内的能量感受器，同时能被生理浓度的磷酸肌酸所抑制。在剧烈运动中，肌肉收缩，细胞内能量减少，磷酸肌酸代替 AMP 成为 AMPK 系统的主要调节器。

（二）AMPK 的自我调节

同其他蛋白激酶一样，AMPK 也可通过它的结构基础进行自我调节。AMPKα 催化亚基激酶结构域 C 末端有一段区域被称作自抑制域（auto-inhibitory domain，AIP），它可以干预激酶底物结合及催化亚基功能。研究发现，α 亚基的一段保守短序列 ［α1-（313-335）］ 形成一个 α 螺旋，能够与激酶结构域相结合从而发生自抑制。

AMPK 三维结构研究表明，KD 和 AID 的疏水结合在 AMP 别构激活 AMPK 的过程中发挥主导作用。一旦 AMP 结合，AID 和 KD 结合发生改变致使 AMPK 在低活性和高活性构象之间发生变化，最终抵消 AID 对激酶活性和苏氨酸 172 去磷酸化的影响。

（三）AMPK 的磷酸化/去磷酸化调节

除了别构激活以外，AMPK 还能够被可逆性磷酸化作用所调节。AMPK 激活的关键一步是在催化结构域内苏氨酸 172 残基被上游激酶磷酸化。目前，已证实有 3 个 AMPK 上游激酶。它们采用别构激活和磷酸化激活相结合的方式产生协同作用，可以将 AMPK 活性提高 1000 倍以上以应对细胞内能量的失衡变化。

1. LKB1　肝激酶 b1（liver kinase b1，LKB1）最早发现于普-杰（Peutz-Jeghers）综合征，被认为是一种抑癌基因，也是一类肿瘤抑制因子。事实上，LKB1 是 AMPK 相关激酶家族 12 个成员最主要的上游激酶，可以结合 AMPK 催化亚基的两种亚型（α1 和 α2）。据报道，激活 AMPK 可抑制肿瘤细胞生长和增殖，原因在于 LKB1 对 AMPK 的激活作用，这也可以解释为什么 LKB1 对肿瘤的生长具有抑制作用。

2. 钙调蛋白依赖性蛋白激酶激酶（calcium/calmoclulin-dependent protein kinase kinase，CaMKK）在一些特殊的细胞中，细胞质内 Ca^{2+} 的增加会影响到 AMPK 的活性。这种现象是由一种钙依赖的激酶 CaMKKβ 所产生。正如 LKB1 一样，CaMKKβ 能磷酸化 AMPKα 亚基上 172 位苏氨酸。然而与 LKB1 不同的是，其磷酸化作用依赖于 AMP。细胞在组织中的分布局限性远大于 LKB1，目前只发现其在神经细胞、上皮细胞和血细胞中表达量较高，推测 CaMKKβ 可能在上述细胞中发挥磷酸化 AMPKα 亚基作用。

3. TAK1　Momcilovic 等研究表明，转化生长因子 β-1（transforming growth factor-β-activated protein kinase-1，TAK-1）在体外可以激活 AMPK。TAK-1 及其结合蛋白（TAK-1 binding protein，TAB-1）能够使 AMPKα 亚基的 Thr172 磷酸化，其激活 AMPK 分子机制报道尚少。

（四）激素和细胞因子对 AMPK 的调节

脂肪细胞释放的细胞因子，比如瘦素、脂联素和抵抗素，调节 AMPK 活性，以维持整个机体的能量平衡。瘦素和脂联素都能在骨骼肌中激活 AMPK，增加葡萄糖的摄取和脂肪酸的氧化，增加能量消耗。脂联素同时能激活肝脏中 AMPK，促进脂肪酸的氧化、抑制葡萄糖的产生，与抵抗素产生相反的作用。

三、信号通路

AMPK 的生理学靶点已被证实有近 20 种（图 13-2-4），主要集中在糖脂代谢、细胞信号、内皮功能以及离子通道和转录因子等方面。在分子水平，已经鉴别出 14 种含有能被 AMPK 磷酸化位点的序列，这些序列已被证实都是 AMPK 体内调节的靶序列。

例如，转录因子（HNF4-α，ChREBP）或转录共激活因子（p300，TORC2）都是 AMPK 直接作用的靶蛋白，AMPK 既能影响哺乳动物细胞也能影响酵母中的转录调控。多数情况下，二者被 AMPK 磷酸化后会抑制转录。AMPK 可以通过肝细胞核因子 4α（hepatocyte nuclear factor 4α，HNF4-α）和糖效应元件结合蛋白（carbohydrate responsive element-binding

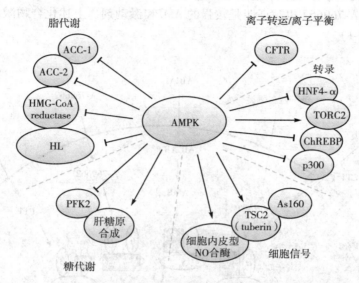

图 13-2-4 AMPK 调节的代谢通路和功能元件

ACC-1/ACC-2：乙酰辅酶 A 羧化酶 1/2，acetyl-CoA carboxylase 1/2；HMG-CoA reductase：3-羟基-3-甲基戊二酰辅酶 A 还原酶，3-hydroxy-3-methyl-glutaryl-CoA reductase；HL：激素敏感脂酶，hormore-sensitive lipase；PFK2：磷酸果糖激酶 2，phosphofructokinase 2；CFTR：囊性纤维化跨膜电导调节器，cyctic fibrosis transmembrance conductance regulator；HNF4-α：肝细胞核因子 4-α，hepatocyte nuclear factor 4-α；TORC2：transducer of regulated CREB-binding protein 2；TSC2（tuberin）：结节性硬化症蛋白 2（马铃薯球蛋白），tuberous sclerosis 2protein（tuberin synonym）；AS160：160kD substrate of Akt；ChREBP：碳水化合物反应元件结合蛋白，carbohydrate response element binding protein；p300：转录共激活因子 P300，transcriptional co-activator P300

protein，ChREBP）抑制 DNA 的结合触发降解过程，或者通过 TORC2 促进 14-3-3 蛋白的结合引起胞质潴留。

AMPK 的激活也会促进部分基因的表达，此现象在骨骼肌细胞中尤为明显。采用微阵列技术发现，在小鼠骨骼肌中通过表达显性失活 AMPK 突变体使 AMPK 活性下调后，其中有 234 个基因表达增加，130 个基因表达减少。实验发现，在肝脏中激活 AMPK 会下调转录因子固醇调节元件结合蛋白 1（sterol regulatory element-binding protein 1，SREBP-1），在肌肉中激活 AMPK 则上调转录因子 PPARα 和共激活因子 PGC1α 的表达，但迈期研究表明，上述因子并不是由 AMPK 直接调控而发挥作用的。

第三节　AMPK 激动剂

除了内源性 AMPK 调节因子外，许多已知药物和天然物质已被证实具有激活 AMPK 作用，如双胍类降糖药物二甲双胍和苯乙双胍、抗糖尿病药物噻唑烷二酮类和镇静催眠剂巴比妥类，天然产物山羊豆碱、小檗碱（黄连素）、槲皮素、辣椒素、茶多酚、白藜芦醇等。雅培公司研发的 A-769662 也被证明是较强的 AMPK 激动剂。上述化合物激活 AMPK 作用机制各异（图 13-3-1）。

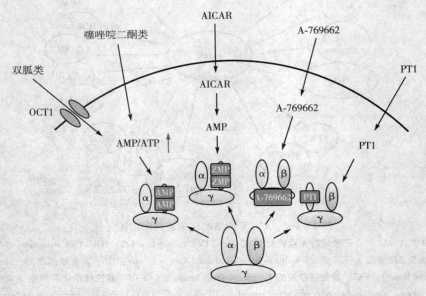

图 13-3-1　AMPK 激动剂的分类及作用机制简图
OCT1：有机阳离子转运体 1，organic cation transporter 1；引自参考文献 6

　　如白芦藜醇、黄连素、噻唑烷二酮类和双胍类药物（二甲双胍和苯乙双胍），是通过抑制线粒体 ATP 的产生，增加细胞内 AMP/ATP 比值从而激活 AMPK。而 AICAR 被细胞摄取同时转化成为 AMP 的类似物 ZMP 与结合 AMPKγ 亚基发挥作用；A-769662 则模拟 AMP 结构结合于 AMPK β 亚基使 α 亚基构象发生改变；PT1 的激活作用方式更是别具一格——依赖于 α 亚基上自抑制域的抑制作用激活 AMPK。

一、间接激动剂

（一）AICAR

　　5-氨基咪唑-4-甲酰胺-1-B-D-呋喃核糖苷（nucleoside 5-aminoimidazole-4-carboxamide riboside，AICAR）是第一个在细胞和整体水平被证明具有激活 AMPK 作用的小分子化合物，目前已被广泛用于 AMPK 活性领域的研究。AICAR 通过细胞转运体进入细胞膜后，被腺苷激酶转化成单磷酸腺苷的衍生物 AICAR monophosphate（ZMP），后者结合在 γ 亚基上模仿 AMP 对 AMPK 的激活方式：即别构激活和抑制去磷酸化。大量研究结果显示，AICAR 能明显改善 ob/ob 小鼠、fa/fa 大鼠、高脂膳食喂养肥胖大鼠葡萄糖耐量，降低血中甘油三酯和脂肪酸水平，增加机体葡萄糖代谢，减少葡萄糖的合成和改善腹部脂肪堆积。令人遗憾的是，AICAR 体内代谢产物 ZMP 专一性较差，在激活 AMPK 的同时，也与其他 AMP 调节酶，如果糖-1，6-磷酸酶（fructose-1，6-bisphosphate，FBPase）等发生相互作用。再加上口服生物利用度低等不良药代动力学属性，成药性较差，使得其只能沦为 AMPK 工具药。

（二）双胍类

二甲双胍曾作为治疗 II 型糖尿病的重要药物家族成员，已有近半个世纪的临床应用历史。据报道，在完整细胞中二甲双胍能够增强 AMPK 活性，进而增加脂肪酸的氧化，下调脂蛋白基因表达，降低肝脏糖异生同时增加葡萄糖的摄取。基因敲除小鼠实验表明，二甲双胍激活 AMPK 的作用需要上游激酶 LKB1 存在。在肝脏中敲除 LKB1 后，二甲双胍激活 AMPK 和降低血糖的作用亦随之消失。此发现被认为是继双胍类药物可以减少组织对葡萄糖的摄取后治疗 II 型糖尿病分子机制的最重要进展之一。

大量研究数据表明，双胍类药物是 AMPK 的间接激动剂。证据之一是二甲双胍和苯乙双胍都能抑制线粒体呼吸链复合物 I，导致细胞内 AMP/ATP 比值增加间接激活 AMPK；此外，二甲双胍在分子水平上对 AMPK 的磷酸化和去磷酸化均未见直接作用也支持上述观点。

（三）噻唑烷二酮类

噻唑烷二酮类（TZDs），包括曲格列酮、罗格列酮和吡格列酮，均属于过氧化物酶增殖体激活受体（peroxisome proliferator-activated receptor gama，PPARγ）激动剂。最新研究结果表明，上述药物治疗糖尿病药效作用可能部分依赖于对 AMPK 的激活，其作用机制与双胍类基本相同，上述观点已在细胞和整体动物实验中得到证实。

（四）天然产物

体内研究发现，黄连素在 ob/ob、db/db 小鼠和高脂膳食喂养的肥胖小鼠中均能提高机体对胰岛素的敏感性，提高上述动物肝脏、骨骼肌、脂肪组织中 AMPK 活性，其激活 AMPK 的方式与二甲双胍和噻唑烷二酮类药物相似，属于间接激动作用。

虫草素，是从人工培育的蛹虫草（亦称北冬虫夏草）子实体中分离到的腺苷类化合物。细胞和动物实验均证实其有激活 AMPK 从而抑制胆固醇生成信号通路核心反应元件作用。高脂血症小鼠和金黄地鼠口服给予虫草素 2 周后可以明显降低血中总胆固醇、低密度脂蛋白胆固醇和甘油三酯水平，对动物肝脏和腹部脂肪堆积也有显著的改善作用。虫草素激活 AMPK 确切机制尚不十分清楚，最新放射性核素标记体外实验结果发现，虫草素在分子水平不能直接激活 AMPK，仍属于 AMPK 间接激动剂。

白藜芦醇，是从红酒中发现的一种多酚结构小分子化合物。动物实验结果显示其长期口服有减少动物摄食和延长寿命的作用。白藜芦醇能够激活 HepG2 细胞 AMPK，下调 SREBP-1 和脂肪酸合成酶（fatty acid synthase，FAS）的表达，调节细胞能量代谢。

其他一些天然产物近来被陆续报道具有激活 AMPK 的作用，包括槲皮素、姜黄素、黄酮类化合物、人参皂苷和三萜类化合物等。

二、直接激动剂

（一）化学合成的直接激动剂：A-769662 和 PT1

雅培公司设计完成的第一个模拟 AMP 作用的小分子化合物 A-769662 被认为是 AMPK

的直接激动剂。其在分子水平激活 AMPK 有两种作用方式：变构激活和抑制 172 位苏氨酸的去磷酸化。实验证实其激活 AMPK 的方式与天然 AMP 不同，需要 AMPKβ1 亚基上自动磷酸化的 108 位丝氨酸结合位点而非 AMPKγ 亚基上的 AMP 结合位点。有数据显示 AMPKβ1 亚基对该化合物具有高度亲和力。

给予 A-769662 后，逆转 ob/ob 小鼠肝脏糖异生基因和脂肪生成基因的表达，动物血糖和甘油三酯水平明显下降，尽管 A-769662 对动物糖脂代谢紊乱的改善作用结果确切，但因其口服生物利用度低以及其他副作用未能进入临床研究。

PT1 是中国科学院上海药物研究所研制的新型 AMPK 直接激动剂。PT1 与位于 α 亚基的自抑制相互作用，从而增加了 AMPK 的活性。细胞水平实验已证明，PT1 激活 AMPK 增加了苏氨酸 172 的磷酸化水平，且没有增加细胞内 AMP/ATP 比值，这种激活作用可以发生在 LKB1 敲除的细胞内。进一步研究发现，在肝细胞系模型中 PT1 可以通过激活 AMPK 降低细胞脂质堆积。

（二）天然产物衍生的直接激动剂：WS070117

WS070117 是中国医学科学院药物研究所自主设计合成的新结构类型 AMPK 激动剂，体外和体内实验均证实 WS070117 能够明显激活高脂血症动物肝脏和骨骼肌中 AMPK 活性，增加 AMPK 蛋白磷酸化水平，降低高脂血症和动脉粥样硬化动物模型血清中游离胆固醇、胆固醇酯、低密度脂蛋白和甘油三酯的含量，增加高密度脂蛋白摄取胆固醇功能，减少肝脏脂肪堆积，减少动脉壁斑块形成数量。体外 ^{32}P 放射性核素标记实验检测证实，WS070117 可以在分子水平直接激活 AMPK，采用核磁共振波谱、圆二色谱、量热仪和表面等离子共振等技术发现 WS070117 以氢键、疏水和范德华力等弱相互作用，通过苯环、嘧啶环分子位点与 AMPKγ 亚基结合，改变苯丙氨酸位点的构象，但是该化合物如何通过结合 γ 亚基发挥激动 AMPK 作用确切的分子机制仍不清楚，还需要在体内外诸多实验中阐明。WS070117 已申请国内外发明专利授权并进入临床前开发研究。

第四节   与心脑血管疾病的关系

在模式动物上已证明，AMPK 作为一个核心蛋白激酶，调节心脑血管中许多代谢通路，担当细胞内的能量感应器和心脑血管应激性保护作用。细胞内遭受紧张刺激时（如缺氧，内压过高，组织肥大或 ATP 不足）会引起 AMP 结合并变构激活 AMPK（图 13-4-1）。医源性栓塞、经皮冠状动脉介入干预以及动脉硬化斑块破裂都会导致微循环缺血从而激活 AMPK。这些生理应激反应也可能反过来抑制 AMPK 的活性。

一、AMPK 与糖脂代谢紊乱

世界卫生组织（WHO）预计 2030 年患 2 型糖尿病的人数将达到 3.24 亿，成为继心脑血管疾病、恶性肿瘤之后第三大严重危害人类生命健康的杀手，已受到医药等行业的高度重视。

鉴于 AMPK 在糖脂代谢紊乱中的重要作用，AMPK 及其相关网络通路反应元件已成为

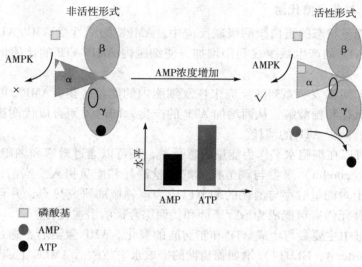

图 13-4-1　AMP/ATP 比值改变导致 AMPK 构象的变化

许多国际制药公司的研究焦点。

（一）AMPK 与脂代谢

ACC 和 HMGR 分别在脂肪酸和胆固醇的合成中起关键作用。ACC 是脂肪酸合成的限速酶，糖代谢生成的乙酰辅酶 A 可在 ACC 作用下合成丙二酰辅酶 A。丙二酰辅酶 A 是脂肪合成的第一步产物，其可以通过负反馈抑制肉毒碱棕榈酸转移酶-1（carnitine palmitoyltrans-ferase 1，CPT-1）的活性，从而抑制线粒体的脂肪酸氧化以及酮体的生成。而 HMGR 为胆固醇合成限速酶，可催化羟甲基戊二酸单酰 CoA 生成甲羟戊酸。目前临床上广泛应用的他汀类调脂药就是通过抑制 HMGR 而发挥药效。ACC 和 HMGR 均是 AMPK 的靶分子。激活的 AMPK 可以使其磷酸化，抑制其功能，从而抑制肝脂肪酸和胆固醇的合成。研究表明，AMPK 激动剂 AICAR 可使肝细胞中的 ACC 磷酸化，减少丙二酰辅酶 A，增加 CPT-1 的活性及脂肪酸氧化。过表达重组激活的 AMPKα 可以负性调节 ACC 的活性，减少肝细胞中脂质含量，而抑制 AMPK 则会增加肝细胞内高糖所诱导的脂质聚集。此外，AICAR 还可以抑制大鼠肝细胞脂肪酸合成酶基因的表达。脂肪酸氧化是肌肉组织能量来源的重要方式。肌肉收缩及运动等能激活 AMPK，然后通过磷酸化作用抑制 ACC，减少丙二酰辅酶 A 的合成，负反馈增强 CPT-1 的活性以及脂肪酸的氧化。当用 AICAR 静脉注射大鼠后肢，同时肌肉低强度收缩时，AMPK 的活性仅增加 34%，而脂肪酸的氧化可增加 175%，说明 AMPK 在骨骼肌中对脂肪酸氧化的重要作用。

此外，AMPK 还参与了甘油三酯的调节。在脂肪细胞中，AMPK 激动剂不仅可通过 ACC 磷酸化抑制脂肪酸生成，还可通过磷酸化抑制激素敏感脂肪酶，从而抑制异丙肾上腺素所诱导的脂肪分解。AMPK 这种既调节脂肪生成，又抗脂肪分解的作用，可以减少血流中游离脂肪酸浓度，在肥胖和代谢综合征中减少脂毒性的作用具有一定治疗意义。

（二）AMPK 与葡萄糖代谢

在调节细胞能量状态的蛋白激酶级联反应中，AMPK 的活性受 AMP/ATP 比值的调节。应激反应可通过 ATP 的产生减少或利用增加，使细胞内 AMP/ATP 的比值增加，从而激活 AMPK。

激活的 AMPK 可激发一系列的反应来恢复细胞内的能量平衡。AMPK 可启动分解代谢途径，如脂肪酸氧化和糖酵解，从而增加 ATP 的产生，同时关闭合成代谢途径，如脂肪酸合成和蛋白合成，减少 ATP 的消耗。

AMPK 不仅可以在细胞水平作为能量的感受器，还可以通过激素和细胞因子，如瘦素、脂联素和脑肠肽（ghrelin）来参与调节机体的能量消耗和能量摄入。当前，AMPK 在不同组织及整体水平上对能量贮存与消耗的调节已成为该领域的研究热点，并且 AMPK 的级联反应网络调控通路元件有可能成为治疗肥胖和代谢综合征的潜在靶标。

AMPK 在心脏中主要参与生成 ATP 和脂肪酸的氧化。AMP 激活后，通过葡萄糖转运体 4（glucose transporter 4，GLUT4）增加葡萄糖的摄取水平或激活 AMPK 上调葡萄糖转运体 1（glucose transporter 1，GLUT1）（图 13-4-2）。在骨骼肌细胞过表达重组激活的 AMPK 时，可刺激葡萄糖的摄取，并伴随有 GLUT1 和 GLUT4 的转位。在脂肪细胞中，AMPK 可以增加葡萄糖转运以及 GLUT4 的转位，该作用与胰岛素信号通路不尽相同。此外，在肝细胞中激活 AMPK 不仅可以通过抑制 6-磷酸果糖-2-激酶、L 型丙酮酸激酶（L-type pyruvate kinase，L-PK）等抑制葡萄糖酵解，还能通过抑制果糖 1,6-二磷酸酶抑制糖异生。

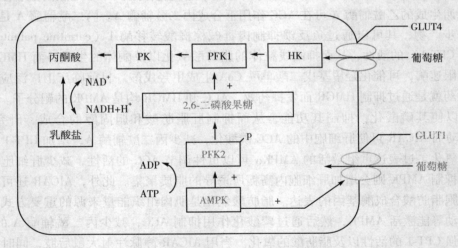

图 13-4-2　AMPK 与糖代谢

PK：pyrurate tinase，丙酮酸激酶；PFK1：phosphofructokinase 1，磷酸果糖激酶 1；PFK2：phospho-fructokinase 2，磷酸果糖激酶 2；HK：hexokinase，己糖激酶；GLUT4：glucose transporter 4，葡萄糖转运体 4；GLUT1：glucose transporter 1，葡萄糖转运体 1；NAD：nicotinamide adenine dinucleotide，烟酰胺腺嘌呤二核苷酸

AMPK 的磷酸化靶标及其介质种类繁多：如蛋白激酶（protein kinase C，PKC），分裂素 p38 激活的蛋白激酶（mitogen-activated protein kinase，MAPK）或者是结合蛋白复合体 1，每一个靶标都是独立的一条转导通路的核心部分，特别是 PKC 和细胞转运体。葡萄糖转运体在葡萄糖的吸收中起到关键性作用，将葡萄糖转移至心肌细胞的细胞膜上。

AMPK 可直接磷酸化激活糖酵解的限速酶磷酸果糖激酶（phosphofructokinase 2，PFK2），产生 2，6-二磷酸果糖，促进糖酵解。同时减少糖异生酶（1,6-二磷酸果糖磷酸酶、烯醇化酶）的表达，抑制糖异生以及通过磷酸化糖原合酶抑制糖原合成。另外，AMPK 增加 GLUT4 转运以及葡萄糖的摄入，部分经过 NO-鸟苷酸环化酶通路介导。糖原合酶和磷酸化酶激酶是糖原代谢的关键酶，其磷酸化水平影响糖原的储存。AMPK 对它们的直接磷酸化作用可以更有效地调节糖原储存和葡萄糖的利用。

此外，第Ⅲ类组蛋白去乙酰酶 1（class Ⅲ histone deacetylase sirtuin 1，SIRT1）也参与到 AMPK 对糖代谢的调节。AMPK 通过增加细胞内 NAD^+ 水平提高 SIRT1 的活性，导致 SIRT1 下游靶点去乙酰化，这可以解释 AMPK 与 SIRT1 在调节能量代谢方面的联合作用机制。新近研究表明，SIRT1 可能通过 LKB1/AMPK/ROS 通路调节高糖的细胞代谢记忆。在敲除 SIRT1 基因的牛视网膜毛细血管内皮细胞中，高血糖应激敏感性显著增加；而过表达 SIRT1 或给予二甲双胍则可上调 LKB1/AMPK，增加线粒体活性氧（reactive oxygen species，ROS）介导的 3-磷酸甘油醛脱氢酶，提示二甲双胍抑制高血糖应激"记忆"的机制可能与 SIRT1/LKB1/AMPK 通路有关，这对治疗糖尿病及其微血管并发症具有积极意义。

（三）AMPK 对胰岛 β 细胞功能的影响

尽管激活 AMPK 可增加肌肉对葡萄糖的摄入，减少肝脏葡萄糖的产出，保持血糖的正常，AMPK 对胰岛 β 细胞中胰岛素的合成与分泌的影响目前仍有争议。研究发现，用葡萄糖刺激并给予 AICAR 可增加鼠胰岛素的分泌。在研究 AMPK 对胰岛 β 细胞胰岛素释放的分子机制研究中发现，AMPK 在调控胰岛素释放的信号通路上游发挥作用。AMPK 不仅可以影响与胰岛素分泌相关蛋白的表达，还能调节胰岛素分泌的终末步骤，包括囊泡的迁移以及囊泡的胞吐作用。过表达 AMPK 可以抑制葡萄糖对囊泡迁移的刺激作用，减少与胞膜融合的囊泡数，但不影响囊泡与胞膜融合的动力学，其机制是囊泡转运体系中的组成成分可被 AMPK 磷酸化，从而抑制低糖条件下囊泡向胞膜的迁移。在大鼠胰岛和 MIN6β 细胞中，葡萄糖对胰岛素分泌的刺激作用可被 AICAR 或过表达 AMPK 的腺病毒所阻断，该研究认为葡萄糖对 AMPK 的抑制效应在葡萄糖刺激胰岛素分泌中起重要作用。

此外，AMPK 的激活可通过减少胰岛 β 细胞的脂毒性和抗 β 细胞凋亡来改善 β 细胞功能。胰岛 β 细胞中聚集的脂肪酸和甘油三酯可减弱葡萄糖对胰岛素分泌的调节，即胰岛 β 细胞的脂毒性作用。大鼠胰岛过表达 SREBP-1C（甾醇调节元件结合蛋白-1C）可增加 FAS、ACC1 等的表达以及甘油三酯的含量，而前胰岛素原、葡萄糖激酶、GLUT2 的 mRNA 水平没有变化。用 AMPK 的激动剂 AICAR 可减少内源性 SREBP-1C 和 FAS 基因的表达，并减少细胞内甘油三酯的含量。在过表达 SREBP-1C 造成的 β 细胞脂毒性模型细胞中，给予 AICAR 可磷酸化 AMPK 和 ACC，增加游离脂肪酸的氧化，部分逆转甘油三酯的聚集，改善葡萄糖对胰岛素分泌的调节作用。由此可知，激活 AMPK 可作为改善胰岛 β 细胞脂毒性的靶标。

（四）AMPK 对摄食的影响

目前大部分的研究都集中在 AMPK 对器官和细胞的能量代谢改变。最新的证据表明在调控全身的能量摄入和利用中，AMPK 也发挥着极其重要的作用，这些作用大多是通过介导激素和细胞因子的作用而实现。它们一方面在外周组织激活 AMPK，抑制肝脏中葡萄糖的产生，增加骨骼肌对葡萄糖的利用及脂肪酸的氧化，同时作用在中枢神经系统调节机体对能量的摄入与消耗。下丘脑是中枢神经系统调节食欲的主要部位，下丘脑内的神经元可以感知各种不同的神经内分泌和代谢信号，调节机体的能量供需平衡。激活下丘脑的 AMPK 可以增加下丘脑弓形核神经肽 Y 的表达，增加食物的摄入，减少能量消耗；而抑制下丘脑的 AMPK 可以减少弓形核神经肽 Y 的表达，减少食物的摄入，增加能量消耗。瘦素和脑肠肽均可作用于下丘脑，通过 AMPK 调节食欲。瘦素可抑制下丘脑的 AMPK，促使食欲神经肽的释放减少，增加抑制食欲的神经肽释放，从而减少食物摄入。脑肠肽则可激活下丘脑的 AMPK，减少抑制食欲的神经肽释放，刺激食物的摄入。

（五）AMPK 与胰岛素抵抗（insulin resistance，IR）

胰岛素抵抗是指胰岛素作用的靶器官对胰岛素作用的敏感性下降，即正常剂量的胰岛素产生低于正常生物学效应的一种状态，是一种异常的病理生理状态，是许多临床疾病或病征，尤其是常见的内分泌代谢性疾病，如糖尿病、肥胖症、高血压和动脉粥样硬化等的共同危险因素，因此成为近年世界医学多学科共同感兴趣的研究热点。

尽管有很多遗传因素可诱导 IR 产生，但目前认为 IR 最主要的诱因是过量的糖和脂肪。高糖和高脂均能引起肌肉和脂肪组织的 IR，高脂还能导致肝脏 IR 的产生。高脂喂养动物或者静脉注射脂肪均能破坏葡萄糖的转运而迅速形成 IR。血浆中脂质水平的升高，主要是游离脂肪酸（free fatty acid，FFA）、甘油三酯（triglyceride，TG）、低密度脂蛋白胆固醇（low-density lipoprotein-cholesterol，LDL-C），是导致 IR 的重要原因。

在对有 IR 的 cP 基因（cP/cP）常染色体隐性遗传大鼠肝脏和骨骼肌研究中发现，肝脏和骨骼肌细胞内甘油三酯含量增多与 IR 的发展程度呈正相关，当发生 IR 时，肝脏中的 AMPK 被代偿激活以减轻 IR。研究表明，抗糖尿病药物二甲双胍、罗格列酮和吡格列酮能够抑制大鼠因 FFA 诱导的 IR，其作用可能与激活 AMPK 有关。

脂联素是一种由脂肪细胞分泌的血浆蛋白，在肥胖及 2 型糖尿病的发病过程中，血浆脂联素水平的下降与 IR 的进展程度相平行。Yamauchi 等在体内和体外实验均发现，脂联素刺激肌细胞中 ACC 磷酸化、FFA 氧化、葡萄糖摄取和乳酸盐生成都与 AMPK 的活化有关；当 AMPK 活性被抑制时，脂联素产生的这些效应也均被抑制。

Koistinen 等对 2 型糖尿病患者和正常对照组进行的体外试验表明，AMPK 激动剂 AIC-AR 通过增加细胞表面 GLUT4 含量，增加了葡萄糖转运，从而改善骨骼肌细胞 IR，此过程依赖 AMPK 途径。

综上所述，AMPK 参与糖脂代谢相关的多个环节（图 13-4-3）。近年来研究发现二甲双胍和噻唑烷二酮（TZD）类抗糖尿病药物可以激活 AMPK。二甲双胍抑制肝糖原的产生，而罗格列酮增加肌肉组织中胰岛素依赖的葡萄糖摄取。数据表明这些药物治疗会带来降糖之外的益处，包括降低血浆游离脂肪酸和低密度脂蛋白，增加高密度脂蛋白。然而，数据同

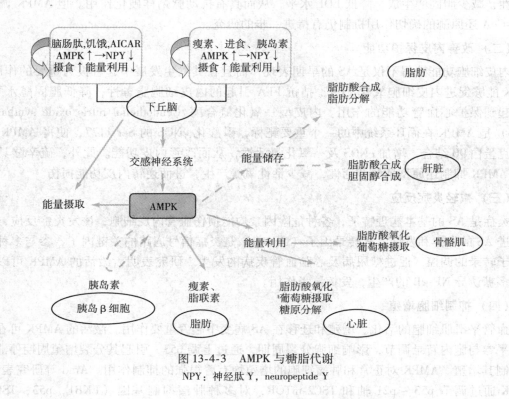

图 13-4-3　AMPK 与糖脂代谢

NPY：神经肽 Y，neuropeptide Y

样表明 TZD 类药物也可产生如增加女性骨折的发生率以及心肌梗死和心血管相关的病死率等不利影响。

　　鉴于全身性的 AMPK 调节可能产生不利影响，靶向组织和环境特异性调控 AMPK 活性是今后研发 AMPK 调节剂的挑战之一，例如靶向于脂肪酸代谢限制性调控 AMPK 活性。随着对 AMPK 调控机制研究的深入了解，将会发现更多的组织和环境特异性 AMPK 调节剂，这将为治疗代谢综合征及心血管病变的新药研发提供新的思路。

二、AMPK 与动脉粥样硬化

　　动脉粥样硬化（atherosclerosis，AS）是动脉硬化中最常见的一种血管病变性疾病，其特点是动脉内膜积聚的脂质外观呈黄色粥样。诱发 AS 的病因有多种，主要包括血脂紊乱、炎症、免疫反应、代谢综合征等。

（一）调节 HMG-CoA 还原酶活性

　　血脂异常是动脉粥样硬化形成的重要因素之一。学术界普遍认可药物治疗降低低密度脂蛋白胆固醇水平，显著减少胆固醇血脂患者心血管疾病的生命危险。HMG-CoA 还原酶作为胆固醇体内合成的关键酶之一，是他汀类药物的主要靶点，通过抑制该限速酶可有效降低体内胆固醇水平。与此相似，研究证实 AMPK 可以通过磷酸化修饰降低 HMG-CoA 还原酶的活性，减少胆固醇生成，降低 LDL 水平，从而具有抗动脉粥样硬化作用。但 AMPK 调节 HMG-CoA 还原酶的确切作用机制仍有待进一步的研究。

（二）改善内皮保护功能

内皮细胞功能障碍不仅是 AS 的早期表现，而且在其发生发展中起着极为重要的作用。AMPK 能够促进内皮细胞氧化 FFA，拮抗 FFA 引起的内皮细胞脂毒性，降低胆固醇水平，进而起到保护心血管功能的作用。内皮型一氧化氮合酶（endothelial nitric oxide synthase，eNOS）是 AMPK 在循环系统中的一个重要靶标，磷酸化 eNOS 的 Ser 1177，使得 AMPK 与热休克蛋白 90 结合，增加 eNOS 及一氧化氮活性，从而改善内皮功能。此外，硫辛酸具有激活 AMPK 抑制还原型辅酶 II 活性，减少活性氧簇产生，进而逆转内皮功能损伤。

（三）减轻炎症反应

炎症是 AS 的基本病理特征，各种危险因素均能损伤血管内皮细胞，诱发炎症反应，从而促进 AS 的发生和发展。核转录因子（NF-κB）是炎症信号通路的关键因子，参与多种炎症因子转录的调控，促进糖尿病及心脑血管疾病的发生。研究表明，激活的 AMPK 可以减轻脂多糖诱导 NF-κB 的产生，发挥抗炎作用。

（四）抑制细胞增殖

血管平滑肌细胞的活化、增殖和迁移在 AS 病变中起着重要作用。激活的 AMPK 可在基因水平参与胞内转录调节，影响细胞分裂周期，通过上调 p53，引起其分裂增殖周期停滞从而抑制其增殖。AMPK 对正常和肿瘤细胞的增殖均有着很强的抑制作用。Arad 等研究表明，AMPK 通过调节 p53 ~ p21 轴和 TSC2-mTOR，对多种肿瘤抑制基因（LKB1，p53，TSC1，TSC2 等）和原癌基因（如 PI3K，Akt）进行调节，抑制多种生长刺激信号，使平滑肌细胞处于类似于 G_0 期的静止状态。

综上所述，AMPK 可以通过抑制 HMG-CoA 还原酶，调节细胞生长刺激信号，改善内皮保护功能和减少炎症反应等，发挥抗动脉粥样硬化作用。

三、AMPK 与心肌缺血

心肌缺血，是指心脏的血液灌注减少，导致心脏的供氧减少，心肌能量代谢不正常，不能支持心脏正常工作的一种病理状态。常见的诱因有冠状动脉粥样硬化、炎症、痉挛、栓塞等。AMPK 是调节细胞能量平衡的一个关键因子，能够保护心肌缺血性损伤。

（一）调节心肌能量代谢，保护心脏功能

在心肌缺血/缺氧时，激活的 AMPK 促使长链脂酰 CoA 进入线粒体进行 β 氧化以维持能量平衡，同时促进心肌膜葡萄糖载体 GLUT4 快速转位到质膜，增加糖的摄取。AMPK 增加心肌葡萄糖的摄取以及 GLUT4 转运，部分经过 NO-鸟苷酸环化酶通路介导。AMPK 功能缺失的转基因小鼠心脏，在轻度缺血再灌注时不能增加葡萄糖的摄入和糖酵解，同时左心室收缩功能的恢复明显减弱，心脏的损伤增加，心肌细胞的凋亡增加。

由此可见，AMPK 在心肌缺血时可增加葡萄糖的摄入和糖酵解并减少在缺血和再灌时心肌的损伤和凋亡。在胰岛素抵抗心肌细胞，AMPK 激活后还可通过激活 PI3K/PKB 通路，

使葡萄糖摄取功能接近正常。在心肌缺氧时，AMPK 激活还能抑制蛋白质的合成，能够在能量缺乏时节能以保护心脏，对防治心肌肥大有重要意义。

Kudo 等在 1990 年率先发现了心肌缺血时 AMPK 被快速激活。AMPK 的激活很可能是通过开启 ATP 生成途径，增加葡萄糖和脂肪酸的代谢维持 ATP 水平，从而减轻心肌损伤，保护心脏功能。可能涉及的机制有：①增加心肌 GLUT-4 转运至细胞膜，从而增加葡萄糖的摄取和酵解。这可能与 AMPK 和 TAB1 蛋白的相互作用而引起的 p38MAPK 的自动磷酸化和活化有关。②通过 PKC 使缺血心肌 GLUT-4 mRNA 表达增加，加速葡萄糖的摄取和利用。Nishino 等研究发现缺血预适应刺激了兔心肌 PKC 从胞质向胞膜的易位，同时 AMPK 活性增加了 100%，GLUT-4 mRNA 水平在缺血预适应 3h 后升高了 150%，GLUT-4 蛋白水平在缺血预适应 24h 后升高了 107%，肌膜 GLUT4 水平在缺血再灌注后第 2 天比第 1 天增加了 41%，GLUT-4 mRNA 水平上调均可被 PKC 抑制剂所抑制。③AMPK 磷酸化并激活磷酸果糖激酶-2，产生 2，6 - 二磷酸果糖，加速糖原分解，从而产热供能。④抑制 ACC 的活性，降低丙二酰辅酶 A 水平，减弱对 CPT-1 抑制，增加脂肪酸氧化，产热供能。

在缺血心脏中，AMPK 的活化是心脏的适应性反应之一，它能够提供心脏所需要的 ATP，从而在缺氧时保护心脏组织使其免受损害。另有研究表明，AMPK 的活化增强了脂肪酸氧化，脂肪酸氧化产生的乙酰辅酶 A 通过抑制丙酮酸脱氢酶复合体，降低由葡萄糖产生的乙酰辅酶 A，导致葡萄糖氧化的持续低比率，糖氧化和糖酵解分离，导致糖酵解的有害副产品（乳酸和质子）的堆积，使 ATP 的利用发生改变（清除这些副产品的堆积，而不是被用于肌肉收缩功能），从而使心脏功能和效率降低。

（二）抑制心肌细胞凋亡，保护心脏功能

AMPK 与促凋亡（p53、BAX、p38MAPK）和抗凋亡通路有密切的联系。在物理和化学刺激下，AMPK 激活具有抗凋亡作用。当细胞经受类似缺氧应激时，AMPK 在细胞内蛋白质的调节和降解过程中扮演了重要的角色。心肌缺血时自身代谢的增加与 AMPK 也有密切关系。

许多蛋白质（如 Eef-2k）或转录因子（如 p27）激活 AMPK 同时造成心肌细胞的损伤，在心肌缺血和缺血再灌注发生时表现出来。研究证实 AMPK 在缺血时的作用大于其在凋亡和坏死过程的作用。例如，相比较心肌的新陈代谢，在严重的肾脏缺血中，AMPK 水平会急剧增加来调节能量代谢过程。然而，AMPK 调节肾脏中的特异性细胞转运体尚未清楚。总而言之，AMPK 与细胞凋亡通路密切相关，并且在心肌缺血造成的自我损伤时起到调节作用。

Russell 等对 AMPK 活性被抑制的转基因小鼠进行了研究，发现其心脏功能正常，无心肌肥大或心肌纤维化，但 LV dP/dt 低于野生型小鼠。相比于野生型小鼠，在低流量缺血和缺血再灌注后，转基因小鼠心功能恢复受损，心肌损伤增加，caspase3 活性增加，心肌细胞凋亡增加。Shibata 等研究发现，脂联素缺乏的大鼠缺血再灌注后，心肌细胞凋亡增加；补充脂联素后，间接激活 AMPK，抑制了细胞凋亡，脂联素处理后的新生心肌细胞能够抵御缺氧所导致的凋亡。然而，当心肌细胞过表达显性失活 AMPK 突变体后，脂联素对心脏的保护和抑制凋亡作用也就随之消失。上述结果表明，脂联素具有抗凋亡作用，而且其抗凋亡作用是通过激活 AMPK 实现的。激活 AMPK 会抑制软脂酸诱导的新生心肌细胞凋亡。在新生心肌细胞中，AMPK 能够介导前凋亡因子 Bcl-2 蛋白（pro-apoptotic Bcl-2 protein，Bax）易位至线粒体，而这种易位正是 AMPK 通过活化 p38MAPK 而引发缺血的第一个步骤。

（三）AMPK 的抗炎作用

巨噬细胞游走抑制因子（macrophage migration inhibitory factor，MIF）是在缺血心脏中释放的免疫炎症上游调控子之一，通过 CD74 激活 AMPK；AMPK 的活化促进葡萄糖摄取，并保护心脏在缺血再灌注受到损伤。激活 AMPK 进一步增加 MIF 的二次释放。MIF 基因敲除以及 MIF 受体敲除小鼠表明，心肌缺失 MIF 导致 AMPK 蛋白激酶活性显著降低，进而心肌收缩功能障碍；心肌内注射 MIF 腺病毒感染，显著增加衰老心脏 MIF 的表达水平，增加缺血性 AMPK 蛋白激酶活性，并有效减小心肌梗死面积。

此外，AMPK 的活化抑制了缺血后白细胞和内皮细胞之间的黏附，发挥抗炎作用。Gaskin 等利用活体显微镜观察鼠的空肠毛细血管后微静脉，发现在缺血再灌注损伤前，应用 AMPK 激活剂可以在实验鼠的后微静脉中产生抗炎作用，而减少血管黏附分子的表达，减少白细胞的"滚动"及黏附，增加血管在缺血再灌注时的通透性。AMPK 可以磷酸化并活化 eNOS 和囊性纤维跨膜电导调节因子（cystic fibrosis transmembrane conductance regulator，CFTR），而这两种正是能够触发缺血预适应的重要物质。由于 AMPK 具有这种保持细胞能量水平和线粒体膜完整性的潜力，因而成为保护细胞和组织免受缺血再灌注损伤的重要的信号转导介质。

综上所述，AMPK 作为能量的监控器在心肌缺血时被激活，并对心脏能量代谢的调节发挥重要作用。如何利用其有益作用，减少缺血再灌注中心肌损伤，保护心脏功能，值得更进一步研究。

四、AMPK 与心衰

心力衰竭（heart failure）是指由于心脏异常引起并伴有血流动力学、肾、神经内分泌系统的特征性变化的临床综合征，心肌收缩力减弱或舒张功能障碍，心排血量减少，不能满足机体组织细胞代谢需要，同时静脉血回流受阻，静脉系统淤血，引发血流动力学、神经体液的变化，从而出现一系列的症状和体征。临床上，心衰往往是在多种致病因素的作用下形成的，其中之一是心脏能量代谢障碍。

正常情况下，心脏葡萄糖和脂肪酸代谢是一个精细的调节过程，但在不同的病理生理条件下，葡萄糖和脂肪酸的摄取及代谢发生变化。而这些变化可能与葡萄糖和脂肪酸摄取及代谢的调节蛋白激活有关。蛋白的激活又与磷酸化或去磷酸化密切相关，研究表明 AMPK 作为磷酸化或去磷酸化的中心调节物，在心肌能量代谢中发挥关键作用。激活的 AMPK 通过多种路径增加能量产生，主要包括增加脂肪酸摄取和氧化、促进葡萄糖摄取、刺激糖酵解；同时抑制机体蛋白质、脂肪酸等的合成减少能量消耗。因此，AMPK 的激活是通过刺激能量的生成和抑制能量的消耗，维持细胞能量平衡，缓解能量代谢障碍，从而有益于心衰的治疗。

临床对心力衰竭的治疗主要是强心和减轻心脏负荷，尚无 AMPK 激动剂应用于心衰治疗。研究表明二甲双胍作为治疗 2 型糖尿病的一线药物，也是氧化磷酸化过程中的一种弱解偶联剂，通过降低 ATP/ADP 比值，升高 AMP 浓度，从而激活 AMPK，具有延缓心衰的作用。此外，噻唑烷二酮对心衰也有积极作用，但由于引起水潴留等副作用，故难以用于心衰的治疗。尽管激活 AMPK 治疗心衰药物的研发尚处于起步阶段，但具有十分诱人的发展前景。

五、AMPK 在缺血性脑损伤中的作用

缺血性脑血管病已成为当今世界最主要的致死、致残的疾病之一。缺血性脑损伤是一个复杂的病理生理过程，包括多个环节：能量代谢障碍、膜去极化、酸中毒、自由基产生、DNA 损伤，细胞凋亡和坏死。AMPK 在中枢神经系统的能量平衡中发挥重要且复杂的作用。局部脑组织缺血时，AMPK 被激活以恢复神经元的能量平衡而发挥保护作用，然而过度激活 AMPK 时还可能会产生有害影响。

（一）AMPK 在脑组织的分布

AMPK 的每一种亚型从早期发育到成人阶段在中枢神经系统中均有表达，α1 催化亚单位在所有年龄阶段呈一个很低但相对稳定的水平；而 α2 亚单位在神经元分化期间表达有显著提高。α2 同工酶广泛分布于小鼠的整个脑部，是主要的催化亚单位，与 α1 比较 AMPKα2 更多的定位于神经元的细胞核；在星形胶质细胞中，AMPKα2 位于细胞质，α1 亚单位只是被偶尔发现且在整个脑部分布都比较少。作为 AMPK 的非催化亚基，γ1 仅见于少突胶质细胞，星形胶质细胞少有表达。两种 β 同工酶在缺血的神经元中显著表达，β1 和 γ1 主要定位于细胞核。

（二）AMPK 上游通路的作用

AMPKα 亚基 172 位苏氨酸可以被其上游的 AMPK 激酶（AMPKK）所激活：LKB1、TAK1 和 CaMKKβ。在大脑中动脉栓塞（middle cerebral artery occlusion，MCAO）模型中可见 pLKB1 和 pAMPKα2 表达均有上升。CaMKKβ 主要存在于神经系统，不论是在生理还是病理状态下的脑组织（如缺氧诱导的钙离子超载）它都发挥着重要作用，其对 172 位苏氨酸的磷酸化不依赖于 AMPK 浓度的升高，而是通过增高钙离子浓度从而激活 AMPK。向小鼠海马注射谷氨酸受体激动剂红藻氨酸（kainic acid，KA）可以诱导 CaMKKβ 活性的升高，同时引起神经细胞的死亡。TAK1 能被转化生长因子（transforming growth factor，TGF）激活，且对脑缺血诱导的神经元死亡具有神经保护效应，其作用可能是通过内皮源性一氧化氮合酶（eNOS）介导的血管舒张或者血管源性内皮细胞生长因子（vascular endothelial growth factor，VEGF）介导的血管新生而产生。

（三）AMPK 下游靶点在缺血性脑损伤中的作用

1. 对代谢的影响　AMPK 的激活能使乙酰辅酶 A 羧化酶（ACC）或 HMG-CoA 还原酶失活从而抑制脂肪酸和胆固醇的合成；还可以直接磷酸化糖酵解的限速酶磷酸果糖激酶（PFK）产生 2，6-二磷酸果糖，从而促进糖酵解；同时减少糖异生酶的表达，抑制糖异生以及通过磷酸化糖原合成酶抑制糖原合成。

由于葡萄糖是脑组织的主要能量来源，葡萄糖的转运体功能对神经元同样十分重要。不同的葡萄糖运载体（GLUTs）表达于脑的不同部位，如 GLUT1 见于星形胶质细胞，而 GLUT3 则见于神经元；基因剔除 GLUT3 后可通过减少葡萄糖的获得，从而提高神经元对谷氨酸兴奋毒性的敏感性。当葡萄糖水平低下，比如脑卒中时，提高葡萄糖的水平可加速代谢衰竭，使得细胞损伤在再灌注阶段更为恶化。这是由于葡萄糖恢复、血液流进细胞、继发 GLUT 水平的上调，可导致脑卒中高糖血症，后者诱导血－脑脊液屏障破坏、细胞水肿，并且诱导产生内皮细胞活性氧，毁坏血管壁，提高出血风险。另外，脑缺血后 N-甲基-D-天冬氨酸（N-methyl-D-aspertic acid，NMDA）受体活性上调或氧自由基的产生可以通过 GLUT4 的转位导致 AMPK 的激活和葡萄糖摄取的增加，从而参与脑缺血后糖代谢的调节。

2. 对血管内皮细胞的作用 AMPKα1 和 α2 催化亚单位既在肺动脉平滑肌细胞表达，也在内皮细胞中表达，以 α1 占主导；但 AMPKα2 可能是内皮细胞对缺氧刺激产生反应更重要的同工酶。许多研究显示二甲双胍通过抑制 NF-κB 保护外周血管的作用（如减少血管炎症、提高内皮细胞功能、保护内皮细胞）是由 AMPK 介导的，且 AMPK 对外周血管的有益效应源于 eNOS 的激活。此外，减少脑血管密度可能导致葡萄糖和氧供应的减少，激活内皮中 AMPK 从而刺激血管 eNOS。AMPK 在内皮可磷酸化 eNOS 的两个位点（Ser633 和 Ser1177）。体外研究中表明，AMPK 激动剂 AICAR 提高了大鼠脑 VEGF 的表达。以上研究提示，AMPK 在脑血管中的调节效应可能通过 eNOS 介导的急性血管舒张或 VEGF 介导的血管生成来完成。

3. 参与自噬作用 自噬作用是溶酶体对自身结构的吞噬降解，清除细胞内受损伤的细胞结构、衰老的细胞器以及不再需要的生物大分子等大部分真核细胞中的一种现象。自噬作用在消化的同时也为细胞内细胞器的构建提供原料，即细胞结构的再循环。自噬是神经细胞在营养物质耗尽时用来产生能量的一个过程，以吞噬细胞质原料和细胞器来重新利用氨基酸和其他营养素为特征。在能量严重耗竭时，神经元通过自噬提高能量供应以存活。自噬通路能被上调的 AMPK 激活以对能量需求做出反应，但自噬作用也可能最终导致缺血后神经元细胞的死亡。

（四）对神经元的影响

尽管 AMPK 的激活是机体对神经系统应激的适应性反应（图 12-4-1），其在缺血的脑组织中有益还是有害仍存在争议。部分研究结果表明 AMPK 的激活具有神经保护作用。AICAR 在缺糖及兴奋毒损伤时可保护海马神经元，防止神经酰胺诱导星状胶质细胞凋亡。另有研究表明 AMPK 的过度激活则是有害的。AICAR 具有促进人神经母细胞瘤细胞、大鼠海马 HN9 细胞及小鼠 MMIN 细胞的凋亡作用。AMPK 在神经元中作用的不同，可能与模型、实验环境和采用的细胞种类不同有关。

以 AMPK 为靶点治疗脑缺血性疾病具有广阔前景。以往的研究结果提示 AMPK 的活化在啮齿类动物脑缺血时有害，而 AMPK 抑制剂在脑缺血损伤期间能够发挥持续的神经保护作用。然而在缺血后的慢性恢复阶段，AMPK 激活可以提高神经再生、血管新生并改善脑功能。因此，运用更多的 AMPK 选择性激活剂和抑制剂来评估 AMPK 的生物学效应，并且

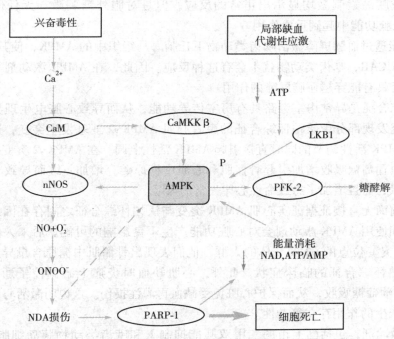

图 13-4-4　病理状态下 AMPK 信号通路的调节

局部缺血时 AMPK 被激活，产生兴奋毒性、氧化应激及代谢性应激；与此同时，能量供
应减少，无效能量消耗通路过度激活，最终导致细胞死亡

利用选择性遗传模型研究缺血性脑损伤的作用机制将为治疗缺血性脑损伤的 AMPK 调节剂
研发提供重要信息。

第五节　潜在问题及发展方向

一、组织特异性问题

由于 AMPK 是由 α、β、γ 三个亚基组成的三聚体，且存在 α1、α2、β1、β2、γ1、γ2、
γ3 不同的亚型，所以 AMPK 在体内存在 12 种异构体。那么在对 AMPK 激动剂进行药物研
发过程中，为了保证在实验动物和人类体内都能最大程度地激活 AMPK，是否应该研制一
种能对这 12 种异构体均有激动作用的化合物呢？

近来研究发现，化合物 PT1 靶向 α1 和 α2 自抑制域激活 AMPK，因此 PT1 有可能在体
内激活所有 12 种异构体。然而由于 AMPK 在组织分布的广泛性，如果最大程度激活所有
AMPK 就会带来显著的不良反应。PT1 体内实验还在进一步研究中。

遗传学研究发现，小鼠前阿黑素神经元敲除 AMPKα2 会引起小鼠肥胖，而小鼠在刺鼠

相关蛋白神经元敲除 AMPKα2 会表现出随着年龄的增长逐渐消瘦。这两种基因敲除鼠的神经元对瘦素或胰岛素刺激均显示出正常的反应，但是对胞外糖刺激却无任何反应。可见 AMPK 在下丘脑功能中起到重要作用。

AICAR 能透过血脑屏障激活啮齿类动物下丘脑海马组织中的 AMPK，使其摄食量增加，但腹腔注射 AICAR，啮齿类动物就不会有这种反应。因此，在 AMPK 激动剂早期药物研发中要注意是否具有能穿越血脑屏障的作用。

沃帕怀综合征是异常房室旁路具有房室传导功能，从而导致心脏电生理异常表现的一种疾病。研究发现部分患沃帕怀综合征的患者心肌 AMPKγ2 亚基发生突变，这种突变在阻断 AMP 对 AMPK 活性调节的同时直接引起 AMPK 活性上调。在 AMPKγ2 突变体杂交小鼠模型上，可能由葡萄糖吸收增加引起骨骼肌和心肌中糖原贮存增加，继而导致与沃帕怀综合征类似的症状，而且增加了患致命性心律失常的风险。

虽然目前尚无直接证据证实心肌 AMPK 突变与沃帕怀综合征之间存在因果关系，但是不能排除长期使用 AMPK 激动剂会对心脏功能产生不良影响的可能。后来人们又发现携带有等价于 γ2 突变位点的 γ3 突变体的人群，他们表现出骨骼肌中糖原含量异常高，但并没有表现出沃帕怀综合征的临床症状。此外，心肌缺血时炎症上游调控子通过 CD74 激活 AMPK，促进葡萄糖吸收，从而保护心脏免受缺血再灌注损伤。这说明激活心肌 AMPK 在不同情况下所产生的作用存在复杂性。

AMPK 激动剂，包括已上市的二甲双胍能抑制人和啮齿类动物胰岛细胞分泌胰岛素，这对具有胰岛素抵抗作用的 2 型糖尿病患者似乎十分不利。但事实上，二甲双胍是降低患者的血胰岛素水平而不是直接抑制胰岛素分泌，此现象可能是由于患者的血糖水平降低所致。二甲双胍能提高其他组织的胰岛素敏感性，所以抑制胰岛细胞分泌胰岛素就不会影响其整体降糖作用，甚至对降低胰岛细胞内质网压力大有裨益。然而，有研究表明在 MIN 6β 细胞和小鼠 CD1 胰岛细胞上过表达组成活性 AMPK 会诱导细胞凋亡。可见在胰岛细胞激活 AMPK 存在争议性，还需进一步研究证实。

鉴于化合物全面激活 AMPK 可能带来不良反应，因此可以选择开发组织特异性靶向 AMPK 激动剂。在开发靶向肝脏组织和骨骼肌组织 AMPK 激动剂的过程中需要考虑以下几个方面。首先，富含代谢酶和吸收转运体的肝脏是 AMPK 激动剂经肠胃吸收后第一个接触的器官。成功靶向肝脏需要最大程度减少化合物因浓度梯度从肝脏被动扩散从而进入其他组织。一种比较有效的策略是开发能跨细胞膜的前药，在细胞内被代谢酶类（如 CYP 酶，酯酶或酰胺酶等）水解或氧化，以产生一种不能跨细胞膜的活性物质。另一种策略是，比如二甲双胍，需要借助有机离子转运体 1 进入细胞，而这种转运体大多分布在肝脏和小肠。

采取上述策略可以使 AMPK 激动剂有效地靶向肝脏，由于缺乏合适的骨骼肌特异性转运体和可能造成的大量心肌灌流，目前在骨骼肌组织靶向 AMPK 尚无有效的策略。另有一种设想是开发靶向骨骼肌表达量最高的 AMPK 复合体亚型的特异性激动剂。由于含 γ3 的 AMPK 复合体 AMPKα2β2γ3 仅在骨骼肌表达，而且人在进行高强度运动时 AMPKα2β2γ3 是被激活的主要形式，所以可以针对此异构体开发特异性 AMPK 激动剂。

最初开发的非选择性 AMPK 激动剂在啮齿类动物模型上有效，如 AICAR，但其除对

AMPK 有激动作用外，对于 AMP 调节的代谢酶包括 1,6-二磷酸酶和糖原磷酸酶均有作用，从而导致乳酸和尿酸显著增加等副作用，提示 AMPK 激动剂的特异性很重要。由于缺陷所有 AMPK 复合体的动物模型如 AMPKα1 和 α2 双敲除动物模型难以存活，所以很难直接验证系统性 AMPK 激动剂的作用。而靶向肝脏的 AMPKα1 和 α2 双敲除动物模型可以存活，为直接验证靶向肝脏的 AMPK 激动剂靶向活性提供实验依据。

二、其他问题

激活肿瘤细胞内 AMPK 会产生双重作用，既能抑制肿瘤细胞生长又能在低能量状态下增加细胞存活率。在因缺失 LKB1 导致 AMPK 活性一直处于低水平的 HeLa 细胞中，受外界能量刺激而比正常细胞更容易引起细胞凋亡，这说明 AMPK 在低能量状态下能促进细胞成活。

另外，体内的肿瘤细胞经常会出现的一种应激情况就是低氧。在低氧的情况下激活 AMPK，会诱导调节血管生长关键因子——血管内皮生长因子的表达。血管新生是肿瘤生长、新陈代谢和转移的必需因素。这种潜在的致癌风险，对于以 AMPK 激动剂作为靶点进行新药开发是一个重要的警示。

在临床前研究中，化合物激活 AMPK 的程度究竟达到何种程度，或者与 AMP 激活 AMPK 的程度相比比值在什么范围内，才能在临床上发挥降糖调脂等生物效应？究竟是持续性激活 AMPK 还是模拟运动间歇性激活 AMPK 才会对临床上控制糖脂稳态起到更重要的作用？上述问题的解决与否将直接关系到 AMPK 激动剂在未来临床应用的成败。

（朱海波）

参 考 文 献

1. Arie Gruzman, et al. Adenosine monophosphate-activat ed protein kinase （AMPK） as a new target for antidiabetic drugs: a Review on metabolic, pharmacological and chemical considerations. Rev Diabet Stud. 2009, 6 (1):13 – 36.

2. Xiao B, Sanders MJ, et al. Structure of mammalian AMPK and its regulation by ADP. Nature. 2011, 472 (7342):230 – 233

3. Winder WW, Hardie DG. AMP-activated protein kinase, a metabolic master switch: possible roles in type 2 diabetes. Am. J. Physiol. 1999, 277 (1 Pt 1):E1 – 10.

4. Heidrich F, et al. AMPK-activated protein kinase and its role in Energy metabolism of the heart. Curr Cardiol Rev. 2010, 6 (4):337 – 342.

5. Viollet B, et al. AMPK inhibition in health and disease. Crit Rev Biochem Mol Biol. 2010, 45 (4): 276 – 295

6. Fogarty S, Hardie DG. Development of protein kinase activators: AMPK as a target in metabolic disorders and cancer. Biochim Biophys Acta. 2010, M1804 (3):581 – 591

7. Fullerton MD, et al. Immunometabolism of AMPK in insulin resistance and atherosclerosis. Mol Cell Endocrinol. 2012, Feb 14. ［Epub ahead of print］

8. Guo P, Lian ZQ. The adenosine derivative 2′, 3′, 5′-tri-O-acetyl-N6- （3-hydroxylaniline） adenosine acti-

vates AMPK and regulates lipid metabolism in vitro and in vivo. Life Sci. 2012, 90 (1-2):1-7

9. Hardie DG, Ross FA, Hawley SA. AMPK: a nutrient and energy sensor that maintains energy homeostasis. Nat Rev Mol Cell Biol. 2012, 13 (4):251-262

10. Towler MC, Hardie DG. AMP-activated protein kinase in metabolic control and insulin signaling. Circ Res. 2007, 100 (3):328-341.

11. 解雪芬, 朱毅. AMPK 与代谢综合征. 基础医学与临床. 2006, 26 (1):27-34

12. 任俊芳, 秦旭平. AMPK 与心血管重构. 国际病理科学与临床杂志. 2008, 28 (1):33-36.

13. 谢赟, 王绵. AMPK 与心脏缺血再灌注损伤. 国际病理科学与临床杂志. 2007, 27 (6):516-520.

14. 白彩艳, 张明, 王春艳. AMPK 在 2 型糖尿病及其心血管并发症的作用. 中国老年学杂志. 2011, 31 (6):1081-1083

15. 杨航, 杨吉春, 管又飞. AMPK 在机体糖脂代谢中的作用. 生理科学进展. 2009, 40 (3):249-252.

16. 黄小平, 邓常清. AMPK 在缺血性脑损伤中的作用. 国际病理科学与临床杂志. 2011, 31 (5):398-403.

第十四章 抗帕金森病药物研究相关的新靶点

神经退行性疾病是一大类严重危害人类健康的中枢神经系统疑难疾病。它是一组由神经元变性、凋亡所导致的退行性疾病。该类疾病起病隐匿、病程长且临床表现复杂多样，是临床上难以攻克的一类疾患。帕金森病（Parkinson disease，PD）是最为常见的神经退行性疾病之一。

帕金森病是以路易小体痴呆（Lewy body dementia，DLB）和多系统萎缩（multiple system atrophy，MSA）等为主要病理改变的疾患，具有高发病率、高患病率和高致残率的"三高"特点。由于缺乏特异的生化、病理生理学和影像特征，国内外对其认识不一，诊断困难，迄今尚无有效的治疗方法。我国现有数百万 PD 患者，随着社会人口老龄化发展，20 年后将增至 1000 万以上，给家庭和整个社会带来沉重的负担，势必影响我国和谐社会的构建。由于抗帕金森病的病因不清楚，现已知帕金森病的某些发病与某些家族的基因变异有一定关系，因此抗帕金森病药物研究多是以变异基因为主要靶点。本章主要以变异基因为靶点研究抗帕金森病药物为重点加以介绍。

第一节 以变异基因为靶点是抗帕金森病
药物研究的突破口

目前已经发现 11 个与家族性帕金森病相关的基因座，其基因（目前发现 8 个）在遗传性以及散发性帕金森病的发病中有一定作用。α-synuclein，parkin，UCH-L1，DJ-1 与体内的泛素－蛋白酶系统有密切联系，最近发现的 PINK1 以及 LRRK2 作为激酶的功能还不是很清楚，因此对这些基因的结构和功能的研究是现阶段研究帕金森病发病机制的热点。本节结合最新的研究进展对这些基因的结构和功能进行综述。

帕金森病（parkinson disease，PD）是仅次于阿尔茨海默病（Alzhermer disease，AD）的高发性神经变性疾病，其发病频率为每 10 万人中 100～120 人。今后我国将逐渐进入老龄化社会，发病概率将进一步增加。帕金森病在病理学方面表现为黑质致密层和蓝斑核神经元变性以及出现 Lewy 小体。在生物化学方面，这些神经细胞的变性能引起黑质、纹状体系统中多巴胺（dopamine，DA）含量降低，以及前头叶或下丘脑等中去甲肾上腺素的含量降低。临床上主要症状为多巴胺的缺乏，表现为震颤（手足振动），少动（运动徐缓），固缩（肌肉紧缩），姿势反射障碍（易摔倒）等运动障碍。临床治疗上补充 DA 或使用 DA 受体激动剂是很有效的，但并不能抑制神经变性，并且在使用两三年后产生运动功能上的副作用，因此研究发病原因以及寻找从根本上治疗帕金森病的方法备受瞩目。

一般的帕金森病为散发性（非家族性），只有 5%～10% 为家族性。家族性帕金森病是多个基因座突变的疾病，近年来通过遗传学方法分离出了几种与发病相关的基因，通过对其解析迅速阐明了由基因突变引起的神经变性的机制。本章对与家族性帕金森病的发病有关的各个基因的突变、结构和功能做一综述。

第二节　家族性帕金森病的分类

家族性帕金森病的基因座用 PARK 来表示，现在已经发现 PARK1 ~ 10 基因，此外 Nurr1 基因的突变也与家族性帕金森病有关。其中 PARK1，PARK2，PARK4，PARK5，PARK6，PARK7，PARK8 以及 NR4A2 的基因已经被鉴定出来，下面对这些发病基因所产生的突变、结构和功能以及与神经变性之间的关系进行介绍。

一、PARK1：α-synuclein

定位在染色体 4q21 ~ 23 上的 PARK1（α-synuclein）基因是第一个被报道的与家族性帕金森有关的基因，与之相关的突变可以引起常染色体显性的中晚期 PD 发生。人的 α-synuclein 由 140 个氨基酸组成，N 末端有一定亲水性，具有非完全重复的 KTKEGV 序列，这也是 synuclein 家族的特征性序列。中间部分疏水性高（NAC 领域）富含酸性氨基酸，C 末端亲水性高。在溶液中未发现 α-synuclein 的二级结构，因此 α-synuclein 被认为是天然非折叠型的。Polymeropoalos 等（1997）发现了 A53T 的突变（第 53 位的 A 突变成 T），Kruger 等（1998）发现了 Ala30P 突变，并且最近 Zarranz 等（2004）发现了 E46K 突变。

α-synuclein 具有一定的神经特异性且表达量较高（占脑内可溶性蛋白质的 0.05%），在神经细胞突触前部的细胞质中也有表达。α-synuclein 功能并不完全清楚，最初认为 α-synuclein 与突触可塑性有关，但 Abeliovich 等发现（2000）α-synuclein 基因敲除小鼠的多巴胺神经细胞并未发生显著的变化，并且在基因敲除小鼠中并未发现反复刺激导致的多巴胺释放量抑制，这提示 α-synuclein 可能负性调控多巴胺的释放。在未发生 α-synuclein 突变的 PD 的 Lewy 小体中，α-synuclein 也是构成 Lewy 小体的主要成分，当 α-synuclein 高表达时有凝集倾向，微量即对细胞有损伤作用，α-synuclein 可能具有双重功能，其细胞内的适当浓度范围非常窄。这种蛋白的特性中隐藏着对细胞死亡和 Lewy 小体形成机制的线索。Lewy 小体是对残存细胞有保护作用还是会导致细胞死亡，现在还没得出结论。但若弄清楚了 α-synuclein 的凝集机制，将会推进对 PD 本质原因的解明。在代谢方面 Hasegawa 等（2002）认为 α-synuclein 的代谢与泛素蛋白酶系统有关，但也有矛盾的现象，如蛋白酶体抑制剂的使用并未产生泛素化的 α-synuclein 分子，这方面还有很多不清楚的问题，此外 Webb 等（2003）也有报道凝集性 α-synuclein 的分解与自吞噬（autophage）有关，当自吞噬受到阻断时，A53Tr 突变型 α-synuclein 的蓄积会显著增强。并且 Pronin，A 等（2000）发现 α-synuclein 的 Ser129 可发生磷酸化，这可能会降低 α-synuclein 与质膜的结合性。Giasson 等（2000）认为 α-synuclein 还可以发生酪氨酸位点硝基化，此外 Hokenson 发现了 α-synuclein 蛋氨酸的氧化（2004），而且当 α-synuclein 与不饱和脂肪酸结合后易形成可溶性寡聚体，这种可溶性寡聚体是间接的毒性物质，与致病性凝集体的形成有一定关系。

二、PARK2：parkin

parkin 基因是最早发现的与常染色体隐性帕金森病相关基因，它的突变是引起常染色体隐性早发帕金森病的最大原因。Parkin 基因是全长 1.4Mb，由 465 个氨基酸构成，含有 12 个外显子，定位在染色体 6q25.2～27 上，N 末端与泛素约有 30% 的同源性，C 末端有两个环指结构（RING finger motif）。Parkin 基因有多种突变形式，最初认为外显子缺失突变的频率较高，但现在认为点突变和外显子重排较多。一般的 parkin 突变引起的黑质神经元变性并不出现 Lewy 小体。

Parkin 的功能——泛素连接酶。

1. 泛素 - 蛋白酶体系统　泛素是由 76 个氨基酸构成的小型蛋白质，其作用是能与靶蛋白进行可逆地共价结合，选择性地除去蛋白，因此被认为是细胞内的信号装置。它在活化酶（E2；Uba1），结合酶或转移酶（E2；Ubc），连接酶（E3；ligase）的作用下与靶蛋白进行共价结合。泛素的 C 末端的羧基和靶蛋白内的赖氨酸残基缩合成 isopeptide，重复这个反应后形成了多聚泛素链，从而使靶蛋白泛素化。同时也鉴定出了称作 E4 的蛋白质，它是能延长多聚泛素链的蛋白。发生泛素化的靶蛋白在 26S 蛋白酶体的介导下，ATP 依赖性地被分解。像这样的泛素 - 蛋白酶体系统在细胞周期，信号传导，DNA 修复，转录抑制，细胞应激反应，细胞凋亡，细胞坏死，氨基酸运输等过程中有着各种各样的作用。这个系统之所以在神经变性疾病中引起人们的注意是因为在神经细胞内和神经胶质细胞内观察到了呈现泛素阳性的包涵体（Lewy 小体）。

2. parkin 的连接酶功能　Parkin 是泛素 - 蛋白酶体系统中的 E3 连接酶，在泛素 - 蛋白酶体系统中具有重要的作用。大多数的突变属于功能缺失型突变，目前发现至少有一种突变（R42P）会破坏连接酶功能。Parkin 作为泛素连接酶有很多底物，报道的有 CDCrel-1，Pael 受体，o-糖链 α-synuclein，Synphilin-1，cyclinE，α/β 微管蛋白，氨酰 tRNA 合成酶复合物的 p38 亚基，synaptotagmin Ⅺ 以及 parkin 自身。

（1）CDCrel-1（cell division control related protin）是存在于突触小泡内的具有 GTPase 活性的 septin 家族中的一员，能与 syntaxin 结合，过量表达能够抑制胞吐作用。即抑制多巴胺的游离。CDCrel-1 分解受抑时多巴胺过量，会诱发氧化应激，导致细胞死亡。关于多巴胺的细胞毒性方面，可能在细胞内的特异性分布很重要，也就是多巴胺的特异性分布的不平衡状态是引起细胞死亡的原因。

（2）Parkin 相关内皮素受体样受体，又称 Pael 受体（Parkin-associated endothelin receptor-like receptor）蛋白易以非折叠形式存在，异常的 Pael 受体在 parkin 蛋白的作用下发生泛素化，进行内质网关联分解（endoplasmic reticulum-associated degradation，ERAD），因此当 parkin 功能降低时，pael 受体在内质网内以非折叠形式蓄积，这会引起线粒体功能受损从而导致线粒体应激，如果不能抑制线粒体分子伴侣的转录亢进等生理防御反应，最终会导致细胞死亡。在 Pael 受体过量表达的果蝇中，发生了多巴胺神经细胞的死亡。并且当将这种果蝇和 parkin 蛋白过量表达的果蝇交配后，Pael 受体的毒性降低，避免了细胞的死亡。Pael 受体的选择性和 parkin 蛋白的连接酶功能在体内实验中已得到证明。并且热休克蛋白 hsp70

能抑制由 parkin 引起的 Peal 受体的泛素化，相反 CHIP（carboxyl terminus of the hsp70 interacting protein）却能促进这种作用。

（3）o-糖链 α-synuclein 在 Lewy 小体的形成方面有一定联系。o-糖链 α-synuclein 与细胞死亡之间的关系还不明确。

（4）Synphilin-1 也是 Lewy 小体形成中的重要分子，能与 α-synuclein 结合，但其与细胞死亡之间的关系不明。并且在这种分子中存在有多种连接酶。最近有报告指出 siah-1 以 synphilin-1 为底物。并且 dorfin 也是以这种分子为底物，一个分子中存在有许多连接酶。在我们所知的范围内还没有这样独特的分子。

（5）细胞周期蛋白 E（cyclin E）是控制细胞周期从 G_1 期向 S 期移动的调节蛋白，过量蓄积会导致细胞凋亡。

（6）α/β 微管蛋白，这种异二聚物能够形成微管，在细胞功能方面有重要作用。另一方面这种非折叠的微管蛋白也显示出细胞毒性。在这种非折叠的微管蛋白的分解过程中，parkin 蛋白起到了连接酶的作用。非折叠的微管蛋白分解后，可保护细胞免于死亡。

（7）p38 亚基被认为与细胞凋亡有关。p38 也存在于散发性 PD 的 Lewy 小体中，它作为重要的候选底物引起了人们的注意。

（8）synaptotagmin XI 为突触小泡蛋白，由于 parkin 蛋白存在于突触小泡中，因此 synaptotagmin XI 也是值得注目的候选底物。这个分子被指出可能会调整突触储存的能力，而且还可能与入坞、释放有关。

三、PARK5：UCH-L1

UCH-L1 是一种脱泛素化酶（deubiquitinylating enzyme，DUB），它丰富地存在于脑内，也存在于皮质型 Lewy 小体中，约占脑内总蛋白质的 1%。它的功能是水解泛素 C 末端与氨基酸形成的肽键，从而能够回收这些失活的泛素，使泛素处于活性的形式。Leroy（1998）在一个常染色体显性家族性帕金森病的家族中发现 I93M 突变，导致 UCH-L1 的活性降低，产生了帕金森病，但 I93M 的突变非常少见。

还有一种突变是第 18 号的丝氨酸变成了酪氨酸（S18Y），S18Y 突变的频率较 I93M 高，而且 S18Y 突变能降低因 I93M 突变而患帕金森病的遗传性风险，这是因为①虽然 I93M 的突变造成酶活性减半，但 S18Y 的突变反而能使 UCH-L1 酶活性稍稍增加，Nishikawa（2003）等认为 UCH-L1 的活性与帕金森病的发病风险呈负性相关。②UCH-L1 有一个重要的新功能，它在二聚体状态时，能够利用泛素分子的 K63（泛素分子的第 63 号赖氨酸残基）将泛素添加到 α-synuclein 上，具有连接酶的作用，并且 K63 并不是 26S 蛋白酶体的水解信号（K48 为水解信号），因此虽然单倍体具有脱泛素化酶的作用但二聚体却促进了包涵体形成。Liu（2002）等比较了突变型（S18Y）和野生型的二聚体的连接酶的活性，发现 S18Y 突变型连接酶活性降低，对包涵体的形成有抑制作用，因此患帕金森病的风险也降低了。

另一方面，Saigo 等（1999）发现由相同 UCH-L1 基因突变引起的逆行性神经轴索变性小鼠（gracile axonal dystrophy mice，Gad mice）采取的是常染色体隐性遗传，从一级感觉神经元末梢开始出现轴索变性，表现出运动障碍。Gad mice 的这种突变导致了 UCH-L1 纯合体外显子 7，8 的缺失。这种 Gad 小鼠在变性轴索内出现了泛素阳性的点状包涵体，这些点状包涵体在 Lewy 小体的形成过程种具有一定功能。但 Gad 小鼠的中枢神经系统并没有异常。

四、PARK6：PINK1

2004 年 Valente 等发现 PINK1（PTEN induced kinase）是与常染色体隐性帕金森病有关的基因。PINK1 是编码 581 个氨基酸的蛋白，这个蛋白具有两个结构域，一个是线粒体靶向的模序（motif），另一个是具有蛋白激酶活性的结构域，这个结构域与钙/钙调蛋白家族的丝氨酸/苏氨酸激酶有很高的同源性。Valente 等报道（2004）PINK1 能保护细胞免受蛋白酶抑制剂引起的凋亡，关键问题是这种隐性突变会导致失去这种神经保护功能。Hatano（2004）在亚洲人群中也发现相关突变（R246X，H271Q，E417G，L347P 和 Q239X/R492X）。

五、PARK7：DJ-1

PARK7 呈现出幼年性帕金森病的表型，临床上与 parkin 突变引起的常染色体隐性幼年性帕金森病类似。在厄兰岛家族发现 DJ-1 基因上缺少 exon1-5，并且在其他意大利家族中发现了 L166P，由于这种点突变存在于种属间保守的氨基酸的部位，因此推断这个部位有重要功能。

目前 DJ-1 的功能还不是很清楚。Nagekubo 等（1997）鉴定出 DJ-1 是与 Ras 相协调的使细胞转化的癌基因。并且 Wagenfeld（1998）的报告指出，大鼠 DJ-1 的同源物 CAP1/SP22 为睾丸特异性表达，当给予内分泌扰乱物质时 DJ-1 的表达减少，因此认为它与精子形成有关。另外 DJ-1 能与 PIASxα（protein inhibitor of activated STAT）结合，PIASxα 是 RNA 结合蛋白的调节因子，这种结合能解除由 PIASxα 引起的雄激素受体的转录抑制，具有正向调节的作用。

六、PARK8：LRRK2

发生在 α-synuclein，DJ-1 和 PINK-1 基因上的突变虽然能引起 PD，但这些突变相对较少。最近 Zimprich 等（2004）鉴定出了发生在 LRRK2（leucine-rich repeat kinase-2）基因上的杂合子突变，并且这种突变被认为与晚发型 PD 有重要关系。至少 9 种与发病相关的错义突变被证明。其中最常见的突变有 G2019S，它可能与 $0.6\% \sim 1.6\%$ 的散发性 PD 以及与 $2\% \sim 8\%$ 的常染色体显性的家族性 PD 有关。并且这种突变的外显率会随着年龄的增长而升高，在 50 岁时约为 17%，但在 70 岁时就会增加到 85%。

七、NR4A2（nuclear receptor subfamily 4，Group A，member 2）

Nurr1（nuclear reseceptor-ralated 1）与促肾上腺皮质激素释放激素（CRH）的调节以及慢性关节痛风有关，在探讨与 PD 的关系中，发现 Nurr1 是细胞的成熟和生存所必需的，

NR4A2 是核受体超家族中的一员，也是黑质多巴胺神经细胞分化所必需的，Le 等（2003）发现 Nurr1 基因的突变也与家族性帕金森病有密切的关系。在常染色体显性遗传的 PD 家系中 NR4A2 中的第一个外显子发生两种突变（第 291 位的 T 缺失以及 245 位的 T 突变为 G）。PD 中的 NR4A2 突变在人群中非常少见并且分布有局限性。具有 NR4A2 突变表型的患者多为晚发型。

第三节　帕金森病相关的药物研究新靶点展望

通过对家族性帕金森病的研究发现，α-synuclein 在散发性帕金森病中具有重要作用，这使帕金森病的研究进入了新的阶段，之后 parkin，UCH-L1 的研究使我们了解到非折叠蛋白的蓄积以及对这些蛋白进行降解的泛素 - 蛋白酶体系统功能的失调是引起神经变性的重要原因。DJ-1 可能也与泛素 - 蛋白酶体系统有关，并且可能有抗氧化应激作用来保护神经细胞的变性。此外最近发现的 PINK1 和 LRRK2 均有激酶活性，虽然目前它们的催化底物和功能还不是十分清楚，但利用这些基因的转基因动物来建立帕金森病模型将会为今后研究散发性帕金森病提供很大帮助。同时一些新药的研发，如 NR4A2 激活剂是现阶段寻找治疗帕金森病药物的新方案。

（陈乃宏）

参 考 文 献

1. Bonifati, V., Rizzu, P., van Baren, M. J., et al. Mutations in the DJ-1 gene associated with autosomal recessive early-onset parkinsonism. Science. 2003, 299：256 – 259.

2. DeStefano, A. L., Golbe, L. I., Mark, M. H, et al. Genome-wide scan for Parkinson's disease：the GenePD Study. Neurology. 2001, 57：1124 – 1126.

3. Pronin, A. N., Morris, A. J., Surguchov, A, et al. Synucleins are a novel class of substrates for G protein-coupled receptor kinases. J Biol Chem. 2000, 275：26515 – 26522.

4. Hugot, J. P., Chamaillard, M., Zouali, H, et al. Association of NOD 2 leucine-rich repeat variants with susceptibility to Crohn's disease. Nature. 2001, 411：599 – 603.

5. Le, W. D., Cu, P., Jankovic, J, et al. Mutations in NR4A2 associated with familial Parkinson disease. Nat Genet. 2003, 33：85 – 89.

6. Webb, J. L., Ravikumar, B., Atkins, J, et al. α-synuclein is degraded by both autophagy and the proteasome. J Biol Chem. 2003, 278：25009 – 25013.

7. Shimura, H., Schlossmacher, M. G., Hattori, N, et al. Ubiquitination of a new form of α-synuclein by parkin from human brain：implications for Parkinson's disease. Science. 2001, 293：263 – 269.

8. Singleton, A. B., Farrer, M., Johnson, J, et al. α-Synuclein locus triplication causes Parkinson's disease. Science. 2003, 302：841.

9. Murphy, D. D., Rueter, S. M., Trojanowski, J. Q, et al. Synucleins are developmentally expressed, and α-synuclein regulates the size of the presynaptic vesicular pool in primary hippocampal neurons. J Neurosci. 2000, 20：3214 – 3220.

10. Okochi, M., Walter, J., Koyama, A, et al. Constitutive phosphorylation of the Parkinson's disease associated α-synuclein. J Biol Chem. 2000, 275：390－397.

11. Abeliovich, A., Schmitz, Y., Farinas, I, et al. Mice lacking α-synuclein display functional deficits in the nigrostriatal dopamine system. Neuron. 2000, 25：239－252.

12. Cabin, D. E., Shimazu, K., Murphy, D, et al. Synaptic vesicle depletion correlates with attenuated synaptic response to prolonged repetitive stimulation in mice lackingα-synuclein. J Neurosci. 2002, 22：8797－8807.

13. Hasegawa, M., Fujiwara, H., Nonaka, T, et al. Phosphorylated α-synuclein is ubiquitinated in α-synucleinopathy lesions. J Biol Chem. 2002, 277：49071－49076.

14. Liu, C. W., Corboy, M. J., DeMartino, G. N, et al. Endoproteolytic activity of the proteasome. Science. 2003, 299：408－411.

15. McLean, P. J., Kawamata, H., Ribich, S, et al. Membrane association and protein conformation of α-synuclein in intact neurons. Effect of Parkinson's disease-linked mutations. J Biol Chem. 2000, 275：8812－8816.

第十五章　防治阿尔茨海默病药物研究的
新思路与新靶点

阿尔茨海默病（Alzheimer disease，AD）是一组病因未明的原发性退行性脑变性疾病。多起病于老年期，潜隐起病，病程缓慢且不可逆，临床上以智能损害为主。1907 年德国神经病学医生 Alois Alzheimer 在论文"大脑皮层的一种特异性病症"中首次报道了一例进行性痴呆患者的尸检，为纪念他的发现该疾病以其姓氏命名。目前认为 AD 的主要病理特征是：神经细胞内出现神经元纤维缠结、细胞外存在老年斑、脑皮层神经细胞减少以及新皮层和脑膜的血管淀粉样变性。AD 是渐进性和衰退性的。虽然这种病在任何年龄都能出现，但是通常在 60～70 岁之间出现。目前 AD 药物治疗主要是针对改善认知和行为障碍，减缓疾病的发展，是针对疾病症状的治疗，没有深入到疾病病因的治疗，随着 AD 发病机制的深入研究，AD 的药物治疗也出现了较多进展。

第一节　AD 相关流行病学调查

2007 年，美国的一项流行病调查显示其 AD 患者达 500 万，预计到 2050 年 AD 患者可达到 1300 万。据 2008 年的一项统计调查显示，全球有超过 2000 万人患老年性痴呆，估计我国现有的患痴呆的老年人超过 400 万人，其中 AD 约占 1/3。2000 年老年人约为 42 000万，到 2030 年预计可达 97 300 万，增长超过 2 倍，这显示世界老龄化人口（＞65 岁）在快速地增加。2010 年的流行病调查显示全世界有接近 3500 万人患有 AD，而调查研究发现AD 的发病率随着年龄的增加而增加，在 65～74 岁的人群中有约 3% 的人患 AD，而在 85 岁或更大年龄的人群中有约 50% 的人患 AD。随着人们生活质量的改善，人均寿命延长，人口的平均年龄持续增加，预计在未来的数年 AD 的发病将会增加。所有调查数据显示，AD 的发病率在逐年增加，并且速度越来越快，严重威胁着人类的健康和正常生活。

WHO 的一项对 60 岁以上老年人的调查报告显示：在痴呆、中风、心血管疾病和癌症中，痴呆患者的年均花费最高。仅 2010 年在 AD 健康护理方面就消费了近 1720 亿美元。在美国，AD 在致死疾病中排位第七，而在 65 岁或更大年龄的人群中，AD 则为第五位致死疾病。近年来由心脏病和脑卒中导致的病患死亡数有所下降，但由 AD 导致的死亡率却在逐年上升。

英国《每日邮报》报道，科学家最新发现，"喝茶＋喝咖啡＋吃核桃＋常锻炼＋晒太阳"是预防 AD 的完美组合。

夏威夷国际老年痴呆症大会上宣布的一项研究表明，每天喝 1 杯茶或咖啡，有助于预防 AD，因为这两种饮料都可以使记忆丧失危险下降 40%。美国加州大学科学家表示，与不

喝茶或咖啡的老人相比，经常喝茶或咖啡的 65 岁以上老人，AD 症状分别减少 37%
和 20%。

纽约州立发育障碍基础研究所完成的实验鼠研究发现，坚果类食物可极大改善实验鼠
的学习和记忆能力。吃核桃对人类有相同的作用，因此有助于降低 AD 危险。

除了饮食之外，良好的生活方式也有助于降低老年痴呆危险。美国波士顿大学医学院
完成的一项涉及 1200 名平均年龄 76 岁的参试者的最新研究发现，高尔夫和慢跑等中等强
度锻炼可使患 AD 的危险减少 40%。研究人员建议，老年人每周 5 次，每次 30 分钟的高尔
夫、快走或跑步机锻炼，可有效防止 AD。

英国埃克塞特大学科学家完成的一项涉及 3300 名 65 岁以上老人的新研究发现，缺少
维生素 D 的老人罹患 AD 的危险增加 5 倍。研究人员建议，为了保证充足的维生素 D，老人
除了常吃富含维生素 D 的多脂鱼和鸡蛋之外，更重要的是经常晒太阳。

第二节　AD 临床症状

AD 几乎都是以不可察觉的方式开始发病，最初常常是偶然地、在回忆日常生活最近时
间的事情时遇到困难。患者可能无法回忆与某个人的交谈或参与过的某项活动，或者可能
是对最近接受的某个项目的信息变得很模糊，亦即以轻微认知障碍（mild cognitive impair-
ment, MCI）为先兆。MCI 是介于正常老年和轻度痴呆之间的一种认知损伤状态，被认为是
发展为 AD 的初始阶段。MCI 患者的临床表现不仅有记忆障碍，而且还有注意力、视空间结
构、词语流畅性、执行功能等其他认知功能轻度障碍，比如：注意力不能较长时间集中于
某一事物，易于涣散；临摹画二、三维图形，汉字抄写，语言表达、理解、命名、复述、
运用能力减退，对熟悉环境定向力下降，以及发现和解决问题能力、执行任务能力等方面
可表现为不同程度的减退。而且在 MCI 期间细胞外已经出现了斑块沉积，并且具有 AD 神
经病理变化的大多数特征。患者常常是以纯粹的遗忘症状开始，其他认知方面很少或根本
没有任何困难。MCI 或早期 AD 患者完全保持清醒状态，没有明显的语言混乱，并保持着正
常的运动和感觉功能。AD 发病的最初几年，多数患者在一般认知功能方面即已出现一些轻
微的问题，当这些轻微的差错变得逐渐引人注意时，患者可能对一些活动或爱好已经变得
淡漠、情绪出现波动。在渐进性的记忆和认知功能衰退后，许多患者开始经历第一次，然
而也是比较明显的运动功能障碍，在几年或十几年的病程中，AD 会逐渐恶化到明显的痴呆
地步。

AD 的发病不容易被人们意识，也不容易被确诊，特别是在早期。AD 患者可能在出现
明显症状前 10 年或 20 年，脑内就已经出现病变，如出现神经原纤维缠结或老年斑（senile
plaques, SPs）。海马被认为是脑内控制记忆的主要区域，在 AD 患者中最先受到损伤，表
现出记忆力减退等一系列症状。过去对 AD 的确诊一般都是从 AD 患者病逝后的脑解剖，发
现老年斑和神经原纤维缠结而完成的，但如果医生不能对 AD 患者脑进行内部分析，那么
AD 将如何诊断呢？纽约大学的 Barry Reisberg 医生建立了一种评估法，称为功能评估分期
测试。这个评估法根据症状和表现将 AD 分为三期。随着时间的流逝，新症状的出现，疾

病经过各个过程发展。根据功能评估分期测试，这三期分别是轻度、中度和重度。

一、轻度 AD 症状

1. 轻度语言功能受损。
2. 日常生活中出现明显的记忆减退，特别是对近期事件记忆的丧失。
3. 时间观念产生混淆。
4. 在熟悉的地方迷失方向。
5. 做事缺乏主动性及失去动机。
6. 出现忧郁或攻击行为。
7. 对日常活动及生活中的爱好丧失兴趣。

轻度 AD 患者，身体往往没有表现出什么异常症状，但他对周围世界的感觉可能会开始出现一些差错。但即使是不患 AD 的正常人有时也会出现这种失误，所以早期的这种表现不被人们所重视，导致错过疾病的早期治疗。采用评分测试来诊断 AD 时，必须区分轻度 AD 和正常的衰老表现。

二、中度 AD 症状

1. 变得更加健忘，特别常常忘记最近发生的事及人名。
2. 不能继续独立地生活。
3. 不能独自从事煮饭、打扫卫生或购物等活动。
4. 开始变得非常依赖。
5. 个人自理能力下降，需要他人的协助，如上厕所、洗衣服及穿衣等。
6. 说话越来越困难。
7. 出现无目的的游荡和其他异常行为。
8. 在居所及驻地这样熟悉的地方也会走失。
9. 出现幻觉。

在中度 AD 阶段，脑部损害加剧，并扩散到脑的大部分区域。疾病影响了脑部的语言、理性分析、感觉传递和思维控制区的正常功能。症状会越来越明显，行为也会发生巨大的变化。这个阶段的患者还会出现远期记忆丢失的现象，完成任务困难，变得容易激动，智力和理性分析能力下降，不在乎外表。

中度 AD 患者对于看护者来说很困难。AD 患者可能辱骂甚至对看护者施加暴力。他们可能触犯法律，不安全驾驶、入店行窃、暴露癖，或者谩骂别人，这些在 AD 患者中都是很常见的。

三、重度 AD 症状

1. 不能独立进食。
2. 不能辨认家人、朋友及熟悉的物品。
3. 明显地语言理解和表达困难。

4. 在居所内找不到路。

5. 行走困难。

6. 大、小便失禁。

7. 在公共场合出现不适当的行为。

8. 行动开始需要轮椅或卧床不起。

随着 AD 病情的发展，脑部细胞的损害也扩大。对于 AD 患者的看护与照顾显得更加困难。患者可能行走困难，可能更容易受到其他疾病的侵害，比如肺炎。这个时期的标志包括胡言乱语、行动困难、不能辨别出家人，日常生活的基本行为能力困难。患者可能变得消极，在电视前坐几个小时或者比平常更容易睡着，对任何事都没有耐心。随着病情发展，患者可能像胎儿一样的姿势在床上待几个小时。

第三节　AD 的诊断

AD 病因未明，目前诊断首先主要根据临床表现作出痴呆的诊断，然后对病史、病程的特点、脊神经系统检查、心理测查与辅助检查的资料进行综合分析，排除其他原因引起的痴呆，才能诊断为 AD。美国国家衰老研究所（National Institute of Aging，NIA）和 AD 学会（Alzheimer's Association，AA）成立一个专家组对 1984 年版 AD 痴呆的诊断标准进行修订，于 2011 年 4 月 19 日发表了新的诊断指南，简称为 NIA-AA 诊断标准。新标准保留了 1984 年版痴呆诊断的大体框架，吸取过去 27 年的临床应用经验，将 AD 视为一个包括 MCI 在内的连续的疾病过程，并将生物标志纳入到 AD 痴呆的诊断标准中，以便在研究中应用。

近年来发展迅速的神经影像技术主要包括结构影像及功能影像两部分，前者指脑 CT 及脑 MRI，后者则包括功能 MRI（fMRI）、磁共振波谱成像（MRS）以及单光子发射计算机断层成像（SPECT）和正电子发射断层成像（PET）等。同时神经影像学技术还包括脑多普勒检测以及 X 射线技术等。

一、结构影像学

结构影像学包括平面测量和三维体积测量，由于大脑解剖结构复杂，故多采用三维体积测量描述感兴趣区的病理改变。结构性磁共振技术（structural MRI，sMRI）可以清晰地显示脑萎缩及脑室扩大等大体结构变化。

通过观察大量的轻度认知功能损伤研究对象的 MRI 检查特征，发现海马体积检测是识别轻度认知功能损伤的敏感指标。海马萎缩的程度与认知障碍程度呈正相关。而基于体素的 MRI 形态分析（voxel-based morphometry，VBM）不同部位灰质萎缩程度，有助于判断 MCI 患者是否发展为 AD。监测 MCI 患者的颞角体积的改变有助于鉴别稳定型 MCI 和向痴呆进展型 MCI，海马结构越小，AD 转化率越高。Saka 等则通过测量颞叶萎缩的钩回间距（IUD）得出，IUD 值在 28.3mm 时，其鉴别 MCI 和 AD 的有效率达 92.5%，且与 MMSE 量表的评价结果呈明显相关。全脑和脑室的年体积变化率与 MCI 是否向 AD 转变亦密切相关。

除了针对颞叶海马的研究外，还有许多研究涉及大脑其他区域。如通过 sMRI 发现，轻度认知功能损伤者海马和内嗅皮层明显萎缩，因此，对 sMRI 显示的皮质萎缩程度进行纵向分析，可以监测 MCI 患者的疾病进展情况，也可以对新治疗手段的疗效进行评估。

结构测量容易受多种因素的影响，如 MCI 的进展程度、测量误差、年龄、头颅大小不同而导致的个体差异等，并且内嗅皮层及海马的萎缩并非 MCI 的特异性改变，在颞叶癫痫、精神分裂症等病例也可有类似改变，因此结构影像学用于 MCI 的诊断受到一定程度的限制。

二、功能影像学

功能磁共振成像（functional fMRI）是一种非常有效的研究脑功能的非介入技术，已经成为最广泛使用的脑功能研究手段。最早起源于 1991 年春天，美国麻省总医院的磁共振研究中心利用磁共振成像生成反映脑血流变化的图像。它虽然是一种非介入的技术，但却能对特定的大脑活动的皮层区域进行准确、可靠的定位，空间分辨率达到 2mm，并且能以各种方式对物体反复进行扫描。

广义的 fMRI 包括三类：①脑血流测定技术，包括注射造影剂、灌注加权和目前的 BOLD 效应成像；②脑代谢测定技术，包括 1H 和 31P 的化学位移成像；③神经纤维示踪技术，包括扩散张量和磁化学转移成像。从时空分辨率、无侵入性和实用性等方面考虑，目前应用最广泛的是 BOLD 效应的 fMRI，也即通常的 fMRI。

1. 磁共振波谱　磁共振波谱成像（magnetic resonance spectroseopy，MRS）是利用不同化合物中的原子核对共振频微小变化的差异，无创伤性地测量正常脑组织及病变组织内的代谢产物的功能性影像技术，目前以磁共振质子波谱（1H ~ MRS）最为常用。AD 及 MCI 中代谢产物的主要评价对象是 N-乙酰天冬氨酸（NAA）、胆碱类化合物（Cho）、肌醇（MI）和肌酸（Cr），可通过 NAA、Cr、Cho、MI 等化合物浓度的变化来反映 AD 这类神经系统退行性病变的病理改变。

大多数研究发现 MCI 患者的大脑半球脑组织广泛存在 NAA 含量减少。MI 含量增加，进展型 MCI 与稳定型 MCI 之间的 NAA/Cr 比率可存在明显差异。

2. 磁化传递成像（magnetization transfer imaging，MTI）　是基于组织中自由氢质子与静止氢质子（如细胞壁大分子内的氢质子）之间相互作用的成像技术，常用脑组织磁化传递率（magnetization transfer ratio，MTR）来反映脑组织结构完整性的变化。MCI 患者 MTR 改变可能是由于 Wallerian 变性及神经元丢失所致。在尚未出现双侧颞叶明显体积改变的 MCI 就可出现海马等内侧颞叶结构的 MTR 下降，而且 MCI 的 MTR 改变仅发生在灰质中，AD 患者白质内的 MTR 也出现下降，因此可将 MTR 下降的部位用于 MCI 的早期诊断，并了解 MCI 向 AD 发展的情况。

3. 血氧水平依赖－功能性磁共振成像　以磁对比剂或去氧血红蛋白即血氧水平依赖（blood oxygen level depend，BOLD）对比增强成像的敏感效应为基础，fMRI 成像技术可检测检查者接受视觉、听觉、触觉等刺激后的脑灌注变化，用于皮层活动的功能定位，还可与认知功能检查同时进行，清楚辨认被特殊任务和刺激所激活的脑区。

与正常对照者相比，MCI、AD 患者在完成记忆任务时内侧颞叶激活下降，而完成感觉任务时三者间无明显差别。这就提示虽然 fMRI 不能区分 AD 和 MCI，但是能灵敏地检测出

MCI 期的患者。在临床痴呆量表（CRD-SB）评估中，对于临床损伤较重的患者，即使考虑到海马萎缩的因素，在记忆编码的同时其右侧海马旁回的激活程度也较高。颞叶内侧激活程度的增加可能是对 AD 病理蓄积的一种代偿性反应，可将其作为临床症状加重的一个标志。AD 和 MCI 较正常老年对照组所激活的功能区明显增多，多分布于右侧额上回、双侧颞中回、额中回及双侧扣带回的前部，并且 MCI 组较 AD 组右侧海马旁回、右侧豆状核、右侧梭状回、左侧额下回、左侧缘上回及双侧扣带回的激活区增多，提示随着病程的进展代偿性的功能激活区将逐渐减少。因此，根据 fMRI 的不同激活状态可敏感地预测 MCI 患者的病情进展。乙酰胆碱酯酶抑制剂（AChEI）被认为是改善痴呆患者的精神和行为症状以及识别行动的有效药物，fMRI 能够显示经乙酰胆碱酯酶抑制剂治疗前后以及不同用药方式、用药剂量下 MCI 患者的脑皮层激活区的改变。fMRI 还可与认知功能检查同时进行，同时评价神经心理功能和脑血流，使用前景诱人，但仍有许多实际操作问题需要解决。

　　MCI 和轻度 AD 患者的功能代偿系指在有足够功能神经元存在的情况下，脑激活区较对照组扩大并活性增强，而在神经元功能减退或数目减少至失代偿时，脑激活区显著减少并活性降低。有研究发现，记忆损害较轻的轻度认知损害患者与正常对照者相比，其海马激活增强，但是记忆损害较重的轻度认知损害患者海马激活降低。

三、放射性核素显像

　　粒子发射扫描技术是核医学成像技术，可产生三维图谱，或者人体过程性图谱。是将一种半衰期很短的示踪剂注射入体内，然后患者被送入成像扫描仪进行检查。放射性阳离子发射，透过小块，产生光束，撞击在成像管上。专门的技术人员可以通过读谱而得知患者的一些情况。粒子发生扫描是描绘正常人体大脑功能图谱的一种重要的研究手段。粒子发射扫描也可以用于药物前期研究，检测动物模型的药物。加州大学洛杉矶分校的医学院的医生们研究出了一种粒子发射扫描的新技术，叫做 PDDNP，可以描绘出脑部的三维图谱。匹兹堡大学的 Steve DeKosky 医生和他的同事们制造出一种称作 PiB 的化合物，这种药物注射入患者体内，当扫描时根据血小板的浓缩产生黄、红、绿、蓝的区域，从而显示各部位的状态，非 AD 患者扫描时显示黑色。

（一）单光子发射计算机断层成像术

　　单光子发射计算机断层成像术（SPECT）的基本本成像原理是：γ 照相机探头的每个灵敏点探测沿一条投影线进来的 γ 光子，其测量值代表人体在该投影线上的放射性之和。在同一条直线上的灵敏点可探测人体一个断层上的放射性药物，它们的输出称为该断层的一维投影。图中各条投影线都垂直于探测器并互相平行，故称之为平行束，探测器的法线与 X 轴的交角 θ 称为观测角。γ 照相机是二维探测器，安装了平行孔准直器后，可以同时获取多个断层的平行束投影，这就是平片。平片表现不出投影线上各点的前后关系。要想知道人体在纵深方向上的结构，就需要从不同角度进行观测。可以证明，知道了某个断层在所有观测角的一维投影，就能计算出该断层的图像。从投影求解断层图像的过程称作重建。这种断层成像术离不开计算机，所以称作计算机断层成像术（computered tomography，CT）。CT 设备的主要功能是获取投影数据和重建断层图像。

　　SPECT 检查显示，MCI 患者颞顶区和扣带回后部的血流明显减少。转化为 AD 的 MCI 患者双侧海马、楔前叶、扣带回后部、顶叶和右侧颞中回血流灌注均减低。研究发现有相当一部分 MCI 患者的 MMSE 量表评分在正常范围，而其 SPECT 图像已经明确显示其右侧大脑半球的皮质血流量较正常对照组减低。

　　尽管多项研究显示 SPECT 可客观反应 MCI 患者的脑血流量，具有较高的敏感性，在预测 MCI 向 AD 的转化方面有较高的价值，但其诊断的特异性有待提高，而且缺乏大样本、长期的随访，还有待于进一步深入研究。SPECT 可发现 AD 和 MCI 患者的边缘叶灌注降低，SPECT 诊断早期 AD 的敏感性和特异性较 PET 稍低，但用于血管性痴呆的鉴别诊断明显优于 PET。多数研究者认为，颞顶相关区域、扣带回后部及海马区血流减低高度预示 MCI 进展为 AD 可能性较大。

　　（二）PET

　　PET 是利用发射正电子的放射性核素作为标记物，将其引入脑内某一局部区域参与已知的生化代谢过程，利用现代化 CT 技术将标记物所参与的特定代谢过程的代谢率以立体成像的形式表达出来，可测定到组织对葡萄糖的利用和脑的局部血流量（灵敏度高达 pmol）。

　　对于 MCI，PET 显示后扣带回及后顶叶区（BA29/30）FDG 代谢减低，代谢减低的程度与认知功能缺陷的严重程度、年龄及受教育的程度有关。MCI 进展为 AD 的过程中伴随顶叶及后扣带回皮质区代谢的持续性减低，额前回腹外侧 FDG 代谢的明显减低是 MCI 进展为 AD 的特异性改变。

　　结合前扣带回（ACC）和额下叶（IFC）的 F-FDG 代谢预测 ApoE4 阳性 MCI 患者转化为 AD 的灵敏度达到 100，特异性达到 90，准确度达到 94。所以，PET 和 ApoE4 基因型相结合能够提高对 MCI 向 AD 转化的预测。最近有研究机构采用 PiB（Pittsburgh compoud B）作为示踪剂标记淀粉样蛋白斑，利用 PET 直接显示 MCI 患者的神经病理改变，其发展前景广阔。

　　另外，放射性核素功能显像，如：脱氧葡萄糖-PET（FDG-PET）技术能够检测局部脑组织的代谢水平。通过[18]F-FDG PET 和 SPECT 的统计分析结果显示，嗅觉和海马区域灰质丧失以及扣带后回皮质低代谢和低灌注，认为与 MCI 转变为 AD 有关。健康老人可出现顶叶葡萄糖代谢的减低，但程度较轻，MCI 患者顶叶葡萄糖代谢进一步减低，可以发现 MCI 患者的颞叶内侧代谢降低，而早期 AD 最典型的改变是双侧顶颞叶交界处皮层及扣带回代谢降低，且与 AD 早期的神经病理改变程度相关。

　　四、脑多普勒检测

　　脑多普勒检测研究显示 AD 患者的双侧大脑中动脉（MCA）及基底动脉（BA）的血流速度明显低于对照组，尤其是 MCA 及 BA 的脉搏参数（PI）明显高于对照组，也提示动脉阻力增加，显示 AD 患者的发病机制中血管性因素也占了一定的作用。

　　综上所述，非侵袭性成像技术可得到活体脑组织的图像，给研究者一个好的指导。AD 患者的脑电图变化无特异性。CT、MRI 检查显示皮质性脑萎缩和脑室扩大，伴脑沟裂增宽。由于很多正常老人及其他疾病同样可出现脑萎缩，且部分 AD 患者并没有明显的脑萎缩。

所以不可只凭脑萎缩诊断 AD。SPECT 和 PET 可显示 AD 的顶 - 颞叶联络皮质有明显的代谢紊乱，额叶亦可能有此现象。很多疾病，像脑卒中、肿瘤、血管疾病、中毒、营养不良、感染和抑郁，都可能产生 AD 的相似症状。神经系统图谱可以排除以上原因导致的痴呆。当其他状况都被排除后，才可以诊断为疑似 AD。

第四节　AD 发病机制和药物治疗的研究现状与进展

AD 主要临床症状是记忆力减退和认知功能障碍。目前 AD 药物治疗主要是针对改善认知和行为障碍，减缓疾病的发展，是针对疾病症状的治疗，没有深入到疾病病因的治疗，随着 AD 发病机制的深入研究，AD 的药物治疗也出现了较多进展。目前具有 AD 相关治疗作用的药物较多，种类也很多，但最终上市的药物则不到 4%，能进行到 II 期临床试验的药物不到 10%，其中大部分药物由于其各方面原因而终止对 AD 治疗的开发。

一、β 淀粉样蛋白

（一）β 淀粉样蛋白（β amyloid protein，Aβ）的形成及清除

老年斑和神经原纤维缠结是 AD 的两个主要病理特征。在 AD 患者脑内存在三种与 Aβ 相关的斑块：弥散型斑块、老年斑和毁坏型斑块。弥散型斑块含有非聚集态的 Aβ，不被特异性染色物质刚果红染色，被认为是老年斑的早期形式。老年斑是存在于发育不良的轴突和树突神经末梢的圆形斑块，周围被增生的星形胶质细胞和小胶质细胞所包被，其核心为聚集的 Aβ，大部分为 1 ~ 42 片断的 Aβ，能被刚果红染色。老年斑除主成分 Aβ 外，尚结合有载脂蛋白、α1 抗凝乳蛋白酶、硫肝糖蛋白及 AChE 等，这些成分均能明显影响 Aβ 的作用。老年斑可导致神经元正常功能缺损，甚至死亡。第三种斑块是毁坏型斑块，它具有一个孤立的致密 Aβ 核心，有关它的生理功能和特性尚不清楚。

Aβ 是由 β 淀粉样前体（APP）经内源性蛋白水解产生的，β 和 γ 分泌酶先后参与了这一连续的切割过程。APP 是一个具有受体样结构的跨膜糖蛋白家族，其编码基因位于 21 号染色体上，通过对 APP mRNA 的不同剪切及后加工可形成不同氨基酸数目的 APP 同源蛋白。APP 在人体的各个组织都有表达，在脑内尤为丰富。APP 在体内有两种代谢途径：分泌酶代谢途径和溶酶体代谢途径，APP 通过分泌酶代谢途径可形成 Aβ。APP 含有两个细胞膜外蛋白酶切位点 α、β 及一个跨膜区域的酶切位点 γ，分别位于 687 ~ 688、671 ~ 672 及 711 ~ 714 位氨基酸之间。APP 通过 α 分泌酶（α-secretase）途径在 Aβ 片断中的 α 位酶切位点进行剪切，形成可溶性的由 612 个氨基酸残基组成的 90 ~ 100 kD 的 APP 片段，即分泌型 APP（secretory APP，APPs）以及与膜连接在一起的 C 末端片断（P3T），P3T 随后被 γ 分泌酶（γ-secretase）水解形成 P3 多肽和 C 末端的 APP。目前对 APPs 的生理功能还缺乏了解，有研究表明 APPs 跨膜分泌后可发挥神经保护作用，可能与细胞增殖，细胞层连接，阻止细胞外钙聚积以及延缓细胞死亡等作用有关。而羧基端片断则在细胞内降解。α 分泌酶代谢途径破坏了 Aβ 的完整结构，从而阻止了 Aβ 片段的形成。这一代谢途径称作非 Aβ 生成途径。Aβ 生成途径是通过 β 分泌酶和 γ 分泌酶完成的。APP 通过 β 分泌酶（β-secretase）剪切形成 N 末端的 βAPP 以及包含完整 Aβ 结构的 C 末端片段 A4CT，与膜连接的 A4CT 再由 γ 分泌酶在不同的位点剪切形成长度为 40 或 42 个氨基酸残基的 $A\beta_{1-40}$ 或 $A\beta_{1-42}$ 片断。

在正常生理或病理条件下，APP 均能代谢形成 Aβ，并被释放到细胞质内和细胞外空间。Aβ 通常存在于脑脊液和血液内，是健康人体液的正常组成成分。所形成的 Aβ 多数为 $A\beta_{1-40}$，同时也产生少量的 $A\beta_{1-42}$ 和 $A\beta_{1-43}$。pH 的改变会影响 Aβ 的产生，神经元的内质网是 $A\beta_{1-42}$ 产生的场所，而 $A\beta_{1-40}$ 则是高尔基体内的产物。

机体在正常情况下可以有效清除 Aβ，脑内 Aβ 的清除机制主要包括细胞外降解、细胞内吞和转运清除。体内有一些 Aβ 降解酶，如 neprilysin（NEP）、内皮素转化酶（endothe-lin-converting enzyme，ECE）、胰岛素降解酶（insulin-degrading enzyme，IDE）、血管紧张素转换酶（angiotensin-convertingenzyme，ACE）、纤溶酶和基质金属蛋白酶-9（matrix metallo-proteinase-9，MMP-9）等。Aβ 的内吞由低密度脂蛋白受体相关蛋白（1ow density lipoprotein receptor-related protein，LRP）和清道夫受体（scavenger receptor，SR）介导。LRP 介导可溶性 Aβ 复合物的内吞，SR 介导纤维化的 Aβ 的内吞。脑内 Aβ 的转运清除包括血脑屏障（blood-brain barrier）转运和经非特异性脑间质液（interstitial fluid，ISF）泵流到脑脊液后进入血流而清除。脑内绝大多数的 Aβ 经血脑屏障途径转运出脑，10% ~15% 的 Aβ 由 ISF 泵流清除。LRP 及 P 糖蛋白（P-glycoprotein）介导血脑屏障转运途径，LRP 也参与 ISF 泵流清除途径。AD 患者脑内 Aβ 降解酶活性、内吞或转运介质功能呈现不同程度下降，导致 Aβ 过量聚集。过量的 Aβ 有很强的自聚性，在某些老化因素（金属离子、载脂蛋白、氧化应激、钙稳态失衡及 pH 改变等）的作用下，易形成 β 折叠片层结构的 Aβ，而折叠构象有利于 Aβ 的聚集并沉积形成老年斑。Aβ 特别是 $A\beta_{1-42}$ 的过度生成、被清除能力的下降、聚集并寡聚化、沉积后激活胶质细胞以及对突触和神经元的损伤构成了 AD 淀粉样蛋白学说的主要过程。

淀粉样蛋白级联假说的一些证据：在转基因小鼠和 AD 患者脑中，记忆力减退与淀粉样蛋白沉积相关。已知的几种 AD 致病相关基因都是编码淀粉样蛋白代谢相关的基因，包括 APP、早老素-1、早老素-2。但有学者提出用淀粉样蛋白级联假说无法解释 AD 的所有重要的病理生理现象。研究发现老年斑的形成和扩展与 AD 的临床表现并没有确定的相关性。在正常的没有认知损伤的人脑中也会出现淀粉样斑块。正常的 70 岁老人脑中，有超过 30% 出现了淀粉样斑块，但没有出现认知损伤。故有学者提出淀粉样斑块是 AD 的一种病症而非病因，它真正的病因应该是 AD 的其他发病机制。目前的最新研究结果显示，淀粉样斑块沉积与认知功能状况没有关联，这表明 Aβ 聚集导致淀粉样沉积这一反应不是导致病变的重要因素。在细胞外淀粉样蛋白沉积出现之前已经出现了很多中枢神经系统结构、功能和生物化学变化，但同时在皮质和海马的椎体神经元细胞内也出现了 Aβ 低聚物的聚集。这些变化在临床中没法监测，但用转基因小鼠研究发现，细胞内 Aβ 低聚物会引起神经突触功能障碍和神经元坏死。

（二）β 淀粉样蛋白的神经毒性

很多研究显示，可溶性的 Aβ 低聚物具有很高的神经毒性，而且可溶性 Aβ 低聚物的多少与 AD 患者和 AD 转基因小鼠的痴呆程度有密切联系，在 AD 发病中具有非常重要的作用。这些低聚物可能导致神经细胞死亡和记忆相关神经系统功能障碍。此外 Aβ 的低聚物水平在阿尔茨海默病患者大脑和脑脊液样本中有升高现象。这反映了 Aβ 寡聚体有可能成为 AD 早期诊断的标志物。

细胞内 Aβ 低聚物发生聚集时，可以下调 PI3K-Akt-mTOR 通路，并且导致神经元死亡。在 McGill-Thy1-APP 转基因小鼠中，发现在细胞外出现淀粉样沉积和出现认知障碍之前，小鼠的额皮质区的胆碱能神经元已经减少；在早期神经元内就已出现 Aβ 低聚物和纤维的聚集。早期的细胞内 Aβ 聚集可随着胰岛素降解酶的下调而加剧，因为胰岛素降解酶是一种特异性 Aβ 肽酶，主要在神经元细胞质中表达。

这些低聚物在神经元内聚集足以对皮质和海马神经元的功能产生负面影响。体外研究表明，细胞内 Aβ 聚集可以引起 ERK/CREB/CRE 信号通路异常，该通路是突触相关蛋白合成过程中的一个重要通路。

目前对 Aβ 低聚物的研究已越来越多，对 Aβ 低聚物在 AD 早期发病过程中的作用还需进一步进行研究阐明，这对于 AD 的早期诊断和治疗具有极其重要的意义。

大量研究报道认为 Aβ 的神经毒性与氧化应激，细胞内钙失衡，兴奋性毒性，炎症反应，血管机能障碍，细胞凋亡及神经递质系统功能紊乱等作用相关。AD 患者活体组织研究结果表明，Aβ 沉积与自由基的产生量有直接关系，Aβ 可诱导神经细胞产生活性氧自由基，活性氧自由基及脂质过氧化物可氧化修饰亚细胞结构并对生物大分子造成损伤，从而影响神经元细胞膜的脂质结构与功能。氧化产物的形成促使 Aβ 的生成，进一步导致老年斑的形成和增加活性氧自由基。Aβ 引起的氧化应激反应进一步提高神经元对于谷氨酸的敏感性，增加兴奋毒性作用，而兴奋性氨基酸也可诱导氧自由基形成。Aβ 通过氧化损伤改变细胞膜流动性可增加细胞膜上钙通道或钙转运体，Aβ 也可直接作用于神经元钙离子通道，或自发形成可被锌离子阻断的钙通道，促进细胞外钙离子内流，破坏神经元内钙平衡，使细胞内钙离子大量聚集，导致细胞对外界刺激的敏感性增强，更易受到兴奋性氨基酸的损伤。由于 Aβ 的沉积是不可逆的，它作为一个始终存在的刺激因素，对氧自由基代谢系统进行持续的影响，导致代谢紊乱，造成氧化损伤、兴奋毒性及细胞内钙失衡的恶性循环，使细胞受到更大损伤。在多数 AD 患者脑内发现，Aβ 在大脑血管中沉积导致出现淀粉样脉管炎和出血性休克，提示 Aβ 所致内皮细胞损伤可能引发局部缺血、炎症改变及脑血管病理改变，自由基引发的氧化损伤也参与 Aβ 所致内皮细胞损伤的级联通路。Aβ 沉积还可激活小胶质细胞过度表达神经活化细胞因子及产生一氧化氮诱发炎症级联反应，沉积于神经元周围的 Aβ 可能通过作用于小胶质细胞膜上的 Aβ 受体或 ApoE 受体，持续激活炎症修复机制，将正常情况下的急性炎症反应转变为慢性炎症损伤。细胞凋亡与神经退行性疾病关系密切，Aβ 可通过多种途径诱发细胞凋亡，导致神经元丢失。

（三）基于 Aβ 的药物研究进展

减少 Aβ 的产生，促进 Aβ 的降解及抑制 Aβ 的聚集和沉积，清除已聚集的 Aβ，抑制 Aβ 的神经毒性及抑制 Aβ 与神经递质有关的药物肽的聚集可能是预防和治疗 AD 的一种有效干预策略。过去围绕减少 APP 的生成进行过药物研究，采用抗体封闭或反义技术抑制

APP 基因的表达，但是，由于机体内 APP 还具有调节其他多种生理功能的作用，故干预 APP 的生成有可能带来其他副作用。

1. α 分泌酶激动药　通过激活 α 分泌酶可增加可溶性 APPs 的生成，从而减少 Aβ 生成。研究发现 α 分泌酶不是单一的蛋白酶分子，其作用广泛，且对神经元受体的影响较大，因此人们把更多的目光投向 β，γ 分泌酶抑制剂药物的研究中。

2. β 分泌酶抑制药　β 分泌酶又称 BACE（beta-site APP-cleaving enzyme），属于天门冬氨酸蛋白酶，是体内 Aβ 生成的限速酶，是抑制 Aβ 生成的首要作用靶点。根据 β 分泌酶结合位点的立体结构，设计了一系列 BACE 抑制剂，发现两个化合物对 BACE 的抑制作用较好。由于 BACE 在体内分布广泛，除作用于 APP 外，还参与体内多种生理功能，因此，不能排除选择性差的 BACE 抑制剂可能产生严重毒副作用。此外，BACE 被抑制的同时，β 分泌酶途径产生的 P3 多肽生成增加可能造成机体损伤。因此，开发具有临床应用前景的 BACE 抑制剂，需考虑以下因素：相对分子质量小于 700，具有较低的 IC_{50} 活性浓度；高亲和力、低毒性，显示良好的药代动力学特点；具有较高的亲脂性，能透过血脑屏障；由于 BACE 的同源蛋白 BACE2 可能抑制 Aβ 的生成，所以 BACE 抑制剂需具有高选择性。目前对 BACE 抑制剂的研究多数是通过分子设计的底物类似物，它们在进入临床研究前还需要进行大量的动物实验，对其药效学及毒副作用进行评估。

3. γ 分泌酶抑制剂　γ 分泌酶属于天冬氨酸蛋白酶，也是 Aβ 生成的关键酶。开发研究的 γ 分泌酶抑制剂主要包括抑制 γ 分泌酶水解作用的化合物和抑制有活性的 γ 分泌酶形成的 PS 蛋白水解酶（presenilinase，PSase）抑制剂。多肽类或一些大分子化合物通过模拟底物或酶反应中间产物（过渡态），而一些非肽类的小分子通过占据底物结合位点或催化位点抑制 γ 分泌酶水解作用。早期发现的 γ 分泌酶抑制剂是钙依赖性的半胱氨酸蛋白酶抑制剂，以及天冬氨酸蛋白酶抑制剂，如抑肽素 A（pepstatin A）等。之后又开发出一系列不同结构的更高效更专一的蛋白酶抑制剂，根据与 γ 分泌酶结合方式不同，分为以下几类：二氟酮和二氟乙醇多肽模拟化合物、羟乙基脲多肽模拟化合物、羟乙基二肽电子等配体的化合物、具有 α 螺旋结构的小肽、具有 4-氯-异香豆素基本母核的非肽抑制剂以及含有丙氨酰基团的化合物等，如 MW167、L685，458、DAPT 等，其中 DAPT 是含有丙氨酰基团的化合物，它能降低 PDAPP 转基因小鼠脑内 Aβ 的产生，且未产生细胞毒作用，但长期用药的药理及毒性作用尚待研究。PSase 可以水解 PS 生成两个功能性片断 CTF 和 NTF，二者结合形成的 PS 二聚体是活性 γ 分泌酶所必需的。酶蛋白抑制剂如胃酶抑素、γ 分泌酶过渡态类似物抑制剂以及一些具有磺胺及苯并二氮䓬结构的非肽小分子化合物通过抑制 PSase 阻碍有活性的 γ 分泌酶的生成。目前正在开发的一系列药物因选择性较差，在抑制 γ 分泌酶的同时抑制了 Notch 等的剪切，导致产生严重的毒副作用。

tarenflurbil 在 III 期临床研究中被淘汰。近期来自 γ 分泌酶抑制剂 semagacestat 的两项 III 期临床试验的初步结果显示，semagacestat 未能延缓 AD 疾病的进展，并且与部分临床指标的恶化相关。solanezuma 是一种抗 Aβ 单克隆抗体制剂，solanezumab 在 II 期临床实验中的表现令人振奋，该药可以减慢病情恶化的速度，为这种疾病的治疗开辟了新的路径，目前正处于后期试验阶段。

4. eprodisate disodium 是一种口服有效的小分子淀粉样蛋白沉积抑制剂，用来治疗伴有慢性炎症和感染的继发系统性淀粉样病变，曾经开发用于治疗 2 型糖尿病，但由于其 II 期临床试验效果不好而终止。另外，其具有抗炎作用，但靶标不明确，目前仍处于 III 期临床研究。

5. INM-176 是一种作用于 APP 的认知增强药，开发用于治疗 AD。III 期临床研究表明，与其他 AD 药物相比，INM-176 具有更强的认知功能改善作用，并无任何严重的副作用。

6. AZP-2006 是一种小分子物质，作用于 APP 细胞内结构域（AICD），可以促进 APP 的功能恢复，并且可以激活肾胰岛素残基溶酶，从而抑制 Aβ 的生成，具有认知增强作用，用于治疗 AD，目前处于临床前研究。

7. 氯碘羟喹（clioquinol）是一种抗寄生虫病药，初步的药理研究表明，氯碘羟喹可以降低转基因 AD 小鼠脑内 Aβ 沉积，并且对于认知损伤也有一定的保护作用。

8. 作用于金属离子 PBT2 是一种金属蛋白衰减复合物，影响 Cu^{2+} 和 Zn^{2+} 介导的 AD 患者 Aβ 毒性寡聚化。可降低脑脊髓液中淀粉样蛋白的含量，II 期临床研究中显示出很好的疗效，已进入 III 期临床研究。

二、Tau 蛋白

（一）神经原纤维缠结假说

Tau 蛋白过度磷酸化形成 NFT 是 AD 的病理特征之一，也是 AD 发病的启动环节之一，tau 蛋白功能的异常变化可能是 AD 的神经元功能障碍和死亡的必要环节。NFT 以成对螺旋丝样结构存在，不溶解且不被蛋白酶酶解，与临床痴呆症状呈正相关。Tau 蛋白是组成 NFT 的唯一成分。人类 tau 蛋白由位于 17 号染色体上的单基因编码。Tau 蛋白是含量最高的微管相关蛋白，在中枢和外周神经系统含量丰富，主要在神经元表达，轴突含量很高，星形胶质细胞、少突胶质细胞及外周神经系统的神经元轴突也有表达。在正常情况下，tau 蛋白可促进微管的组装并保持微管和囊泡转运的稳定性，而微管是神经细胞的骨架成分，tau 蛋白的过度磷酸化和非正常聚集将抑制其此种调节功能，导致 AD 患者脑中受累神经元微管结构广泛被破坏，从而正常轴突转运受损，引起突触丢失，神经元功能损伤，发生脑神经退行性病变等。

正常成熟脑内 tau 蛋白每分子有两、三个位点可被磷酸化，而 AD 患者脑内 tau 蛋白表现过度磷酸化，每分子可含 5~9 个磷酸基，并伴有异常聚合和糖基化特性，某些磷酸化改变了 tau 蛋白的构象，使 tau 蛋白结合微管的能力下降甚至完全丧失，脯氨酸富含区的位点磷酸化后，tau 蛋白促进微管组装的能力下降，导致微管稳定性降低。微管系统的解体导致轴浆转运的衰退，轴突功能退化，突触丢失及神经元功能丧失。AD 患者脑内，所有异常过度磷酸化 tau 蛋白的磷酸化位点都位于丝/苏氨酸位点，目前证实的至少有 21 个位点，大多位于微管结合决定区的两侧。过度磷酸化 tau 蛋白聚集在细胞内，相互缠绕成 α 螺旋结构，并形成特征性的 NFT，它能占据整个神经元胞体，tau 蛋白的磷酸化程度与 NFT 的密度和数量成正比。大锥体细胞是 NFT 发生频率最高的神经元。NFT 的发生和发展具有方向性，从穹隆回最后到新皮层。Tau 蛋白的过度磷酸化除导致微管结构丢失，还可通过诱导神经细胞凋亡过程及产生炎症反应，最终导致脑萎缩和痴呆症状的出现。

目前认为，tau 蛋白磷酸化程度是体内多种蛋白激酶的磷酸化和蛋白磷酸酯酶脱磷酸化两种作用平衡的结果。Tau 蛋白的磷酸化和脱磷酸化间平衡是维持微管稳定性的关键因素。蛋白激酶可催化 tau 蛋白发生磷酸化反应，如糖原合成酶激酶-3（glycogen synthase kinase-3，GSK-3）、周期蛋白依赖性激酶-5（cyclin dependent kinase-5，CDK-5）、钙和钙调素依赖性蛋白激酶-2（calcium and calmodulin-dependent protein kinase-2，CaMK-2）、丝裂原激活胞外信号调节蛋白激酶（mitogen-activated extracellular signal regulated protein kinase，MAPK/ERK）、应激活化蛋白激酶（stress-activated protein kinase，SAPK/JNK）、p38 激酶、微管结合调节激酶（microtubule affinity regulating kinase，MARK）、蛋白激酶 A（PKA）及蛋白激酶 C（PKC）等。其中 GSK-3、CDK-5 和 MAPK 是最重要的蛋白激酶。由于 tau 蛋白过度磷酸化位点均在丝氨酸和苏氨酸残基，提示脑内磷酸丝氨酰和磷酸苏氨酰蛋白磷酸酯酶参与 tau 蛋白的去磷酸化过程。根据 Cohen 分类法，人脑中的磷酸丝氨酰和磷酸苏氨酰蛋白磷酸酯酶主要包括 4 种类型：PP1（protein phosphatase 1）、PP2A（protein phosphatase 2A）、PP2B（protein phosphatase 2B）和 PP2C（protein phosphatase 2C），其中 PP2A 活性最强。AD 患者脑内 PP2A、PP2B、PP1 活性明显降低，导致 tau 蛋白磷酸化程度升高。蛋白磷酸酯酶抑制剂已经成为研究 tau 蛋白磷酸化的工具药之一。目前认为 tau 蛋白有两种构象：顺式和反式，顺式构象的 tau 蛋白可与微管结合，反式构象不与微管结合，可组装成 PHF。Tau 蛋白的磷酸化可影响其自身的构象，使其稳定在反式构象。蛋白 Pinl（prolyl-peptide isomerase）属于 PPIase（peptidyl-prolyl cis/trans isomerase），是一种能使 tau 蛋白反式构象转变成顺式构象的异构酶，可以抑制 PHF 的形成并促进微管组装。有研究显示胆碱能活性降低及氧化损伤也可能导致 tau 蛋白磷酸化水平升高。

Tau 蛋白单体互相缠结形成低聚物，低聚物进行 β 折叠从而形成神经原纤维缠结。形成神经原纤维缠结的 tau 蛋白是高度磷酸化的，尽管磷酸化可降低 tau 蛋白对微管的亲和力，但磷酸化是否在 tau 蛋白聚集过程中起作用还不是很清楚。GSK3β、CDK5 和细胞外相关激酶 ERK2 是重要的抑制 tau 蛋白磷酸化的潜在治疗靶点。Dyrk 蛋白激酶在 tau 蛋白磷酸化中起主要作用，并且可能在 Aβ 和 tau 蛋白的联系中也起重要作用。

淀粉蛋白级联假说认为 tau 蛋白的改变，形成神经原纤维缠结是由 Aβ 的聚集毒性引起的。也有研究显示：当脑内神经原纤维缠结由海马和内嗅皮层缓慢扩展至侧颞叶时，此时大脑的状态与 AD 的临床描述很相似，并且神经原纤维缠结的量与临床诊断的痴呆严重程度相关。Tau 蛋白的病理改变可导致神经变性，这种发病机制不依赖淀粉样蛋白，这就解释了为什么淀粉样蛋白的存在并不一定导致 AD 的现象。虽然已提出了好几种假说，但 Aβ 与 tau 蛋白的联系还不是很清楚，仍有待研究。

仅有 tau 蛋白过度磷酸化不能导致 tau 蛋白聚集，还需要 tau 蛋白的各种翻译后修饰，故可通过抑制 tau 相关激酶从而抑制 tau 磷酸化及其后续反应。AD 患者脑中出现 NFTs 时，tau 蛋白的含量是正常对照组的 8 倍。减少脑中的总 tau 蛋白含量可以有神经保护作用，从而治疗 tau 病变。研究 tau 蛋白的调节机制，翻译及翻译后修饰可能会成为以后的研究重点。

目前，有研究将 Aβ 途径、NFT 途径和神经突触及神经元丢失结合起来解释 AD 的发病机制，他们认为 AD 的发病机制可分为两个阶段。第一个阶段可溶性低聚物导致神经毒性，最后以纤维化和斑块样沉积。在这个阶段淀粉样蛋白物质可导致炎症反应。第一阶段的反应引发第二阶段的发生，导致 NFTs 沉积，随后出现神经元和突触损伤，继而引发神经传递功能障碍。第二阶段的发生发展不依赖于淀粉样蛋白的沉积。

（二）针对 tau 的药物研究

目前在实验室开展研究的以 tau 蛋白为靶点的化合物有抑制 tau 蛋白过度磷酸化，促进 tau 蛋白脱磷酸化过程，抑制 tau 蛋白的聚集过程，加速 tau 蛋白的解聚，加速 tau 蛋白的清除或抑制 tau 蛋白的神经毒性。GSK3、CDK5 和 MAPK 是最重要的促进 tau 蛋白磷酸化的蛋白激酶。开发干扰 tau 蛋白磷酸化过程的药物，目前存在较多难题。由于存在多种磷酸激酶及磷酸酯酶参与 tau 蛋白磷酸化过程，因此针对某一种酶的作用很难达到效果。由于这些酶在体内参与神经递质释放、轴突生长等多种重要的生理功能，酶活性的改变可能引发不良反应。此外，目前缺乏适宜的动物模型测试此类化合物的作用。因此，寻找具有高度选择性及特异性的蛋白激酶抑制剂仍处于探索阶段。

1. Tau 聚集抑制剂　Ⅱ期临床研究结果显示，在应用 methylthioninium chloride 52 ~ 78 个月后，患者的认知功能得到了改善，但存在主要的方法学局限性，仍处于Ⅱ期临床研究。

2. GSK3 抑制剂　GSK3 抑制剂作用于糖原合酶激酶 3α，通过 GSK 通路抑制 tau 蛋白磷酸化，不影响 Aβ 病理过程，具有明显的提高记忆和认知增强作用，目前仍处于临床前研究，用于治疗 AD。

锂是一种情绪稳定药物，动物实验研究表明锂可以抑制 GSK3 酶，可以降低 tau 蛋白磷酸化水平，目前正处于临床前研究。

丙戊酸钠也可以抑制 GSK3 酶的活性，但需要进行临床研究。

AR-28 是一种 GSK3 抑制剂，作用于糖原合酶激酶 3β，可以改变 tau 蛋白特定位点的磷酸化水平，具有认知增强作用，用于 AD 治疗，目前处于临床前研究。

近年在开展抑制 tau 蛋白聚集过程、加速 tau 蛋白解聚及清除的研究工作中，发现他汀类药物及雄性激素能干扰 tau 蛋白的沉积，雄性激素还可通过抑制 GSK3 的过度激活，抑制 tau 蛋白的过度磷酸化。在寻找 PHF 抑制剂方面取得一些进展。研究发现微管稳定剂如紫杉醇，通过保护轴突的完整性，抑制 tau 蛋白的微管毒性。抗炎药物也具有对抗 tau 蛋白神经毒性的作用。

三、遗传基因

AD 的流行病调查显示 5% ~ 10% 患者有家族史，发病年龄多早于 65 岁，属早发性家族性 AD，与散发性 AD 具有同样的病理特征，包括胆碱能缺损、老年斑和 NFT，但是引发的病理机制不同。由于遗传因素患 AD 的可能性约为 70%。AD 的病理过程相当复杂，并且还存在众多等位基因，从而要鉴定一种风险基因是很困难的，目前对 AD 的基因研究备受关注。

APP、早老素-1（presenilin 1，PSEN1）和早老素-2（presenilin 2，PSEN2），这些基因对于我们更深层次地了解 AD 非常重要。SORL1 被证实是引起迟发型 AD 的一个重要基因，有研究证实在 10 号染色体上至少存在一个家族性 AD 遗传基因。

ApoE 基因有三个等位基因，ApoE ε2、ApoE ε3 及 ApoE ε4，ApoE ε3 最常见。在早发性 AD 和迟发性 AD，ApoE ε4 等位基因的含量都增加，在正常人群中，ApoE ε4 的含量约为 14%，而在迟发性 AD 患者中它的含量则上升为 40%，但是，ApoE ε4 含量发生变化的约占 50% 左右，并不是迟发性 AD 发生的必要条件。近年的研究发现 ApoE ε2 能减少迟发性 AD 发生的频率，ApoE ε4 对非洲 AD 患者的影响较少。ApoE ε4 以及 ApoE ε2 对早发性 AD 的作用尚没有确切的认识。ApoE ε4 的杂合体和纯合体的发病率对女性没有明显的差异，但是比之不携带 ApoE ε4 基因的个体发病率高。ApoE ε4 的杂合体和不携带 ApoE ε4 基因的男性个体发病率相当，而 ApoE ε4 纯合体的发病率则明显高于 ApoE ε4 杂合体和不携带 ApoE ε4 基因的个体。也有研究认为 ApoE ε4 的作用呈年龄依赖，在大于 75 岁的群体中，其作用逐渐变得不显著。与非 ApoEε4 携带者比较，携带 ApoEε4 的 AD 患者脑内老年斑数目增多、Aβ 水平升高及基底内变性神经元增多，ApoEε4 基因含量也与老年斑及 NFT 增加的频率有关。对 201 例早期 AD 患者研究发现，ApoEε4/4 型 AD 患者最快发生认知障碍，ApoEε2 携带者最慢。ApoE 由 299 个氨基酸编码形成，是人脑和血浆中一种重要的脂质转运蛋白，借助低密度脂蛋白受体家族将脂蛋白转运到细胞内，在调节脂质代谢、维持胆固醇平衡方面起重要作用，同时也参与神经系统的正常生长和损伤后修复过程。ApoE2 与 ApoE3 具有神经营养和保护作用，而 ApoE4 是 AD 的危险基因，是编码血液和中枢神经系统中主要胆固醇载体的基因，有研究表明，有 1 个 ApoEε4 遗传基因的个体发展为 AD 的风险是正常个体的 3 倍，而遗传有 2 个 ApoEε4 基因的个体发病率则增加 12～15 倍。ApoEε4 基因现在已成为一重要的基因修饰位点，也是药物设计的一个重要靶点。

ApoE4 在脑内被氧化后，分子以共价键形成聚集态，沉积于老年斑和 NFT 的周围。ApoE4 分子结构中有硫酸肝素蛋白聚糖（heparin sulfate proteoglycan）的特异性结合位点，有利于 ApoE4 分子被低密度脂蛋白受体相关蛋白受体转移到细胞内，诱导 NO 的释放和细胞的氧化损伤。ApoE4 中也具有 Aβ 特异性结合位点，有利于 Aβ 沉积并产生炎症反应。ApoEε4 基因表型有可能引起细胞膜脂质蛋白代谢异常，从而影响 ACh 的合成。研究表明 APP 转基因小鼠在 ApoE 缺陷的情况下，Aβ 沉积明显减少。但是在 ApoEε3 和 ApoEε4 转基因小鼠脑内也发现了 Aβ 生成减少。因此，ApoE 参与 AD 发病的确切作用机制还不十分明了，它与 AD 发病的关联仍有待深入研究。

在许多家族性 AD 患者中，APP 基因均发生了不同程度的突变，干扰了 APP 的正常代谢，导致细胞病变。670/671 APP 基因的双突变导致了 β 分泌酶的剪切增加，从而使 Aβ 生成增多，这一突变与 Swedish 家族性 AD 有关。APP 基因的 692 和 693 部位的突变与 α 分泌酶有关，导致了该酶的剪切下降，从而使更多的 APP 经由 β 和 γ 分泌酶水解，Flemish 及 Dutch 家族性 AD 的发病与该突变相关。APP 基因 717 部位的突变，导致 Aβ_{1-43} 的产物增加，从而加速了老年斑的形成，此改变与 British 及 India 等家族性 AD 有关。

PSEN1 和 PSEN2 突变可影响 Aβ_{1-42} 的浓度。SORL1 基因可降低 APP 与 β 分泌酶的相互

作用。ApoE 基因可能会影响 Aβ 的清除。

GSK3β 可磷酸化 tau 蛋白，APP 裂解片段可激活 GSK3β，进而促进 tau 蛋白磷酸化，GSK3β 还可与其他磷酸化酶产生协同作用，所以 GSK3β 基因在 AD 的发病中可能有非常重要的作用。DYRK1A 基因位于 21 号染色体，在 tau 蛋白磷酸化中起作用，Aβ 可上调其活性，故 DYRK1A 是 tau 蛋白磷酸化途径和淀粉样蛋白途径的联系因素。Tau 蛋白在 NFTs 中是高度磷酸化的，tau 蛋白是由 6 种同工蛋白亚型组成的，tau 蛋白基因突变将影响蛋白亚型与微管的结合，从而在 AD 发病中起作用。TOMM40 是线粒体外膜的一种移位酶，TOMM40 基因和 APOE 基因位于同一染色体上，TOMM40 可与 APP 发生相互作用，在迟发型 AD 中 TOMM40 与年龄相关。CLU 是 Aβ 形成过程中的一种伴侣蛋白，与 AD 病程的发展和恶化相关。

基因药物可治疗 AD 的症状，如短期基因丧失和预防神经元死亡；Ceregene 公司开发的一个基因治疗药物 CERE-110 目前处于 II 期临床试验阶段，不过此药治疗帕金森病的疗效更引人注目。

四、胆碱能神经系统

（一）胆碱能学说

20 世纪 70 年代，随着中枢胆碱能神经系统参与学习、记忆研究的深入，以及对 AD 患者活检及尸检发现脑内胆碱能系统功能存在缺损，中枢胆碱能系统与 AD 的关联开始受到广泛重视。研究发现 AD 患者基底前脑细胞严重退变，50% 以上基底神经核（nucleus basalis of Meynert）细胞严重缺失变性，由 Meynert 基底核、中膈投射到皮层及海马的神经元数量明显减少，新皮层内乙酰胆碱（acetylcholine，ACh）释放和胆碱再摄取减少，合成 ACh 的胆碱乙酰转移酶（choline acetyl-transferase，ChAT）酶活性下降至正常的 58%～90%，乙酰胆碱酯酶（acetylcholinesterase，AChE）酶活力显著下降，皮层胆碱能神经轴突严重退化，毒蕈碱样受体（muscarinic receptor，M 受体）、高亲和力烟碱样受体（nicotinic receptor，N 受体）数目明显降低，海马区域 N 受体密度下降幅度与该区域 ChAT 活性降低呈显著相关性。在 AD 发病早期呈现的 ChAT 活性及 ACh 合成下降变化，与患者的认知功能障碍的程度密切相关，而此时其他神经递质系统尚未出现明显的损伤。随后的研究又发现海马及新皮层的胆碱能神经存在老年斑及 NFT 等病理特征。AD 患者的基底前脑胆碱能神经元及其胆碱能神经传递系统受损程度与患者认知功能障碍程度呈显著相关性，并随着 AD 病情发展而进行性加重。通过损伤中枢胆碱能神经系统功能或阻断中枢胆碱能神经传递可导致动物的学习、记忆功能障碍，并呈现类似 AD 患者的行为或认知症状。

（二）基于胆碱能神经系统的药物研究

用以提高胆碱能活性的药物按在突触前后的作用部位分为以下几类。

1. 突触前药物 包括胆碱（choline）和卵磷脂（lecithin），有促进脑发育和提高记忆能力、保证信息传递、调控细胞凋亡、促进脂肪代谢作用，同时也是构成生物膜的重要组成成分。因用药安全方便，故应用广泛。这类药能增加 ACh 合成的原料，但不增加 ACh 释放，临床疗效不确定。

2. 突触药物　根据 AD 的胆碱能假说，认知功能的减退与 AD 患者大脑皮质和其他区域的胆碱能细胞减少和中枢胆碱能功能下降有关。乙酰胆碱酯酶是催化 ACh 水解的主要生物酶。胆碱酯酶抑制剂（cholinesterase inhibitor，ChEI）通过抑制突触内乙酰胆碱降解、导致 M 受体和 N 受体处的乙酰胆碱浓度增加，从而提高认知功能。新近又发现 ChEI 能通过激活 N 受体而可能产生神经保护作用，并能间接阻止 APP 或 β 淀粉样蛋白的形成，防止或延迟它们的变性，所以 CHEI 有可能减缓 AD 认知减退的速度。临床研究显示，给患者注射 AChE 抑制剂只能轻微减轻症状，并不能治疗老年痴呆症，而且随着时间的延长，AChE 抑制剂的治疗效果将逐渐减弱甚至失效。

（1）他克林（tetrahydroaminoacridine，cognex）：FDA 在 1993 年批准的第一个治疗 AD 的胆碱酯酶抑制剂，是可逆性 AChE 抑制剂，脂溶性高，易透过血脑屏障，他克林非选择性结合于 AChE 和丁酰胆碱酯酶（butyrocholinesterase，BChE），对轻、中度 AD 患者的语言、认知、理解能力均有改善作用，但由于其效果与剂量有关，会产生严重的剂量依赖的肝损害，限制了其临床使用，目前已渐被其他 AChEI 取代。

（2）酒石酸利伐斯的明（rivastigmine tartrate）：FDA 批准用于治疗轻、中度 AD 的新型氨基甲酸类脑选择性胆碱酯酶抑制剂，为第 2 代治疗 AD 的药物。利斯的明通过与靶酶结合成共价复合物而使后者暂时丧失活性，从而选择性增强脑皮质和海马等部位乙酰胆碱的效应，改善 AD 患者胆碱能介导的认知功能障碍。作为胆碱酯酶抑制剂，利斯的明能够减慢淀粉样蛋白 β 淀粉样前体蛋白片段的形成。AD 患者脑脊液中利斯的明对乙酰胆碱酯酶的抑制作用呈剂量依赖性。利斯的明对外周神经系统的副作用小，但可能引起胃酸分泌增加或加重尿道梗阻和痉挛，对此类患者应小心慎用。目前已开发出伐斯的明的缓释，透皮贴剂，方便 AD 患者用药。

（3）加兰他敏（gantamine，reminyl）：从雪花莲属植物及我国的石蒜科植物中分离得到的生物碱，是可逆性的胆碱酯酶抑制剂，过去主要用于肌无力症状，由于加兰他敏易透过血脑屏障，故其中枢作用较强，现在用于治疗早、中期 AD，有一定效果，但不良反应较多。

（4）盐酸多奈哌齐（donepezil hydrochloride，aricept）：一种合成的可逆性哌啶类 AChEI，是第二代胆碱酯酶（ChE）抑制剂，其治疗作用是可逆性地抑制 AChE 引起的乙酰胆碱水解而增加受体部位的乙酰胆碱含量。多奈哌齐可能还有其他机制，包括对肽的处置、神经递质受体或 Ca^{2+} 通道的直接作用。与他克林相比抑制 AChE 的作用更强，选择性更高。临床用于治疗轻、中度 AD 痴呆症，可有效改善患者的认知功能障碍，未见明显肝脏毒性。

（5）重酒石酸卡巴拉汀（exelon，艾斯能）：毒扁豆碱衍生物，是一种假性不可逆选择性氨基甲酸酯类 AChEI，作用机制与利斯的明相似，对轻、中度 AD 患者的认知能力，以及日常生活能力有一定的改善作用。但在剂量增加过程中会出现较严重的胃肠道反应，对肝功能无影响，卡巴拉汀不通过肝脏代谢，因此同时服用其他药物时，不易产生药物间相互作用。

3. 突触后药物　胆碱能激动剂，直接作用于突触后胆碱能受体。

（1）M 受体激动剂：AD 患者突触前胆碱能神经纤维明显减少，但突触后膜 M_1 受体的数量基本不变，为开发 M_1 受体激动剂用于治疗 AD 提供了生理基础。早期开发研究的 M 受体激动剂槟榔碱（arecoline）及毛果芸香碱（pilocarpine），由于其不易透过血脑屏障、作用时间短、生物利用度低、对 M_1 受体选择性差等原因而停止开发。

1）AMG-1097370：一种选择性 M_1 胆碱受体阻断剂，具有认知增强作用和神经安定作用，用于 AD 相关症状和精神分裂症的治疗，目前处于临床前研究。

2）ANAVEX-1～41：一种新颖的四氢呋喃化合物，可同时作用于突触后 M_1 和 M_2 受体，拮抗其作用。在 AD 动物模型研究中显示，ANAVEX-1～41 可以有效阻止神经细胞死亡、星形胶质细胞激活、氧化应激和海马及皮质区域的凋亡途径，并可以阻止由 Aβ 低聚物引起的记忆损伤。ANAVEX-1～41 开发用于治疗 AD、抑郁和脑卒中，目前处于临床前研究。

3）占诺美林（xanomeline）：槟榔碱的噻唑类衍生物，是 M_1 受体选择性激动剂，对 M_2，M_3，M_4，M_5 受体作用很弱，易透过血脑屏障，且皮质和纹状体的摄取率较高，是目前发现的选择性最高的 M_1 受体激动剂之一。占诺美林对 AD 患者的认知功能和动作行为有明显的改善作用，但因胃肠不适以及心血管方面的不良反应，部分患者中断治疗。

4）沙可美林（sabcomeline）：是 M 受体的选择性激动剂，主要作用于 M_1 和 M_4 受体，主要开发用于治疗 AD 的认知障碍和抑郁症，临床试验结果显示，沙可美林有认知改善作用，且其药物的副作用较小，安全，耐受良好，药物目前仍处于 Ⅱ 期临床研究。

（2）N 受体激动剂烟碱及其类似物：通过作用于突触前膜的 N 受体，增加胆碱能神经元 ACh 的释放，增加神经组织对葡萄糖的摄取和利用，对抗 Aβ 的神经毒性，提高 APPs 的水平。AD 患者连续给予烟碱后，其注意力、反应性及认知能力均有不同程度的提高，但是烟碱的生物利用度及作用选择性均较低，易引起消化系统及心血管系统的不良反应。目前正致力于对烟碱的结构改造，开发高效、高选择性、低毒性的新型 N 受体激动剂。

五、兴奋性氨基酸毒性

（一）兴奋性氨基酸毒性学说

AD 患者神经元缺失通常在新皮层的第三、四层谷氨酸能神经元及谷氨酸能神经投射到皮层及海马的神经元，新皮层的锥体神经元优先缺失，而锥体神经元是皮层及亚皮层部位谷氨酸能输入的部位，且发现 AD 患者谷氨酸能锥体细胞与 NFT 或老年斑共存。重度 AD 患者颞叶皮层谷氨酸（glutamic acid）摄入位点显著减少。脑内 NMDA 受体兴奋性增加，海马 NMDA 受体数目下降。NMDA 受体亚单位随 AD 的发展而发生不同的改变，NMDA 受体亚单位 NR1/2B 的蛋白水平及 mRNA 表达明显减少，NMDA 受体亚单位 NR2A 的 mRNA 表达显著增加。

谷氨酸（Glu）是中枢神经系统中主要的兴奋性神经递质，生理量的谷氨酸是维持大脑正常活动所必需的物质，但谷氨酸过量会引起兴奋性神经毒性，这一发现在近年的研究中备受关注。谷氨酸及谷氨酸受体参与了神经元的突触传递，参与调节学习和记忆等认知过程，已有的大量证据表明谷氨酸兴奋毒性是导致 AD 的神经细胞死亡的原因之一。在 AD 和其他神经退行性疾病中，可观察到大量谷氨酸通过过度激活 NMDA 受体，细胞内 Ca^{2+} 增加，最终导致神经元变性坏死。β 淀粉样蛋白可通过参与谷氨酸相互作用而损伤神经元，而谷氨酸可促使 tau 蛋白的产生，并使其发生更具活性的磷酸化反应。ACh 可以提高谷氨酸载体的活性，还可能与 NMDA 受体介导的大脑皮质神经功能改变有关。

（二）NMDA 受体阻断剂

1. 美金刚胺（memantine hydrochloride） 是一种低亲和力非竞争性 N-甲基-D-天冬氨酸（NMDA）受体阻断剂，能保护神经元免受谷氨酸的兴奋性损伤，而不阻止认知功能所需的 NMDA 受体生理性活化。研究表明美金刚胺能够在一定程度上提高 AD 患者的认知及行为症状，对于中、晚期 AD 患者用药 6 个月后能显著提高患者的日常生活能力。另外，对于中、晚期 AD 患者，联合应用多奈哌齐及美金刚胺比单独使用多奈哌齐更能有效地改善 AD 患者的症状。美金刚胺在治疗剂量可提高突触的可塑性和记忆力，已经被 FDA 批准用于治疗中、晚期 AD。

2. Neramexane 属于 NMDA 受体阻断剂，其作用机制与盐酸美金刚类似。Neramexane 是一独特的化合物，是低到中等亲和力的非竞争性 NMDA 受体阻断剂，可以选择性抑制与异常天门冬氨酸递质有关的兴奋性毒性作用。Neramexane 保护神经元免遭异常天门冬氨酸能活性的损害，具有一定的神经保护作用和认知改善作用，其治疗 AD 的研究目前处于Ⅲ期临床研究。

3. ADS-8703 是多奈哌齐与美金刚的复合制剂用于治疗 AD，可同时作用于多个靶点，它可以同时作为 NMDA 拮抗剂、乙酰胆碱酯酶抑制剂和谷氨酸释放抑制剂，具有认知改善作用，目前已研发出其缓释制剂，Ⅱ期临床研究已经在 2010 年开始。

4. ADX-63365 是神经安定药和认知增强药，作用于代谢型谷氨酸受体 mGluR5，是一种口服有效的 mGluR5 正向变构调节剂，对于精神分裂和认知障碍都有一定的作用，对于精神分裂和轻度认知损伤都有一定作用，目前还处于临床前研究。

5. mGluR2 NAM 具有认知增强和抗抑郁作用，作用于代谢型谷氨酸受体 2（mGluR2），是一种口服有效的 mGluR2 负向变构调节剂，拮抗 mGluR2 的作用，AD 动物模型研究表明，mGluR2 NAM 可逆转 β 淀粉样蛋白引起的记忆损伤，其作用效果与多奈哌齐相近，用于 AD 和抑郁症的治疗。

六、炎症与免疫机制假说（参见第十六章）

脑组织沉积的 Aβ 与神经胶质细胞膜受体结合，从而激活小胶质细胞和星形胶质细胞。AD 患者活化的小胶质细胞会向脑组织中释放大量的炎症因子，如 IL-1、IL-6 等，这些炎症因子会进一步诱发中枢神经炎症反应或造成对神经元的直接损伤。

七、氧化应激学说（参见第十七章）

在神经退行性疾病患者脑内，机体抗氧化防御作用减弱，氧的产生和代谢不平衡导致氧化应激，线粒体容易产生氧化损伤，产生结构和功能缺陷，线粒体功能障碍将导致活性氧自由基（ROS）水平进一步升高，形成大量过氧化物，产生氧化应激，最终导致神经元的凋亡和坏死。氧化应激是 AD 的主要特征，包括 DNA、RNA、脂质和蛋白质的氧化。AD

患者血浆中抗氧化物质的量和活性都有所降低。

八、糖尿病与 AD

近年来越来越多的研究结果显示，2 型糖尿病与 AD 的发病存在密切的联系，自 Rotter-dam 研究首次提出患 2 型糖尿病的患者可增加患 AD 的风险后，许多临床和流行病研究机构对 2 型糖尿病和 AD 这两种疾病的相互联系进行了深入的调查研究。相比正常人，患有 2 型糖尿病的人患 AD 的风险比正常人高 2 倍，有 80% 的 AD 患者同时患有 2 型糖尿病或血糖浓度不正常。

这两种疾病有着共同的病理特征，包括葡萄糖代谢损伤、增加氧化应激、胰岛素抵抗和淀粉样蛋白沉积。它们可能有共同的细胞和分子致病途径，两种疾病可以互相影响。目前胰岛素信号转导通路研究较为清楚的有：磷脂酰肌醇 3 蛋白激酶（PI3K）、丝裂原激活的蛋白激酶（Mitogen-activation protein kinase，MAPK）和磷脂酶 C（Phospholipase C，PLC）三条通路。研究发现有丝裂原激活的蛋白激酶（MAPK）和磷脂酰肌醇 3 蛋白激酶（PI3K）/Akt 信号通路是两种与 AD 相关的通路。MAPK 的激活与老年斑和 NFTs 的形成有关。研究存在过度磷酸化 tau 蛋白的转基因小鼠发现 tau 蛋白的聚集量与 MAPK 的激活呈正相关。PI3K/Akt 磷酸化 GSK3β 并且抑制 GSK3β 调节 tau 蛋白的磷酸化和 Aβ 的代谢的作用。

胰岛素刺激减少 tau 蛋白的磷酸化并且促进 tau 蛋白与微管结合，胰岛素的这些作用都是通过 PI3K/Akt 途径发挥抑制 GSK3β 而产生的。胰岛素可通过 PI3K 依赖的途径调节可溶性 APP 的产生，这说明 PI3K 在 APP 的代谢中起到重要作用。大量研究报道在 AD 模型的体内体外实验证实，抑制 GSK3β 可减少 APP 的形成，并且可抑制 tau 蛋白的过度磷酸化。

其中胰岛素抵抗（insulin resistance，IR）在 AD 的发生发展中起重要作用。大量的研究证实，脑内胰岛素除调节新陈代谢，促进神经细胞生长发育，参与神经递质的释放调节外，在学习和记忆等活动中也起到很重要的作用。胰岛素具有 α 分泌酶的活性，胰岛素缺乏可使具有神经营养作用的可溶性 APP 减少，使有神经毒性的 Aβ 大量生成，从而促进老年斑的形成和神经元退化。另外，胰岛素和 Aβ 是胰岛素降解酶的底物，胰岛素作为 Aβ 的竞争性结合底物，可抑制 Aβ 的降解，从而加重中枢神经细胞 Aβ 的沉积，促进 AD 的发生。脑啡肽酶和胰岛素降解酶可清除聚集的淀粉样斑，Farris 等在小鼠身上去除胰岛素降解酶，发现 Aβ 的降解减少了 50%，与之相反过度表达脑啡肽酶或者胰岛素降解酶则可阻止淀粉样蛋白沉积。

近期还有研究发现在 AD 患者脑中发现一种毒性蛋白质，可以将神经细胞中的胰岛素受体移除，从而导致神经元对胰岛素呈现抗性，这种蛋白质会攻击记忆形成突触，称为 β 淀粉样蛋白衍生的扩散配体（ADDL）。ADDLs 是小型的、可溶解的蛋白质聚集体，ADDLs 于 AD 初期开始累积，并且以一种预料是可逆的程序阻断记忆功能。

ADDL 抑制剂（ADDL inhibitor）通过作用于 ADDL 或 β 淀粉样前体蛋白，具有一定的认知改善作用，用于治疗 AD，目前还处于临床前研究。

九、雌激素途径与雌激素类药物治疗

AD 发病与体内雌激素水平低下存在关联。流行病学调查表明 AD 发病有明显的性别差异，男女发病比例为 1:2～1:3，与女性绝经后雌激素水平降低（甚至低于同龄男性）有关。同龄男性因仍可继续产生睾酮，后者在脑内 P450 芳香化酶作用下可转变成雌激素。研究表明雌激素缺乏可导致学习、记忆功能障碍，女性 AD 患者的认知功能障碍比男性患者严重。脑内表达雌激素受体（estrogen receptor，ER）的神经元分布与 AD 患者脑内发生病理学改变的部位一致。研究表明，雌激素在 AD 的发生发展过程中起着重要作用。

17β-雌二醇是一种类固醇类的性激素，它不仅可以影响生殖功能，还能调节乳腺、神经系统等多种组织的生长、发育、分化、成熟和功能。大量研究表明，雌激素具有神经保护作用，它能促进神经细胞存活、轴突生长、再生性应答、突触传递和神经生成。不仅外源性雌激素可以降低大脑对各种损伤的应答，脑本身也能在损伤位点上调雌激素合成及雌激素受体（estrogen receptor，ER）表达。临床研究显示，雌激素可以降低 AD 的发病率，并能推迟 AD 发病。因此对雌激素进行深入研究对于我们阐明 AD 的发病机制也是非常重要的。雌激素主要通过 ER 发挥作用，还能与跨膜离子通道（如 GABA、NMDA、5-HT 受体）结合而直接影响突触传递。通过调节细胞内信号通路，雌激素能间接快速地调节下游效应分子从而影响基因转录。雌激素可以通过 MAPK 途径促进可溶性 α 分泌酶的分泌，使 APP 加工为非淀粉样蛋白，从而防止产生 Aβ 毒性片段。

雌激素可预防或延缓妇女 AD 的发生，这是由于雌激素具有抗氧化能力，减少淀粉样蛋白沉积对细胞的损伤，促进神经元的修复功能，防止神经细胞死亡，还能增加神经递质乙酰胆碱的合成等。美国进行的新的研究表明雌激素替代疗法可明显地延缓阿尔茨海默病的发生。绝经期后使用雌激素达 10 年以上的女性，其发病率比未使用雌激素的女性下降 30%～40%。国外意大利 Ratta 公司研制的雌二醇贴剂，美国 Wyeth-Ayers 公司研制的 premarin 正在进行用于阿尔茨海默病的临床试验。

1. 米非司酮　作为 II 型糖皮质激素受体阻断剂，已批准用于治疗代谢及酶病症，用于治疗 AD 的研究还处于 II 期临床研究，目前发现米非司酮在认知功能改善方面的作用与胆碱酯酶抑制剂相近，主要针对轻、中度 AD 患者。

2. 利普安（leuprolide acetate）　作用于促性腺激素释放激素受体，具有稳定的认知改善作用，目前已进入 II 期临床研究，而且正在研制开发利普安的缓释制剂用于治疗轻、中度 AD。

十、其他药物设计靶点

（一）神经营养因子

神经生长因子（nerve growth factor，NGF）具有神经元营养和促突起生长作用，对中枢及周围神经元的发育、分化、生长、再生和功能特性的表达均具有重要的调控作用。NGF 包含 α、β、γ 三个亚单位，活性区是 β 亚单位，由两个 118 个氨基酸组成的单链通过非共价键结合而成二聚体。

脑源性神经营养因子（brain derived neurotrophic factor，BDNF）Val66Met（rs6265）基因多态性可能预测 ADAD 的风险，但 BDNF 基因与 AD 相关性的基因学研究结果尚不明确。神经营养因子 NGF、BDNF 对 AD 模型鼠海马移植后行为和形态学的研究表明，神经营养因子可以增加 AD 鼠海马区的胆碱神经元的数量，有认知增强作用。NGF、BDNF 对体外培养的胆碱能神经元具有明显的促进成活、分化和维持其功能状态的作用。侧脑室或脑实质应用 NGF、BDNF 亦能明显保护基底前脑胆碱能神经元免受隔海马离断而致的萎缩、退变，减轻痴呆程度。

1. 神经生长因子（nerve growth factor，NGF）　神经生长因子对受损的神经元显示正作用，对阿尔茨海默型老年痴呆症有效。如将 NGF 注入成年鼠脑内发现可以完全阻止自发或损伤后基底前脑胆碱能神经元的死亡；将 NGF 注入大鼠隔区，海马、新皮层和脑室，可使脑区胆碱转乙酰酶活性提高 2 倍，胆碱能细胞内 cAMP 活性也显著增高。已经证实，NGF 对脑的正常发育是必需的，也是脑的保养和功能所需。NGP 有可能对各种进行性痴呆症如 AD 具有中止或甚至逆转认知功能下降的作用。但 NGF 是大分子蛋白，难以通过血脑屏障，限制了其临床应用。

2. 丙戊茶碱　近年来开发的血管和神经保护药丙戊茶碱（propentofylline），其Ⅲ期临床试验显示了它具有确切的改善痴呆症状的作用且有良好的安全性，能抑制神经元腺苷重摄取以及抑制 cAMP 分解酶（磷酸二酯酶），对神经起保护作用，从而改善和延缓 AD 患者的进程。临床试验证实该药不仅对痴呆症状有短期改善作用，且有长期的神经保护作用。常见不良反应有头痛、恶心、腹泻，但持续时间短。

（二）增强脑细胞代谢功能

促进细胞对葡萄糖的利用，增强神经元代谢水平，从而提高注意力、学习及记忆能力。

1. 氧化麦角碱　是此类药物开发最早的一种，临床研究显示对患者脑功能和各项神经心理功能均有一定的改善作用。

2. 吡咯烷酮衍生物　包括吡拉西坦、奥拉西坦、奈非西坦、阿尼西坦及普拉西坦等，但这些药物对 AD 的临床治疗效果则报道不一，还有待进一步研究。

3. 溴长春胺（brovincamine）　系由夹竹桃科植物提取的一种生物碱，由 Novartis 开发的一种脑血管扩张药。可以选择性作用于椎动脉及颈内动脉，阻断血管平滑肌细胞钙离子内流，松弛血管平滑肌，增加颅内和冠状动脉血流量，特别对改善缺血部位血流作用明显。增加脑内葡萄糖和氧的利用率，增加三磷酸腺苷（ATP）含量，改善脑的能量代谢。能抑制因过度刺激引起的大脑糖代谢亢进，促进脑内 5-羟色胺、去甲肾上腺素的代谢。能直接刺激中脑网状激活系统，其作用大小与剂量有关，并可拮抗氯丙嗪及戊巴比妥所致的脑电图慢波型化。具有神经保护作用和改善认知功能作用，对 AD 患者有一定的疗效，但其作用靶点还不明确，还需进一步研究阐明。

（三）钙/钙调蛋白激酶Ⅱ途径

钙是细胞内的一种重要离子，钙调蛋白激酶Ⅱ（calmodulin kinase Ⅱ，CAMKⅡ）作为神经细胞内表达最为丰富的一种蛋白激酶，在学习和记忆中的作用非常突出，CAMKⅡ作用底物广泛，包括酶、细胞骨架蛋白、离子通道和转录因子等。CAMKⅡ在神经系统中发挥多种功能，广泛参与基因转录调节、神经递质的合成和释放、细胞骨架蛋白磷酸化、微管功能的调节、海马学习和记忆、突触可塑性调节等生物学过程。CAMKⅡ可磷酸化 tau 蛋白的多个位点，其中包括微管结合位点，这些位点磷酸化后，可促进 Tau 蛋白从微管上解离。CAMKⅡ还可能参与 AD 中 tau 蛋白的过度磷酸化。钙稳态被破坏可能是 Aβ 片段的神经毒性作用产生的机制之一，Aβ 能够使神经元内钙稳态失衡，通常使细胞内钙增加，一旦细胞内钙动态平衡被打破，细胞内一系列酶包括蛋白激酶、蛋白酶、磷脂酶、磷酸酶活性和作用都可能发生改变。有研究指出通过激活 CAMKⅡ细胞途径能够减弱 Aβ 的神经毒性作用。

（四）松果体与褪黑激素

松果体（pineal body）位于间脑脑前丘和丘脑之间，为一红褐色的豆状小体。一般认为，人的松果体能合成、分泌多种生物胶和肽类物质，主要是调节神经的分泌和生殖系统的功能，而这种调节具有很强的生物节律性，并与光线的强度有关。松果体细胞交替性地分泌褪黑激素和 5-羟色胺，有明显的昼夜节律，白昼分泌 5-羟色胺，黑夜分泌褪黑激素，褪黑激素可能抑制促性腺激素及其释放激素的合成与分泌，对生殖起抑制作用。

随着年龄的增长，松果体素分泌减少，从而出现一系列的失眠、多梦、疲劳健忘等衰老症状，各种疾病亦随之而来，研究发现痴呆患者血清松果体素水平降低并且出现生理节律紊乱。颞叶皮层出现早期神经病变的老人脑脊液松果体素水平明显降低，对于 AD 的早期诊断有很重要的意义。

褪黑素又称松果体素、脑白金、美洛托宁（melotonin）。褪黑素可以保护神经元免受 Aβ 的神经毒性，还可以有效地降低 Aβ 介导的脂质过氧化，从而提高抗氧化酶的活性。有研究显示褪黑素水平的下降可能是 AD 的早期事件，可能与 AD 的早期神经病理改变有密切关系，适当补充褪黑素可以防止老化，对改善 AD 患者的睡眠障碍有一定作用。

（五）免疫疗法

1. Bapineuzumab　是一种人源化的单克隆抗体，主要作用于 β 淀粉样前体蛋白，有中和 β 淀粉样蛋白、改善认知功能的作用，目前已处于Ⅲ期临床研究。

2. Tau vaccine　是由瑞士生物制药公司 AC Immune SA 采用超级抗原结构特异性 MAb 技术开发的针对微管相关的 tau 疫苗，目前处于临床前研究，用于治疗 AD。

3. 单克隆抗体　Amorfix 公司开发出一款针对 AD 的单克隆抗体，这种单克隆抗体可选择性作用于错误折叠的超氧化物歧化酶-1 蛋白，具有抑制超氧化物歧化酶-1 突变株的作用，具有认知增强作用，目前处于临床前研究。

4. AD 疫苗　Araclon Biotech 公司开发出一款 AD 疫苗，这种疫苗可以产生 3 种抗体：AB1、AB2 和 AB3，其中 AB1 可作用于 $Aβ_{1-40}$ 和 $Aβ_{1-42}$，AB2 选择性作用于 $Aβ_{1-40}$，AB3 选择性作用于 $Aβ_{1-42}$。将此疫苗注射于比格犬，结果显示此疫苗可以降低血液中的 β 淀粉样肽 $Aβ_{1-40}$ 和 $Aβ_{1-42}$，并且使脑中可溶性脑肽降低 50%。此疫苗具有认知增强作用，可用于 AD 的治疗，目前处于临床前研究。

5. Affitope AD-02　是一种 Aβ 特异性肽疫苗，是一种 APP 抑制剂，具有认知增强作用，用于治疗 AD，目前处于Ⅱ期临床研究。

此外，还有一些药物也在研究中，如作用于促性腺激素释放激素受体的利普安（leuprolide acetate），具有稳定的认知改善作用，目前已进入Ⅱ期临床研究，而且正在研制开发利普安的缓释制剂用于治疗轻、中度 AD。组胺 H₃ 受体阻断剂 ABT-288，可促进额叶前皮质释放组胺、乙酰胆碱和多巴胺，有促进认知功能改善的作用，安全性高，不易引起不良反应，Ⅱ期临床试验中将其作用与多奈哌齐以及安慰剂进行比较，用于治疗轻、中度 AD 患者。肿瘤坏死因子受体（TNFR1）的负向变构调节剂 TNFR1 NAM，拮抗肿瘤坏死因子的作用，具有认知增强作用，用于治疗 AD，目前处于临床前研究。

十一、存在问题与发展方向

随着分子生物学技术的发展与应用，近年来对 AD 发病机制的研究已深入到分子及基因水平，针对 AD 的病因研究取得了长足的进展，但其确切的发病机制仍无最终定论。AD 是一种多病因因素参与的疾病，不同的发病机制之间的相互关联仍有待进一步研究阐明。由于世界范围人口老龄化，AD 发病率的日益增长，研制与开发安全有效的治疗 AD 药物面临巨大挑战。目前对于 AD 的药物治疗仍停留在对其症状的缓解，由于没有找出 AD 患者真正的病因，无法对其进行根治，因此进一步阐明 AD 发病原因，针对病因研究靶向药物任重而道远。目前在 AD 研究中出现了三个重要的挑战，包括资金缺乏、药物研发的成功率低和未来的研究方向。

在众多的生理和病理过程中，蛋白酶都扮演了主要角色。AD 等神经退变性疾病是由脑内蛋白二级结构的错误折叠引发的，而蛋白酶的水解切割是这种错误发生的起因。多种磷酸激酶及磷酸酯酶参与 tau 蛋白磷酸化过程，针对某一种酶的作用很难达到效果。并且由于这些酶在体内参与神经递质释放、轴突生长等多种重要的生理功能，酶活性的改变可能引发不良反应。此外，目前缺乏适宜的动物模型测试此类化合物的作用。因此，寻找具有高度选择性及特异性的蛋白激酶抑制剂或激活剂仍处于探索阶段。

AD 的发病机制复杂，多种信号通路参与此过程，许多信号分子在其中发挥重要作用，临床上现有的针对单基因或单靶向的药物并不能有效改善或控制患者的症状，其疗效并不理想。多靶向化合物作用的化学基础是针对疾病的不同病理生理环节发挥作用而增强疗效。另外，多靶向化合物的亲和力较低，因此它不会强烈抑制或激活某一靶点，不会完全抑制其承担的某些正常的生理功能，而仅局部作用于相应靶点就能产生足够的疗效。新的治疗策略包括能够作用于多神经或生化靶向功能的先导化合物。它可以是单个的分子实体，具有抑制 AChE、单胺氧化酶、tau 蛋白过度磷酸化的作用，抗氧化应激，拮抗抗 NMDA 受体，抗 Aβ 聚集和调节金属与细胞内钙稳态紊乱等两种或两种以上作用功效。目前，国内外对多靶向化合物的作用特点方面的研究很多，因其可能具有更优越的疗效，有望成为治疗 AD 的临床首选药物。

（董静文　张建军）

参　考　文　献

1. Roger N，Rosenberg MD. Translational research on the way to effective therapy for Alzheimer disease. Arch Gen Psychiatry. 2005，62（11）：1186－1192.

2. Small SA. Duff K. Linking Abeta and Tau in late-onset Alzheimer's disease：a dual pathway hypothesis. Neuron. 2008, 60（4）:534 – 542.

3. Kwok JB, Loy CT, Hamilton G, et al. Glycogen synthase kinase-3beta and Tau genes interact in Alzheimer's disease. Ann Neurol. 2008, 64（4）:446 – 454.

4. Meraz-Ríos MA, Lira-De León KI, Campos-Peña V, et al. Tau oligomers and aggregation in Alzheimer's disease. J Neurochem. 2010, 112（6）:1353 – 1367.

5. Hernández F, de Barreda EG, Fuster-Matanzo A, et al. The role of GSK3 in Alzheimer disease. Brain Res Bull. 2009, 80（4 – 5）:248 – 250.

6. Kimura R, Kamino K, Yamamoto M, et al. The DYRK1A gene, encoded in chromosome 21 Down syndrome critical region, bridges between beta-amyloid production and Tau phosphorylation in Alzheimer disease. Hum Mol Genet. 2007, 16（1）:15 – 23.

7. Reiman EM, Chen K, Liu X, et al. Fibrillar amyloid-beta burden in cognitively normal people at 3 levels of genetic risk for Alzheimer's disease. Proc Natl Acad Sci USA. 2009, 106（16）:6820 – 6825.

8. Dumont M, Beal MF. Neuroprotective strategies involving ROS in Alzheimer's disease. Free Radic Biol Med. 2011, 51（5）:1014 – 1026.

9. Augelli-Szafran CE, Wei HX, Lu D, et al. Discovery of notch-sparing gamma-secretase inhibitors. Curr Alzheimer Res. 2010, 7（3）:207 – 209.

10. Parri RH, Dineley TK. Nicotinic acetylcholine receptor interaction with beta-amyloid：molecular, cellular, and physiological consequences. Curr Alzheimer Res. 2010, 7（1）:27 – 39.

11. Iqbal K, Liu F, Gong CX, et al. Tau in Alzheimer Disease and related Tauopathies. Curr Alzheimer Res. 2010, 7（8）:656 – 664.

12. Klein WL. Synaptic targeting by A beta oligomers（ADDLS）as a basis for memory loss in early Alzheimer's disease. Alzheimers Dement. 2006, 2（1）:43 – 55.

13. M. T. Ferretti, V. Partridge, W. C. Leon, et al. Transgenic mice as a model of pre-clinical alzheimer's disease. Current Alzheimer Research. 2011, 8（1）:4 – 23.

14. 贾建平，刘江红. AD 发病机制及治疗进展. 中国现代神经疾病杂志. 2010, 10（1）:43 – 48.

15. 黄越，马建芳，黄山. AD 基因学研究进展. 中国现代神经疾病杂志. 2010, 10（2）:171 – 176.

16. 率红莉. AD 临床药物研究综述. 中国药师. 2009, 12（8）:1139 – 1141.

第十六章　神经炎症相关新靶点及药物开发新思路

第一节　神经炎症的定义及组成

炎症是临床常见的一个病理过程，可以发生于机体各部位的组织和器官。它是机体抵御感染和损伤的复杂级联过程，将受损的组织清除，从而促进组织再生。神经炎症特指发生于中枢神经系统的炎症。神经炎症是一个重要的研究领域，它在常见的神经退行性疾病中扮演了重要角色。在神经退行性疾病的发生与发展进程中，脑内始终存在着以胶质细胞激活为主要特征的炎症反应。炎症反应介导的神经元退行性病变主要是由胶质细胞的激活及外周入侵的淋巴细胞释放神经毒性因子所引起的，调节抗炎细胞因子的生成及神经元释放的抗炎神经肽可保护神经元抵抗神经炎症，从而减缓或减轻神经退行性疾病的进程。

中枢神经系统由神经元和神经胶质细胞所组成。神经胶质细胞的数量为神经元数量的10倍以上，小胶质细胞占神经胶质细胞总数的5%~20%，小胶质细胞的数量与神经元的数量相当。小胶质细胞为脑内的主要免疫效应细胞，在中枢神经系统内分布广泛，通过其免疫监视功能维持中枢神经系统内环境稳定。小胶质细胞参与一系列神经退行性疾病的发生，小胶质细胞活化和神经炎症为神经病理学的主要特征。持续及不受控制的小胶质细胞活化可导致多种炎症因子（白介素、TNF-α、氧自由基、谷氨酸等）产生增多，这些炎症因子最终可造成神经元损伤。此外，活化的小胶质细胞还可增加诱导型一氧化氮合酶的表达，产生过量的一氧化氮，随后引起神经元线粒体电子传递链传递功能中断。一氧化氮还可选择性抑制细胞色素 C 氧化酶抑制线粒体呼吸，导致神经元内 ATP 能量合成障碍、活性氧（reactive oxygen species，ROS）产生增多。除了一氧化氮合酶，小胶质细胞上的烟酰胺腺嘌呤二核苷酸磷酸（nicotinamide adenine dinucleotide phosphate，NADPH）氧化酶可介导超氧阴离子自由基生成及促炎性细胞因子释放，在神经炎症中同样发挥着重要作用。星形胶质细胞是中枢神经系统内胶质细胞的主要组成部分，构成了20%~25%的脑容量。类似于小胶质细胞活化，星形胶质细胞在受到各种刺激后也可发生活化。活化后的星形胶质细胞可通过释放多种炎症相关因子以及神经营养因子参与神经炎症的发生发展。星形胶质细胞也可通过调控小胶质细胞内某些蛋白或分子的表达参与调控神经炎症。

第二节　神经元、小胶质细胞、星形胶质细胞构成的神经网络以及在神经炎症中的作用

神经元、小胶质细胞、星形胶质细胞作为中枢神经系统的重要组成部分，行使的功能

各具特点，但它们之间也存在广泛联系和交叉对话，从而组成一个神经网络，对中枢神经系统生理和病理状态下的功能进行调控。神经元和胶质细胞间的通讯模式广泛存在，包括直接的化学通讯和电信号通信。应用功能记录与超微结构分析相结合的方法发现，活跃的大脑中神经元和胶质细胞间存在交叉对话。已有研究表明，神经元和胶质细胞间存在直接的化学突触。在少突胶质前体细胞，刺激神经传入冲动可诱导 α-氨基-3-羟基-5-甲基-4-异噁唑丙酸受体依赖性内向电流，内向电流的量子性质和快速反应动力学与突触前释放的谷氨酸相关，直接靶向胶质细胞的受体。另一种神经元与神经胶质细胞间的直接接触是通过间隙连接构成的电偶联。在神经系统发育的早期阶段电偶联比较密集，但在成年脑组织中同样可检测到电偶联的存在，且神经胶质细胞的电变化可影响神经元的兴奋性。

　　神经元和胶质细胞间形成神经网络共同调控大脑活动概念的提出，对更好地理解中枢神经系统疾病的发病机制具有重要意义。在病理状态下，胶质细胞的形态或功能改变可能对神经网络的功能的执行也有重要影响。已知神经炎症是胶质细胞引起的最主要的改变，尤其是在小胶质细胞和星形胶质细胞内。但是这种改变不局限于胶质细胞之间，可能会影响神经细胞自身之间、小胶质细胞与星形胶质细胞之间、胶质细胞与神经元之间的功能网络，最终导致大脑发生病理改变，引起疾病的发生。神经炎症可能会通过特定的机制引起胶质神经网络与神经元环路间的通讯紊乱。小胶质细胞上某些受体活化可使细胞因子信号通路增强，扩大神经炎症反应。研究发现，当小胶质细胞存在的情况下，星形胶质细胞和神经元之间的钙离子依赖性的谷氨酸信号通路反应性增强，导致兴奋性神经元损伤。当脑缺血损伤时，星形胶质细胞间隙连接通道仍然保持开放状态，使梗死灶周围的星形胶质细胞与周边存活的细胞间构成一个通路，推进脑缺血损伤的进程。生理情况下，突触活动启动神经元和胶质细胞间的双相信号通路调控生理功能。病理情况下，当大脑内的炎症反应被触发，受损部位的小胶质细胞被激活，开始释放一系列炎症细胞因子（白介素、TNF-α等），从而使星形胶质细胞的特性及功能发生改变，随后，神经元－胶质细胞网络功能发生紊乱，最终引起周围的神经元损伤。总结来说，神经元、小胶质细胞、星形胶质细胞之间构成一个神经网络，在神经炎症相关的多种疾病发生和发展过程中发挥极其重要的作用。

第三节　神经炎症与多种疾病的关系

　　动物、细胞实验和临床研究均证明了神经炎症与多种中枢神经系统疾病如帕金森病（Parkinson disease，PD）、阿尔茨海默病（Alzheimer disease，AD）和脑缺血等的发生和发展密切相关。神经炎症是把双刃剑：一方面，它在某些特定情况下有利于神经系统损伤的修复，发挥神经保护作用；另一方面，慢性持续性神经炎症可诱发或加重神经系统的退行性病变，产生神经毒性作用。以下对神经炎症与 AD、PD、脑缺血的关系做一详细阐述。

一、神经炎症与阿尔茨海默病的关系

　　阿尔茨海默病（AD）是一种慢性神经退行性疾病，患者认知能力逐步下降，记忆力逐渐减退。积累的 β 淀粉样蛋白（β amyloid，Aβ）、tau 蛋白被认为是 AD 的重要病理特征。

AD 国际性杂志的特刊发表了一系列顶尖的研究性论文，阐明炎症及免疫与 AD 发病机制间的关系。脑内胶质细胞持续活化介导的神经炎症可导致中枢神经系统功能紊乱，这是大多数神经退行性变的普遍特征。在 AD 患者脑内，慢性炎症反应尤为明显。最初对活化的小胶质细胞功能的理解是片面的，活化的小胶质细胞被认为是机体对中枢神经系统急性损伤做出反应的细胞。直到 1980 年研究者应用体外模型进行研究时才对小胶质细胞活化的功能有了新的认识。随着体外研究方法的进步，McGeer 等于 1987 年报道了一篇具有里程碑意义的研究性论文，他们发现在 AD 患者脑内存在活化的小胶质细胞，首次证实了神经炎症参与 AD 的病理过程。随后，在 AD 患者脑内又发现存在补体蛋白和整合素，进一步证实了神经炎症参与 AD 的病理过程。此后，神经炎症参与 AD 病理过程和发病机制的概念进入了主流思想。神经炎症在 AD 的发展进程中发挥双相作用。神经炎症为一种自卫反应，旨在清除有害刺激并恢复组织的完整性。然而，炎症转化为慢性炎症时，则会对机体造成损害。慢性炎症中激活的小胶质细胞可产生促炎性细胞因子、前列腺素、活性氧等，加剧 Aβ 沉积，引起神经元功能障碍。目前神经炎症参与 AD 发病及病理过程的概念被广泛接受，但神经炎症在 AD 发病的什么阶段是有益的或有害的仍不十分清楚。临床研究表明，神经炎症特别是小胶质细胞活化是 AD 的早期病理事件，在 AD 早期病理阶段小胶质细胞就已经有所增加，随着疾病严重程度的增加，AD 患者脑内的小胶质细胞也增多。最近有人提出，老龄化对脑内的神经炎症功能同样具有影响。有些研究发现，老龄化可使促炎和抗炎机制间的平衡失调，导致一个低度、慢性炎症事件；而另一些研究发现，小胶质细胞的功能在衰老过程中发生恶化。这些研究证明，老龄化与小胶质细胞活化及神经炎症间存在一定的关联。因此，小胶质细胞活化和神经炎症与 AD 密切相关，参与 AD 发病的整个进程。

二、神经炎症与帕金森病的关系

帕金森病（PD）又称"震颤麻痹"，该病是一种常见于中老年的神经系统变性疾病，临床主要表现为异常的运动症状，如：静止性震颤、动作迟缓、僵硬等。PD 患者脑内发现有嗜酸性粒细胞包裹体（Lewy 小体）形成，Lewy 小体成为 PD 特征性的病理标志物，而 α-synuclein 是 Lewy 小体的主要成分。PD 的病理特征为黑质致密部多巴胺能神经元丢失和纹状体部位多巴胺耗竭。在 PD 患者和动物模型上的免疫组织化学研究结果表明，在黑质部位有许多激活的小胶质细胞，小胶质细胞活化参与黑质部位多巴胺能神经元变性。小胶质细胞活化衍生的氧化应激及炎症反应在神经元损伤中发挥着重要作用。体内、外研究发现，小胶质细胞源性 NADPH 氧化酶/一氧化氮合酶在多种氧自由基和氮自由基的生成中发挥重要作用，并有助于通过氧化应激诱导多巴胺神经元死亡。PD 脑内的炎症因子表达是上调的，如前列腺素 E_2（prostaglandin E_2，PGE_2）、白介素、干扰素、TNF-α 等。一般来说，星形胶质细胞通过分泌多种神经营养因子促进多巴胺能神经元的生存。对 PD 患者的尸检进行生化分析和免疫组化研究发现，胶质细胞源性神经营养因子、脑源性神经营养因子、睫状神经营养因子等神经营养因子的表达水平是下降的。此外，星形胶质细胞在对抗氧化应激方面发挥着重要作用。研究发现，星形胶质细胞通过诱导小胶质细胞表达血氧合酶-1 的表达调控过度发生的炎症反应，而在 PD 患者脑中，星形胶质细胞的功能是下调的，对神经炎症的调控能力下降。越来越多的证据表明，神经炎症在 PD 的病理过程和发病机制中发挥着重要作用。更好地解释这些复杂的机制，可能为 PD 患者的新治疗策略提供一些线索。

三、神经炎症与脑缺血的关系

脑缺血是以脑循环血流量减少为特征的中枢神经系统疾病，临床上较为常见，其发病率、致残率及病死率均较高，严重地影响人类的生活和生存质量。大量研究发现，脑缺血损伤后，小胶质细胞的异常活跃。活化的小胶质细胞可合成和分泌一系列细胞因子、蛋白质或其他生物活性分子，这些物质中某些发挥神经保护作用，某些可产生神经毒性作用，而某些分子的生物学活性尚未确定。越来越多的证据表明，炎症在脑缺血损伤的发病机制、病理过程及临床预后中发挥重要作用。脑缺血发生后的早期阶段，动物模型和患者缺血脑组织和/或血浆内趋化因子和细胞因子的水平均提高。磷酸肌醇 3 激酶 γ（phosphoinositide 3-kinase γ，PI3Kγ）可被促炎症细胞因子活化，通过特定的方式（如：选择素介导的黏附、内皮细胞诱导的白细胞滚动、整合素介导的黏附和外渗）将炎症细胞招募到受损部位，从而参与炎症和组织损伤中细胞功能的调控。研究发现，脑缺血损伤后，活化的小胶质细胞内 PI3Kγ 的 mRNA 和蛋白的表达水平均显著上调，也有研究发现敲除 PI3Kγ 可阻断小胶质细胞的活化及增殖。因此认为，PI3Kγ 为脑内小胶质细胞的缺血易感基因，PI3Kγ 依赖性机制调控脑缺血后小胶质细胞的活化及增殖。组织型纤溶酶原激活剂（tPA）为高度特异性的丝氨酸蛋白酶，可由内皮细胞、星形胶质细胞、小胶质细胞和神经元产生，介导神经元退行性变和小胶质细胞的活化。体外研究结果表明，中枢神经系统内的 tPA 可通过不依赖纤溶酶原的途径活化小胶质细胞。低密度脂蛋白受体相关蛋白 1（low density lipoprotein receptor-related protein，LRP1）为低密度脂蛋白受体基因家族的一个成员，具有多种生物学功能。中枢神经系统内，血管周围的星形胶质细胞、神经元和小胶质细胞均可表达 LRP1。脑缺血损伤后，内源性 tPA 活性增强，tPA 与 LRP1 相互作用可促进炎症的发展。研究学者利用闭塞大脑中动脉制作大鼠脑缺血损伤模型，研究 tPA 与 LRP1 相互作用对脑缺血诱导的小胶质细胞活化的影响。研究结果表明，tPA 可不依赖其蛋白水解活性，直接与小胶质细胞的 LRP1 结合从而激活脑内的小胶质细胞，促进诱导型一氧化氮合酶表达及硝基酪氨酸聚积，在中枢神经系统内发挥细胞因子样作用。脑缺血损伤后，tPA 与其受体 LRP1 结合进而激活小胶质细胞，为一条新颖的小胶质细胞活化通路，此通路的确定不但为神经炎症在脑缺血中的作用提供了证据，也为脑缺血治疗提供了新的潜在治疗靶点。

第四节 小胶质细胞和星形胶质细胞上可以被药物调控的靶点

一、小胶质细胞上可以被药物调控的靶点

小胶质细胞参与一系列神经退行性疾病的发生，它在多种疾病发病机制中的作用也被逐步阐明，小胶质细胞活化和神经炎症为神经病理学的主要特征。任何神经系统紊乱，通

常都可导致炎症和小胶质细胞的激活，同时胶质细胞的数量增加，表型发生改变，这种现象被称为"反应性胶质增生"。在急性神经退行性疾病（脑卒中、脑缺氧、脑外伤）中，小胶质细胞表型发生改变并释放炎症介质，释放的炎症介质主要为细胞因子和趋化因子。这些急性炎症反应对神经细胞的存活通常是有益的，可使脑内的进一步损伤减轻，使受损的组织得到修复。小胶质细胞介导的慢性炎症参与多种慢性神经退行性疾病的病理过程。慢性炎症过程中，小胶质细胞被长时间激活，随后持续释放一系列炎症介质，导致氧化应激反应。

　　小胶质细胞为中枢神经系统炎症的主要介导者，可加重神经系统损伤并参与后续的神经退行性变，它们在组织修复和神经元再生中也发挥重要作用。小胶质细胞的重要免疫效应功能及其分布的广泛性，使其在中枢神经系统稳态的维持和损伤修复的实现中发挥极其重要的作用。小胶质细胞可能成为治疗中枢神经系统疾病的一个重要靶点。抑制病理状态下小胶质细胞的过度活化及其所介导的炎症反应，可作为神经退行性疾病或神经损伤的治疗策略。以下列举几个小胶质细胞上可被药物调控的靶点，为中枢神经系统疾病的治疗提供一些新的思路。

（一）Src 酪氨酸激酶

　　蛋白酪氨酸激酶可催化多种底物蛋白质酪氨酸残基磷酸化，是一类能催化 ATP 上 γ-磷酸转移到蛋白酪氨酸残基上的激酶，在细胞生长、增殖、分化中具有重要作用。根据蛋白酪氨酸激酶是否存在于细胞膜受体可将其分成非受体型和膜受体型。Src 激酶家族是具有酪氨酸蛋白激酶活性的蛋白质，在细胞内广泛表达，是一个细胞膜相关的非受体型酪氨酸激酶。Src 酪氨酸激酶在脂多糖（lipopolysaccharides，LPS）介导的炎症反应中发挥重要作用。通过检测激酶的磷酸化水平和活性，发现 LPS 刺激可活化 Src 和 Src 家族激酶，如：Hck、Lyn、Yes 和 Fyn 等。Src 家族激酶抑制剂可阻断 LPS 诱导的小鼠和人巨噬细胞产生 TNF-α 及超敏反应。Src 酪氨酸激酶参与细胞内多条信号通路的信号转导，LPS 或其他刺激作用于巨噬细胞后，Src 酪氨酸激酶可能作为多条信号通路的中介信号分子调控细胞内的信号转导。Src 酪氨酸激酶通过磷酸化和脱磷酸化对活性进行调控，Tyr416 位点可发生磷酸化，蛋白磷酸酶和 C 末端 Src 酪氨酸激酶可将 Tyr527 位脱去磷酸化。

　　已有大量报道说明 Src 酪氨酸激酶在 Toll 样受体（Toll-like receptors，TLRs）介导的炎症反应中具有重要作用。细菌内毒素可通过组装和活化 NADPH 氧化酶迅速刺激超氧化物生成，这一过程通常被称为"呼吸爆发"，Src 酪氨酸激酶可能在这一过程中发挥重要的作用。Src 酪氨酸激酶参与 LPS 刺激诱发的 TLR4 磷酸化，推测 Src 酪氨酸激酶在 LPS 活化 TLR4 及后续的 NADPH 氧化酶活化间发挥着信号转导作用。LPS 作用于巨噬细胞后，通常需要 CD14 与 TLR4 相互作用形成复合物，此复合物还包括各种蛋白激酶（如非受体型蛋白酪氨酸激酶 c-Src、JAK2、Btk 等），继而通过下游的信号转导通路使巨噬细胞发生活化。在 Raw264.7 巨噬细胞中，Src 酪氨酸激酶可与 TLR 形成复合物。TLR 活化后 Src 迅速被磷酸化，应用抑制剂阻断 Src 酪氨酸激酶活性，可发挥抗炎和抗肿瘤活性。PI3K/AKT 信号通路在不同的细胞过程中（凋亡、炎症反应、肿瘤血管新生等）均扮演重要角色。PI3K/AKT 通路的活化通常需要一系列上游级联信号激活，已报道 Src 酪氨酸激酶对 p85 发生磷酸化以及 PI3K 催化亚单位 p110 的磷酸化有重要作用，证明了 Src 酪氨酸激酶在 PI3K/AKT 信号通路中的重要性。Src 酪氨酸激酶在氧化应激介导的信号通路中的作用也被证实。Src 家族可以介导过氧化氢诱导的 MAPK 家族 MAP 激酶 1 活化，也参与调控氧化应激介导的 p38 MAPK 活化。已知缺血再灌注损伤可引起氧化应激发生，氧化应激可能会通过调控 p38 MAPK 活化使炎症反应增强，因此抑制 Src 酪氨酸激酶对缺血性损伤可能有一定的治疗意义。

Src 酪氨酸激酶对中性粒细胞和巨噬细胞发挥其效应功能至关重要，抑制 Src 可通过降低炎症细胞迁移和/或功能发挥保护作用。目前，Src 酪氨酸激酶的抑制剂正在开发用于治疗类风湿关节炎。骨碎补内酯是一种从蘑菇中分离出的硬毛素类似物，用于治疗类风湿关节炎。研究发现，骨碎补内酯可直接抑制 Src 酪氨酸激酶活性发挥抗炎作用，而对其他非受体蛋白酪氨酸激酶（如 JAK-2 和 Syk）无影响，表明 Src 酪氨酸激酶可能是它的一个潜在作用靶点，骨碎补内酯可能成为一个新型的抗炎类化合物。地榆是宝贵的药用植物，传统用于治疗炎症和代谢性疾病（腹泻、慢性肠道感染、十二指肠球部溃疡、出血等）。最近研究结果显示，它的水溶液或乙醇提取物表现出多种药理活性，如：抗氧化、抗癌、抗脂质过氧化、抗动脉粥样硬化、血管舒张等，而它在抗炎方面的研究还较少且分子机制还不甚明确。最新研究发现地榆的乙醇提取物可抑制 Src 酪氨酸激酶的磷酸化及酶活性，抑制 Src 与 p85 复合物的形成，从而剂量依赖性地抑制 LPS 诱导的多种炎症因子如一氧化氮和 PGE_2 的生成。因此，地榆的抗炎活性与抑制 Src 酪氨酸激酶的磷酸化及活性相关，Src 酪氨酸激酶是地榆发挥药理学作用的重要靶标。上述研究均说明 Src 可成为抗炎药物治疗的靶点。蛋白酪氨酸激酶及其抑制剂的研究对研究激酶的作用机制，开发靶向新药具有重要的理论和实践意义。

（二）晚期糖基化终末产物受体（receptor for advanced glycation endproducts, RAGE）

晚期糖基化终末产物（advanced glycation end products，AGE）是非酶糖化反应的终末期产物，体内还原性单糖与氨基酸或核苷酸的游离氨基间发生非酶糖基化反应，继而经过复杂的重排后最终生成不可逆的 AGE。AGE 修饰的蛋白与糖尿病及糖尿病慢性并发症、AD 等疾病密切相关。RAGE 除了在小胶质细胞膜上有表达，在其他多种类型细胞上均有表达，包括神经元、内皮细胞等。RAGE 与不同的配体相互作用产生不同的病理反应。RAGE 与病理性相关配体如 AGE 结合，可诱导细胞发生氧化应激。Ras-MAPK 信号通路活化使 NF-κB 发生核易位，诱导炎症因子的产生。RAGE 配体可上调此信号通路的表达，在 AGE 浓度较高的区域，RAGE 的表达通常也是上调的。AGE-RAGE 相互作用后，在早期引起跨膜和/或可溶性胞质蛋白酪氨酸激酶短暂活化，通过 MEK 和 PI3K 信号通路从而促进炎症因子白介素 6 释放，参与小胶质细胞炎症反应，并扩大炎症反应。

AD 患者脑内 β 淀粉样蛋白（Aβ）过度积聚是公认的 AD 发病病因及病理表现之一。对 APP 转基因小鼠进行分析发现，大量活化的小胶质细胞聚集于 Aβ 周围，小胶质细胞可对 Aβ 做出反应。推测小胶质细胞对 Aβ 的反应参与慢性炎症介导的 AD 发病。在 AD 患者脑内，小胶质细胞高度活化与 Aβ 斑块形成密切相关。Aβ 与小胶质细胞上的受体相互作用，可诱导一系列炎症相关产物生成，如：促炎症细胞因子、神经毒性因子、活性氧簇等，Aβ与小胶质细胞的相互作用可导致小胶质细胞的持续活化。而过度激活的小胶质细胞释放的炎症相关因子可与 Aβ 协同作用产生更为强烈的炎症反应。小胶质细胞上已鉴定出多种 Aβ结合蛋白或受体。细胞外 Aβ 或神经原纤维缠结周围的 AGE 可通过不同的机制诱导自由基生成。首先发生化学氧化的 AGE 可直接诱导自由基生成，糖化蛋白与非糖基化蛋白相比，可产生将近 50 倍多的自由基。其次，AGE 与受体 RAGE 结合后，活化其下游的信号转导通路从而诱导氧化应激的发生。最重要的是，RAGE 受体可激活对形成超氧自由基至关重要的 NADPH 氧化酶。AGE 通过 RAGE 活化不同的细胞内信号转导通路从而诱导炎症反应及炎性细胞因子生成，这些细胞内信号通路包括 p21 Ras、NF-κB、AP-1 等，此外还可诱导生成小胶质细胞/巨噬细胞生长因子及巨噬细胞集落刺激因子。在 AD 脑内对 RAGE 在介导小胶质细胞与 Aβ 相互作用中的角色进行研究，发现 Aβ 与神经元上的 RAGE 结合后通过诱导氧化应激及 NF-κB 转录因子活化导致神经元功能紊乱。AD 脑内的 RAGE 免疫阳性小胶质细胞增多，阻断 RAGE 可显著阻断 Aβ 诱导的巨噬细胞集落刺激因子的分泌，也可抑制小胶质细胞的化学趋化反应。这些数据提示，Aβ 与 RAGE 相互作用与小胶质细胞活化之间可能存在一个正反馈环路，Aβ 与 RAGE 相互作用增加巨噬细胞集落刺激因子及 RAGE 的表达，启动更多的小胶质细胞发生活化。因此，抗炎治疗可同时阻断小胶质细胞活化诱导的炎症及 Aβ 与 RAGE 相互作用诱发的扩大的炎症反应。有研究发现，膜通透性抗氧化剂（硫辛酸、雌二醇、黄酮类化合物等）能清除 AGE 诱导生成的超氧自由基，它们可能作用于氧化 – 还原信号转导通路的第二信使，下调 AGE 诱导的下游信号通路。有研究验证 AGE 修饰的蛋白对小胶质细胞一氧化氮合成的影响，同时考察膜通透性抗氧化剂是否可抑制 AGE 诱导的炎症反应。研究结果发现，膜通透性抑制剂包括雌激素衍生物（17b-雌二醇）、巯基抗氧化剂［（R＋）-α-硫辛酸］以及银杏叶提取物 EGb761 可阻断 AGE 诱导的一氧化氮合酶表达及一氧化氮生成。氧自由基不仅参与 AD 的发病机制及病理过程，与多种慢性炎症性疾病也密切相关，某些细胞膜通透性抗氧化剂不仅可以用于抗氧化，还可作为抑制神经炎症药物进行临床应用。因此，小胶质细胞上的 RAGE 是公认的与神经炎症密切相关的受体，用药物干预此受体可以起到治疗 AD 以及其他与 Aβ 相关的神经系统疾病。

（三）NADPH 氧化酶、COX-1、COX-2 等炎症因子产生相关酶

NADPH 氧化酶存在于巨噬细胞的质膜，炎症时细胞发生"氧化爆发"产生大量活性氧（ROS），在先天性免疫系统调节、信号转导、抵抗病原体侵害等过程中起着至关重要的作用。NADPH 氧化酶是由 gp91phox、p22phox、p47phox、p67phox、p40phox 和 Rac 六种亚基组成的复合体。Gp91phox 和 p22phox 亚基位于细胞质膜上，当胞质内的另外几种亚基与质膜上的亚基结合形成 NADPH 氧化酶复合物时才具有活性。NADPH 氧化酶激活后产生过量的 ROS，引起细胞毒作用，损害炎症作用部位周围的神经元。因此 NADPH 氧化酶可能是小胶质细胞上药物干预的一个重要的靶点。褪黑激素是人体产生的正常物质，研究发现褪黑激素及其代谢物在体内、外具有强效的抗氧化活性，可清除亲水性和疏水性的 ROS、保护生物大分子免受氧化损伤。已知 AD、PD、缺血再灌注神经元损伤等神经系统疾病中均有自由基的生成。褪黑激素在体内、外模型中对上述疾病均具有保护作用。机制研究发现褪黑

激素预处理小胶质细胞可剂量依赖性地抑制 Aβ 引起的 NADPH 氧化酶的活化及 ROS 的生成。褪黑激素可通过 PI3K/Akt 依赖性信号通路抑制 NADPH 氧化酶 p47phox 亚单位的磷酸化，阻断 p47phox 和 p67phox 易位至细胞膜，下调 p47phox 与 gp91phox 的结合，影响 NADPH 氧化酶的组装。这些数据表明通过作用于小胶质细胞上的 NADPH 氧化酶抑制 ROS 的生成可能是褪黑激素在 AD 中发挥神经保护作用的机制。小胶质细胞上的 NADPH 氧化酶在脑缺血中的作用也得到了验证。在化学性脑缺血模型中小胶质细胞上的 NADPH 氧化酶表达增加，获得小胶质细胞的条件培养基，然后作用于 SHSY5Y 细胞，考察条件培养基对神经细胞的损伤作用。小胶质细胞条件培养基处理 SHSY5Y 细胞后，细胞的存活力降低、caspase3 活化增加、Bcl2/Bax 比例降低、细胞色素 C 释放、炎症细胞因子及 ROS 产生。这些结果说明，脑缺血损伤后通过活化 NADPH 氧化酶诱导 ROS 生成导致神经元损伤。因此，抑制 NADPH 氧化酶活性及后续的 ROS 的生成可达到治疗脑缺血的目的。越来越多的证据支持脊髓小胶质细胞与周围神经损伤后疼痛存在密切关系，NADPH 氧化酶诱发的 ROS 生成在神经损伤诱导的脊髓小胶质细胞活化及后续引发的疼痛过敏中具有重要作用。L5 脊神经切断术（SNT）后，背角小胶质细胞上的 NADPH 氧化酶表达迅速被诱导。应用 NADPH 氧化酶缺失小鼠进行研究发现，SNT 诱导的 ROS 产生、小胶质细胞活化、炎症细胞因子表达等均需要 NADPH 氧化酶参与，SNT 引起的机械痛和热痛觉在 NADPH 氧化酶缺失小鼠身上减轻。这些研究结果表明，神经损伤可引起小胶质细胞的 NADPH 氧化酶产生 ROS，导致大量炎症因子表达，由此引起的炎症反应参与启动神经性疼痛。因此，抑制小胶质细胞上 NADPH 氧化酶的表达，可治疗炎症引起的神经性疼痛。

环氧化酶（cyclooxygenase，COX）又称前列腺素内氧化酶还原酶，是一种双功能酶，具有环氧化酶和过氧化氢酶活性，是催化花生四烯酸转化为前列腺素的关键酶。目前发现环氧化酶有两种同工酶：COX-1 和 COX-2，前者为结构型，后者为诱导型，各种损伤性化学、物理和生物因子激活磷脂酶 A2 水解细胞膜磷脂，生成花生四烯酸，后者经 COX-2 催化加氧生成前列腺素。COX-1 通常被认为是组成性表达亚型，主要负责前列腺素合成的稳态，COX-2 亚型的表达是受炎症刺激诱导产生的。传统观念认为，在神经炎症过程中，COX-2 较 COX-1 更为重要，且大量研究工作都集中在 COX-2 在促炎及参与神经退行变方面的作用。大量的实验数据表明，神经炎症是促进 AD 神经元丢失的重要因素。COX-2 水平在 AD 早期阶段升高，在晚期阶段降低。流行病学调查发现，非甾体抗炎药（NSAIDs）对减慢 AD 疾病进程有益，而抑制 COX 活性为 NASIDs 的主要作用机制。在 AD 痴呆症状出现前，长期服用 NSAIDs 可减少 AD 发病的风险。选择性抑制 COX-2，而不是 COX-1，可阻断 $Aβ_{1-42}$ 诱导的海马长时程增强的抑制作用。非甾体抗炎药布洛芬和萘普生为 COX-2 选择性抑制剂，可修复过度表达 APP 的 Tg2576 小鼠的记忆功能。COX-2 在 PD 中的作用也得到了验证。对 11 例 PD 患者尸检发现，PD 患者脑内小胶质细胞内的 COX-2 表达增加，然而神经元和星形胶质细胞内的 COX-2 表达无明显改变。在不同的实验性 PD 模型中也发现，过度表达 COX-2 可增加神经元对细胞毒性的敏感性，抑制 COX-2 的表达可发挥神经保护作用。在6-羟基多巴诱导的 PD 模型中，抗炎药塞来昔布可减弱6-羟基多巴诱导的小胶质细胞活化。COX-2 特异性非甾体抗炎药伐地考昔可显著减弱 MPTP 诱导的小鼠 PD 模型的小胶质细胞活化，COX-2 敲除小鼠可对抗 MPTP 诱发的神经退行性变。鉴于 COX-2 在小胶质细胞活化诱导的神经炎症相关退行性疾病中的作用及抗炎药具有一定的神经保护作用，可开发特异性 COX-2 抑制剂治疗此类疾病。COX-1 主要表达于小胶质细胞内，在某些病理状态下表达上调，如：脑缺血、创伤性脑损伤、N-甲基-D-天冬氨酸诱导的神经毒性等。实验结果证实，COX-1 显著参与炎症刺激包括 $A\beta$，LPS 和 TNF-α 介导的脑损伤。近年来，越来越多的证据支持 COX-1 参与多种神经系统疾病神经炎症的发生，它可能是一个重要的潜在治疗靶点，因此，选择性 COX-1 抑制剂可有效治疗神经炎症和神经退行性疾病。

综上所述，小胶质细胞上的 NADPH 氧化酶、COX-1 和 COX-2 均可以被药物抑制，从而达到抑制神经炎症、治疗多种与神经炎症相关疾病的作用。

（四）p38 MAPK、JNK、NF-κB 等炎症信号转导通路

丝裂原活化蛋白激酶（mitogen-activated protein kinase，MAPK）是细胞内的一类丝氨酸/苏氨酸蛋白激酶。MAPKs 信号转导通路存在于大多数细胞内，在将细胞外刺激信号转导至细胞及其核内，在引起细胞生物学反应的过程中具有至关重要的作用。研究表明，MAPKs 信号转导通路在细胞内具有生物进化的高度保守性，在低等原核细胞和高等哺乳类细胞内，目前均已发现存在着多条并行的 MAPKs 信号通路，不同的细胞外刺激可引起不同的 MAPKs 信号通路，通过其相互调控而介导不同的细胞生物学反应。活化的小胶质细胞内，MAPKs 是控制促炎症细胞因子合成和释放信号通路中的主要成员。目前已发现存在着下述三条并行的 MAPKs 信号通路：ERK 信号通路，JNK/SAPK 通路，p38 MAPK 通路，它们可迅速对细胞应激和炎症信号做出反应。MAPK 信号通路为参与调控小胶质细胞活化的主要信号通路，可使胶质细胞内一氧化氮合酶，PGE_2，TNF-α，白介素 6 等炎症因子的表达增加。体内外研究发现，p38 MAPK 信号通路可增加细胞因子释放并调节促炎症细胞因子的 mRNA 转录水平。JNK 为另一重要的调控因子，参与小胶质细胞的形态学改变和细胞因子转录。

p38 MAPK 信号通路是调控外周炎症的一条重要信号转导通路。应用 p38 MAPK 靶向抑制剂可将细胞因子的产生下调至基础水平，治疗外周炎症性疾病。越来越多的证据表明，p38 MAPK 信号级联通路同样参与中枢神经系统内细胞因子的过度产生及神经退行性疾病的病理过程。抑制 p38 MAPK 和 JNK 信号通路，可抑制小胶质细胞的过度活化，通过调节细胞内信号转导级联反应，调节促炎症细胞因子的产生，从而发挥抗神经炎症和神经保护作用，靶向下调中枢神经系统内细胞因子的产生。p38 MAPK 信号级联通路可能成为炎症参与发病的神经退行性疾病的治疗靶点。

用于治疗中枢神经系统紊乱的 p38 MAPK 抑制剂开发存在一系列的问题，包括缺乏特异性、不能较好地透过血脑屏障、代谢稳定性差等。目前最新研发了具有选择性、口服利用度高及中枢神经系统通透性好的小分子 p38 MAPK 抑制剂 MW01-2-069A-SRM（069A）。在疾病进程临床相关治疗时间窗内，灌胃给予 AD 模型小鼠低剂量化合物 069A，可显著抑制 $A\beta_{1-42}$ 诱导的海马白介素-1β 和 TNF-α 至基础水平，减少海马内促炎症细胞因子的过度生成，改善突触功能障碍和行为学损伤。上述研究均说明在多种应激损伤中，p38 MAPK 为小胶质细胞内促炎症细胞因子产生的重要调控因子。抑制 p38 MAPK 可减少小胶质细胞内

细胞因子的产生。因此，开发靶向 p38 MAPK 的抑制剂调控促炎症因子的过度生成，治疗神经炎症参与的多种中枢神经系统疾病是可行的。

民间应用毛叶香茶菜治疗多种疾病，如肿瘤、胃肠道紊乱、炎症等，基于毛叶香茶菜的抗炎作用，将毛叶香茶菜进行提取分离合成强效的抗神经炎症化合物 KMBK。研究发现，KMBK 可显著抑制 p38 MAPK 和 JNK 的磷酸化。KMBK 通过调节 p38 MAPK 和 JNK 的活化，降低 NF-κB 的转录活性，调节促炎症蛋白 mRNA 的稳定性，从而下调 COX-2 的表达。此结果表明 KMBK 是通过调节 p38 MAPK 和 JNK 的活化发挥其抗神经炎症作用的。地塞米松为一种人工合成的免疫抑制剂，可抑制活性氧产生、一氧化氮释放及活化的小胶质细胞介导的炎症反应，但作用机制仍不十分明确。研究发现，地塞米松可抑制活化的小胶质细胞内 NADPH 氧化酶的表达，此种抑制作用是由 MAPK 磷酸酶 1（MKP-1）依赖的 MAPK 抑制所介导的。地塞米松首先上调 MKP-1 的表达，随后主要通过 MAPK 信号通路中的 p38 和 JNK 通路抑制促炎症基因的表达。菩提树是一种多年生草本植物，属于石蒜科，在印度民间被用于治疗呼吸紊乱和某些皮肤病。石蒜科的许多植物被报道可用于治疗认知能力降低、提高记忆能力或相关的中枢神经系统活性。此外，菩提树的甲醇提取物具有神经营养作用和胆碱酯酶抑制活性。有研究对菩提树叶甲醇提取物（MFL）的药理作用进行考察，发现 MFL 具有抗炎特性。MFL 介导的抗炎作用机制为下调 ERK、JNK、p38 MAPK 信号通路，抑制 NF-κB 活化。米诺环素为第二代半合成四环素，通过其抗菌活性发挥其生物学效应。研究结果表明，在组织损伤和炎症诱发的疼痛模型中，米诺环素具有强效的镇痛作用，鞘内给予米诺环素可完全阻断 NMDA 受体介导的痛觉传输；镇痛作用主要是通过抑制脊髓内小胶质细胞及这些细胞内 p38 MAPK 信号通路的活化。上述证据均支持 p38 MAPK 和 JNK 这些炎症相关信号通路可以作为药物干预的靶点。

二、星形胶质细胞上可以被药物调控的靶点

星形胶质细胞，是哺乳动物脑内分布最广泛的一类细胞，也是胶质细胞中体积最大的一种。尽管神经元是神经功能的主要介导者，但越来越多的证据表明，星形胶质细胞在生理和病理条件下调控神经系统功能方面发挥着重要作用，如：大脑发育、脑血流量调节、维持突触功能、神经元代谢、神经递质合成等各个方面。星形胶质细胞可对中枢神经系统刺激迅速做出反应，感染、创伤、缺血等均可使星形胶质细胞发生"反应性星形胶质化反应"：星形胶质细胞活化、增生、甚至产生胶质瘢痕，细胞表面或细胞内分子表达发生改变。目前，星形胶质细胞内特征性信号转导分子机制及活化的星形胶质细胞的功能等研究均取得了重大进展。科学家们意识到反应性星形胶质细胞可成为中枢神经系统疾病药物治疗的靶标。由于反应性胶质细胞瘢痕形成可抑制轴突再生，瘢痕为中枢神经系统损伤和恢复的主要障碍，因此容易导致我们形成简单化的治疗理念，试图完全抑制反应性星形胶质细胞可达到治疗中枢神经系统疾病的目的。从动物实验得到的结果证明，完全抑制或消除反应性星形胶质细胞不能成为有效的治疗方法，多数情况下完全抑制反应性星形胶质细胞产生弊大于利的结果。我们的治疗策略必须做出转变，靶向反应性星形胶质细胞特有的功能或特定的方面可能会收到一定的治疗效果。以下列举几个星形胶质细胞上可被药物调控

的靶点，为中枢神经系统疾病的治疗提供一些新的思路。

（一）磷酸二酯酶 4（phosphodiesterase 4，PDE4）

第二信使在配体激活受体后的细胞内信号级联放大中发挥关键作用。磷酸二酯酶超家族（PDEs）具有水解细胞内第二信使（cAMP，环磷酸腺苷或 cGMP，环磷酸鸟苷）的功能，从而阻断这些第二信使所介导的生理生化作用。抑制 PDE 活性，可使细胞内 cAMP 或 cGMP 水平升高，激活多种蛋白磷酸化通路，从而对中枢神经系统功能、心血管功能、炎症细胞或免疫系统、细胞黏附、代谢过程等方面产生影响。PDE 在人体内分布广泛，参与众多生理学过程，包括心肌收缩、神经退行性病变、细胞凋亡、脂肪生成、糖原分解和糖异生作用等。根据 PDE 调控特点、细胞分布、底物专一性、酶动力学特征等将 PDE 家族分为 11 个亚型（PDE1～11）。PDE4 同工酶家族由 PDE4A、PDE4B、PDE4C、PDE4D 组成。PDE4 分布最为广泛，且 PED4 可专一性水解 cAMP，抑制 PDE4 的活性可抑制单核细胞、巨噬细胞和嗜酸性粒细胞中过氧化物的产生。

研究发现炎症刺激可显著诱导 PDE4B 的表达和 PDE4 的活性增强。PDE4 可作为脑内疾病的抗炎靶点，尤其是不同因素作用于星形胶质细胞受体介导 cAMP 水平升高引起的神经系统疾病。已知 PDE4 可以减少星形胶质细胞产生白介素-6 等炎症因子。

最初开发的 PDE4 抑制剂作为药物主要用于治疗哮喘和慢性阻塞性肺疾病。PDE4 抑制剂可抑制炎症和免疫反应、降低支气管平滑肌张力；此外，PDE4 抑制剂在体外可下调与哮喘和慢性阻塞性肺疾病相关的免疫细胞、炎症介质、细胞因子、生长因子的协同作用。除了上述外周系统疾病，PDE4 抑制剂治疗炎症相关的神经系统疾病也可能有效。吡咯烷酮衍生的咯利普兰为 cAMP 特异性 PDE 同工酶的强效抑制剂，此化合物已经被开发用于临床治疗抑郁症。基于炎症反应的特性，一系列新颖的咯利普兰相关化合物被合成，应用人中性粒细胞对它们抑制超氧阴离子产生、TNF-α 生成的作用进行了考察。这些化合物中活性较好的化合物可抑制 PDE4 的活性，显著增加 TNF-α 刺激的中性粒细胞内 cAMP 的水平。体内口服给予此类化合物可发挥抗炎作用。综上所述，磷酸二酯酶超家族的多样性和复杂性为多种疾病的治疗提供了新的线索，PDE 具有成为多种疾病治疗靶点的潜力，已经引起广大研究人员的广泛关注，选择性 PDE 抑制剂成为实验及临床研究的热点。PDE4 抑制剂可用于由炎症引起的中枢神经系统疾病，如 AD、PD、脑缺血等。深入研究 PDE 与细胞内微环境之间的相互影响、PDE 与多种疾病的关系、PDE 介导的信号通路等对学习 PDE 的生理病理学功能有益，而且有利于新型高选择性抑制剂的研制与开发。

（二）水通道蛋白 4（aquaporin-4，AQP4）

水通道蛋白（aquaporin，AQP）又称水孔蛋白，是一种位于细胞膜上高度选择性的运输水的膜通道蛋白家族，可控制水在细胞的进出。它们存在于不同的组织器官中，已知哺乳类动物体内的水通道蛋白有 13 种，在脑内发现 7 种 AQP，分别是 AQP1、3、4、5、8、9、11。AQP4 是中枢神经系统发现最早且表达最多的 AQP，在中枢神经系统的分布具有显著特点，AQP4 在与毛细血管、蛛网膜和软脑膜直接接触的星形胶质细胞及其终足上表达最为丰富，这种分布特点提示 AQP4 与脑脊液重吸收、渗透压调节、脑水肿形成等生理、病理过程密切相关，在维持大脑水平衡中起重要作用，它是胶质细胞与脑脊液以及血管间的水调节和转运的重要结构基础。

星形胶质细胞在保持中枢神经系统内环境稳态中发挥着重要作用。C 型利钠肽是 1990 年由 Sudoh 等人从猪脑中分离出来的，是利钠利尿肽家族的另一新成员，主要分布于中枢神经系统，与心钠肽和脑钠肽具有序列同源性。C 型利钠肽主要产生于神经元，对星形胶质细胞内 AQP4 的表达水平有影响。C 型利钠肽可能通过影响星形胶质细胞 AQP4 的表达对中枢神经系统内的水平衡进行调控。AQP4 的水通透性可以被多种蛋白可逆磷酸化调控，AQP4 含有 PKA、PKC、CaMK II 和 CK II 磷酸化位点。研究发现，PKC 活化可使 AQP4 的表达显著减少，而对周围的细胞无影响，应用 AQP4 抑制剂可消除 PKC 的作用。AQP4 上 PKC 的磷酸化位点 Ser180 位发生突变，同样可消除 PKC 对 AQP4 的作用。以上研究结果表明，PKC 活化后通过磷酸化 AQP4 的 Ser180 位点下调 AQP4 的表达，调节水通透性。

脑水肿是指脑内水分增加、导致脑容积增大的病理现象，是脑组织对各种致病因素的组织病理学反应。可致脑容积扩大、颅内压增高、脑疝等，临床上常见于神经系统疾病，如：颅脑外伤、颅内感染、脑血管疾病、颅内占位性疾病（如肿瘤）、癫痫发作；以及全身性疾病如中毒性痢疾、重型肺炎。许多学者对脑水肿的形成机制做了大量的实验和临床研究，但其发生的具体病理机制尚未完全阐明。目前大量实验研究结果表明，AQP4 与脑水肿密切相关，参与了脑水肿形成的病理过程，AQP4 的研究有助于我们了解脑水肿发生及消退的病理生理学机制。脑水肿主要分为两种类型，分别是细胞毒性脑水肿和血管源性脑水肿，不同类型的脑水肿可单独或同时发生。细胞毒性脑水肿中，脑内的渗透压力驱动水通过完整的血脑屏障进入脑实质内；血管源性脑水肿中，水通过受损的血脑屏障进入脑组织，通过富含 AQP4 的星形胶质细胞界膜构成的脑室和脑表面流出脑组织。缺血性脑卒中引起的细胞毒性脑水肿主要影响星形胶质细胞，使星形胶质细胞发生肿胀。AQP4 在脑水肿所起的作用可能是双方面的，在细胞性脑水肿的早期，AQP4 可促进脑水肿的形成；在血管源性脑水肿，AQP4 促进脑水肿的消除。将肺炎链球菌注射至野生型和 AQP4 缺失型小鼠脑脊液内进一步考察 AQP4 在脑膜炎中的作用。研究发现，AQP4 缺失小鼠的颅内压较野生型显著降低，生存率明显提高，且脑膜炎引起的星形胶质细胞足肿胀较轻。AQP4 参与急性细菌性脑膜炎脑水肿的发生，抑制 AQP4 的功能或其表达的上调可显著改善脑水肿的结局。目前对脑水肿的治疗仅限于高渗性脱水和外科手术减压，而以脑水肿形成分子机制相关分子 AQP4 作为靶点可能为脑水肿的临床治疗提供新思路。AQP4 抑制剂有可能会在细胞毒性脑水肿中发挥脑保护作用，AQP4 激活剂也有可能会促使血管源性脑水肿的清除。以 AQP4 为靶点的治疗脑水肿的激活剂和抑制剂的作用机制仍有待做深入研究。

AQP4 除了参与脑水肿的病理过程，在其他炎症性神经退行性疾病的发病机制中也发挥着重要作用。视神经脊髓炎是主要累及视神经和脊髓的急性或亚急性脱髓鞘病变。该病由 Devic 于 1894 年首先描述，其临床特征为急性或亚急性起病的单眼或双眼失明，其前或其后数周伴发横贯性或上升性脊髓炎。本病发病机制尚不十分清楚，可能与病毒感染诱发导致自身免疫功能紊乱，造成视神经和脊髓脱髓鞘病变的发生有关。多数视神经脊髓炎患者体内可发现 IgG1 自身抗体（NMO-IgG），此自身抗体可与 AQP4 结合。MMO-IgG 与星形胶质细胞内的 AQP4 结合后，可引起一系列神经炎症级联反应，包括：抗体依赖的和细胞介导的星形胶质细胞损伤、白细胞招募、细胞因子释放、脱髓鞘等。目前临床治疗视神经脊髓炎的方法包括糖皮质激素、硫唑嘌呤、血浆置换、全身免疫抑制等，但疗效都不甚理想，迫切需要开发靶点明确、疗效显著的药物。目前的研究兴趣是探讨是否可通过选择性阻断NMO-IgG 与 AQP4 结合的方法达到治疗视神经脊髓炎的目的。其研究理念为：重组一个非致病性、高亲和力、抗 AQP4 的单克隆抗体，此重组抗体可拮抗致病性 NMO-IgG 与星形胶质细胞内的 AQP4 结合，从而阻断后续的抗体依赖补体激活的细胞毒性和抗体依赖细胞介导的细胞毒性。研究发现，重组抗体可拮抗人血清内 NMO-IgG 与 AQP4 的结合，几乎可完全阻断补体和细胞介导的毒性作用。在视神经脊髓炎离体脊髓切片模型和小鼠体内模型中，重组抗体可减慢视神经脊髓炎损伤的进程，且无细胞毒性作用。因此，应用重组的非致病性抗体阻断 NMO-IgG 与 AQP4 的相互作用，可成为治疗视神经脊髓炎的新策略，且此种抗体也可应用于其他免疫性疾病的治疗。AQP4 参与调节神经系统生理病理功能的多个方面：脑内水平衡、星形胶质细胞迁移、神经元兴奋性、神经炎症等，因此，AQP4 为治疗中枢神经系统退行性疾病的一个潜在分子靶点。

（三）间隙连接（gap junctions）

间隙连接是动物细胞中通过连接子进行的细胞间连接，间隙连接除了具有连接作用外，还能在细胞间形成电偶联和代谢偶联。电偶联在神经冲动信息传递过程中起重要作用，代谢偶联则使两种或多种代谢反应偶联从而完成一定的生物功能。事实上，星形胶质细胞比脑内其他任何类型的细胞具有更广泛的间隙连接，星形胶质细胞在脑内广泛分布，它们之间通过间隙连接形成一个类似合胞体样的结构，与神经元及其他胶质细胞形成一个网络系统，对神经系统的功能进行调节。星形胶质细胞之间的间隙连接由接合素 43（connexons 43，Cx43）和接合素 30（connexons 30，Cx30）构成，间隙连接在脑内发挥重要的生理功能，可调控细胞间质内离子浓度、细胞间通讯、营养物质运输代谢，使神经元兴奋性保持于正常水平，参与维持大脑内环境的稳态。有丝分裂原相关蛋白激酶、蛋白激酶 C 或酪氨酸激酶可通过磷酸化 Cx43 动态调控星形胶质细胞间的间隙连接。发生磷酸化的 Cx43 可诱导细胞间解偶联，抑制间隙连接介导的细胞间信号转导。星形胶质细胞 Cx43 表达缺失可影响神经元活性。

由间隙连接介导的胶质细胞或神经元间的通讯障碍可触发癫痫活动，引起脑组织损伤，诱发一系列中枢神经系统退行性疾病的发生，包括基因缺失或突变导致的遗传性疾病。最新研究发现，由 Cx43 组成的半通道结构参与 Aβ 诱导的神经退行性疾病的病理过程。在培养的小胶质细胞、星形胶质细胞及神经元上，低浓度的 Aβ 活性片段可增加半通道活性，从活化的半通道结构内释放的谷氨酸可诱导神经元死亡；而 Aβ 诱导的神经退行性变在 Cx43 敲除小鼠脑内显著减少。也有证据显示，间隙连接可能参与颅脑损伤、脑缺血后的病理生理过程。在大鼠创伤性脑损伤模型中，颅脑损伤后 1 小时同侧海马而非大脑皮层的星形胶质细胞内，磷酸化的 Cx43 和 ERK 表达便迅速增加，直至损伤 6 小时后表达达高峰，损伤后的 24 小时磷酸化的 Cx43 和 ERK 表达仍保持在高水平。这些研究结果表明，星形胶质细胞间隙连接参与颅脑损伤后海马区的病理生理过程。由于 Cx43 的 C 末端区域对通道的活性至关重要，应用表达片段形式 Cx43 的小鼠进行大脑中动脉阻塞实验研究。研究发现，与对照组相比，表达片段形式 Cx43 的小鼠脑损伤加重，在脑梗死周边区域星形胶质增生减少，炎性细胞浸润增多，且 Cx43 的表达发生改变。表明 Cx43 可调节脑卒中后的细胞死亡，Cx43 的 C 末端在脑缺血损伤后发挥神经保护作用。

目前，许多化合物能够抑制间隙连接从而阻断细胞间通讯。体外研究中，应用最广泛的间隙连接阻断剂包括：奎尼丁、甲氟喹、庚醇、辛醇、油酸酰胺等。一系列神经递质、细胞因子、生长因子均可调控间隙连接通道的通透性。在这些调节因子中，内皮素为最强有力的内源性星形胶质细胞间隙连接抑制剂。脑内表达三种内皮素亚型（Et-1、Et-2、Et-3）和两种内皮素受体亚型（Et_AR 和 Et_BR），两种受体亚型在星形胶质细胞上均高表达。内皮素可作用于星形胶质细胞上的受体，对星形胶质细胞的兴奋状态及增殖进行调控。在中枢神经系统疾病病理过程中，内皮素调控星形胶质细胞的间隙连接可能对神经元与星形胶质细胞间的相互作用至关重要。阿尔茨海默病、病毒感染、脑缺血后，脑内内皮素表达水平均升高；且脑缺氧缺血损伤、脑外伤后，星形胶质细胞上的 Et_BR 受体表达也发生上调；当星形胶质细胞发生活化，内皮素系统的大量组分均表达上调。现有的实验数据表明，内皮素的类似物或拮抗剂可作用于星形胶质细胞网络系统，显著抑制星形胶质细胞间隙连接。研究发现，内皮素可抑制磷酸化 Cx43 的表达，Cx43 为内皮素作用于星形胶质细胞网络间隙连接的靶点。此外，大量实验数据结果表明，间隙连接参与记忆、注意、知觉、意识等机制的形成，从动物实验得到的药理数据表明，某些间隙连接阻断剂可影响实验动物的自主活动。临床中应用间隙连接阻断剂可出现精神异常、幻觉、意识混乱等副作用，同样说明，间隙连接阻断剂参与调节意识过程。此外，在临床试验和动物模型中，应用适当剂量的某些间隙连接阻断剂可减少震颤，因此，间隙连接阻断剂将来有希望用于临床震颤的治疗。

应用间隙连接阻断剂治疗神经系统疾病的过程中会遇到很多问题。①间隙连接阻断剂选择性较差，且可与间隙连接以外的其他靶点结合；②间隙连接阻断剂可能出现视网膜毒性和听力障碍；③某些间隙连接阻断剂可通过血脑屏障影响其他药物的代谢和转运。尽管间隙连接阻断剂在应用中存在上述很多问题，但应用下列方法可避免上述问题的发生；①可使用无药理叠加作用的几种不同间隙连接阻断剂，从而达到抑制间隙连接的作用；②同时应用不影响突触电生理功能且与间隙连接阻断剂结构相似的化合物，使其与间隙连接以外的其他靶点结合，克服间隙连接抑制剂选择性差的问题；③实验过程中要同时检测间隙连接阻断剂对药物引发的大脑活动和行为学的改变；④在进行临床前动物实验研究的过程中，设计行为学检测方法检测动物感官功能，避免出现假阳性和假阴性的结果。因此，间隙连接同样可作为神经科学的一个有利工具，并有希望成为神经炎症相关退行性疾病的一个治疗靶点。

（四）谷氨酸代谢相关的酶及转运相关的受体

星形胶质细胞在调控神经递质传递和细胞外神经递质水平方面发挥着重要作用。谷氨酸是中枢神经系统内的兴奋性神经递质，谷氨酸释放至突触间隙后可被星形胶质细胞上的钠离子依赖性谷氨酸转运体摄取，随后经谷氨酸合成酶转化为谷氨酰胺，谷氨酰胺合成后被释放至细胞外间隙，继而被神经元重摄取后转化为谷氨酸，这一过程称为谷氨酸－谷氨酰胺循环。谷氨酰胺的合成是谷氨酸-谷氨酰胺循环的关键步骤，此合成反应由谷氨酰胺合成酶催化完成，而谷氨酰胺合成酶只存在于星形胶质细胞，它是星形胶质细胞的标志性酶。星形胶质细胞调控的谷氨酸代谢稳态失衡可导致神经递质代谢紊乱、神经元功能破坏或死亡、认知功能受损等。星形胶质细胞将谷氨酸摄取入细胞内可抑制谷氨酸介导的兴奋毒性。

谷氨酸作为主要的兴奋性神经递质，参与多种神经退行性疾病的病理过程。应用转基因 AD 动物模型考察星形胶质细胞的功能状态，检测谷氨酸合成酶在动物体内不同年龄阶段的表达水平。研究发现，AD 动物模型（相当于临床 AD 患者疾病进展期或晚期阶段）星形胶质细胞内谷氨酸合成酶的表达发生变化，推测脑内发生病理性改变后，星形胶质细胞内谷氨酸-谷氨酰胺循环障碍，不能将谷氨酸摄取入细胞内或不能将谷氨酰胺供应给神经元，使得谷氨酸代谢发生紊乱，从而导致 AD 疾病的发生和进展。缺血耐受是指预先给予短暂的、亚致死性的缺血（缺血预处理）后，可减轻随后发生严重缺血所造成的组织损伤。多种因素可诱导缺血耐受，如：血管阻塞、环境改变、脂多糖刺激、扩散性皮层抑制等，对这些应激激活的内源性神经保护作用机制的研究仍不十分清楚。目前，星形胶质细胞合成酶活性与缺血耐受的关系越来越受到关注。脑缺血损伤后，大量谷氨酸释放触发连锁反应导致神经毒性，星形胶质细胞通过调控谷氨酸合成和释放，在谷氨酸介导的神经毒性中发挥神经保护作用。脑缺血损伤预处理后，皮层和纹状体内的星形胶质细胞被激活，谷氨酸合成酶表达上调，摄取谷氨酸及将谷氨酸转化为谷氨酰胺的能力增强。星形胶质细胞内的谷氨酸合成酶可能参与了 3-硝基丙酸预处理所致的缺血耐受。因此，星形胶质细胞内的谷氨酸合成酶可能成为药物治疗的一个潜在靶点，为 AD、脑缺血等神经系统疾病的治疗提供新的治疗方向。

谷氨酸转运体在中枢神经系统内广泛分布，能逆浓度梯度从胞外向胞内摄取谷氨酸，使胞外谷氨酸浓度保持在较低水平，以保护神经元不受谷氨酸的毒性影响。谷氨酸转运体为脑内摄取谷氨酸的主要机制，是维持突触间隙谷氨酸浓度的主要调节器。最初在大鼠脑组织内鉴定 3 种谷氨酸转运体，分别是 GLAST、GLT-1、EAAC1；在人体脑组织内它们的同系物分别是兴奋性氨基酸转运蛋白 1（EAAT1），兴奋性氨基酸转运蛋白 2（EAAT2）和兴奋性氨基酸转运蛋白 3（EAAT3）。兴奋性氨基酸转运体 EAAT-2 为最主要的谷氨酸转运体之一，主要表达于星形胶质细胞，负责大约 90% 谷氨酸的摄取。生理情况下，位于神经元和星形胶质细胞上的谷氨酸转运体可迅速摄取突触间隙的谷氨酸，避免细胞外谷氨酸的堆积；病理条件下，谷氨酸转运体摄取细胞外谷氨酸的能力降低，甚至出现逆转运，导致细胞外谷氨酸过度聚积、谷氨酸能受体受到过度刺激可使活性氧或活性氮产生增加诱发氧化应激，最终导致神经元死亡。谷氨酸转运体功能障碍可启动或部分参与神经退行性疾病发病机制的级联反应，最终引起脑损伤。因此，突触间隙的谷氨酸浓度及谷氨酸作用于谷氨酸能受体的持续时间需保持动态平衡，抑制兴奋性神经递质谷氨酸介导的神经毒性。鉴于神经炎症在神经退行性疾病发病机制中的重要作用，以及病理状态下星形胶质细胞内的谷氨酸摄取发生改变，许多科学家致力于炎症刺激对谷氨酸转运体的调控机制研究。研究发现抗炎药物可影响细胞对谷氨酸的摄取。研究结果提示我们：炎症介质可引起谷氨酸释放增加或谷氨酸转运体摄取谷氨酸能力受损。大量研究应用脂多糖 LPS 制作体内、外实验性神经炎症模型，脂多糖 LPS 作用于细胞膜上的 Toll 样受体 4，诱发细胞释放一系列炎症介质，这些炎症介质同样可影响谷氨酸的转运。应用离子型谷氨酸受体阻断剂可阻断神经炎症诱导的细胞损伤。尽管谷氨酸转运体在调控正常和异常的突触活动中发挥着举足轻重的作用，但以谷氨酸转运体为靶点的药物研发较为匮乏。2005 年，经对 FDA 批准的 1040 余种药物和营养品进行筛选，结果发现 β-内酰胺类的抗生素可通过提高转录水平强有力地刺激谷氨酸转运体的表达。β-内酰胺类抗生素头孢曲松可使脑内谷氨酸转运体的表达上调，且使其生物学活性和功能增强。在体外脑缺血损伤模型中，头孢曲松钠抑制运动神经元发生损伤及神经退行性变，抑制谷氨酸介导的兴奋毒性至少部分参与了头孢曲松钠介导的神经保护作用。综上所述，谷氨酸转运体功能下降与多种神经系统疾病密切相关，对谷氨酸转运体的进一步研究，有利于了解某些神经退行性疾病的病理过程及发病机制，靶向星形胶质细胞上的谷氨酸转运体的药物研发治疗神经退行性疾病具有可行性。

第五节 总 结

目前神经炎症的治疗已经得到了越来越多的重视，研究者意识到，神经炎症与多种神经系统的疾病都密切相关。在疾病的治疗方面，人们也不再把目光局限在神经元上，而是更加重视由小胶质细胞、星形胶质细胞和神经元组成的网络，试图调控这一复杂的网络，而不是简单的调控神经元的功能。目前已经发现多个小胶质细胞和星形胶质细胞上的药物调控靶点，相关药物已经用于多种与神经炎症相关的疾病，取得了一定的进展。相信未来会发现更多的胶质细胞上的靶点，为神经炎症相关疾病的治疗做出贡献。

（张 丹）

参 考 文 献

1. 邱奥望，刘展，郭军等. 神经炎症与神经退行性疾病的关系. 生理科学进展. 2011，42（5）：353 – 358.

2. 陈鑫，牛平. 环氧合酶-2 与帕金森病. 国际老年医学杂志. 2011，32（3）：119 – 123.

3. 泰文娇，叶旋，鲍秀琦等. 小胶质细胞与脑缺血关系的研究进展. 药学学报. 2012，47（3）：346 – 353.

4. 韩晓梅，高丽萍，刘箐. NADPH 氧化酶 NOX 家族与疾病的关系. 国际病理科学与临床杂志. 2010，30（6）：513 – 517.

5. 冷丽丽，唐圣松. NADPH 氧化酶 NOX 家族的组织分布及生理功能. 国际病理科学与临床杂志. 2008，28（1）：19 – 23.

6. 邱彦，芮耀诚. Src 家族激酶的研究进展. 中国药物应用与监测. 2004，（2）：37 – 40.

7. 汪辰卉，史影，龚兴国. 体外 Src 蛋白酪氨酸激酶抑制剂筛选模型的建立. 浙江大学学报. 2007，33（6）：646 – 650.

8. 徐淑兰，张颖冬. 磷酸二酯酶 4D 基因与缺血性脑血管病的研究进展. 中国脑血管病杂志. 2008，5（3）：139 – 142.

9. 赵延峰，汤颖，王德生. 谷氨酸转运体与神经系统疾病. 临床神经病学杂志. 2008，21（1）：79 - 80.

10. 王红，王栓科，汪静. 星形胶质细胞和神经元之间谷氨酰胺的转运研究现状. 中国科技信息. 2011，（13）：127 - 128.

11. 毛庆祥，杨天德. 胶质细胞兴奋性氨基酸转运体与神经病理性疼痛. 重庆医学. 2009，38（15）：1891 - 1892.

12. 杨文茜，潘冰冰，王云姣等. 水通道蛋白 4 的研究进展. 中国实用医学. 2009，4（20）：238 - 241.

13. 汤重辉，刘伟国. 水通道蛋白 4 与创伤性脑水肿研究进展. 浙江创伤外科. 2009，14（1）：84 - 86.

14. 邹朝春，赵正言. 星形胶质细胞间隙连接和连接蛋白. 国际儿科学杂志. 2009，36（5）：501 - 503.

15. 王丽娟，李静，耿美玉. 间隙连接分子 Cx43 相关蛋白及其功能研究进展. 现代生物医学进展. 2008，8（10）：1967 - 1971.

第十七章 以线粒体为治疗靶点的神经退行性
疾病的新药研究

　　神经退行性疾病是神经系统最常见的病症，临床表现为不同程度的记忆力、感觉能力、判断力、思维能力和运动能力等受损，是一类慢性进行性神经系统变性疾病。这类疾病包括阿尔茨海默病（Alzheimer disease，AD）、帕金森病（Parkinson disease，PD）、肌萎缩脊髓侧索硬化症（amyotrophic lateral sclerosis，ALS）和亨廷顿症（Huntington disease，HD）等，其发生与年龄直接相关。最新人口普查表明，目前我国 60 岁以上的老年人口有 1.3 亿，已提前步入老龄化社会，到 2050 年将达到 4.39 亿，占总人口的 1/4。AD 和 PD 的患病人数将达 1500 万以上。随着老龄化社会的到来，神经退行性疾病将对社会、家庭和公共卫生行业造成巨大的压力和负担。虽然至今导致这些疾病的真正原因还不明确，但线粒体功能障碍和能量代谢异常已成为公认的早期病理现象，正日益受到人们的关注。因此，研究线粒体结构和功能的改变，不仅能为神经退行性疾病病理机制的研究提供新思路，也可为新药开发提供新靶点。

第一节 线粒体的结构和功能

一、线粒体结构

　　线粒体（Mitochondrial）是广泛存在于各种真核细胞中，具有环状 DNA，可以进行独立复制的特殊细胞器。电镜下的线粒体是由两层单位膜套叠而成的封闭囊状结构，从外向内依次分为外膜（outer membrane）、内外膜之间的空隙（intermembrane space，IMS）、内膜（inner membrane）、基质（matrix），呈三维重构模型：①外膜与内质网或细胞骨架连接形成线粒体网络结构；②内外膜间有随机分布横跨两端，宽 20～40 纳米的接触点结构；③嵴膜（cristae）可能为动态结构，在一个线粒体中可能同时有几种不同结构形式的嵴膜；④嵴膜不是"隔舱板"式而是管状或扁平状，相互间可连接或融合，呈现不同的形式。嵴膜直径 27 纳米，长度可达 100 多纳米；⑤内膜不是直接内向延伸成嵴膜，而是通过界面与嵴膜接口部分相连。

　　执行线粒体功能的生物大分子分布在不同的空间。外膜中有控制细胞凋亡的 Bcl-2 家族蛋白、膜孔蛋白（porin）以及离子通道蛋白，易于离子和小分子的通过。内膜中有与氧化磷酸化有关的电子传递链（呼吸链）复合物 I～IV 和复合物 V（ATP 合成酶）（complex I、II、III、IV、V）。内膜和嵴膜对离子和小分子是不通透的，只有在各种蛋白载体的作用下才能相互转运。膜间隙和嵴膜腔分布着细胞色素 C、凋亡诱导因子（apoptosis inducing factor，AIF）、procaspase2、3、9 及其他酶蛋白。电压依赖性阴离子通道（VDAC）、ADP/ATP 转换蛋白（ANT）和线粒体膜转运孔道（mitochondrial permeable transition pore，PTP）存在于接触点。与糖、氨基酸和脂肪酸氧化代谢有关的三羧酸循环（TCA cycle）酶系等水溶性蛋白、存储钙离子的致密颗粒及线粒体 DNA 和核糖体都包含于基质中。

与核 DNA（nuclear DNA，nDNA）不同，线粒体 DNA（mitochondrial DNA，mtDNA）结构简单，呈双链闭合环状。人 mtDNA 仅含 16569 个碱基，编码 37 个结构基因，包括 2 种 rRNA、22 种 tRNA 和 13 种蛋白多肽，蛋白多肽共同形成位于线粒体内膜的呼吸链/氧化磷酸化系统（respiratory chain/oxidative phosphorylation，OX-PHOS），即 complex I（NADH 脱氢酶 – 辅酶 Q 氧化还原酶）的 7 个亚基，complex III（辅酶 Q-细胞色素 C 氧化还原酶）的 1 个亚基，complex IV（细胞色素 C 氧化酶）的 3 个亚基和 complex V 的 2 个亚基。mtDNA 通常裸露且不含内含子，既缺乏组蛋白保护和完善的自我修复系统，又靠近内膜呼吸链，极易受环境影响，出现点突变、单链及双链断裂、碱基缺失突变和 DNA 重排等，其突变频率比 nDNA 高 10～20 倍，从而引起呼吸功能障碍，最终导致细胞的结构和功能的病理改变。mtDNA 突变是神经退行性疾病普遍存在的现象。

二、线粒体功能

线粒体的主要功能是进行氧化磷酸化生成 ATP，为维持细胞正常功能提供能量。此外还具有多种其他极为重要的生理功能，其中最主要的有：

（一）产生超氧阴离子等活性氧自由基（reactive oxygen species，ROS）

ROS 包括超氧阴离子（O_2^-）、羟自由基（·OH）、NO 自由基和过氧化氢（H_2O_2）等。线粒体是体内产生 ROS 和氧代谢的主要场所，细胞内 95% 以上的 ROS 来自线粒体氧化磷酸化。线粒体的功能结构域暴露于高浓度的 ROS 下，易使机体发生过度氧化应激，造成神经元的损伤和死亡。但在生物进化过程中，线粒体形成了一套完善的抗氧化防御体系，以保障细胞内多余的 ROS 总能及时被清除。抗氧化系统分为酶性和非酶性两种，包括超氧化物歧化酶（superoxide dismutase，SOD）、谷胱甘肽过氧化物酶（glutathione peroxidase，GSH-Px）、过氧化氢酶（catalase）、谷胱甘肽 S-转移酶（glutathione s-transferase，GST）以及谷胱甘肽（glutathione GSH）、抗坏血酸、亲水性（疏水性）抗氧化物质等。这些抗氧化体系能使体内自由基的产生和清除保持动态平衡，任何破坏或扰乱该平衡的因素，都将引起一系列的自由基连锁反应，从而导致疾病的发生。

（二）调节神经元凋亡（apoptosis）

细胞凋亡在生理情况下也称为"程序性细胞死亡"。在某些生理或病理因素诱导下，细胞产生核酸内切酶，将 DNA 在核小体间切割成 180～200bp 大小的片段，电泳后呈 DNA 梯形片段（DNA ladder），并出现染色质浓缩、凋亡小体等特征性的形态学改变。大量研究表明，线粒体参与了细胞凋亡，并且在其发生和发展过程中起关键作用。在凋亡特征性病理改变之前已经出现线粒体膜电位（△ψm）的下降、膜通透性增加、膜间隙蛋白释放等重大变化。线粒体是细胞内的 Ca^{2+} 库，△ψm 是维持胞质内外钙平衡的主要驱动力。随着摄取的 Ca^{2+} 增多或内膜的通透性改变，导致过多的 Ca^{2+} 进入线粒体引起 △ψm 下降，最终导致氧化磷酸化脱偶联和 ATP 衰竭。而△ψm 的降低主要是由于线粒体 PTP 的高通透性开放导致。线粒体 PTP 处于调控神经元凋亡的中枢部位，它定位于内外膜接触点，是由线粒体一些内膜、外膜蛋白组成的蛋白复合体，包括胞质蛋白、己糖激酶、线粒体外膜蛋白、电压依赖性阴离子通道、外周苯二氮䓬受体、线粒体膜间隙蛋白、肌酸激酶、线粒体内膜蛋白、腺苷核苷酸转运酶（adenine nucleotide translocase，ANT）、线粒体基质蛋白、亲环蛋白 D 等。线粒体 PTP 的开放使线粒体内膜对分子量大于 1.5kD 的物质通透性增强，导致线粒体肿胀，外膜破裂，引起线粒体内外膜间隙中的细胞色素 C、AIF、Smac 蛋白（second mito-chondria-derived activator of caspases）、核酸内切酶（endonuclease G，Endo G）、丝氨酸蛋白酶（high-temperature requirement serined protease A2，HtrA2/Omi）等凋亡诱导因子的释放，诱导凋亡的发生。

细胞色素 C 在 ATP/dATP 的参与下，与 Apaf-1（apoptotic protease activating factors 1）结合形成寡聚体，Apaf-1 再通过其氨基端与 caspase 9 的功能前端相互作用，导致 caspase 3 活化并进而激活下游的 caspase 蛋白水解酶级联，导致细胞凋亡。不同细胞的凋亡过程中都有细胞色素 C 的释放，Bcl-2 家族在细胞色素 C 的释放与调控中起关键作用。Bcl-2 家族蛋白主要包括抑凋亡蛋白（如 Bcl-2、Bcl-xl 和 Bcl-w 等）和促凋亡蛋白（如 Bax、Bak、Bad、Bik 和 Bcl-Xs 等）。Bcl-2 家族蛋白对细胞凋亡的调控主要是通过调节线粒体 PTP 的开放和关闭实现的。Bcl-2 等通过结合到线粒体膜关闭 PTP，从而阻止了凋亡因子的释放和细胞凋亡的发生。而 Bax 等促进 PTP 开放加速细胞凋亡。目前认为，Bcl-2 家族蛋白的调控与 PTP 孔道的开放，是造成外膜非特异性断裂、通透性增高、凋亡因子释放的主要原因，而氧自由基积聚、氧化应激产生，可能直接参与并诱导了△ψm 的下降和 PTP 的开启，是构成凋亡信号传导的早期事件。

AIF 是分子量为 57KD 的黄素蛋白，与细菌铁氧还原蛋白和 NADH 氧化还原酶有高度同源性，AIF 本身具有蛋白水解作用，可直接激活 caspase 级联反应，但其诱导凋亡并不依赖下游的 caspase 或其他线粒体因子。AIF 释放后可直接到达细胞核，激活核酸内切酶，引发凋亡。AIF 还可通过自身放大回路来影响线粒体膜的通透性，使其释放更多的 AIF，最终破坏细胞内线粒体的正常功能。

Smac 蛋白，又称为 DIABLO（direct IAP-binding protein with low Pi），是与细胞色素 C 同时释放出的另一个重要的凋亡调节因子。通过消除多种凋亡抑制蛋白（inhibitor of apopto-sis protein，IAPs）的作用，增强 caspase 3 的催化活性而促进细胞凋亡。Smac/DIABLO 由线粒体移位至细胞质，依赖于细胞色素 C 的释放，即首先细胞色素 C 从线粒体释放至细胞质，然后 Smac/DIABLO 才从线粒体释放，发生移位。Smac/DIABLO 的这种移位可被 Bcl-2 抑制。可见，Bcl-2 除了通过抑制细胞色素 C 的释放来抑制凋亡以外，还可以通过抑制 Smac/DIABLO 的移位而抑制凋亡。

Endo G 是细胞核基因编码的线粒体释放的新的促凋亡 DNA 酶，正常情况下存在于线粒体膜间隙。在细胞凋亡中发挥与 AIF 相似的功能，是介导非 caspase 依赖细胞凋亡的主要效应分子。

HtrA2/Omi 是与 Smac 蛋白具有相似功能的另一种线粒体膜间隙蛋白。HtrA2/Omi 前体是一个 50kD 大小蛋白质，其氨基端线粒体定位序列（MLS）在进入线粒体后被水解去除，成为成熟的 36kD 类似于 Smac 氨基端结构的蛋白质。在各种凋亡因素作用后其胞内含量升高，增加 IAP 的降解，尤其是 X 连锁凋亡抑制蛋白（X chromosome linked inhibitor of apoptosis protein，XIAP）的降解而促进细胞凋亡。XIAP 是 IAPs 家族中最有效力的 caspase 抑制物。XIAP 的生物功能的多样性、独特的翻译和翻译后调控及对 caspase 的抑制使 XIAP 成为一个很有前景的神经退行性疾病治疗的新靶点。Omi/Htra2 促细胞凋亡的机制：一方面依赖于它的 IAP 结合域，拮抗 caspase 与 IAPs 的结合；另一方面，通过它的蛋白酶活性，裂解结合的 IAPs，使 IAPs 成为蛋白酶体途径进一步降解的靶点（图 17-1-1）。

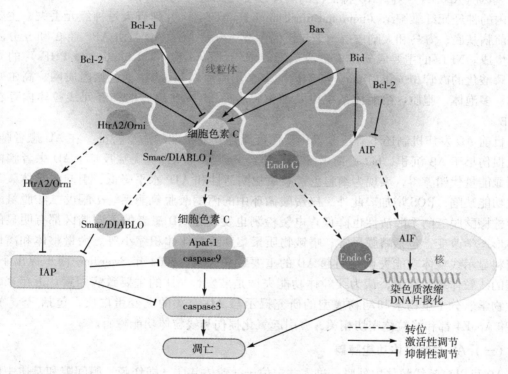

图 17-1-1　线粒体和凋亡

细胞色素 C 从线粒体释放到细胞质后与凋亡蛋白酶活化因子 1（Apaf-1）结合，并促使 caspase-9 前体蛋白与其结合形成凋亡小体，导致 caspase-9 的活化。活化的 caspase-9 进一步激活 caspase-3 引起凋亡。Bcl-2 家族调节细胞色素 C 的释放，如 Bcl-2 和 Bcl-xl 抑制细胞色素 C 释放，而 Bax 和 Bid 促进细胞色素 C 释放。凋亡抑制蛋白（IAP）可抑制 Caspase 的活化，SMAC/DIABLO 和 HtrA2/Omi 通过消除多种 IAPs 的作用而促进细胞凋亡。在细胞凋亡，核酸内切酶 G 和 AIF 从线粒体直接向细胞核转位，并启动不依赖 caspase 的核损害，包括染色质凝聚和 DNA 片段化，最终诱导细胞凋亡。AIF：apoptosis inducing factor；Endo G：endonuclease G；Smac：second mitochondrial-derived activator of caspases；DIABLO：direct IAP-binding protein with low Pi；HtrA2：high-temperature requirement serined protease A2；IAP：inhibitor of apoptosis protein；Apaf-1：apoptotic protease

第二节 神经退行性疾病中的线粒体改变

一、线粒体缺陷与 AD

AD 是老年中引起痴呆最常见的疾病，临床上以进行性记忆和认知功能损害为特征。AD 分为家族性遗传性 AD（familial AD，FAD）占 5% ~ 10%，非遗传性散发性 AD 占 90%。已经明确的与 AD 疾病相关的基因有：21 号染色体上的淀粉样前体蛋白（amyloid precursor protein，APP）基因、17 号染色体上的 tau 蛋白基因、14 号染色体上的早老素 1 基因（presenilin 1，PS1）和 1 号染色体上的早老素 2 基因（PS2）及 19 号染色体上载脂蛋白酶 E 基因（Apo E4）等。AD 特征性的病理改变为细胞外的老年斑（senile plaque，SP）和细胞内的神经元纤维缠结（neuronal fibril tangles，NFTs），并伴有大量神经元丢失，主要发生在前脑基底、海马和大脑皮层。老年斑的主要成分是 $A\beta$，$A\beta$ 是由 APP 经 β 和 γ 分泌酶剪切生成。NFTs 的主要成分是聚集成双螺旋细丝（paired helical filaments，PHFs）的异常过度磷酸化的微管相关蛋白 tau。细胞内的多个场所可以生成 $A\beta$，包括内质网、高尔基复合体、多泡体、胞质、溶酶体系统以及细胞膜表面等。AD 患者的神经元线粒体内存在大量 $A\beta$。

目前 AD 发病机制还不清楚，氧化损伤可能是其最早期的病变特征。在 AD 患者脑中，氧化损伤早于 $A\beta$ 沉积、tau 蛋白磷酸化、神经突触异常和神经炎症反应。AD 患者脑内还有明显能量代谢障碍，表现为细胞色素 C 氧化酶活性和 ATP 水平降低，引起线粒体氧化磷酸化功能缺陷，ROS 增加。此外，三羧酸循环中的丙酮酸脱氢酶系、α-酮戊二酸脱氢酶系和异柠檬酸脱氢酶系酶活性也降低。电镜检测也发现在 AD 患者的不同脑区都有明显的线粒体形态学改变，包括嵴膜异常、嗜锇物质聚集和线粒体体积缩小等。大量整体和离体实验资料显示线粒体功能失调是引起 AD 的重要致病因素，2004 年 Swerdlow 博士提出了 AD 发病的线粒体级联假说，认为线粒体功能失调是散发性 AD 的主要致病因素。近年来，细胞生物学、分子生物学和动物模型的研究揭示与 AD 有关的突变蛋白质，包括 PS、APP、$A\beta$ 和 ApoE4 都和线粒体密切相关，并引起氧化损伤和线粒体功能障碍。

（一）$A\beta$ 与线粒体功能障碍

$A\beta$ 可以穿越线粒体内外膜，进入并定位于线粒体基质，损伤膜、膜间隙和基质中的许多生物蛋白，破坏包括氧呼吸、糖代谢和 ATP 合成等一系列重要生理活动。胞内异常产生的 $A\beta$ 自发聚集堆积到线粒体外膜表面并逐渐插入磷脂双分子层，引起膜黏性增加、流动性下降。$A\beta$ 深入外膜到底内膜，破坏线粒体氧化磷酸化系统，引起能量代谢障碍。线粒体随 $A\beta$ 的插入，通透性增加，膜间隙的凋亡诱导因子、细胞色素 C 和 precaspase 等释放到胞质中，激活下游的 caspase 级联，启动凋亡通道。

1. $A\beta$ 诱导自由基产生 $A\beta$ 可以通过多条途径促使自由基生成，如与神经细胞和胶质细胞膜上的晚期糖基化终末产物受体（receptor specific for advanced glycosylation end products，RAGE）结合，激活下游 NADH 氧化酶，诱发 ROS；$A\beta$ 寡聚体与金属离子 Fe^{2+} 或 Cu^{2+} 结合，通过 Fenton 反应，从 H_2O_2 中获得羟自由基；APP 通过自身的 Cu 结合位点与 Cu^{2+} 结合，再经过 Fenton 反应产生自由基。生成的 O_2^-，H_2O_2，OH^-，NO 等 ROS，过度氧化细胞内生物大分子，如酶、膜脂质或结构蛋白等，或损失 mtDNA，从而引起线粒体氧化磷酸化缺陷，能量代谢异常，甚至线粒体肿胀，结构改变，凋亡因子活化，最终导致神经元死亡。

2. Aβ 与线粒体蛋白相互作用　Aβ 在线粒体内聚集之后会与线粒体内的 Aβ 结合性乙醇脱氢酶（Aβ-binding alcohol dehydrogenase，ABAD）相互作用，抑制 ABAD 活力，ABAD 在线粒体内负责催化依赖于 NAD/NADH 的氧化还原反应，其底物范围广泛，参与了线粒体的能量代谢。ABAD 是 Aβ 诱导线粒体毒性，最终导致神经元死亡的靶点。亲环蛋白 D（cyclophilin，CypD）是 PTP 的成分之一，与环孢素 A 结合使通道对 Ca^{2+} 更敏感，Aβ 直接与 CypD 相互作用，导致 PTP 开放抑制线粒体呼吸链功能，促使 ROS 产生增多，线粒体缺陷加重，最终引起神经元死亡（图 17-2-1）。HtrA2/Omi 是另外一个与 Aβ 结合的线粒体蛋白，Aβ 通过结合其 C 端的 PZD 结构域与之共沉淀在胞质中。以往对 HtrA2/Omi 的研究主要集中于其在细胞凋亡中的作用，认为 HtrA2/Omi 是一种能够诱导细胞凋亡的促凋亡蛋白。但是，近年来研究却表明其具有一定的神经保护作用，突变或缺失后可能引起神经系统的退行性疾病。HtrA2/Omi 和 AD 的关系尚不明确，但是已有研究证实 HtrA2/Omi 能够影响 Aβ 和 APP 的代谢，增加 HtrA2/Omi 在脑内的表达可能有助于减少 Aβ 和 APP 的蓄积，从而延缓 AD 病情的进展。

3. Aβ 影响线粒体的形态和转运　线粒体生理状态下存在着分裂和融合两种相反的动力平衡，有利于线粒体间物质交换、损伤线粒体的修复清除和正常形态的维持。融合失平衡导致线粒体伸长，而分裂失衡将导致线粒体碎片过多，这两种改变都损害线粒体功能。线粒体分裂需分裂蛋白（fission protein，Fis）及动力蛋白样蛋白 1（dynamin-like protein 1，DLP1）参与，融合与视神经萎缩蛋白 1（optic atrophy protein 1，OPA1），Mfn1（mitofusin 1）、Mfn2（mitofusin 2）等蛋白有关。AD 患者海马中 DLP1、OPA1、Mfn1 和 Mfn2 明显减低，Fis1 显著升高。且都集中于神经元胞体，提示 AD 患者线粒体分离和融合机制均受到损伤。研究发现，Aβ 能引起大鼠海马神经元轴突线粒体数目和长度降低。过度表达 APP 的 M17 细胞中 DLP1 和 OPA1 的水平降低，并可见线粒体碎裂及核周分布等异常现象，且该细胞分泌的 $Aβ_{1-42}$ 水平与细胞出现线粒体形态及分布异常的比例成正相关。因此，Aβ 可能通过与 DLP1、OPA1 等蛋白作用引起分裂融合失衡，影响线粒体的形态、分布和功能。另外，Aβ 已经证实损害线粒体转运，并引起突触功能障碍，同时 AD 神经元轴突、树突等突触结构内线粒体的缺失，不仅因能量供应不足严重影响递质传递及 Ca^{2+} 浓度调节等突触功能，还可能进一步引起突触损害及丢失，这与 AD 中的认知障碍密切相关。

4. Aβ 损害线粒体呼吸链代谢酶　Aβ 能抑制神经元线粒体呼吸链复合物Ⅰ、Ⅱ、Ⅲ和Ⅳ的活力，尤其特异性地降低Ⅳ，即细胞色素 C 氧化酶的活性，Aβ 还可以抑制线粒体丙酮酸脱氢酶和 α-酮戊二酸脱氢酶系的活力。其机制可能是 Aβ 对这些酶复合物的直接抑制作用或由 Aβ 产生的 ROS 介导。线粒体呼吸链及其丙酮酸脱氢酶和 α-酮戊二酸脱氢酶系的抑制破坏电子传递，造成氧利用减低，ATP 合成减少，能量代谢受阻，生成大量 ROS，从而加重线粒体损伤，导致 PTP 开放、细胞色素 C 释放及最终神经元凋亡。

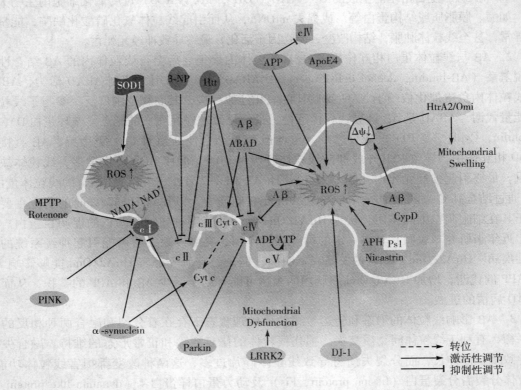

图 17-2-1　神经退行性疾病中蛋白质和线粒体的相互作用

在 AD 患者，Aβ 与位于线粒体基质的 Aβ 结合性乙醇脱氢酶蛋白（ABAD）结合，形成 Aβ-ABAD 复合物促进细胞色素 C 的释放。Aβ 与线粒体基质蛋白亲环蛋白 D（CypD）相互作用引起线粒体膜电位的降低。Aβ 自身或 Aβ 与 ABAD 和 CypD 形成的复合物能增加活性氧自由基（ROS）的产生。γ 分泌酶复合物，包括 presenilins、APH 和 nicastrin 都位于线粒体，有助于 Aβ 的产生和自由基的生成。APP 转运到线粒体外膜后，阻断核细胞色素氧化酶向线粒体的运输，引起细胞色素氧化酶活性降低。ApoE4 与线粒体相互作用，诱导氧化损伤。几种家族性 PD 的突变基因，如 α-synuclein、PINK、parkin、DJ-1、HtrA2 和 LRRK2 都被发现与线粒体功能缺失有关。α-synuclein 基因突变引起复合酶 I 功能障碍、细胞色素 C 释放和线粒体 DNA 突变。PINK1 基因异常与复合酶 I 活性降低有关。parkin 基因突变影响复合酶 I 和 IV。DJ-1 基因突变引起氧化应激。HTRA2 异常与线粒体膜电位降低和线粒体肿胀有关。LRRK2 突变导致线粒体功能异常。在 ALS，SOD1 突变破坏呼吸链引起 ROS 生成增多。在 HD，突变的 Htt 基因通过降低复合酶 II、III 和 IV 的活性直接影响线粒体功能。3-NP 是线粒体复合酶 II 抑制剂可以诱导并产生模拟 HD 的动物模型。Aβ：beta amyloid；Cyt C：cytochrome C；APH：Anterior pharynx defecfive；MPTP：1-methyl-4-phenyl-1，2，3，6-tetrahydropyridine；CypD：cyclophilin；PINK：PTEN-induced putative kinase 1；LRRK2：leucine-rich repeat kinase 2；ROS：reactire oxygen species；SOD1：superoxide dismutase 1；AβAD：Aβ-binding alcohol dehydrogenase

（二）PS 诱导线粒体功能障碍

早老素 PS 突变与 FAD 的早期发病和 $A\beta_{1-42}$ 的过量表达有关。PS 主要有 PS1 和 PS2，与 AD 发病相关的最主要的是 PS1。PS 已被证实在 AD 线粒体功能障碍和钙稳态中起重要作用。PS1 在线粒体的内膜有大量表达，PS1 突变主要集中在蛋白质序列的跨膜区，会影响线粒体膜的通透性。PS1 突变细胞 ROS 水平升高，钙离子内环境稳定被打破，并对代谢损伤敏感及易引起线粒体的损伤。PS 也是 γ 分泌酶的主要组成部分，它和 nicastrin、aph-1（anterior pharynx defective 1）、PEN-2（presenilin enhancer 2）等其他 γ 分泌酶复合体蛋白质定位到线粒体。FK506-binding protein 38（FKBP38）是一种新型 PS 结合蛋白，定位于线粒体。FKBP38 可与凋亡抑制蛋白 Bcl-2 及 Bcl-XL 相互作用，并将他们募集到线粒体膜上发挥抗凋亡功能。PS 和 FKBP38 形成大分子复合物，通过促进 FKBP38 和 Bcl-2 在高尔基体和内质网的降解，而加速细胞凋亡。

（三）Tau 蛋白和线粒体功能障碍

Tau 蛋白是一类神经元微管蛋白，主要在神经元轴突中表达，其通过与微管结合促进微管的装配与集合。Tau 蛋白也是一种磷酸化蛋白，其磷酸化对微管的装配起负调控作用，磷酸化程度越高结合能力越低，所以调节 tau 蛋白的磷酸化程度对调节微管的动态稳定至关重要。在转染 tau 蛋白的初级视网膜神经节细胞发现线粒体、APP 小囊泡和其他细胞组件的轴突运输受到抑制，使得轴突营养中断且对应激具有易感性，这种抑制作用可通过微管亲和力调节激酶使 tau 蛋白磷酸化来解除。对过量表达人 tau 蛋白的 P310L 转基因鼠中线粒体的蛋白组及其功能分析，发现 tau 蛋白可以降低呼吸链上复合体 I-NADH 还原酶活性，损伤线粒体呼吸链和抑制 ATP 的合成，减少抗氧化酶和突触蛋白。在 P310L 转基因小鼠和 APP/PS2 双转基因小鼠杂交产生的三转基因小鼠上发现 tau 蛋白与 Aβ 协同作用于线粒体，使线粒体对 Aβ 的损伤更加敏感，呈现明显的氧化磷酸化和 ATP 合成障碍，ROS 生成增多。以上证据表明 tau 蛋白对线粒体代谢功能障碍起着重要作用。但 tau 蛋白对线粒体的影响机制还未研究清楚，可能是 tau 蛋白间接抑制微管的动态平衡及与微管结合蛋白的结合而影响线粒体的正常功能或直接抑制线粒体的能量代谢。

（四）ApoE4 和线粒体功能障碍

ApoE 基因是影响老化途径最重要的遗传因素之一，迟发性家族性 AD 和散发性 AD 发生的危险性均与 ApoE4 等位基因以及年龄有依赖关系，具有基因易感性，带有 ApoE4 等位基因发展为早期 AD 的危险性增高。AD 患者，特别是具有各种 ApoE4 等位基因的病例，发现有线粒体功能障碍。ApoE 能和线粒体 F1-ATPase 的 α 和 β 亚基稳定结合，提示可能在细胞内运输方面有一定作用。线粒体在突触形成中具有重要作用，过度表达 ApoE4 的小鼠脑内突触和树突结合明显减少。在培养的细胞中，ApoE4 能诱导十字孢碱或过氧化氢相关的凋亡。对 ApoE3 和 ApoE-AD 转基因小鼠的神经元和星形胶质细胞研究发现，不论 Aβ 是否参与，ApoE4 都会对神经病理学变化产生影响。ApoE4 能破坏线粒体的糖代谢和能量代谢，并影响线粒体运输，使其不能被转运到神经元的特定位置，导致能量衰竭和钙稳态的破坏。另外 AD 患者 ApoE4 多态性和脑内葡萄糖代谢变化相关，对 AD 患者使用线粒体刺激剂马来酸罗格列酮治疗后，可缓解具有 ApoE4 者的认知功能低下，这些研究均说明 ApoE4 与线粒体功能障碍有关。

(五) 线粒体 DNA 损伤

造成线粒体功能损伤、能量代谢异常的原因很多，而线粒体 DNA 突变是其中最重要的因素之一。与正常人相比，AD 患者线粒体 DNA 的突变概率增加，其中细胞色素氧化酶基因的突变率比同龄老年人高 32%，约有 1/5 患者有细胞色素氧化酶基因的缺陷，其脑中该酶活性皆有所下降。并且 AD 患者大脑颞叶细胞色素氧化酶基因 COX Ⅰ，COX Ⅱ 和 COX Ⅲ 的 mRNA 水平仅为对照组的 50%。Hamblet 等利用 PCR 和 Southern 技术发现 AD 患者的 mtDNA 缺失 5kb 的概率比对照组大 6.5 倍，表明 AD 患者 mtDNA 的损伤积累比一般人更为严重。相对于核 DNA 来说，线粒体产生更多的损伤性碱基。由于每个细胞中含有多个线粒体，当细胞内线粒体 DNA 的突变达到一定范围时很可能使得线粒体产生 ATP 的功能受到损伤，造成 AD 病理改变。

二、线粒体功能异常与 PD

帕金森病是由中脑黑质多巴胺能神经元变性，导致纹状体系统多巴胺（DA）含量下降引起的一种常见的神经退行性病变。在中国 65 岁以上人群中发病率约为 1.7%，且发病率随着年龄的增加而增加。其临床症状包括静止性震颤、肌肉强直僵硬、运动徐缓和姿势异常等。通常认为是由于中脑黑质的多巴胺能神经元的变性坏死，使通过黑质纹状体通路作用于纹状体的神经递质多巴胺减少，造成纹状体内多巴胺和乙酰胆碱（acetylcholine，ACh）两种递质的平衡失调而造成的。黑质神经元消失具有特殊分布区，主要在致密带（substantia nigra pars compact，SNpc）。所有受损区除神经元脱失外，还伴有胶质细胞增生，残存的色素细胞亦可出现色素减少或色素外溢，部分细胞出现 Lewy 小体，可观察到 synuclein 和 ubiquitin 形成的直径 7～12nm 的纤维。PD 的致病因素有遗传和环境两种，前者占大约 30%，后者占大约 70%。环境因素包括一些环境产生的神经毒剂，如 6-羟多巴（6-hydroxydopamine，6-OHDA）、1-甲基-4-苯基-1，2，3，6-四氢吡啶（1-methyl-4-phenyl-1，2，3，6-tetrahydropyridine，MPTP）、除草剂、鱼藤酮等，它们都会通过氧化应激，即产生 ROS 和 RNS 而引起多巴胺神经元的损伤甚至凋亡。目前已发现 13 个基因连锁位点与家族性帕金森病的发病相关。parkin、PINK1（PTEN-induced putative kinase 1）、DJ-1 等基因突变与常染色体隐性的家族性 PD 有关，而 α-synuclein、UCH-L1（ubiquitin carboxyterminal hydrolase L1）、LRRK2（leucine-rich repeat kinase 2，LRRK2）等与常染色体显性遗传的家族性 PD 有关。众多研究均表明，某些家族性 PD 相关基因编码蛋白对维持线粒体的形态和功能发挥重要作用。

尸检发现 PD 患者线粒体形态及功能存在异常，且线粒体损伤随着年龄的增加而加剧，尤其在 PD 患者黑质纹状体区的神经元中更为显著。30%~40% 的 PD 患者线粒体 complex Ⅰ 活力和免疫染色降低。complex Ⅰ 功能的缺失导致线粒体电子传递链的受阻和电子泄漏，产生过量的活性氧自由基，氧化磷酸化脱偶联，ATP 产生减少，细胞的还原力下降，脂质过氧化物生成增多和蛋白质硝基化。上述现象导致线粒体膜电位去极化进而诱导线粒体膜通透性转运孔道开放，大量小分子蛋白物质包括细胞色素 C、BAX 和凋亡诱导因子 AIF 等从线粒体膜通透性转运通道释放出来，激活半胱冬肽酶依赖性和非依赖性细胞凋亡的发生，最终表现为 DA 神经元的降解和缺失。PD 患者 SNpc 区、纹状体、骨骼肌及血小板的线粒体 complex Ⅰ 功能下降 30%。SNpc 区 complex Ⅳ 及三羧酸循环限速酶 α-酮戊二酸脱氢酶系活性降低。此外，在 SNpc 区还发现脂质氧化增强、谷胱甘肽消耗减少及氧化应激增加（图 17-2-1）。

（一）自由基在 PD 发生中的作用

氧化应激在 PD 发病过程中发挥着重要作用。自由基参与了对黑质 DA 神经元的损伤，包括诱发脂质过氧化，对蛋白质和 DNA 造成氧化损伤，导致 DA 神经元变性坏死。PD 患者脑内尤其是黑质中铁蛋白含量明显减少，而铁的含量却升高，提示高浓度的铁处于不稳定的或低分子状态（还原态），易于催化氧化反应。PD 患者脑中 DA 代谢过程中产生的 H_2O_2 可经低价 Fe^{2+} 催化而生成更具毒性的 OH^-，加剧患者体内的脂质过氧化和生物膜的破坏。PD 患者脑中自由基清除系统发生了明显变化，以 SOD 和 GSH 的减少最为明显，GSH 的减少可能是黑质细胞缺失的最早生化标志。仅 GSH 减少也许不能导致黑质神经元的损伤，但能增加其对自由基或细胞毒素的敏感性。更为严重的是氧化还原平衡的破坏，进一步导致线粒体电子传递链受阻，呼吸衰竭，产生能量危机，形成氧化应激和线粒体损伤的反馈循环，最终导致多巴胺能神经元过度的损伤和缺失，产生 PD 的临床症状。单胺氧化酶 B（MAO-B）是人体内 DA 代谢过程中产生 H_2O_2 所必需的成分，且能激活体内其他潜在毒物的活性。随年龄增加，MAO-B 的含量也随之增加，代谢 DA 的能力增强致使体内 H_2O_2 的量也相应增加，加剧了 PD 患者脑内 DA 代谢过程中的自由基产生和积聚。因此抑制 MAO-B 的活性从而防止激活体内一些潜在毒物并清除体内过剩的自由基可能是治疗 PD 的有效靶点。

（二）DJ-1 与线粒体功能障碍

DJ-1 最早是作为癌基因被发现的，而随后的研究发现其基因突变能导致人类常染色体隐性遗传早发型 PD。DJ-1 不但参与 PD 的发生，而且是散发性 PD 的生物标志物。DJ-1 在外周组织、神经元以及胶质细胞中都有表达，小脑、下丘脑和嗅球中则高表达。在皮层中 DJ-1 主要分布在胶质细胞，而在黑质和纹状体这两个参与 PD 发病的脑区，DJ-1 主要分布在神经元。DJ-1 亚细胞定位于线粒体内膜、基质和其他细胞器中。目前对于 DJ-1 的功能还不是十分清楚，主要认为 DJ-1 在对抗氧化应激以及调控细胞凋亡等方面发挥重要作用。敲除 DJ-1 的神经母细胞瘤细胞 SH-SY5Y 对于由 H_2O_2、1-甲基-4-苯基吡啶离子（1-methyl-4-phenyl pyridinium，MPP^+）和 6-OHDA 引起的细胞死亡敏感性增强，而过表达野生型 DJ-1 能保护由 H_2O_2、6-OHDA 和多巴胺引起的细胞死亡。有研究证实在氧化应激下 DJ-1 被转运至线粒体外膜，抵抗氧化应激对机体的损伤。果蝇和小鼠中的 DJ-1 突变导致 ATP 生成减少，且上调表达 DJ-1 可以拮抗由 PINK1 突变导致的抗氧化功能障碍，均提示 DJ-1 可能成为抗 PD 药物作用的潜在新靶点。

（三）Parkin 与线粒体功能障碍

Parkin 参与了线粒体的形态维持和功能调控。实验证明，Parkin 定位于增殖性细胞中的线粒体嵴并与线粒体转录因子 A 结合，增强线粒体活性。在增殖状态的细胞中过表达 Parkin 可以检测到线粒体膜电位加强，线粒体复合物 I 亚单位表达的选择性增加，活性氧的生成减少。另外，Parkin 能选择性聚集到膜电位降低的线粒体，发挥其泛素 E3 连接酶活性并介导这些失功能的线粒体经自噬体途径降解。在分化型的 SH-5Y5Y 细胞或者小鼠/人脑组织中，parkin 可以与线粒体 DNA 直接结合，保护线粒体 DNA 免受活性氧的损伤并激发线粒体的自我修复过程。Parkin 功能缺失或者降低的果蝇模型中，发现明显的线粒体缺陷，包括线粒体肿胀和线粒体嵴断裂，这一现象在能量消耗大的组织中更为明显。Parkin 敲除的小鼠中并无明显的线粒体形态异常，却发现线粒体氧化呼吸链的活性降低和持续性的活性氧对脑组织的损伤。并且，在 parkin 突变患者的外周组织中也检测到线粒体氧化呼吸链的活性降低。这些研究都表明，parkin 对于维持线粒体形态、功能和线粒体 DNA 的稳定发挥着重要的作用。

（四）PINK1 与线粒体功能障碍

PINK1 编码的蛋白质具有丝氨酸–苏氨酸激酶活性。PINK1 的 N 末端存在线粒体信号序列，提示 PINK1 主要在线粒体发挥功能。免疫电镜也证实 PINK1 与线粒体内膜紧密结合。全长的 PINK1 主要定位于线粒体，而经过剪切去除线粒体信号序列后的 PINK1 片段，主要存在于胞质和微粒体内并发挥功能。PINK1 通过其激酶活性磷酸化一种线粒体分子伴侣 TRAP1（TNF receptor-associated protein 1），并使 TRAP1 发挥拮抗氧化应激导致的细胞色素 C 释放，而 PINK1 突变后该功能丧失。PINK1 通过其激酶活性，磷酸化 parkin 并调节其转位至线粒体，并维持 parkin 的连接酶活性。PINK1 作为 parkin 的上游分子调控 parkin 的功能且两者存在相互作用，共同维持线粒体形态和功能。此外，PINK1/parkin 通路与线粒体自噬有关，当线粒体膜电位去极化时 parkin 选择性汇集至损伤的线粒体，依赖其泛素 E3 连接酶的活性，泛素化线粒体外膜蛋白 VDAC1，并通过蛋白酶体降解，阻止线粒体依赖的细胞凋亡通路的继续传递，此过程依赖于 PINK1 的调控。当线粒体膜电位降低时，野生型 PINK1 选择性地聚集至失功能的线粒体表面，并导致 parkin 的识别并降解失功能的线粒体。另外，PINK1/parkin 通路对于维持线粒体的重塑也发挥重要作用，PINK1 与 parkin 可以增强线粒体分裂并抑制其融合。

（五）α-synuclein 与线粒体功能障碍

α-突触核蛋白（α-synuclein）是一种突触前蛋白，是突触核蛋白家族中的一员。它的主要功能尚未完全阐明，已有的研究表明它可能与突触的可塑性、DA 囊泡释放的调控以及神经元胞质内的脂肪酸转运有关。它主要位于突触前神经末梢和细胞核内，在脑内许多部位均有表达，是 Lewy 小体的主要成分之一。α-synuclein N 端的 32 个氨基酸含有神秘的线粒体定位信号，对于 α-synuclein 靶向进入线粒体至关重要。在 PD 患者的主要受损脑区黑质和纹状体发现明显的 α-synuclein 聚集和 complex I 活性降低，但小脑没有次改变。实验表明，α-synuclein 能加重线粒体损伤。α-synuclein 的存在使多巴胺神经元对鱼藤酮的作用变得非常敏感，从而使得多巴胺神经元的 complex I 极易受损。而另外有实验用 MPTP 处理 α-synuclein 转基因鼠两周后其黑质部位可见线粒体明显改变，线粒体体积增大，轴突退变，且在核周的胞质内可见高电子致密度的包含体形成，但上述变化在皮质和海马区未见，而且 MPTP 处理的非转基因鼠和盐水处理的转基因鼠中均未见到。这些现象说明，在有 α-synuclein 表达鼠的黑质部位，受到线粒体 complex I 抑制剂作用时极易损伤，随之神经元便会发生退行性变。另外，过表达的 α-synuclein 可以使 Bax 表达上调，增加了 caspase 的活性，并引起了线粒体细胞色素 C 的释放，导致细胞凋亡。

（六）LRRK2 与线粒体功能障碍

LRRK2 基因是家族遗传性帕金森病 8 型（PARK8）的致病基因。其编码蛋白 LRRK2 具有蛋白激酶活性、GTP 酶活性，并作为支架蛋白参与蛋白质相互作用。LRRK2 在家族性和散发性 PD 发病机制中都扮演重要角色。在小鼠和人脑组织中，LRRK2 特异地表达在多巴胺受体区域（局部皮质区），而在多巴胺生成区域（黑质和腹侧被盖区）表达极低或缺失。亚细胞定位显示 LRRK2 主要分布于线粒体、囊泡、内质网、高尔基体和突触终末端等细胞质膜性结构周围，其中约 10% 位于线粒体外膜，与脂筏相作用，提示 LRRK2 参与囊泡转运及轴突导向。实验显示突变的 LRRK2 能在体外引起 SH-SY5Y 细胞核固缩，caspases C 释放和激活，且必须依赖 Apaf I 介导引起细胞凋亡。可溶性 caspase 抑制剂和 Apaf I 基因敲除能够保护神经元防止凋亡，提示突变的 LRRK2 可通过线粒体依赖的内源性细胞凋亡通路介导神经元死亡。

（七）PD 环境致病因素与线粒体功能障碍

MPTP 本身不具有毒性，而是一种毒素原，需经 B 型单胺氧化酶催化转变为 MPP⁺，MPP⁺ 经 DA 重摄取途径聚积在 DA 能神经元内，经主动运输进入线粒体，选择性抑制线粒体 complex I 的活性，干扰 ATP 合成，同时使得自由基生成增多，导致 DA 能神经元变性、死亡。与 MPP⁺ 结构相似的百草枯、代森锰、鱼藤酮及其他吡啶类物质，即 MPTP 样物质，在农村用作除草剂、杀虫剂，均具有与 MPTP 相似的神经毒性作用。在 PD 研究当中，MPP⁺、6-OHDA、鱼藤酮和百草枯等常用于造成脑部黑质纹状体区域损伤以构建 PD 动物模型。它们都是线粒体复合物 I 的特异性抑制剂，而且目前认为它们主要抑制位点都在鱼藤酮的特异性结合位点上。这就进一步在 PD 与线粒体 complex I 之间架起了一道桥梁。上述的各种神经毒剂与 complex I 结合后都会产生一系列的细胞内效应，并最终导致细胞的死亡。

（八）线粒体 DNA 异常与 PD

正常人与 PD 患者细胞中均可见突变的 mtDNA，但正常人细胞中突变性 mtDNA 只占 0.3%，而帕金森病患者可达 5%，比正常人高出 10 多倍。患者脑组织，特别是黑质中存在明显 mtDNA 缺失。mtDNA 的突变类型包括点突变、缺失突变和重复突变（染色体上增加某一片段的畸变）。其中 mtDNA4977 缺失是 PD 最常见的，这是一段发生在 mtDNA13447-13459 和 8470-8482 核苷酸位点之间的缺失。Ikebe 等测定了 6 名 PD 患者脑组织纹状体部位的线粒体 DNA，全部出现了此片段的缺失。这段缺失的 mtDNA 片段包括编码 complex I 的大部分基因，编码 complex IV 的 1 个亚基的基因，complex V 2 个亚基的基因和 5 个 tRNA 基因。因此 mtDNA4977 片段缺失可能引起 complex I 亚基构成的缺陷，最终导致能量产物的降低，这种情况与 MPTP 诱导 PD 实验模型中抑制 complex I 后出现的能量危机是同理的。

对 PD 患者脑纹状体 complex Ⅰ 的亚基成分进行分析，发现有 30、25 和 24kD 3 个亚基的缺失，这些缺失的部分可能正是由线粒体 DNA 编码的。还有研究比较过 PD 患者脑、骨骼和血小板线粒体功能的缺陷情况，其中脑组织中只有黑质区的 complex Ⅰ 活性下降了 37%，与对照组相比有显著差异，说明 complex Ⅰ 的缺陷与 PD 有着特异的关联。对 PD 患者血小板中 Complex Ⅰ 的检测也发现了较为稳定的缺陷。

相对缺失突变，在帕金森病患者 mtDNA 点突变方面的研究较多。例如 mtDNA3397 位点 AG 的突变，其基因功能定位在 ND1 位置；mtDNA5460 位点 GA 的突变，其基因定位在 ND2；ND1 和 ND2 均是编码 complex Ⅰ 的基因，提示这两个突变可能在 PD 的发病中扮演着重要的角色。Simon 等研究 PD 共发现关于 complex Ⅰ 基因的点突变有 20 种，tRNA 基因的点突变 9 种，其中 PD 组的 A10398G 突变明显高于对照组，而 PD 伴随 Leber 视神经病变的患者存在 complex Ⅰ 的 G11778A 点突变。在 PD 家族中也发现线粒体 12SrRNA 的点突变。另外，mtDNA 单核苷酸多态性（single nucleotide polymorphisms，SNPs）改变也可能引起 complex Ⅰ 活性改变，从而参与 PD 发病。核编码的 mtDNA 聚合酶 γ 基因的突变损害了 mtD-NA 复制并导致多个 mtDNA 缺失，通常引起慢性进行性的眼外肌麻痹和肌病。此外，在 PD 患者和小鼠模型的黑质神经元中发现体细胞 mtDNA 变化的积累呈年龄依赖性。这些发现提示种系和体细胞 mtDNA 缺陷均参与 PD 的发病机制。

三、ALS 与线粒体功能异常

ALS 是一种进行性发展的致死性神经系统变性疾病，选择性累及脊髓前角细胞和大脑皮质运动神经元，临床表现为上、下运动神经元受损的症状和体征。上下运动神经元退化或死亡，不再将消息发送到肌肉，肌肉无法发挥作用，逐渐减弱，抽搐和退化，最终，大脑失去其控制随意运动能力。ALS 的发病率较低，每 10 万人中 1~2 人。少数病例具有遗传性，其中 20% 由定位于 21 号染色体的编码 SOD1 基因的常染色体显性突变所致。此外 4% 的散发性 ALS 有 SODl 基因突变，其突变数目已超过 100 种。其中，93 位的甘氨酸（Gly）突变为丙氨酸（Ala）为常见的突变之一。转染了人突变 SODl 基因的转基因小鼠具有与 ALS 患者相同的临床表现。突变的 SOD1 引起线粒体功能障碍，抑制蛋白酶体功能，使 SOD1 错误折叠，并在神经元内异常聚集，进一步降低蛋白酶体降解错误折叠 SOD1 的能力，从而损害神经元功能。ALS 病因及发病机制目前还不明确，谷氨酸介导的兴奋性毒性理论，是一种广泛认可的说法。另一方面，线粒体作为产生 ATP 的重要场所，既能为细胞提供能量，又是氧自由基产生的重要来源，同时在维持钙稳态、调节细胞凋亡中，也起着至关重要的作用。ALS 患者的脊髓前角细胞中发现异常线粒体聚集，电镜下发现 ALS 患者的细胞中均存在线粒体的肿大、丢失和呈周围分布的嵴，及大量存在的多层嵴，均提示线粒体的功能异常可能与 ALS 发病存在一定联系。在 ALS 患者脑脊液和大脑皮层中，DNA 氧化损伤的标志物：8-羟基-2-脱氧鸟苷酸（8-OHdG）浓度升高，脂质过氧化产物丙二醛（MDA）含量增多，提示线粒体氧化应激损伤在 ALS 神经变性中起重要作用。ALS 患者脑脊液 SOD，尤其是 Cu/Zn-SOD 活性下降，Cu/Zn-SOD1 突变的 ALS 转基因小鼠模型显示，突变蛋白 SODl 定位于线粒体，并在线粒体内聚集发挥作用（图 17-2-1）。

（一）ALS 与线粒体酶活性降低

对 ALS 患者脊髓运动神经元的研究发现，线粒体 complex Ⅰ + Ⅱ 及 complex Ⅳ 活性均有显著下降，说明 ALS 患者的脊髓运动神经元可能存在广泛的线粒体丢失。Swerdlow 等使用细胞融合试验，对 ALS 患者的线粒体功能进行观察，发现呼吸链酶 complex Ⅰ、Ⅱ、Ⅲ 活性均较对照组有所下降，其中 complex Ⅰ 的下降差异有统计学意义，但下降程度与临床症状的严重程度无明显相关性。同时，他们还发现 ALS 患者中清除 ROS 的抗氧化防御系统如谷胱甘肽还原酶、谷胱甘肽超氧化物酶、总 SOD、锰（Mn）-SOD 及水解酶活性均有明显升高。而 Gajewski 等的研究却未发现 ALS 患者呼吸链酶活性及 ROS 的产生的异常。

（二）ALS 与线粒体动态异常

SOD1 除分布于胞质外，在线粒体外膜、内膜、基质和内外膜之间的空隙也广泛分布。近来，Magrané 等建立了表达野生型和包含 IMS 靶信号的突变 SOD1 的运动神经元细胞系，用以直接研究突变 SOD1 在线粒体的致病作用。他们证明了线粒体靶向的 SOD1 定位于 IMS，具有酶活性。突变的 IMS 靶向 SOD1 导致代谢和氧化应激条件下的神经毒性。他们还在表达 IMS 突变 SOD1 的运动神经元发现了轴突线粒体碎片和受损的线粒体流动性。

（三）SOD1 突变与线粒体的关系

免疫学研究发现，SOD1 主要分布于发生空泡样变性的线粒体，而且变异 SOD1 较正常 SOD1 更易聚集于线粒体。SOD1 突变小鼠中，线粒体空泡样变性先于运动神经元死亡发生，提示线粒体功能异常是引发 ALS 的重要原因。变异 SOD1 通过多种机制影响线粒体功能和细胞存活。SOD1 变异可致神经元线粒体钙负荷能力降低、功能异常。变异 SOD1 也可直接作用于线粒体，促进细胞色素 C 释放，加重细胞凋亡。有研究认为，变异 SOD1 聚集沉淀于线粒体外膜，阻塞线粒体蛋白质输入机制，最终引发线粒体功能失调。变异 SOD1 还可促进氧自由基的生成，自由基氧化损伤线粒体膜脂质和蛋白质，致使线粒体呼吸功能和 ATP 合成受损。此外，研究还发现变异 SOD1 可结合胞质热休克蛋白，促进其聚集沉淀，从而失去其抗凋亡作用。突变的 SOD1 基因与抗凋亡 Bcl-2 蛋白结合，从而加速细胞凋亡。Bcl-2 的过度表达和应用 caspase 抑制剂能够延缓 SOD1 突变小鼠运动神经元的退变和死亡。

（四）ALS 与线粒体基因异常

ALS 患者中已经发现存在有异常线粒体基因，如脊髓中 mtDNA8993 及 3243 点突变，均较正常人显著增加。ALS 患者 mtDNA 含量较健康人有所下降，且还存在 mtDNA 多个缺失，并且在定量分析时发现 ALS 患者骨骼肌中 mtDNA 含量减少，并且这种减少并不是由于线粒体数目减少所致。但也有研究认为，ALS 患者呼吸链酶活性低与 mtDNA 含量减少，是由于广泛的线粒体丢失所致，而非特异性的功能受损。对常见的 mtDNA 缺失突变（mtDNA4977）在额叶运动区（A4）及颞叶皮质区（A17）的分布进行半定量研究，发现 ALS 患者 A4 区约为 A17 区的 35 倍，而对照组仅为 3 倍。

四、HD 与线粒体功能异常

HD 是一种常染色体显性遗传性神经退行性疾病，是以新纹状体损害为主的锥体外系病，临床的特征表现是不自主地肢体舞蹈样运动和肌张力障碍，又称为亨廷顿舞蹈病。此外，患者还伴有进行性的精神症状及智能衰退，与精神分裂症的某些症状相似。每 10 万人中的 4～10 人患有 HD，病理表现主要是大脑皮层和纹状体长投射神经元的退行性改变。HD 的发生是由一个编码亨廷顿蛋白（Huntingtin，Htt）的基因突变引起的。Htt 分子量为 350kD，广泛分布于脑及外周组织，在 HD 主要定位在神经元细胞质。Htt 氨基端有一段重复的谷氨酰胺序列（CAG 序列），它的长度在正常人为 6～35 个，而在 HD 患者则为 36～120 个。HD 的病理变化与突变 Htt 在细胞内的过度蓄积有关。HD 的发病机制还不清楚，可能与下列因素有关：①转录失调；②扩大多聚谷氨酰胺重复 Htt 蛋白与其他蛋白质在中枢神经系统相互作用；③caspase 激活；④NMDA 受体激活；⑤钙稳态失衡；⑥线粒体生物功能异常；⑦异常轴突转运。

HD 患者体内，尤其是大脑和骨骼肌普遍存在葡萄糖代谢衰减，能量供应匮乏。HD 患者对热量摄取提高但体重日趋下降，局部脑区乳酸分泌过多，脑脊液乳酸，丙酮酸的比率增加。尸检发现脑部基底核线粒体 complex Ⅱ、Ⅲ 和 Ⅳ 活性下降，氧自由基生成增多。琥珀酸脱氢酶抑制剂 3-硝基丙酸（3-nitropropionic acid，3-NP）和 complex Ⅱ 特异性抑制剂丙二酸可以诱导并产生模拟 HD 的动物模型。以上证据都提示线粒体功能障碍参与了 HD 的发生（图 17-2-1）。

（一）HD 与线粒体酶活性降低

研究发现 HD 患者脑组织线粒体酶活性显著降低。并且在 HD 转基因和基因敲除小鼠，以及实验 HD 啮齿动物模型，线粒体 complex Ⅰ，Ⅱ，Ⅲ 和 Ⅳ 的酶的活性均降低，提示线粒体参与 HD 的发病机制。最近在 HD knock-in 的纹状体细胞和 HD 患者的淋巴细胞发现扩展的多聚谷氨酰胺重复序列与线粒体 ATP 降低和线粒体 ADP 的摄取减少有关，说明 HD 基因突变可能与线粒体功能缺陷密切相关。

（二）HD 与线粒体 DNA 的缺陷

在 HD 尸检的脑组织、HD 小鼠模型和 HD 患者的外周血细胞发现年龄依赖性线粒体 DNA（mtDNA）的缺陷。Acevedo-Torres 等使用 3-NP 诱导模型和 HD 转基因鼠模型研究了线粒体 DNA 缺陷。他们分别测量了 5 月龄和 24 月龄未经处理和经 3-NP 处理的 C57BL/6 小鼠纹状体的核和线粒体 DNA 损伤。发现在未经处理的 24 月龄的小鼠核和线粒体 DNA 损伤都增加。3-NP 处理的 5 个月龄的小鼠线粒体 DNA 的损伤比核 DNA 损伤高 4～6 倍。这些数据表明，线粒体 DNA 损伤可能是 HD 相关的神经退行性改变的一个早期生物标志物。

（三）HD 与线粒体的动态异常和钙稳态失衡

在 HD 神经元，线粒体产生的自由基激活 Fis1 并促进线粒体碎片增加，这反过来又产生有缺陷的线粒体，最终损害神经元。线粒体融合可以通过线粒体 DNA、蛋白质和代谢物的功能性代偿作用而保护细胞线粒体 DNA。线粒体裂变增加可能是由于 HD 神经元突变的 Htt，这反之可能会减少线粒体融合，最终损害的 HD 神经元。在 HD 小鼠的研究发现，钙诱导的线粒体通透性增加是 HD 发病的一个主要因素，HD 患者也显示钙稳态失衡。

（四）HD 与线粒体异常转运

突变的 Htt 与线粒体和微管相互作用损害轴突运输线粒体到神经末梢。线粒体的运输障碍最终损害神经传递，并导致突触损伤和选择性的神经元损害或丢失。Trushina 等研究了 HD 神经元中突变 Htt 参与了快速轴突转运损害，发现转基因小鼠神经元中全长突变 Htt 的表达损害囊泡和线粒体转运。而与对照小鼠相比，HD 小鼠的神经元线粒体逐渐固定化并更经常地停止。这些缺陷发生在 HD 发病的早期，早于可测定的线粒体异常的发生。Htt 功能丧失可能导致毒性，突变 Htt 介导的聚集使 Htt 和线粒体转运的机械部件相隔离，导致线粒体流动性的缺失，并最终引起线粒体功能障碍。

（五）HD 与线粒体功能失调和氧化应激

Solans 等使用扩大多聚谷氨酰胺重复的蛋白质研究了酵母细胞中的线粒体呼吸，发现半乳糖诱导 4~6 小时后，细胞呼吸减少。诱导 10 小时后，细胞呼吸进一步降低 50%。此外，在 HD 进展过程中，随着线粒体 complex Ⅱ 和Ⅲ功能及数量的改变，细胞也出现了呼吸缺陷。在表达扩大多聚谷氨酰胺的酵母细胞，ROS 的生成明显提高。在 HD 神经元，线粒体的形态和分布也发生了改变，可能因为聚集物和部分线粒体网络的相互作用，或者因为肌动蛋白细胞骨架的渐进性破坏。错误折叠的聚集的多聚谷氨酰胺结构域与线粒体和肌动蛋白网络相互作用，引起线粒体分布和功能的紊乱，以及 ROS 生成增多。氧化损伤首先影响含有铁硫簇的酶的功能，如复合物Ⅱ和Ⅲ。

Htt 突变可通过多种机制引起线粒体功能失调。Htt 可直接作用于线粒体，影响线粒体的正常功能。Htt 突变体定位于神经元线粒体膜上，在转基因 HD 小鼠中，Htt 与线粒体外膜相连。正常神经元与 Htt 突变体共同孵育后，其线粒体出现与 HD 患者或 Htt 突变小鼠线粒体相类似的钙调节缺陷。HD 患者淋巴母细胞线粒体和 Htt 突变小鼠脑线粒体均被发现膜电位降低和膜除极化钙负荷水平下降。此外，Htt 突变体可影响基因转录是其导致线粒体功能失调的另一机制。Htt 可与 p53、CREB 和 SP1 等多种转录因子相互作用。Htt 突变体结合 p53，引起 p53 的转录活性和表达水平升高，导致下游促凋亡基因 Bax 和 PUMA 表达上调，线粒体膜除极化。采用 p53 拮抗剂或基因敲除 p53 可阻断 Htt 突变所引起的线粒体去极化、细胞色素氧化酶活性缺陷和细胞毒性。

上述证据均表明，线粒体功能障碍的参与 HD 的发生，使用以线粒体为靶向的抗氧化剂治疗线粒体是 HD 患者治疗的重要选择。

第三节　以线粒体为靶点开发神经退行性疾病的治疗药物

一、AD 治疗的药物

基于对 AD 患者细胞线粒体形态学、病理学的研究，通过保持线粒体结构功能的完整性、改善线粒体所处的细胞环境、加强线粒体的防御能力及抗胁迫能力特别是抗氧化能力将是未来预防和治疗 AD 患者的新策略。目前科学家们已经开始寻求能够改善线粒体功能或预防对线粒体损伤的药物，通过这些药物达到治疗 AD 的效果。

（一）抗氧化治疗

在过去十年中，以线粒体为靶向的抗氧化剂的发展已经取得了很大进步。为了提高进入线粒体的效能，开发了三种类型的抗氧化剂。① 基于三苯基－抗氧化剂-MitoQ，MitoVitE，MitoPBN；②以细胞渗透，小肽为基础的抗氧化剂 SS-02，SS-31，SS-19 和 SS-20；③胆碱酯谷胱甘肽和 N-乙酰-L-半胱氨酸。然而，这些线粒体靶向药物在神经退行性疾病动物模型上的应用仍处于初期阶段。

1. 以线粒体为靶点的抗氧化剂主要是醌家族成员，首先是辅酶 Q10（coenzyme Q10，CoQ10）（图 17-3-1A），是一种在人体内广泛存在的脂溶性醌类化合物，又称泛醌，它在心脏、肝脏、肾脏和胰腺中的含量很高。在细胞内，CoQ10 在线粒体中的含量最高（40%～50%），在电子传递链中发挥重要作用，是细胞呼吸和代谢的重要辅助因子，是生成 ATP 的重要辅酶。CoQ10 具有抗氧化、清除自由基、稳定生物膜等作用。它作为线粒体呼吸链的组成部分存在于线粒体内膜，从线粒体 complex Ⅰ 或 Ⅱ 接受 2 个电子变成醇式后，再将电子传递给 complex Ⅲ。体内 CoQ10 被大量消耗变成醇式，它既是有效的抗氧化剂，同时也是运动的电子载体，可将氢原子从其羟基转给脂质过氧化自由基，从而减少线粒体内膜的脂质过氧化物反应。在此过程中会生成与 CoQ10 和 CoQ10 的醇式不成比例的自由基泛半醌，或与氧发生反应形成超氧化物，自由基泛半醌在 SOD 和过氧化氢酶的作用下转运自由基实现解毒作用。如此循环往复，呼吸链将 CoQ10 不断变成醇式，由此发挥其抗氧化作用。CoQ10 在体外和体内都已经证明具有抗氧化和神经保护作用，在神经退行性疾病的治疗方面有很大的应用前景。CoQ10 还能减少 AD 转基因小鼠的淀粉样斑。CoQ10 目前还没有在 AD 患者进行了测试。艾地苯醌（idebenone），是一种合成 CoQ10 的类似物（图 17-3-1B），其抑制脂质过氧化的作用已经在进行临床试验。虽然几个较小的研究报告证实几个月的治疗对记忆力和注意力有帮助，但更大范围的研究认为对减缓疾病进展没有作用。CoQ10 功效受限的原因可能是维持 CoQ 还原型的抗氧化形式（也称为泛醇）需要一个完整的电子传递链，而在 AD 中，此环节受损。

2. 另一种泛醌衍生物，mitoquinone 或 MitoQ（图 17-3-1C），已被用来防止 AD 的氧化损伤。MitoQ 为链接到三苯基离子的 CoQ10，有一个正电荷。因为线粒体有较强负膜电位（约－120 毫伏），因此 MitoQ 积累在线粒体中。更确切地说，MitoQ 被吸附在线粒体内膜面对的矩阵中，此 ROS 富含区为 MitoQ 发挥效力提供了用武之地。此外，MitoQ 的功能并不依赖于电子运输链，在非神经元和游离的线粒体 MitoQ 也能减少氧化应激和细胞死亡。为了测试其耐受性和潜在的副作用，野生型小鼠 MitoQ 治疗 7 个月后显示，耐受性良好，没有任何副作用。与 CoQ10 一样，MitoQ 尚未进行 AD 的临床试验。

3. latrepirdine 或称 dimebon（图 17-3-1D），是一种非选择性的抗组胺剂，最初作为抗过敏药在俄罗斯使用。体外表明能防止 ROS 介导的损害。Latrepirdine 的机制包括作用于许多神经递质受体，如血清素、α 肾上腺素能和谷氨酸受体（NMDA 和 AMPA）。在培养的神经元阻断 Aβ 诱导的毒性。在神经母细胞瘤，dimebon 在正常情况下通过增加琥珀酸脱氢酶的活性、线粒体膜电位和 ATP 水平而增强线粒体功能，对 ROS 的生成起间接作用。并在应激情况下对细胞死亡起保护作用。辉瑞和 Medivation 公司已在 AD 患者中开始了 dimebon 临床试验，在Ⅱ期试验，与安慰剂组相比较 dimebon 的耐受性良好，对轻度认知障碍和 AD 患者的认知、日常生活活动和行为均有改善作用。然而，2010 年的Ⅲ期试验发现在 AD 患者没有任何指标的好转，实验失败。

4. 乙酰-L-肉碱（acetyl-L-carnitine，ALCAR）和 R-α-硫辛酸（R-α-lipoic acid，LA）也属线粒体抗氧化剂（图 17-3-1E ~ F）。在运动过程中促进脂肪酸的利用，L-肉碱和乙酰辅酶 A 在线粒体内经肉碱-O-乙酰基转移酶转化成 ALCAR。一旦被转运到线粒体外，这种转换将被逆转。ALCAR 与 LA 合用可以显著增加线粒体基质、线粒体 DNA 表达、线粒体氧气消耗，减少老年大鼠 ROS 介导的损害和线粒体功能障碍，改善认知和运动功能。在细胞模型中，ALCAR 增加 α 分泌酶的活性而调节 APP 加工过程朝着非淀粉样肽合成的方向，增加 αAPPs 和 CTF-83 水平，降低 CTF-99 水平。该组合还能改善线粒体的结构和 ApoE4 的小鼠记忆障碍。ALCAR 和 LA 可以恢复线粒体抗氧化酶的水平并增加核转录相关因子 2（Nrf2），上调抗氧化基因的转录。在临床试验中，与安慰剂相比，接受 ALCARAD 患者（不含 LA）的认知恶化的进程减慢。近期，一项 ALCAR 治疗试验的 meta 分析显示 MCI 和 AD 患者临床评分和临床量表心理测试均有所改善，对这种药物的使用又燃起了新希望。

5. 维生素 E（vitamin E，VitE）也被用来作为抗氧化剂治疗 AD（图 17-3-1G）。它是脂溶性的抗氧化剂，保护细胞膜免受氧化损伤。通过与脂质过氧化生成的脂质自由基反应，维生素 E 抑制自由基中间体的形成，从而阻止完整的氧化反应。维生素 E 可减少年轻和老年的 AD 转基因小鼠的脂质过氧化，但只在早期给药能减少淀粉样斑块沉积。有报道维生素 E 减缓 AD 患者的病情恶化，然而，在随后的实验中发现维生素 E 并未防止 MCI 进展成 AD。MitoVitE 是一种抗氧化剂，由 2-3,4 二氢-6-羟基-2,5,7,8-四甲基-2H-1-苯并吡喃基和三苯基溴化膦（TPPB）组成，是维生素 E 的衍生物，被开发研究线粒体毒性和细胞保护。与 MitoQ 类似，MitoVitE 迅速被线粒体摄取，高度聚集。MitoVitE 在牛主动脉上皮细胞的抑制细胞色素 C 释放和 caspase3 激活，恢复线粒体膜电位。浓度为 1nmol/L 的 MitoVitE 对高浓度酒精损伤的小脑颗粒细胞有显著的保护作用。MitoVitE 是否能用于人类神经退行性疾病需要进一步研究。

6. 普拉克索（pramipexole）（图 17-3-1H）是多巴胺受体激动剂，在体外减少 Aβ 诱导的 caspase 活化，减少细胞死亡。除了多巴胺的作用，普拉克索还减少线粒体 ROS 的生成，并已被证明它定位于线粒体发挥其抗氧化作用。通过防止线粒体相关的细胞死亡，普拉克索能保持线粒体膜电位，因此维持线粒体的功能。在 PD 模型，普拉克索通过提高运动能力、减少小胶质细胞活化和蛋白酶抑制、增加脑源性神经营养因子和自噬而发挥神经保护作用。有望将来用于 AD 和其他神经退行性疾病的治疗。

7. Szeto-Schiller 多肽（SS-31）选择性定位于线粒体内膜，在线粒体内产生抗氧化作用。在体外 SS-31 能清除过氧化氢、抑制亚油酸和低密度脂蛋白氧化、减少线粒体肿胀。SS-31 的作用机制可能是通过 CD36 通路，改变配体水平和配体受体相互作用。在缺血再灌注损伤时，SS-31 通过抑制 LDL 氧化而减少 CD36 的表达和配体水平。这些小肽在 MPTP 损伤和 ALS 转基因小鼠模型显示神经保护作用。SS-31 也能增加突起生长，保护线粒体结构和功能，并降低亲环蛋白 D 的表达，在体外和体内降低 Aβ 的毒性。

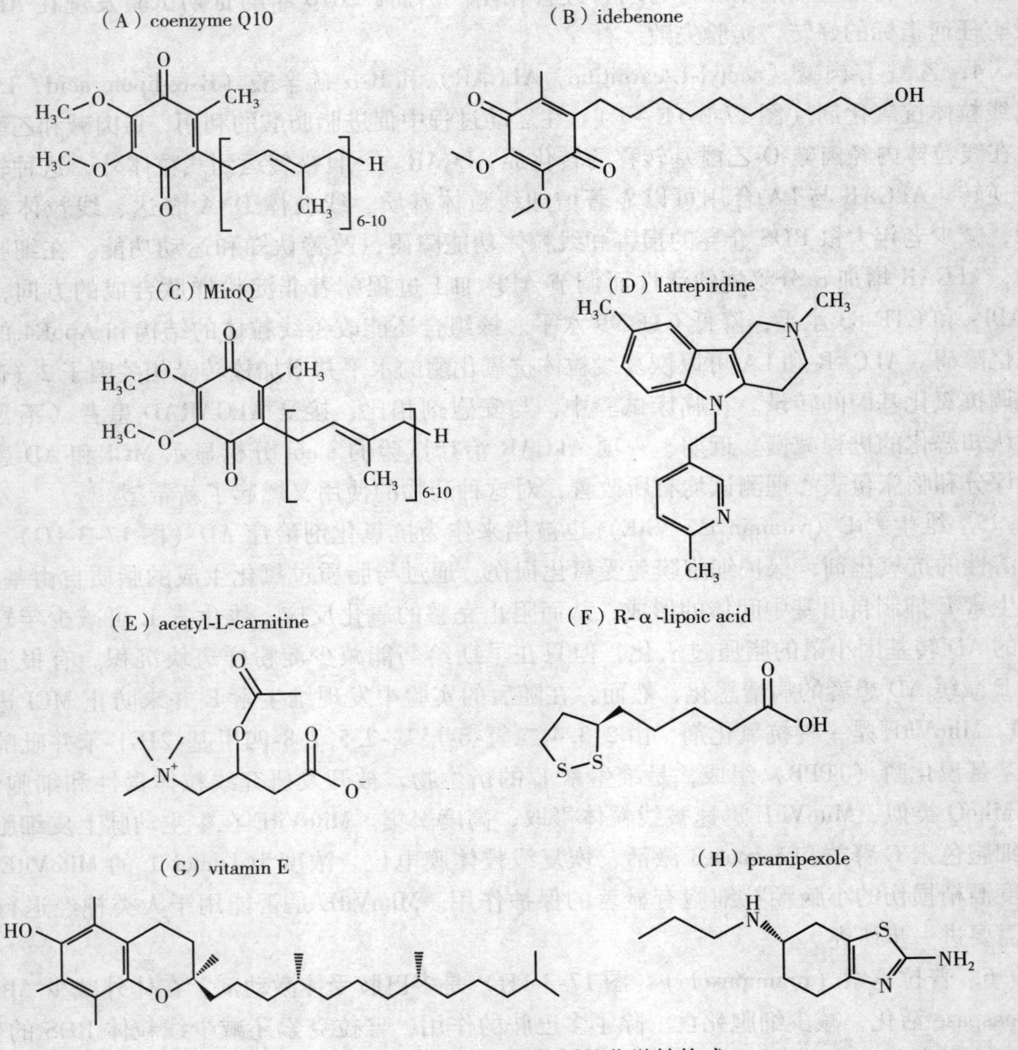

（A）coenzyme Q10

（B）idebenone

（C）MitoQ

（D）latrepirdine

（E）acetyl-L-carnitine

（F）R-α-lipoic acid

（G）vitamin E

（H）pramipexole

图 17-3-1　AD 治疗中抗氧化剂的化学结构式

线粒体抗氧化的神经保护策略在离体和整体实验已产生积极效果，大部分干预产生明显的抗氧化和保护作用。然而，尽管一些初步的临床试验提示对 MCI 和 AD 患者的疾病进展有减缓作用，但这样的结果尚未得到肯定的证实。因此，迫切需要改进药物的理化性质以增加吸收和溶解度以及穿过血脑屏障到达线粒体的能力。

（二）调节线粒体动态

线粒体融合与分裂在细胞凋亡的调控中发挥重要作用，是 AD 治疗的新靶点。线粒体融合蛋白能抑制细胞色素 C 从线粒体释放减弱细胞凋亡。线粒体分裂促进细胞凋亡，但机制还不明确。Cassidy-Stone 等使用的酵母筛选，找到了一种有效的线粒体分裂抑制剂 mdivi-

1，它通过选择性地抑制线粒体分裂的肌动蛋白，而抑制酵母和哺乳动物细胞中的线粒体分裂。在细胞中，mdivi-1 通过抑制线粒体外膜通透性延缓细胞凋亡；在体外，mdivi-1 阻断 Bid 激活的依赖于 Bax/Bad 的细胞色素 C 从线粒体释放。mdivi-1 通过阻断 Dnm1 自聚集选择性抑制 Dnm1 的 GTP 酶活性，它也可以通过抑制 DLP1 组装，而抑制哺乳动物细胞中的线粒体分裂。由于不平衡裂变导致线粒体碎片过多是多种疾病的特征，包括 AD，因此 mdivi-1 可能是针对这些疾病的一种治疗新策略。

过氧化物酶增殖物激活受体 γ 辅助激活因子-1α（peroxisome proliferator-activated receptor-γ-coactivator 1α，PGC-1α）是一个主要的转录辅助激活因子，调节线粒体生物合成和呼吸。与野生型小鼠相比，PGC-1α 裸鼠肝脏、心脏、骨骼肌和大脑的许多线粒体基因基础表达减少，对氧化应激更为敏感。而 PGC-1α 过表达能保护氧化应激诱导的神经元变性。最近的一项研究表明，PGC-1α 或 PGC-1β 的过度表达导致线粒体在轴突强度增加，提示以 PGC-1α 或 PGC-1β 为靶点可能恢复线粒体在轴突的分布。在 AD 脑中，线粒体分布异常和 PGC-1α 的表达水平下降，因此促进 PGC-1α 的活性或表达可能是一种很有前途的 AD 治疗靶点。

（三）抗凋亡治疗

拉多替吉（ladostigil，TV3326）是胆碱酯酶（AChE）抑制剂，同时也是脑单胺氧化酶（MAO）-A 和 MAO-B 抑制剂。是从抗 PD 的 MAO-B 抑制剂雷沙吉兰（rasagiline）和抗 AD 药 AChE 抑制剂雷伐斯的明（rivastigmine，又称艾斯能，exelon）分子结构相结合开发的化合物。拉多替吉也具有雷伐斯的明的假性胆碱酯酶抑制作用，故同时抑制 AChE 和丁酰胆碱酯酶（BuChE）两种酶。拉多替吉的作用持续时间较雷伐斯的明更长。拉多替吉的神经保护作用是经线粒体 Bcl-2 家族蛋白介导，蛋白激酶 C（PKC）-促分裂原活化蛋白激酶（MAPK）依赖的细胞存活通路下调 Bad 和 Bax 而实现的。2012 年初 Avraham 制药公司公布 ladostigil 的临床试验没有发现严重或特殊的副作用，药物疗效呈现出积极趋势。

（四）基因治疗

Ikuo Nishimoto 等已经发现了一种可以终止 AD 患者脑细胞死亡的蛋白质，并将其命名为 humanin。这是一个线粒体的 16s rRNA 基因编码的功能肽段，能够抑制家族性 AD 基因突变引起的神经细胞的死亡。分析基因编码位点结构表明，humanin mRNA 主要在细胞质内翻译，而不是在线粒体内。推测可能由于 humanin mRNA 从线粒体到细胞质的转运被阻断才引起 AD。因此，该肽段可作为基因水平上一个潜在的药物治疗 AD。

二、PD 治疗的药物

（一）抗氧化治疗

氧化应激与线粒体功能障碍是公认的 PD 发病重要机制，线粒体损伤可进一步增加氧自由基产生，从而形成恶性循环。因此，为了更好地缓解 PD 患者病情的进展与恶化，抗氧化剂药物的研究越来越受到关注。研究比较多的抗氧化剂如 VitE、CoQ10、PQQ、中药银杏叶提取物 EGB、人参皂苷提取物等，均具有抗氧化应激的作用。其中 EGB 目前已应用于临床，但是其具体疗效及对人体长远有否不利影响，仍需进一步研究证实。

1. VitE 能降低脂质过氧化水平，对黑质多巴胺能神经元有保护作用，并减少多巴胺丢失。有报道富含 VitE 饮食能降低 PD 患病的风险。但对于 PD 患者补充多少剂量及补充的时间长短目前仍无统一意见。另外也有研究表明补充 VitE 对于降低 PD 发病的危险性没有影响。因此，对于 VitE 与 PD 治疗的关系有待于进一步的研究。

2. CoQ10 是线粒体呼吸链的重要成分之一，是一种天然的抗氧化剂。CoQ10 对 PD 的病程有延缓作用，而且可以在一定程度上改善 PD 的某些临床症状。提示外源性补充 CoQ10 对于 PD 的治疗有一定的作用。CoQ10 在 PD 治疗作用的机制目前尚处于研究之中，可能主要是其作为线粒体呼吸链的电子受体，通过保护线粒体呼吸链来防止细胞凋亡。或者通过清除自由基的作用保护多巴胺能神经元。一种机制即抗氧化作用，仍有待于证实，目前尚存有争议。初步的临床药物试验证实每天应用 1200mg 的 CoQ10 可以延缓 PD 的进展，一项包含了安慰剂对照组以及每天摄入 1200mg 或 2400mg CoQ10 观察 PD 治疗效果的Ⅲ期临床药物试验正在进行中。

3. MitoQ 药以一种新技术为基础，即靶向亲脂阳离子，可将抗氧化剂转运并浓集入线粒体，可累积达 1000 倍，显著阻断氧化的破坏作用。从而对 PD 起治疗作用。MitoQ 过量积聚在线粒体，将过氧化氢转换成水和氧气，并减少自由基在线粒体中的毒性损伤，最终对神经元起保护作用。然而，高浓度的 MitoQ 对神经细胞有毒性作用。MitoQ 用量的优化是用于治疗人类线粒体疾病的关键。美国 Antipodean 制药公司已开始在新西兰和澳大利亚进行其帕金森病治疗药 MitoQ 的Ⅱ期临床试验，评价其有效性。

4. 吡咯喹啉醌（pyrroloquinoline quinone，PQQ）是上世纪发现的水溶性氧化还原酶辅基，广泛存在于革兰阴性菌中及动植物体内，在人体组织和体液中也有微量存在。尽管目前对于 PQQ 是否是新型维生素还存在争议，但已经发现 PQQ 在人类和动物体内发挥了多种重要的生理功能。由于 PQQ 在化学性质方面相对稳定，这种特性使其能参与 2000 次氧化还原循环，而其他具有生物活性的醌类在氧化还原循环过程中更倾向于自我氧化或形成聚合物。PQQ 可通过血脑屏障，清除自由基，从而发挥保护多巴胺能神经元的作用。PQQ 这一功能认为是通过两个方面来实现的，一是直接清除氧自由基；二是诱导其他抗氧化酶的产生。因此，作为一种氧化还原辅酶，PQQ 在抗氧化损伤方面具有独特的优势，有望开发成为治疗神经系统疾病的新药。PQQ 能够明显增加鱼藤酮所致 PD 模型的线粒体 complex Ⅰ 活性，清除 ROS。PQQ 明显保护鱼藤酮诱导的 SH-SY5Y 细胞损伤，可能是通过抑制凋亡、促进线粒体活性、清除氧自由基、抑制多巴胺神经递质的重新分布胞质以及保护酪氨酸羟化酶机制起作用的。PQQ 通过促进 CREB 的磷酸化和增加 PGC-lα 的表达增强线粒体生物活性。

5. 中药是我国传统药物，以整体协同作用和几乎无毒副作用在临床上占有一定优势。目前，EGB、人参皂苷 Rg1、葛根素等也用于 PD 的辅助治疗。EGB 的药理作用主要有清除自由基、抗血小板活化因子、降血脂等，并可降低左旋多巴的副作用。因此，EGB 与左旋多巴合用可能是 PD 治疗的新方法。人参皂苷的有效成分 Rg1 属人参三醇类物质，以抗氧化作用来保护黑质多巴胺神经元。细胞模型研究显示 Rg1 可拮抗外源性多巴胺的细胞毒性。葛根素的主要成分是异黄酮，研究发现异黄酮与雌激素有相似的作用，实验证明雌激素对

PD 的防治有一定的疗效。葛根素的分子结构提示其可清除自由基，通过抗氧化应激对 PD 有一定作用。由于中药具体起作用的成分结构不是很明确，所以关于中药的作用机制及是否有毒副作用目前仍不清楚。

6. 肌酸可以改善线粒体功能，促进细胞内产生能量。也可能作为一种抗氧化剂，防止脑细胞受有害化合物的损害。在 PD 小鼠模型，肌酸能够防止受损细胞丢失。目前，美国国立卫生研究院（NIH）和国立神经疾病和脑卒中研究院（NINDS）正在进行大规模的Ⅲ期临床试验。

（二）钙通道阻滞剂

二氢 L-型钙通道阻滞剂 isradipine 能减少缺氧诱导 Ca^{2+} 依赖的黄嘌呤氧化酶、单胺氧化酶、细胞内磷脂酶 A2 和 COX-2 的活化，减少自由基生成和细胞色素 C 释放。钙蛋白酶和 caspase3 的表达增加，及谷氨酸诱导的神经毒性也能被 isradipine 抑制，L-型钙离子通道拮抗剂在 MPTP-PD 模型对黑质 DA 神经元有保护作用，但在 6-OHDA 诱导的 PD 模型却没有这种影响。其差异可能是这两种毒素对线粒体有不同的作用机制。目前对 isradipine 神经保护功能的研究较少，但在 6-OHDA 处理的 PD 动物模型已经观察剂量效应关系。在一个小规模的 PD 患者的临床研究中，发现 isradipine 没有明显的副作用，这为进一步的临床试验铺平了道路。

（三）单胺氧化酶抑制剂

雷沙吉兰（rasagiline）是一个具有选择性的强效炔丙基胺类 MAO-B 抑制剂，能减少 MPTP 和 6-OHDA 在 PC12 和 SH-SY5Y 细胞引起的毒性，在整体实验有神经保护作用。雷沙吉兰可阻止 MPTP 在灵长类动物诱导的黑质纹状体损伤。雷沙吉兰长期给药增加受损黑质的多巴胺神经元的存活，并改善运动障碍，同时还增加脑源性神经营养因子（BDNF）、胶质细胞源性神经营养因子（GDNF）和神经生长因子（NGF）的表达。雷沙吉兰能减缓 PD 患者的疾病进展并缓解症状。最近Ⅲ期临床试验显示了雷沙吉兰的良好前景，它使 PD 患者对抗帕金森药物的需要延迟，且 PD 评定量表得分更低。雷沙吉兰通过抑制 caspase3 和 PARP-1 激活、3-磷酸甘油醛脱氢酶（GAPDH）易位、MPT 的开放和 DNA 片段化，而抑制线粒体凋亡。雷沙吉兰也通过 PKC 通路增加了抗凋亡蛋白 Bcl-2 和 Bcl-XL 的表达，并下调了促凋亡的 Bad 和 Bax 的表达。

（四）PPARγ 激动剂

过氧化物酶体增殖物激活受体 γ（PPARγ）激动剂已被证明在许多神经退行性疾病中发挥神经保护作用，其作用机制主要是涉及 PPARγ 的抗炎活性。然而，有越来越多的证据表明其抗氧化机制也参与其中，并且 PPARγ 活化后上调 Bcl-2 水平减少神经元凋亡。PPARγ 激动剂罗格列酮能减少 MPP^+ 诱导的 SH-SY5Y 细胞的活性氧形成，同时，上调谷胱甘肽-S-转移酶活性，但不影响 SOD 的活性。

三、ALS 的药物治疗

（一）CoQ10

氧化应激和线粒体功能障碍是导致神经元变性的主要原因。CoQ10 是线粒体电子传递链的重要组成部分，是一种强抗氧化剂。CoQ10 可改善 ALS 中线粒体功能障碍。研究证实 CoQ10 能延长 SODl 转基因鼠平均生存期 4.4%。3000mg/d 的 CoQ10 对 ALS 患者安全且患者可耐受。大剂量 CoQ10 的随机安慰剂对照 II 期临床试验已经结束，此试验主要目的为评价 ALS 功能评分降低情况，结果显示 2700mg/d 的 CoQ10 和安慰剂比较在 ALS 功能评分降低率上并无统计学差异。目前该结论正在进一步验证中。

（二）依达拉奉

Edaravone （3-甲基 1-苯基-2-吡唑啉-5 酮，MCl-186）是一种用于治疗急性脑梗死的自由基清除剂，能阻滞线粒体的转运孔，上调 Bcl-2 表达。在临床发病初期给予依达拉奉能减缓 ALS 转基因小鼠的症状恶化和运动神经元变性。ALS 患者的 II 期开放性临床试验认为其具有安全性、可耐受性，能减少氧化应激产物的生成，延缓疾病进展。III 期临床试验正在进行中。

（三）肌酸

肌酸可能通过下列机制发挥神经保护作用：磷酸肌酸在胞质中再生为 ATP，用以维持细胞膜电位；封闭线粒体膜孔和作为抗氧化剂。在发病初期给药能延长 SOD 1 转基因小鼠的生存期。然而在 II 期临床试验中发现两个剂量的肌酸并未起到保护作用。近来，肌酸被用来与其他药物合用治疗 SOD 1 转基因动物。最近一项将肌酸（20g/d）与 minocycline（200mg/d）或塞来昔布（400mg/d）联用的临床试验结果显示，塞来昔布和肌酸联用组比米诺环素和肌酸联用组的 ALS 功能评分降低更慢，显示了其有效性。

（四）AEOL10150

锰卟啉（manganoporphyrin），又称 AEOL10150，是一种抗氧化剂分子。动物模型和 ALS 患者的临床试验均显示 AEOL10150 能催化中和超氧阴离子、过氧化氢和过氧化亚硝酸盐，抑制脂质过氧化。初期临床试验表明，单剂量 AEOL10150 从 3mg 到 30mg 剂量都能被耐受，无严重不良反应。

（五）KNS-760704

分子结构为 （6R）- 4, 5, 6, 7-四氢-N6-丙基- 2, 6-噻唑二胺盐酸盐，是普拉克索（pramipexole）的光学异构体，是一种选择性的、高亲和力的多巴胺受体激动剂。能维持线粒体功能，对 ALS 动物模型有保护作用。尽管 KNS-760704 和普拉克索都显示具有神经保护特性，但 KNS-760704 的多巴胺受体亲和力要低于普拉克索。在最近结束的包括 102 例 ALS 患者 II 期临床试验中，KNS-760704 显示是安全的，有良好的耐受性，每天 300mg 能放缓运动功能丧失的速度，目前 Knopp 制药公司和 Biogen 公司正在合作进行 ALS 的 III 期临床试验。

（六）arimoclomol

热休克蛋白（HSP）表达是急性应激状态下一种有力的细胞保护机制，arimoclomol 是其表达的一种辅助诱导因子。蛋白聚集在 ALS 发病机制中起重要作用，arimoclomol 可通过诱导热休克蛋白促进蛋白聚合体的清除。在症状出现前或早期应用 arimoclomol 均能延长 SOD 1 转基因鼠的生存期。近期研究发现，arimociomol 能通过血 - 脑脊液屏障，对 ALS 患者治疗有效。Ⅰ期试验显示患者可耐受，安全性好。目前已经完成不同剂量的Ⅱ期试验，Ⅲ期临床试验正在计划中。

（七）Olesoxime

以前称为 TRO19622，是一个线粒体孔调节因子，是经过体外运动神经元存活实验筛选约 40 000 个化合物后得到的。Olesoxime 能延迟 SOD1-ALS 转基因小鼠发病并延长生存期。Olesoxime 的神经保护作用是继发其直接结合到线粒体通透性转换孔的两个组件 – 电压依赖的阴离子通道和转运蛋白 18KD（外周苯二氮䓬类受体）。在 ALS 患者的Ⅱ期和Ⅲ期临床试验目前正在欧洲进行。

（八）L-肉碱

L-carnitine 是脂肪酸 β 氧化的辅助因子，离体和整体实验均可有效抑制多种类型的线粒体损伤和凋亡。在起病前给予 L-肉碱可显著延缓 SOD1-ALS 转基因小鼠的发病时间、延缓运动功能恶化和延长生存期。另外，皮下注射 L-肉碱可在小鼠出现症状后延长其生存期。目前 L-carnitine 还未进行临床试验。

（九）SS-31

是一种以线粒体为靶向的抗氧化小肽。SS-31 肽在脑缺血、糖尿病、心肌梗死和 ALS 动物模型能保护线粒体毒性引起的细胞死亡。SS-31 在体外对 H_2O_2 诱导的细胞死亡，对野生型或突变的 Cu/Zn-SOD 稳定转染的神经细胞都有明显的保护作用。每日腹腔注射 SS-31 5mg/kg 可引起 ALS 转基因小鼠生存和运动能力显著改善，并减少了腰椎脊髓细胞丢失和氧化应激，上述研究提示 SS-31 有潜力开发成为新型 ALS 治疗药物。

四、HD 的治疗

目前，没有任何治疗能够预防或延缓 HD 的发病和疾病进展。基于线粒体功能和细胞生物能学在 HD 发病机制中的重要性，下面就目前对 HD 治疗有前景的一些药物进行介绍。

（一）肌酸

肌酸以游离肌酸（creatine，Cr）和磷酸肌酸（phosphocreatine，PCr）两种形式存在细胞中，共同构成的总肌酸池。大量文献证明肌酸在体内和体外都有神经保护作用。Cr 补充剂可通过 AMP 活化的蛋白激酶（AMPK）通路调节线粒体含量。HD 患者休息肌肉的 PCr/无机磷比例降低。Cr 作为一个潜在的神经保护剂相当于细胞内能量储备的缓冲液，能够抑制激活线粒体通透性转运孔的活化，稳定细胞内 Ca^{2+} 浓度并降低脑谷氨酸含量。给予 HD 转基因小鼠 Cr 能增加大脑 PCr 水平和稳定线粒体通透性。此外，在 R6/2 和 N171-82Q HD 转小鼠模型，Cr 促进生存期延长，改善运动功能和减少纹状体萎缩。Cr 在 3-NP 诱导线粒体损伤的 HD 模型也发挥神经保护作用。考虑到这些积极成果，在Ⅰ-Ⅲ期 HD 患者进行了 Cr 的疗效的初步考查，发现每天服用 5gCr，连续使用一年后，Cr 对患者的神经肌肉功能和认知并无改善作用。此后采用剂量 8g/d 进行的Ⅱ期临床试验结果显示，肌酸耐受性良好，并能抑制血清 8-羟基-2-脱氧鸟苷（氧化引起的 DNA 损伤的指标）的增加，且给药 2 年以上能预防一些患者的体重降低，改善神经系统的测试评分。

（二）CoQ10

在 R6/2-HD 转基因小鼠，CoQ10 能明显延长生存期、延缓运动障碍的发展、体重减轻、脑萎缩和神经元包涵体。在 3-NP HD 小鼠模型，CoQ10 减少纹状体病灶体积。此外，在此模型上，CoQ10 和肌酸合用在减少纹状体病灶体积、脂质过氧化和 DNA 氧化损伤等方面有叠加的神经保护作用。这个组合在 R6/2 转基因小鼠可改善运动功能、延长存活时间。CoQ10 和 VitE 能提高细胞质肌酸激酶的反应，并阻止 CoQ10 在脑中水平的下降，但对预防呼吸功能障碍无效。CoQ10 对 R6/2 小鼠的运动功能和一般健康情况并无影响。在 2001 年的一项临床试验表明，CoQ10 并没有显著减缓早期 HD 患者的功能下降。瑞马西胺（remacemide，一种低亲和力 NMDA 受体阻断剂）和 CoQ10 合用显著改善 N171-82Q-HD 转基因小鼠运动能力，但对动物生存期无影响。而在另一项研究中，CoQ10 和 remacemide 联合用药比单一用药更有效，并对 R6/2 和 N171-82Q 小鼠的生存期有延长作用。虽然临床前和临床证据都表明 CoQ10 是安全的，但在 HD 动物模型上的结果并不一致，且单独使用对 HD 患者并未显示出很好的疗效。因此，CoQ10 与其他神经保护剂合用可能成为今后 HD 药物开发的新策略。

（三）dimebon

Medivation 公司进行的 II 期临床试验证实 dimebon 对 HD 患者有效。其作用机制可能是阻断多巴胺能、5-HT 和谷氨酸受体；阻断 L-型钙通道；调节神经细胞内 Ca^{2+} 稳态和线粒体功能。但随后的 III 期临床试验发现 dimebon 并未显示良好的治疗效果，2011 年 4 月试验中止。

（四）PGC-1α

PGC-1α 是转录共激活因子家族的一个的成员，在调节细胞的新陈代谢中发挥核心作用，它和许多转录因子相互作用，参与广泛的生物反应，如适应性产热和线粒体生物合成。最近，对 HD 患者纹状体神经元、过表达突变 Htt 的 HD 小鼠的纹状体神经元和 STHdhQ111-HD 纹状体细胞系进行研究，发现，在 PGC-1α mRNA 的表达下降，提示突变的 Htt 干扰 CREB/TAF4 复合物的形成，而 CREB/TAF4 复合物调节 PGC-1α 编码基因的转录。PGC-1α 能够清除 ROS，增加抗氧化酶的产生。另外，编码的活性氧防御酶的基因表达增加，包括 Cu/Zn SOD1、Mn-SOD2、过氧化氢酶和谷胱甘肽过氧化物酶。PGC-1α 基因缺陷小鼠心脏和大脑的 SOD1、SOD2 和过氧化氢酶的基础表达都相当低，表明激活的 PGC-1α 对突变 Htt 造成线粒体毒性的 HD 神经元有保护作用。因此，PGC-1α 可能是 HD 治疗的新型分子靶点。

一系列证据表明，线粒体在老龄及与年龄相关的神经系统疾病，包括 AD、PD、ALS 和 HD 的发病中起重要作用。线粒体是维持脑细胞正常功能的主要能量来源，线粒体功能障碍导致 ROS 生成增加、异常蛋白质相互作用，并降低线粒体 ATP 的产生。ROS 的增加和线粒体功能障碍在早发性遗传性和迟发性非遗传性神经退行性疾病中对神经元都有损伤。因此，防止或减少线粒体功能障碍可能成为治疗这类线粒体疾病的新思路，如开发靶向线粒体的抗氧化剂，开发激活人体长寿基因 sirtuins 的分子和线粒体基因治疗。虽然这些治疗靶点都处于早期研究阶段，但为神经退行性疾病的治疗提供了美好的前景。目前，我们对线粒体参与衰老和神经退行性疾病的知识相当有限，许多问题仍需要解决，如：线粒体参与神经退行性疾病的具体机制是什么？特定受损脑区的线粒体优先发生功能障碍吗？突变蛋白（Aβ-AD，SOD1-ALS，Htt-HD，α-synuclein-PD）选择性地与线粒体蛋白质相互作用吗？今后随着这些重要问题的逐渐解答将为我们提供神经退行性疾病的治疗新思路，开发治疗新靶点。

（彭　英）

参 考 文 献

1. 高静，朱俐. 线粒体缺陷和阿尔茨海默病//盛树力主编. 老年性痴呆及相关疾病. 北京：科学技术文献出版社. 2006，214 – 223.

2. 高欣，唐希灿. 神经退行性疾病的早期信号：线粒体功能障碍. 生命科学. 2006，18（2）：138 – 144.

3. 季滢，樊东升. 线粒体异常与肌萎缩侧索硬化. 中华老年心脑血管病杂志. 2010，12（4）：383 – 384.

4. 刘树森. 线粒体与神经退行性疾病//盛树力主编. 临床神经科学前沿. 北京：北京大学出版社. 2003，101 – 143.

5. 杨辉，左仮，刘雯. Parking、PINK1、DJ-1 和线粒体功能障碍与帕金森病. 生命科学. 2010，22（10）：1009 – 1012.

6. DiMauro S，Davidzon G. Mitochondrial DNA and disease. Ann Med. 2005，37：222 – 232.

7. Dumont M，Beal MF. Neuroprotective strategies involving ROS in Alzheimer's disease. Free Radic Biol Med. 2011，51（5）：1014 – 1026.

8. Naia L，João Ribeiro M，Rego AC. Mitochondrial and metabolic-based protective strategies in Huntington's disease：the case of creatine and coenzyme Q. Rev Neurosci. 2012，23（1）：13 – 28.

9. Reddy PH，Reddy TP. Mitochondria as a therapeutic target for aging and neurodegenerative diseases. Curr Alzheimer Res. 2011，8（4）：393 – 409.

10. Reddy PH，Beal MF. Amyloid beta，mitochondrial dysfunction and synaptic damage：implication for cognitive decline in aging and Alzheimer's disease. Trends Mol Med. 2008，14（2）：45 – 53.

11. Rhein V，Song X，Wiesner A，et al. Amyloid-beta and tau synergistically impair the oxidative phosphorylation system in triple transgenic Alzheimer's disease mice. Proc Natl Acad Sci U S A. 2009，106（47）：20057 – 20062.

12. Seidl SE，Potashkin JA. The promise of neuroprotective agents in Parkinson's disease. Front Neurol. 2011，2：68.

13. Shults CW. Mitochondrial dysfunction and possible treatments in Parkinson s disease-a review. Mitochondrion. 2004，4：641 – 648.

14. Su B，Wang X，Bonda D，et al. Abnormal mitochondrial dynamics-a novel therapeutic target for Alzheimer's disease? Mol Neurobiol. 2010，41（2-3）：87 – 96.

15. Wang X，Su B，Lee HG，et al. Impaired Balance of Mitochondrial Fission and Fusion in Alzheimer's Disease. J Neurosci. 2009，29（28）：9090 – 9103.

索 引 词

A

C

R

S